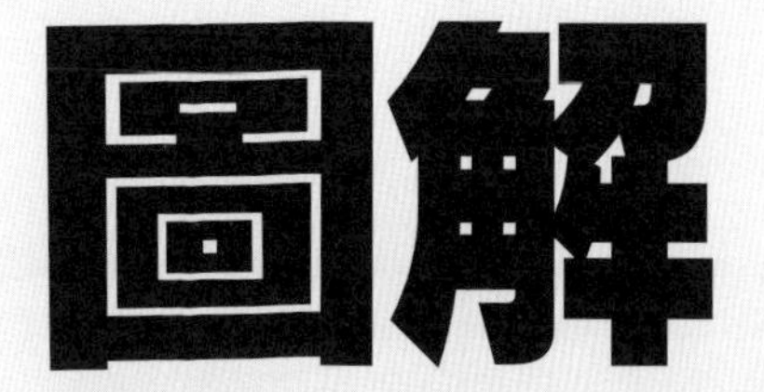

五南圖書出版公司 印行

外科護理學

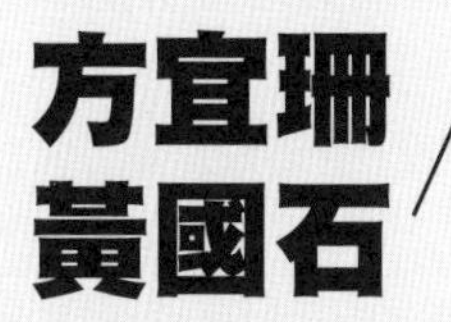

方宜珊
黃國石／著

第二版

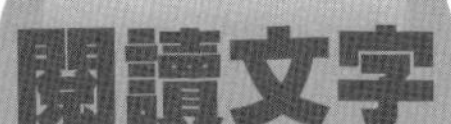

觀看圖表

理解內容

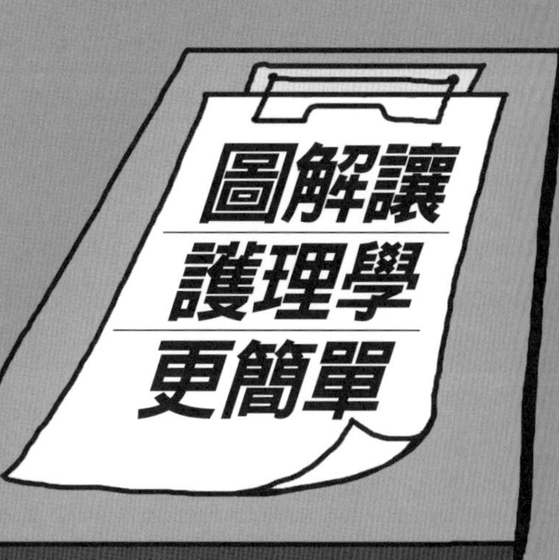

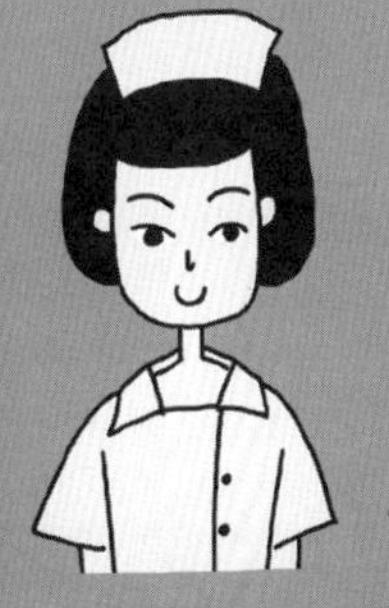
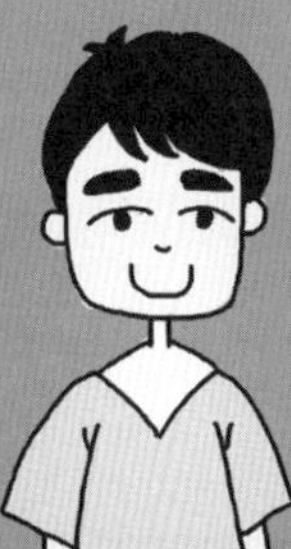
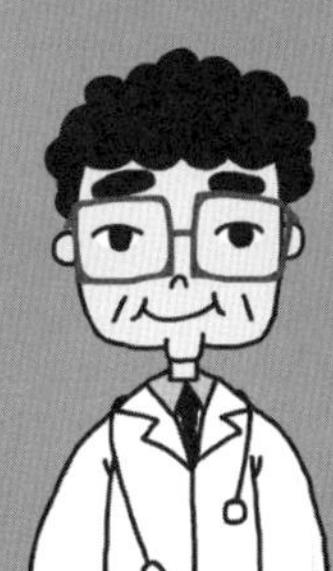
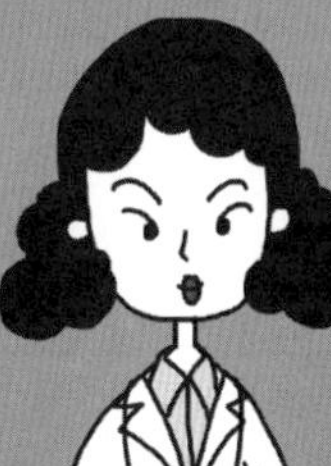
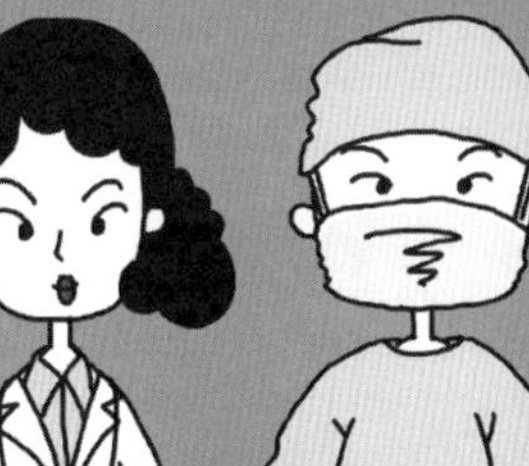
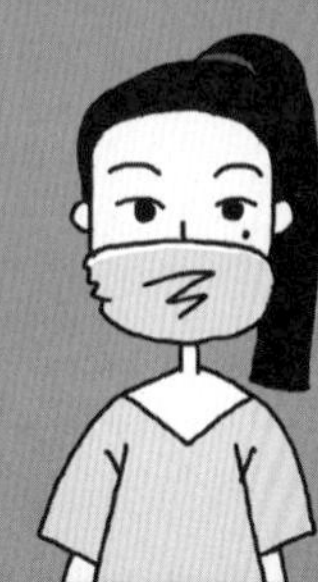

序

「外科護理學」為一門涉及範圍廣泛和整體性較強的核心專業課程，為護理相關科系的必修課程。該課程因為內容廣泛、屬於科際整合的學科、其實際操作的層面涉及面甚廣，所以相當難記與難懂，教師難教，學生難學，此難處一直是困擾著大多數老師與學生的難題。

本書針對教學中的重點與內容的疑難之處，充分運用非線性互動式的呈現方式，以圖、文、表並茂的3D立體互動式空間，呈現出多樣化與生動活潑的嶄新教學方式，深刻地營造出更易於被學生所接受的教學方式。由於本書的教學內容相當多、臨床操作流程相當富有真實的臨場感、圖片精美、呈現方式富有幽默感而相當地輕鬆愉快、引人入勝，從而能夠有效地提升學生的學習興趣、減輕學生的負擔、有效地縮短了學習的時間並強化了教學的效果。書中照片皆為作者在醫院拍攝，擁有照片版權。

本書細分為三十七章。使學習護理的學生在現代護理觀的潛移默化之下，「本乎人本主義與病患為尊的服務精神」，對外科病人做出系統性的護理評估，提供身心靈整體性的護理和聚焦於病人客製化的健康教育，從而真正實現「促進健康」的終極目的。

本書參考了許多專業書籍，對其中的基本概念、基礎知識、重點、疑難之處做了深入淺出的歸納與推理，從而形成了若干個教學專題。整體性教學流程力求內容的主軸相當清晰易懂、前後的連動關係密切整合、內容的層級相當分明並特別突顯出重點與疑難之處。

隨著外科護理學研究的不斷深入與發展，今天的結論是可能會在將來被某一個新的研究結論所推翻或修改，加上外科護理學所涉及專業領域相當廣泛，鑒於編著者編寫的時間相當匆促，疏漏在所難免，尚望親愛的讀者群與海內外先進不吝指正。

CONTENTS 目錄

第 5 章　手術前後病人的護理

第 6 章　手術室的管理和工作

第 7 章　營養支援病人的護理

第 8 章　外科感染病人的護理

第 9 章　損傷病人的護理

第 10 章　燒傷病人的護理

第 11 章　腫瘤病人的護理

第 12 章　頸部疾病病人的護理

第 13 章　乳房疾病病人的護理

第 14 章　腹部創傷病人的護理

第 15 章　腹部疾病病人的護理

第 16 章　胃十二指腸疾病與胃癌病人的護理

第 17 章　小腸疾病病人的護理

第 18 章　急性尾炎病人的護理

第 19 章　大腸肛管疾病的護理

第 20 章　門靜脈高壓症病人的護理

第 21 章　肝癌病人的護理

第 22 章　膽道疾病病人的護理

第 23 章　胰腺疾病病人的護理

第 29 章　胸部損傷病人的護理

第 30 章　肺癌病人的護理

第 31 章　食道癌病人的護理

第 32 章　心臟疾病病人的護理

第 33 章　泌尿系統損傷病人的護理

第 34 章　尿石症病人的護理

第 35 章　泌尿與男性生殖系統腫瘤病人的護理

第 36 章　腎上腺疾病病人的護理

第 37 章　骨與關節疾病病人的護理

NOTE

第 1 章
緒　論

學習目標

1.了解外科護理學的發展。
2.熟悉外科護理學的範疇。
3.掌握外科護理學的學習方法。
4.了解外科護理學的簡史。
5.樹立學習外科護理學的正確觀點。

1-1 緒論（一）

（一）外科護理學的範疇

外科護理學的範疇主要包含醫學基礎理論、外科學基礎理論和護理學基礎理論及技術操作，是一門獨立的跨學門整合學科（Interdipcilinary）且為人類健康服務的實用性學門。此外，還有護理心理學、護理倫理學、社會學等人文科學的知識。

外科學的範疇：(1)損傷：交通發達與戰爭；(2)感染：微生物與寄生蟲；(3)腫瘤；(4)畸形：先天性心臟病、唇裂與顎裂；(5)其他疾病：梗塞疾病、結石病、內分泌、移植與寄生蟲病。

（二）外科護理學的定義

外科護理學是研究如何對外科病人做整體性護理的臨床護理學門。外科護理學是研究外科疾病的發生、發展規律、診斷、治療和預防方法，以及手術技能與手術期的處理方式。外科疾病的分類如下：

1. **損傷**：例如內臟破裂、骨折、燒傷等。
2. **感染**：例如壞疽性闌尾炎、肝膿腫等。
3. **腫瘤**：例如良性腫瘤有脂肪瘤、皮膚乳頭狀瘤等；惡性腫瘤有食管癌、結腸癌與腎癌等。
4. **畸形**：例如先天性畸形有脣裂、顎裂、先天性心臟病、肛管直腸閉鎖等；後天性畸形有燒傷後瘢痕攣縮等。
5. **其他性質的疾病**：(1)器官梗塞，如腸道梗塞、尿道梗塞等；(2)結石形成，如膽石症、尿道結石等；(3)功能障礙，如下肢靜脈曲張、門靜脈高壓症、甲狀腺機能亢進。

（三）外科護理學的發展簡史

外科護理學與外科學是同時發展的，奠基於1840年代，解決了下列問題：手術疼痛、傷口感染、止血、輸血與抗菌藥物的研製。回顧護理學的臨床實務和理論研究，經歷了疾病導向、病人導向及個人化健康導向三個階段。

小博士解說

如何學習外科護理學

1.以人本主義的人性化服務為宗旨，有效整合人、環境、健康、護理、生物、心理與社會醫學模式（現代的護理觀念）。2.運用整體性護理觀點來做活化式學習：世界衛生組織（WHO）對健康重新下了定義，即「健康不僅是沒有身體上的疾病和缺陷，還要有完整的心理狀態和良好的社會適應能力。」現代整體性護理觀點與以往的疾病護理有所不同（見圖頁疾病護理與整體性護理的區別）。3.要確實掌握外科病人護理發展的趨勢。4.要有效整合理論與實際的情況。5.重視基本的技能訓練。6.培養嚴格的無菌觀念。7.遵守各項的規章制度與法規。8.努力研究，大膽假設與創新，並與時俱進。9.活化外科護理學的知識，並做出貢獻。

人體的構造

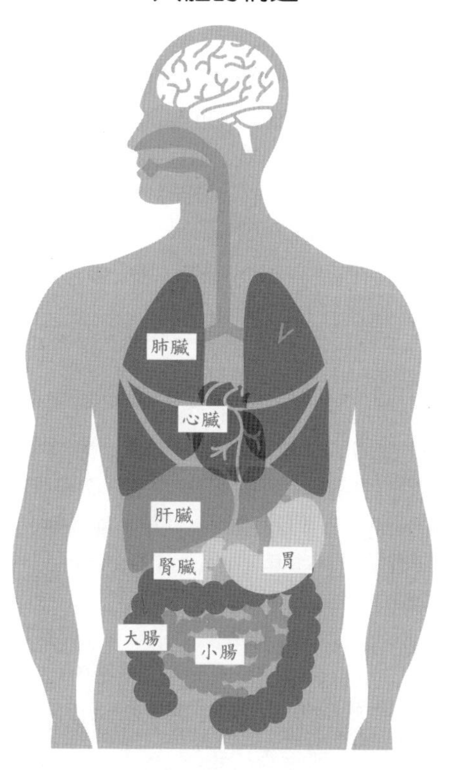

現代整體性護理與以往疾病護理的主要區別

	服務的對象	護理工作的範圍	護理對象被服務的範圍
疾病護理	病人	照顧生活和對疾病的護理	只限於在醫院中
整體性護理	除了病人之外，還包括健康的族群、家庭和社區。	整體性照顧病人生理、心理和社會適應層面的需求，除了減輕病人痛苦、協助病人恢復健康之外，還包括預防和保健的工作。	對人的生命整體性流程，提供持續性的服務。

+ 知識補充站

外科護理人員的職業素養

外科護理人員為病人健康所繫與性命相託的一盞關鍵性終極明燈，故下列的職業素養為外科護理人員所需具備要素：1. 具有高度的責任心；2. 具備扎實的專業能力；3. 身體狀況與體力良好；4. 具備知識的更新與創新能力。

1-2 緒論（二）

（四）護理學的臨床實務與理論研究的三個階段

1. **疾病導向的階段**：為17世紀到1950-1970年代的階段。此時期的特色為護理對象是病人，護理場所是醫院，護理方式是執行醫師的囑咐並完成護理的操作。外科護理學是與外科學同時發展起來的，其奠基於1840年代，解決了手術疼痛、傷口感染、止血、輸血與抗菌藥物研製的問題。
   (1) 手術疼痛：在1846年William Thomas morton（美國）發明乙醚麻醉法。在1892年，Schleich（德國）發明局部麻醉法。
   (2) 感染的控制及抗菌無菌術的建構：Ignaz Philipp Semmelweis（匈牙利）將漂白粉洗手，運用於婦產科，而使產婦死亡率從10%降至1%。在1867年Lister（英國）將石炭酸應用於截肢。Louis Pasteur（法國）運用酵母菌發酵來產生乙醇。Robert Koch（德國）於1876年發表病原菌學說。Ernst Von Bergmann（德國）於1877年發明創傷清除術（在外傷之後不需要截肢），此為蒸汽滅菌及無菌術的基礎。Fürbringer（德國）於1889年發明手臂消毒法。William Halsted（美國）於1890年發明無菌手套。Weeden Underwood（美國）於1933年發明現代高壓蒸汽滅菌器。
   (3) 止血：在1872年Wells（英國）發明止血鉗。在1873年Esmarch（德國）發明止血帶。南丁格爾（Florence Nightingale, 1820-1910）被尊稱為護理學之母，於1854年克里米亞戰爭與1856年發表「健康和工作效率對英國軍隊醫院管理的影響」、「醫院劄記」與「護理工作記錄」，為了紀念南丁格爾對護理學的傑出貢獻，在每年的5月12日護理節皆會頒發南丁格爾獎。
   戰爭與外科學及外科護理學具有十分密切的關係。在拿破崙戰爭（1799-1815）、克里米亞戰爭（1853-1856）與第一次、第二次世界大戰期間，由於戰地救護的大量需求所刺激，使得外科護理學的發展相當迅速。
2. **病人導向的階段**：為1950-1970年代的階段。此時期的主要特徵是護理除了各項技術性操作外，更充實了許多有關「人本」的研究，護理人員承擔多重角色，除了是護理者，同時也是教育者、研究者和管理者。
3. **個人化健康導向的階段**：為1970年代後期至今的階段。此時期的護理特色是個人化健康導向的護理觀念，使護理對象從病人延伸到健康者的預防保健，工作場所從醫院延伸至家庭和社區。護理方式是以護理流程為架構的整體性護理工作，護理人員的職責具有多重性的功能。

（五）醫學模式的演變

生物—心理—社會醫學模式既將人看作「自然人」，又將人看作「社會人」；將疾病的發生和發展視為一種生物學狀態的變化、心理狀態與社會適應性的變化。嶄新生物—心理—社會醫學模式的建構，將有助於解決傳統的生物醫學模式所難以解決的問題，以滿足人類發展醫學、防治疾病、促進健康和提升生活品質的目的。

抗菌藥物的研製

1929年	Alexander Fleming（英國）	發現青黴素
1940年	H. W. Florey（澳洲）	獲得青黴素的粗製品
1935年	G T P Domagk（德國）	百浪多息（磺胺類藥物）
1939年	Selman A. Waksman（美國）	提出抗生素的術語，發現鏈黴素。
1947-1960年	發展的階段	發現氯黴素、金黴素、土黴素、多黏菌素、新黴素、紅黴素。
1960年之後	半合成時期	抗菌藥包括人工合成抗菌藥（奎諾酮類等）和抗生素。抗生素是微生物（細菌、真菌和放線菌屬）的代謝產物，它的濃度在夠濃時，能夠殺滅或抑制其他的病源微生物。

輸血發展史年表

1665年	Richard Lower（英國）	異體狗輸血成功
1790-1878年	Jamas Blundell（英國）	自身體血液直接輸入，大約用了100年。
1874年	E. Ponfick（德國）	人類接受羊血而溶血。
1900年	Karl Landsteiner（美國）	於維也納大學發表A、B、C血型，1927年完善A、B、O、AB血型。
1915年	Lewisohn R.Weil（美國）	血液的抗凝作用、血液的儲存，1921年於倫敦幾家大醫院建立服務中心。
1937年	Bernard Fantus（美國）	在美國醫院建立血液庫。

醫學模式的演變

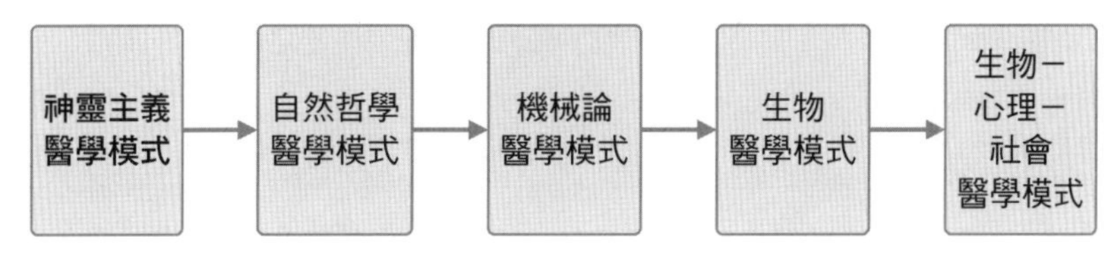

NOTE

第 2 章
水、電解質及酸鹼失衡病人的護理

學習目標

1. 了解水與電解質的正常調節。
2. 熟悉高滲透性缺水的身心狀況改變。
3. 掌握高滲透性缺水的護理措施。
4. 熟悉各類脫水的病因、臨床表現、分類、處理原則。
5. 熟悉低血鉀、高血鉀症的臨床表現、診斷重點、處理原則。
6. 熟悉代謝性酸中毒、代謝性鹼中毒的病因、診斷重點、處理原則。
7. 了解呼吸性酸中毒、呼吸性鹼中毒的病因、臨床表現、診斷重點、處理原則。
8. 掌握水、電解質、酸鹼失衡病人的護理。

2-1 電解質及酸鹼失衡病人的護理（一）

（一）概論

體液的組成及其分布，為水與電解質構成人體體液的基本成分。體液的實際分布情況如圖頁所示。人體內環境的平衡和穩定，主要由體液、電解質及滲透壓所決定，且是維持細胞與各個器官生理功能的基本保證。

1. **體液**：水與電解質構成人體體液的基本成分，體液的實際分布情況如圖頁所示。
2. **電解質**：細胞外液中最主要的陽離子是Na^+，主要的陰離子是Cl^-、HCO_3^-和蛋白質。細胞內液中主要的陽離子是K^+與Mg^+，主要的陰離子是$HPO42^-$和蛋白質。血清鈉的正常值為135-150 mmol/L；血清鉀的正常值為3.5-5.5 mmol/L。
3. **滲透壓**：細胞內、外液的滲透壓基本上相似，正常值為290-310 mmol/L。

（二）體液的平衡及調節

1. **水的平衡**：一般成人24小時水分出入量平衡表，如圖頁所示。
2. **電解質的平衡**
   (1) 維持體液電解質平衡的相關電解質為Na^+和K^+。從食物中攝取，經由血液到各個組織，主要從腎排泄。成人每天攝取的鈉約為NaCl 6-10 g、鉀約為KCl 3-4 g。由尿液排泄鈉約為NaCl 6-9 g、鉀約為KCl 2-3 g。腎排泄鈉為多進多排、少進少排、不進不排；腎排泄鉀為多進多排、少進少排、不進也排。
   (2) Na^+的特色：Na^+是構成細胞外液滲透壓的主要離子，正常成人對鈉的日需求量為4.5 g。當攝取的鈉增多，則隨著尿排出的鈉也增多；若攝取的鈉減少，則隨著尿排出的鈉也減少；若不攝取鈉，則尿液基本上並不會排出鈉。
   (3) K^+的特色：K^+是構成細胞內液滲透壓的主要離子，正常成人對鉀的日需求量為3-4 g。若攝取的鉀增多，則隨著尿排出的鉀也增多；若攝取的鉀減少，則隨著尿排出的鉀也減少；若不攝取鉀，則隨著尿液也會排出鉀。
3. **體液平衡的調節**：身體主要透過神經、內分泌系統與腎臟，來維持體液的平衡及保持內部環境的穩定。而腎臟的調節功能受到神經和內分泌反應的影響，主要呈現兩大調節系統：(1)下丘腦—腦下垂體後葉—抗利尿激素S系統（恢復和維持體液正常的滲透壓）；(2)腎素—血管緊張素—醛固酮系統（恢復和維持血液容量）。當血液容量大幅下降時，身體會優先保持和恢復血液容量，使得重要生命器官的灌流得以保證能夠順暢的運行與維護生命的存續。

小博士解說

體液

1. 容量：占女性體重的50%、男性體重的60%、兒童體重的80%。影響因素為性別、年齡與肥瘦的程度。2. 分布：細胞外液（20%）、血漿（5%）、組織間液（15%）、細胞內液（35-40%），主要位於骨骼肌內的第三間隙。3. 主要成分：水加上電解質。4. 電解質：細胞外液（Na^+/Cl^-、HCO_3^-、蛋白質）、細胞內液（K^+、Mg^{++}/$P3^-$、蛋白質），兩者滲透壓相等，290-310 mOsm/L。上述的穩定維持，是身體新陳代謝正常運作的保證。

體液的實際分布情況

體液的內容	男性（單位為％）	女性（單位為％）
細胞內液	40	35
細胞外液（組織間液）	15	15
細胞外液（血漿）	5	5
總量	60	55

註：(1)上述細胞內、外液的數值，均為占體重的百分比。(2)細胞外液稱為身體的內部環境。

一般成人24小時水分出入量的平衡表

水分輸入	每天攝取的水量（ml）	水分輸出	每天排出的水量（ml）
飲水	1500	尿液	1400
食物中的水	700	糞便	200
內生水（代謝水）	200	呼吸道蒸發，失水並不顯著	350
內生水（代謝水）	300	皮膚蒸發，失水並不顯著	450
總輸入量	2400	總輸出量	2400

血液容量的調節機制

細胞外液減少
腎素上升
血管伸縮素 I 上升
血管伸縮素 II 上升
醛固酮上升
Na⁺和水重度吸收，尿液量減少
細胞外液量增加
細胞外液量增加
腎素下降
血管伸縮素 I 下降
血管伸縮素 II 下降
醛固酮下降
Na⁺和水排出增多，尿液量減少
細胞外液量減少

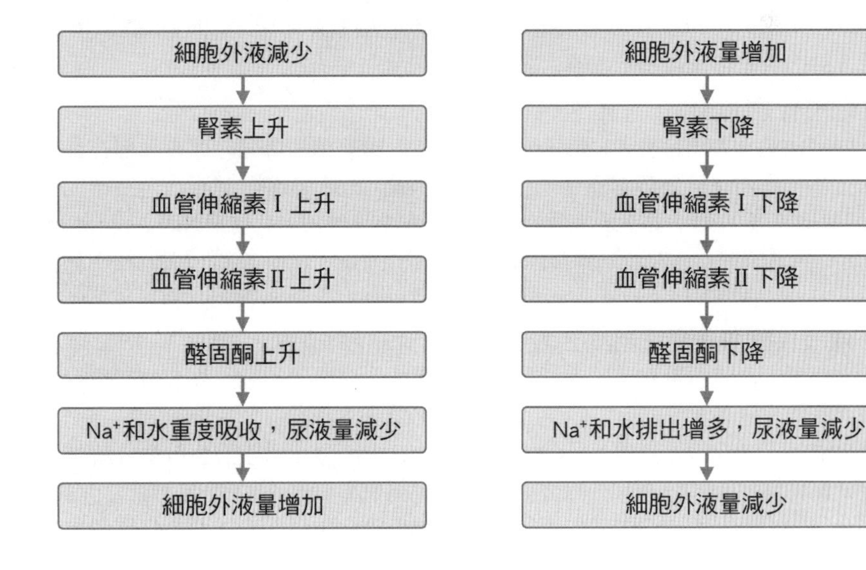

2-2 電解質及酸鹼失衡病人的護理（二）

（二）體液的平衡及調節（續）

4. **緩衝系統**：在體液的眾多緩衝系統中，最重要的緩衝系統是碳酸－碳酸氫鹽緩衝系統，即HCO_3^-/H_2CO_3。其比值會決定血漿的pH值，HCO_3^-/H_2CO_3的比值一般為20比1。其調節機制為：(1)當體內酸增多時，HCO_3^-與強酸中和，產生的反應為$H^++HCO_3^- \rightarrow H_2CO_3 \rightarrow CO_2\uparrow +H_2O$；(2)當體內鹼增多時，$H_2CO_3$與強鹼中和，產生的反應為$OH^-+H_2CO_3 \rightarrow HCO_3^-+H_2O$。
5. **器官的調節**：(1)肺的調節機制主要是透過調節二氧化碳的排出量，來調節酸鹼平衡；(2)腎的調節機制為腎的功能是排酸（H^+）並加以回收HCO_3^-，當體內多酸時，則此功能會有所加強；當體內的鹼較多時，則此功能會有所減弱。

（三）酸鹼平衡的調節

正常人的體液保持在pH值7.40±0.05，它是維持正常生理和代謝功能的保證。體液的緩衝為S（運作較快，僅能應付急需之用），HCO_3之pH值為7.4，H_2CO_3為1.351 mmol/L。

（四）酸鹼平衡的維持

1. 肺會排出CO_2（體內揮發性酸H_2CO_3），調節血液中的呼吸性成分，即H_2CO_3（PCO_3）
2. 腎會排出固定酸和過多的鹼性物質，維持血液中HCO_3^-濃度的穩定，其機制為H^+-Na^+會交換；HCO_3^-會重新吸收、分泌NH_4、排有機酸，正常尿液的pH值為6，最低的pH值為4.4（腎有強排酸的功能）。
3. 細胞本身也具有緩衝酸鹼的功能，細胞內每進入1個H^+加上2個Na^+，會有3個K^+替換出來。鹼中毒為H^+走出細胞，導致K^+進入細胞內（低血鉀）；酸中毒為H^+進入細胞內，導致K^+走出細胞（高血鉀）。

（五）體液代謝失衡

脫水為體內缺水加上缺鈉（Na），在臨床上缺水與缺鈉常會同時存在，但在比例上卻有所差異。脫水可分為等滲透性、低滲透性與高滲透性三類。1.若水與鈉按比例喪失且血液Na^+正常，則為等滲透性脫水。2.若缺水小於缺鈉，且血液Na^+小於135 mEq/L，則為低滲透性脫水。3.若缺水超過缺鈉，且血液Na^+大於150 mEq/L，則為高滲透性脫水。

（六）體液代謝失衡的類型

1. **容量失調**：指體液量呈現等滲透性減少或增加，僅會引起細胞外液量的改變，如缺水或水分過多。
2. **濃度失調**：指細胞外液內水分的增加或減少，會導致滲透壓發生改變，如低鈉血症或高鈉血症。
3. **成分失調**：指細胞外液中其他離子濃度改變，會產生相關的病理、生理改變，但不至於明顯改變細胞外液的滲透壓，如低鉀血症或高鉀血症、酸中毒或鹼中毒。

神經—內分泌對細胞外液的調節

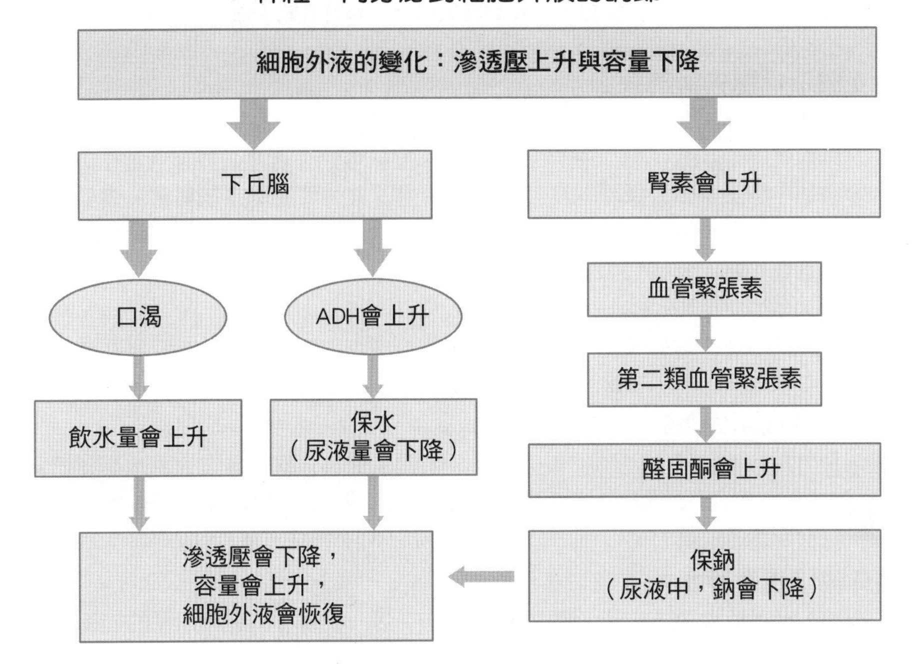

缺水之身心症狀

程度	身體狀況	缺水量
輕度缺水	除口渴外，並無其他症狀。	大約為體重的2-4%
中度缺水	除極度口渴外，出現缺水的病徵，例如唇舌乾燥、皮膚彈性較差、眼窩凹陷。會伴隨全身乏力、尿液較少和尿液比重增高，常會有煩躁不安的現象。	大約為體重的4-6%
重度缺水	除了缺水症狀和前述病徵之外，會出現腦功能障礙的症狀，例如狂躁、幻覺、譫妄，甚至昏迷。	大約為體重的6%以上

＋知識補充站

維持適當體液量的重點：(1)血鈉正常值為142 mmol/L；(2)計算所得的補水量當天只補充一半，餘下的一半在次日補給。此外，還需要補給當天之每日需求量2000 ml。補給的液體可以使用5%葡萄糖溶液或0.45%的低滲透鹽水。護理措施為維持皮膚及黏膜的完整性、防止因為跌倒所造成的損傷。

電解質紊亂就是身體中的離子（例如鈉、鉀等）或高或低，不在正常值內。臨床上常見的電解質紊亂有高滲透性脫水、低滲透性脫水、等滲透性脫水、水腫、水中毒、低鉀血症和高鉀血症。若電解質零亂，則需要補充水分。

2-3 電解質及酸鹼失衡病人的護理（三）

（七）體液代謝失衡的病因

1. **等滲透性脫水**：為胃腸液急性喪失（嘔吐與腹瀉），喪失於第三腔隙〔為大面積之早期燒傷（滲出）〕，又稱為急性脫水。等滲透性脫水之血液容量會下降，導致腎小球小動脈壁壓力感受器受壓下降，使得腎素—醛固酮系統興奮，導致水、鈉重新吸收上升，使尿液量下降。主要是細胞外液失漏，血液容量明顯減少。
2. **低滲透性脫水**：為慢性失液（消化液、面部創傷滲透液）、利尿過猛與體液失漏後只補充水而未補充鈉，又稱為慢性脫水。
3. **高滲透性脫水**：攝取量不足長期不能飲食（水）、水源斷絕、水失漏過多、發高燒而大量流汗、利尿過量，又稱為原發性脫水。

（八）體液代謝失衡的臨床表現

等滲透性脫水的臨床表現為尿液量較少、厭食、噁心、軟弱無力。脫水高達體重的5%以上，有血液容量明顯不足的現象，例如脈搏細速、肢體端濕冷、BP會不穩定或下降；脫水若高達體重的6%以上，則周圍的循環會衰竭或休克。

（九）高滲透性脫水

1. **概論**：水和鈉會同時失漏，但是缺水多於缺鈉，故血清鈉高於正常的範圍，細胞外液呈現高滲透狀態，又稱為原發性脫水。滲透壓降低會導致水大幅降低，而水降低會導致滲透壓升高。
2. **護理評估**：(1)病因主要有三種：水分遺失過多、水分攝取不足、高滲透性溶質攝取過多。(2)身心狀況：依據脫水程度與臨床症狀輕重的不同，可以分為三種程度，如圖頁所示。
3. **診斷檢查**：(1)尿液檢查：尿液量會減少，尿比重會增大，大於1.025。(2)血液檢查：血液電解質（血清鈉離子濃度大於150 mmol/L）、血液常規檢查〔血漿滲透壓大於310 mmol/L；RBC、Hb、PCV（Hct）會輕度增高〕。
4. **高滲透性脫水的護理診斷**：(1)體液不足：與體液失漏過多或不當的液體攝取有關。(2)心輸出量減少：與血液容量不足有關。(3)有受傷的危險：與體位性低血壓和意識程度的降低有關。(4)清除呼吸道無效：與黏稠的分泌物有關。(5)皮膚完整性受損：與組織間液缺乏及不當的組織灌流有關。(6)潛在併發症：腦損傷。(7)知識缺乏：缺乏有關高滲透性脫水方面的知識。
5. **護理措施**：維持適當的體液量，要儘早去除病因，防止體液的繼續遺失，並加以補液。已喪失的體液量計算方法有：(1)根據臨床呈現，估計失水量占體重的百分比，每喪失體重的1%，需要補液400-500 ml。(2)根據血清鈉濃度計算：補水量（ml）＝〔血鈉測得值（mmol/L）－血鈉正常值（mmol/L）〕×體重（kg）×4。

低滲透性脫水的臨床表現

程度	缺乏 NaCl/Kg BW	血液 Na（mEq/L）	臨床表現
輕度	0.5 g	130-135	全身乏力、憂鬱、頭暈、手足麻木、口不渴、尿液的Na會下降、尿液數量相當正常。
中度	0.6-0.8 g	115-125	上述症狀會加重，加上食慾不振、噁心、嘔吐、嗜睡、脈搏較快、血壓（BP）不穩或下降、視力模糊、站立性暈倒、尿液較少、尿液氯化物幾乎為零。
重度	>0.8 g	110以下	中樞神經系統（CNS）症狀為神智不清、肌肉抽搐、肌腱反射會下降或消失、僵硬、休克。

高滲透性脫水的臨床表現

程度	體重下降的百分比	臨床表現
輕度	2	口渴
中度	3-4	嚴重口渴、唇舌乾燥、皮膚軟性會下降、眼眶凹陷、精神較差、軟弱；液窩、腹股溝乾燥；尿液量較少，尿液的比重上升。
重度	>5-6	煩渴加明顯的神經精神症狀、躁動、幻覺、譫妄、發高燒、驚厥、昏迷、血壓(BP)會下降、休克。

+ 知識補充站

1. 本節之要點為要求學生確實掌握體液代謝失衡的類型、體液代謝失衡的病因與體液代謝失衡的臨床表現。
2. 高滲透性脫水會出現口渴的症狀，其尿液量較少，尿液的比重較高。由於腦細胞內的脫水，故在臨床上常會出現中樞神經系統的症狀。而體液代謝失調的輔助性檢查，涵蓋血液濃縮、Na、滲透壓與尿液檢查。

2-4 電解質及酸鹼失衡病人的護理（四）

（十）體液代謝失調的處理原則

1. **等滲透性脫水**：先去除病因。若有循環系統衰竭者，要快速補充血液容量，攝取大量的生理食鹽水（NS），並注意高氯酸中毒的危險，將鹽分加以平衡。
2. **低滲透性脫水**：輕症者〔使用NS或3-5%鹽水（高滲透性）〕，重症者（先晶體後膠質），補鈉量為（正常值－測得值）×wt×0.6（男性）（女性為0.5）。
3. **高滲透性脫水**：使用5-10%GS或半瓶補液（0.45%的低滲鹽），補水量為（測得值－正常值）×wt×4。

（十一）護理評估

涵蓋健康史、症狀、徵象、輔助性檢查與社會心理。

（十二）護理診斷

涵蓋體液不足、體液過多、有皮膚完整性受損的危險與有受傷的危險。

（十三）補液的護理措施

補液的護理措施分為量化、質化與定時。

1. **量化**：生理的需求量為2000-2500 ml與100 ml、50 ml、20 ml（以10 kg為原則）。已喪失的數量，以脫水的程度及持續的喪失量來估算。
2. **質化**：高滲透性（5-10%葡萄糖鹽水（GS）或半瓶補液）、低滲透性（生理鹽水（NS）或3-5%鹽水）、等滲透性（平衡鹽）。
3. **定時**：一半定時8小時，一半定時26小時。

補液的護理措施涵蓋記錄、觀察精神徵象、生命徵象與實驗室檢查、維持皮膚黏膜的完整性（觀察、壓瘡與口腔炎）與有受傷的危險（監測血壓、建立安全的活動模式與加強安全的防護工作）。

（十四）低滲透性脫水

1. **概論**：水和鈉同時缺少，但是脫水少於缺鈉，故血清鈉低於正常的範圍，細胞外液呈現低滲透狀態，又稱慢性或繼發性脫水。滲透壓高會導致水升高，水大幅下降會導致滲透壓低。
2. **護理評估**：病因為溶質失漏過多、水分攝取過多與溶質過少。依據缺鈉程度，身心狀況可分為三種程度，如圖頁所示。診斷檢查包括(1)尿液檢查：尿液的比重會降低，常在1.01以下，尿液的鈉含量與尿液的氯含量有明顯的減少。(2)血液檢查：血液電解質檢查，血清鈉離子濃度低於135 mmol/L。血液常規檢查，血漿滲透壓小於290 mmol/L；RBC、Hb、PCV（Hct）均下降。
3. **護理診斷**：(1)體液容積過量：與攝取過量的液體、溶質失漏過量或不當的溶質攝取有關。(2)低效率性呼吸型態：與肺水腫有關。(3)皮膚完整性受損：與組織水腫有關。(4)腹瀉：與體液容積過多及低鈉血症有關。(5)潛在併發症：疼痛與思考流程的改變。(6)營養失調：與營養攝取不足及遺失過多有關。(7)知識缺乏：缺乏低滲透性脫水方面的知識。

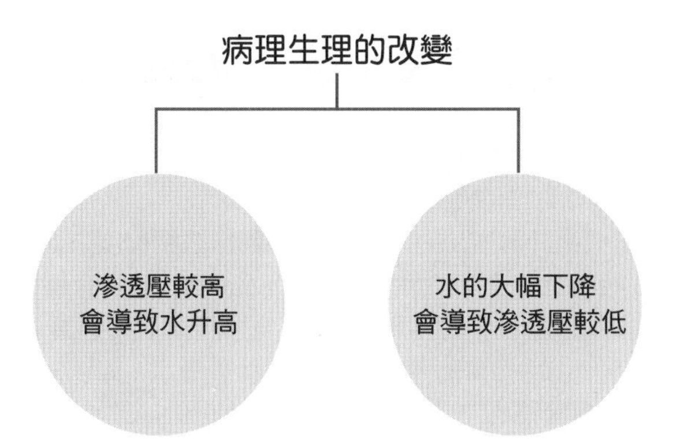

依據缺鈉程度身心狀況分為三種程度

程度	身體狀況	血清鈉值（mmol/L）	缺少 NaCl（g/kg體重）
輕度缺鈉	軟弱無力、疲乏、頭暈、手足麻木；口渴並不明顯；尿量正常或增多、尿比重較低、尿鈉及氯含量下降（低滲透尿）。	130-135	0.5
中度缺鈉	除了上述的表現之外，還會伴隨噁心、嘔吐、脈搏細速、血壓不穩定或下降、脈壓差變小、表淺靜脈塌陷、視力模糊、站立性暈倒、皮膚彈性減退、眼球凹陷；尿液量減少，尿液比重仍低，在尿液之中幾乎不含鈉和氯（並無滲透尿）。	120-130	0.5-0.75
重度缺鈉	上述的表現會加重，出現神智不清、四肢發冷，甚至意識模糊、僵硬、驚厥或昏迷；肌肉痙攣性抽痛、肌腱反射會減弱或消失，出現陽性反應病理徵象，常會伴隨休克症狀。	<120	0.75-1.25

2-5 電解質及酸鹼失衡病人的護理（五）

（十四）低滲透性脫水（續）

4. **護理措施**：維持適當的體液量。

對已經喪失的體液量計算方法有二：(1)根據臨床缺鈉程度來估計需要補給的體液量，如體重60 kg病人，測定血清鈉為135 mmol/L，則估計每公斤體重喪失氯化鈉0.5 g，共缺鈉鹽30 g。一般可以先補給一半，即15 g，再加上鈉的日需求量4.5 g，共19.5 g，然後用5%葡萄糖鹽水或高滲透鹽水（如以3%、5%的NaCl）來加以補液。5%葡萄糖鹽水中含有5%葡萄糖及0.9% NaCl，假設需要補充的5%葡萄糖鹽水為X ml，0.9%×X ml＝191015g，計算得出X≈2167 ml，因此可用5%葡萄糖鹽水2000 ml來加以補液。（**注意**：還要給予日需求量2000 ml）。(2)根據血清鈉濃度來計算：需要補充的鈉鹽量（mmol）＝[血鈉正常值（mmol/L）－血鈉測得值（mmol/L）]×體重（kg）×0.60（男性）（女性為0.50）。

注意事項：(1)血鈉正常值可用142 mmol/L來計算。(2)17 mmol Na^{+}=1 g鈉鹽。(3)當天補給1/2的計算量與每天的需求量4.5 g，其中2/3的量可以使用高滲透鹽水（5%或7.5%氯化鈉溶液補給，其餘量以等滲透鹽水來補給）。

5. **具體的護理措施**：(1)維持適當的體液量；(2)增加肺部氣體交換的功能；(3)避免受傷及減輕頭痛；(4)攝取足夠的營養；(5)心理上的支持。

（十五）等滲透性脫水

1. **概論**

水和鈉會成比例喪失，血清鈉仍然在正常範圍之內，細胞外液的滲透壓會保持正常，因為細胞外液量會迅速減少，又稱為急性脫水或混合性脫水，它是外科病人中最常見的脫水類型。

2. **護理評估**

(1)病因主要有三種：鈉及水的遺失；鈉及水的攝取不足；體內液體不當的積聚，血漿的液體會轉移到組織間隙。

(2)身心狀況

①脫水症狀：口渴現象並不明顯，甚至不會口渴；尿量減少，尿液比重增高；噁心、全身乏力、厭食、脣舌乾燥、皮膚彈性降低、眼球下陷。

②缺鈉症狀：以血液容量不足的症狀為主。在體液喪失達到體重的5%時，就會有血液容量不足的表現。當體液喪失達到體重的6-7%時，休克表現明顯並伴隨代謝性酸中毒症。若因大量胃液喪失所導致的等滲透性脫水，會併發代謝性鹼中毒。

③診斷檢查：尿液檢查方面，尿液量會減少或無尿，尿液的比重會增高，大於1.025。血液檢查方面，血液電解質（血清鈉離子濃度在135-150 mmol/L）。血液常規檢查，血漿滲透壓為290-310 mmol/L；RBC、Hb、PCV（Hct）會增高。

等滲透性脫水的護理措施

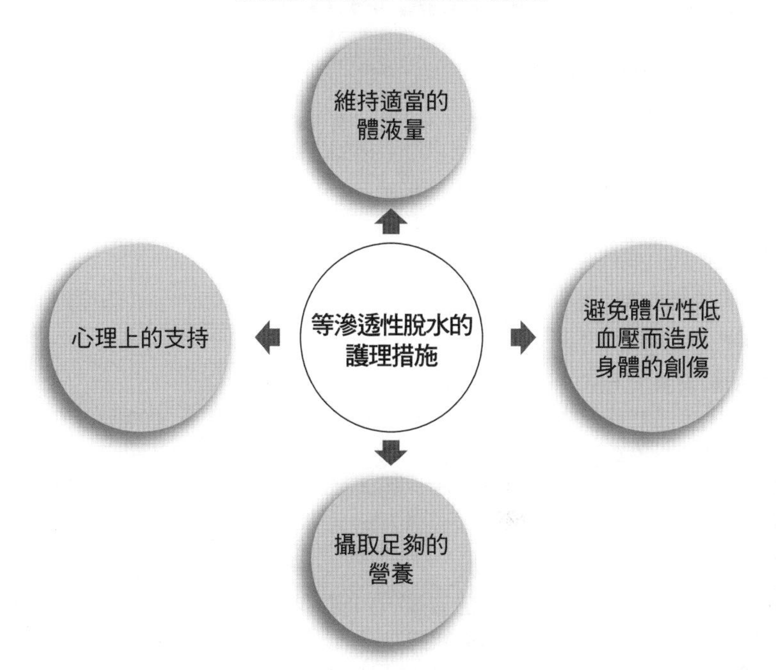

✚ 知識補充站

等滲透性脫水的護理措施

1. 維持適當的體液量，對已喪失的體液量計算方法如下：

$$等滲透鹽水量（L）=\frac{紅血球壓積上升值}{紅血球壓積正常值}\times 體重（kg）\times 0.25$$

2. 避免體位性低血壓而造成身體的創傷。
3. 攝取足夠的營養。
4. 心理上的支持。

注意事項

1. 補給每天的需求量2000 ml和鈉4.5 g。
2. 已喪失的體液量，一般可以使用等滲透鹽水或平衡鹽溶液。在大量補充等滲透鹽水後會導致高氯性酸中毒，故使用平衡鹽溶液較為適合和安全，常用的有乳酸鈉、複方氯化鈉溶液（1.86%乳酸鈉溶液和複方氯化鈉溶液之比1：2）和碳酸氫鈉、等滲透鹽水溶液（1.25%碳酸氫鈉溶液和等滲透鹽水溶液之比1：2）。
3. 當患者出現脈搏細速和血壓下降等症狀時，表示細胞外液的喪失量已達到體重的5%，可先從靜脈為病人快速滴注上述的溶液，大約3000 ml左右（依照體重60 kg來計算），以恢復血液的容量。若無血液容量不足的表現時，則可給病人上述用量的1/2-2/3，即1500-2000 ml來補充脫水量。

2-6 電解質及酸鹼失衡病人的護理（六）

（十五）等滲透性脫水（續）

3. 護理診斷

(1) 有受傷的危險：與血液容量減少所引起的體位性低血壓有關。
(2) 體液容積缺失：與腹瀉及嘔吐有關。
(3) 心輸出量減少：與體液容積遺失有關。
(4) 營養失調：低於身體的需求量與腹瀉及嘔吐有關。
(5) 排尿型態改變：與腎血流減少有關。

（十六）補液總量的分配

1. 生理的需求量（正常的日需求量）

一般成人生理需要水分，大約為2000-2500 ml/d，可以補充2000 ml/d。

2. 已喪失的數量（累計補充的失液量）

即從發病到就診時，已經累積損失的體液量。對於這部分液體，可依照之前所講授的方法來計算。

3. 繼續損失量（額外的損失量）

即在治療過程中又繼續遺失的體液量，如病人有發高燒、盜汗、嘔吐、胃腸減壓等體液遺失情況。這部分損失量的補充原則，是「丟多少補多少」。

（注意：繼續損失量一般安排在次日加以補給）。

(1) 體溫每升高1℃，每天每千克體重要補充水分3-5 ml。
(2) 流汗濕透一身襯衫、衣褲時，大約需要補充水分1000 ml。
(3) 氣管切開者，每天要增加水分補充1000 ml左右。

（十七）液體的種類

1. 生理需求量的液體

一般成人每天需要氯化鈉4.5 g、氯化鉀3-4 g、葡萄糖100-150 g以上，故可補給5%葡萄糖鹽水大約為500 ml、5-10%葡萄糖溶液大約為1500 ml、10%氯化鉀大約為30-40 ml。

2. 已喪失量的液體

此部分液體的篩選，可以根據之前所講授的內容來加以篩選。

3. 繼續損失量的液體

根據實際遺失的體液成分，來加以配給。

（十八）靜脈補液的原則

液體補充以口服最好與最安全。若需要靜脈輸液時，要注意下列原則：

1. 先鹽後糖；2. 先晶後膠；3. 先快後慢；4. 液種交替；5. 見尿補鉀。

注意事項：尿液量必須大於40ml/h時，才可以補充鉀。

補液總量的分配

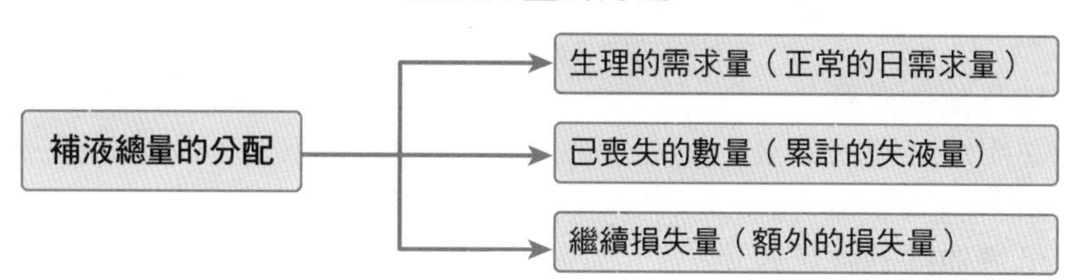

液體的種類

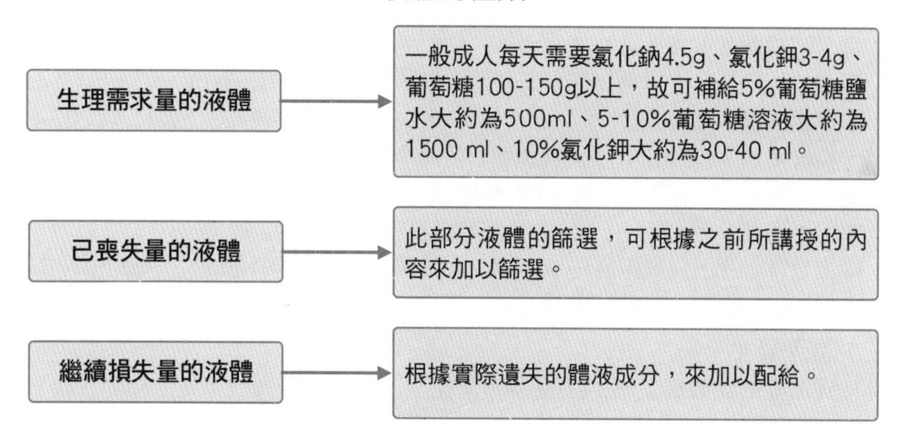

靜脈補液的原則

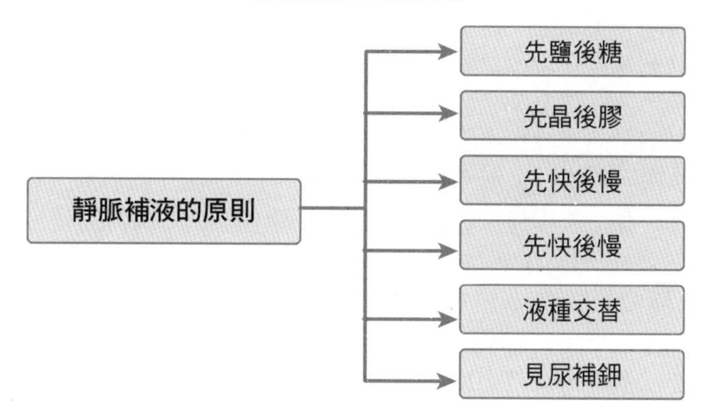

2-7 低鉀血症（一）

（一）鉀代謝的紊亂

低鉀血症（血清鉀離子濃度低於3.5 mmol/L），若體內缺鉀300 mmol以上時，血清鉀才會下降。

（二）低鉀血症的臨床表現

1. **神經肌肉系統：**(1)骨骼肌：肌無力（K^+小於3.0）、肌痛、肌麻痺與軟癱（K^+小於2.5）。(2)平滑肌：腹脹、便秘、麻痺性腸梗塞與尿液滯留。K^+是許多酶的啟動劑，與三羧循環和乙醯膽鹼的合成有關。**2. 消化系統：**食慾不振、噁心、嘔吐、腹脹與便秘。**3. 循環系統：**心律失常（傳導阻滯和節奏異常）、易發生洋地黃中毒、心電圖的改變（若K^+小於3.0，則U波會出現、TU會融合；若K^+小於2.5，則ST段會下移、T波會倒置；若U波出現，則體內會缺鉀400 mmol以上）。**4. 酸鹼平衡失調：**(1)代謝性鹼中毒與鹼平衡失調：在低鉀時，C內部K^+與C外部H^+交換會增加。C內部H^+增加會導致C內酸中毒，C外部H^+增加會導致C外液鹼中毒。腎中Cl^-會下降、尿液中Cl^-會增加；Na^+再重新吸收時不能與Cl^-作用而與$HCO3^-$作用，而導致$HCO3^-$重新吸收。(2)反常性酸性尿：在低鉀時，代謝性鹼中毒之腎小管上皮細胞內K^+會下降，K^+與腎小管管腔中Na^+的交換會下降、H^+與Na^+的交換會增加，而尿液呈現酸性，腎排H^+會增加。

（三）護理評估

1. **低鉀血症的病因有三種：**(1)鉀攝取量不足：禁食、厭食與拒食的時間較久。(2)鉀遺失過多：大量出汗、嘔吐、腹瀉、胃腸減壓與腸瘻；利尿藥、腎小管酸中毒、棉酚中毒、Conn症候群。(3)鉀由細胞之外進入細胞之內（鉀在體內分布異常）：會有糖元、蛋白合成、鹼中毒、低鉀性週期、性麻痺的症狀，可以使用兒茶酚胺製劑。若細胞生長過速，則鉀會進入細胞之內。
2. **身心狀況表現：**(1)神經：肌肉興奮性降低，肌肉無力為最早的表現，一般先出現四肢肌肉軟弱無力，之後會延及軀幹與呼吸肌。會出現吞嚥困難，甚至食物或飲水嗆入呼吸道。在波及呼吸肌時，會出現呼吸困難甚至窒息的症狀；嚴重者會有肌腱反射減弱、消失或軟癱的症狀。(2)胃腸道：噁心、厭食、腸蠕動減弱、腸鳴音減弱、腹脹、麻痺性腸梗塞及絞痛、便秘。(3)心臟功能異常：主要為傳導阻滯和節律異常，如心跳變慢、心房節奏障礙、室性早搏、脈搏細弱、心律不整，嚴重者會心跳停止。(4)中樞神經抑制：因為腦細胞代謝功能障礙，會出現意識混亂，容易受到刺激、急躁不安、嗜睡與憂鬱症。(5)泌尿系統：因尿濃縮功能障礙，會出現尿量增加，夜尿較多。因膀胱平滑肌無力，會出現尿滯留。(6)代謝性鹼中毒：在血清鉀過低時，K^+會從細胞內移出與Na^+、H^+交換增加，即每移出3個K^+，就會有2個Na^+和1個H^+移入細胞中，使細胞外液H^+濃度下降；其次，腎遠曲小管Na^+-K^+交換會減少，Na^+-H^+交換會增加，排H^+增多，結果發生低鉀性鹼中毒，病人會出現鹼中毒症狀，但是尿液呈現酸性反應，又稱為反常性酸性尿。

低鉀血症護理診斷

1. 有受傷的危險：與骨骼肌無力有關。
2. 心輸出量減少：與心律不整有關。
3. 氣體交換受損：與呼吸肌無力有關。
4. 便秘：與平滑肌無力及腸蠕動緩慢有關。
5. 排尿異常：與腎臟濃縮能力受損及膀胱平滑肌無力有關。
6. 營養失調：與食慾不振或麻痺性腸梗塞有關。
7. 活動毫無耐力：與骨骼肌無力有關。
8. 知識缺乏：缺乏低鉀血症的有關知識。

+ 知識補充站

低鉀性鹼中毒

低鉀性鹼中毒的症狀為頭暈、躁動、昏迷、呼吸變淺、面部及四肢肌肉抽動、手足搐搦、口周及手足麻木，有時會伴隨軟癱。

2-8 低鉀血症（二）

（四）護理措施

補鉀最安全的途徑是口服，最常用的口服藥是10%KCl。如果患者無法口服，則考慮做靜脈補鉀。

1. 靜脈補鉀原則
   (1) 尿液量正常（見尿補鉀）：一般尿液量超過40 ml/h或500 ml/d才可以補鉀。
   (2) 濃度不高：在補液時，鉀濃度不宜超過40 mmol/L，即靜脈滴注的液體中，鉀鹽濃度不能超過0.3%。例如：5%葡萄糖溶液1000 ml中，最多只能加入10%氯化鉀溶液多少毫升？假設最多只能夠加入10%氯化鉀溶液X ml，$X \times 10\% / 1000 = 0.3\%$，計算得出$X = 30$ ml，所以5%葡萄糖溶液1000 ml中，最多只能加入10%氯化鉀溶液30ml。
   (3) 滴速切勿太快：一般限制速度在0.75-1.5 g/h，即補鉀速度一般不宜超過20 mmol/h或60滴／分鐘。
   (4) 總量的限制：補鉀量要限制在每天80-100 mmol（以每克氯化鉀相等於13.4 mmol鉀計算，大約需要補充氯化鉀6-8 g/天）。一般性缺鉀病人（臨床症狀較輕，血鉀常在3-3.5 mmol/L），每天補充氯化鉀總量4-5 g；若為嚴重的缺鉀者（血鉀多在3 mmol/L以下），則每天補充氯化鉀總量不宜超過6-8 g。
   (5) 禁止推注：會引起血鉀濃度突然升高，而導致心跳驟停。
2. 預防具有高危險風險的病人，發生低鉀血症。
3. 建立一個適當且安全的活動方式。
4. 攝取足夠的營養及防止便秘。
5. 觀察心律的變化及呼吸情況。

（五）診斷檢查

1. 血液檢查

(1) 血液電解質：血清K^+濃度低於3.5 mmol/L。
(2) 血氣分析：血液pH值會升高，且常會伴隨代謝性鹼中毒。

2. 尿液檢查

尿量增多，尿液比重會下降。

3. 心電圖的改變

在缺鉀時，典型的心電圖會改變為T波降低、增寬、雙相或倒置，隨後會出現ST段降低、QT間期延長和U波。

（六）低鉀血症的體液代謝失調

主要依靠病史加上臨床的表現，血清鉀小於3.5 mEq/L；若EKG特徵改變，則可以確診，要注意在酸中毒與脫水時，才會出現急重症。其治療的方式為積極治療原發病，並補充鉀鹽。

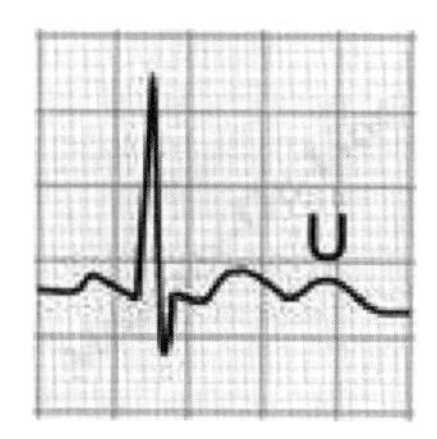

在低鉀血症中，T波變得平坦，且出現顯著的U波。ST段可以壓低，亦可有T波倒置。與高鉀血症不同，出現的這些改變與低鉀血症的程度無關。（圖為編著者群在醫院中自行繪製，擁有圖形著作權）

低鉀血症

（圖為編著者群在醫院中自行繪製，擁有圖形著作權）

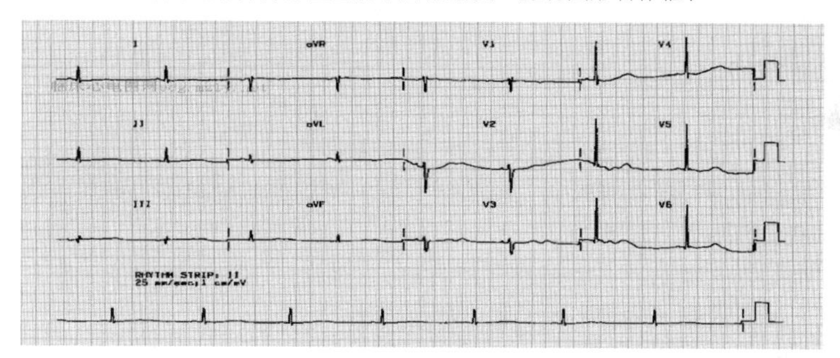

低鉀血症的體液代謝失調之治療原則

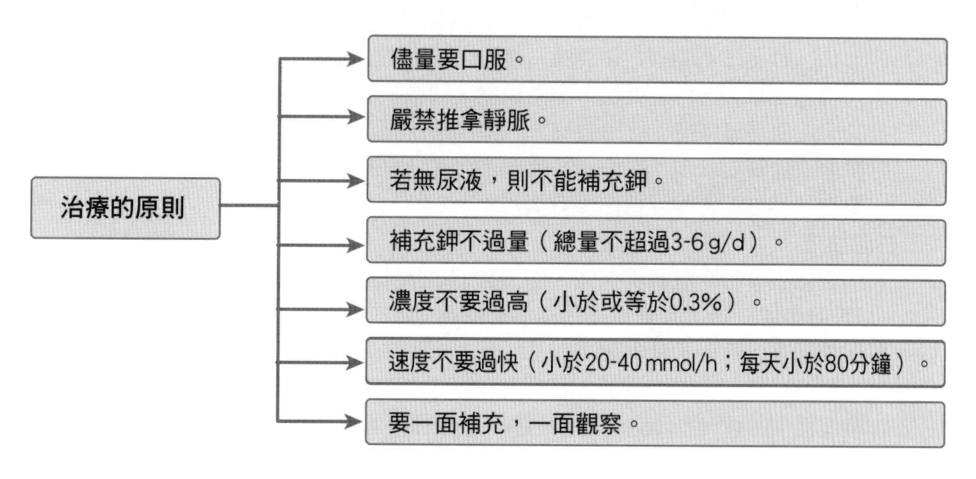

2-9 高鉀血症（一）

(一) 高鉀血症的體液代謝失調

主要依靠病史加上臨床表現，高鉀血症為血清鉀離子濃度高於5.5 mmol/L。若EKG的特徵發生改變，則可以確診。

(二) 臨床表現

1. **神經—肌肉症狀**：高K^+會影響神經—肌肉兩極之應激性，而使其應激性減弱，症狀有疲乏、四肢軟弱、呈現鬆弛性癱瘓和肌肉麻痺。
2. **微循環障礙的表現**：四肢蒼白、濕冷與低血壓。
3. **心血管的症狀**：高K^+會抑制心肌，出現心律緩慢、心律失常，甚至心臟停搏於舒張期。心電圖（ECG）會隨著K^+的上升而變化，T波高而尖、基底較窄，QT期間延長與QRS波會增寬。

(三) 護理評估

1. 主要病因

(1) 鉀的攝取過多：補鉀過量與輸入大量的庫藏血。

(2) 鉀排泄減少：腎排鉀減少，腎功能不全，鹽皮質激素減少，滯鉀利尿劑及血管伸縮素轉換酶抑制劑。

(3) 細胞內鉀的釋出過多（鉀的分布異常）：鉀從細胞內移出過多，會有溶血、燒傷、發炎壞死、缺氧、休克與急性酸中毒的症狀。

2. 身心狀況

(1) 神經—肌肉系統症狀

①輕度高鉀血症病人為神經—肌肉興奮性升高的表現：手足感覺異常、疼痛、肌肉輕度抽痛。

②重度高鉀血症病人為神經—肌肉興奮性降低的表現：四肢無力、肌腱反射消失，甚至出現弛緩性麻痺症、神智不清或恍惚的症狀。

(2) 胃腸道症狀：噁心、嘔吐、小腸絞痛、腹脹、腹瀉。

(3) 心臟功能異常症狀：心律過緩、心律不整，甚至出現舒張期心搏驟停症。

(4) 微循環障礙的表現：血鉀過高的刺激作用，使得微循環血管收縮，會出現皮膚蒼白、濕冷、青紫及低血壓等表現。

3. 診斷檢查

(1) 血液檢查：血液電解質方面，血清K^+濃度高於5.5 mmol/L。血氣分析方面，血液pH值會降低，且常伴隨代謝性酸中毒症。

(2) 尿液檢查：尿鉀含量會增高。

(3) 心電圖改變：血清鉀大於7 mmol/L者，幾乎都有異常心電圖的表現。早期為T波高而尖，QT間期延長，隨後會出現QRS波增寬，PR間期會延長。

測量高鉀血症的儀器

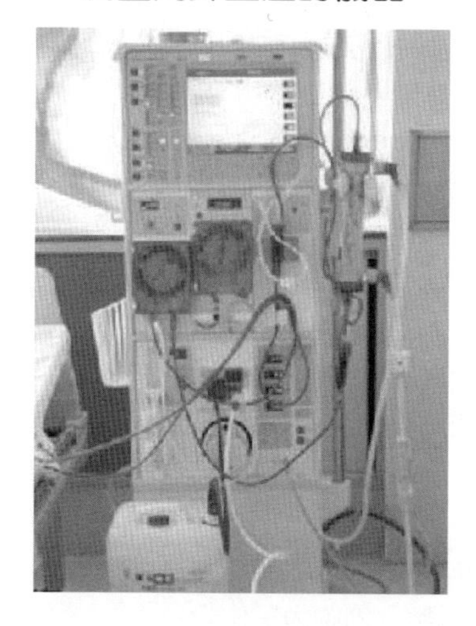

高鉀血症

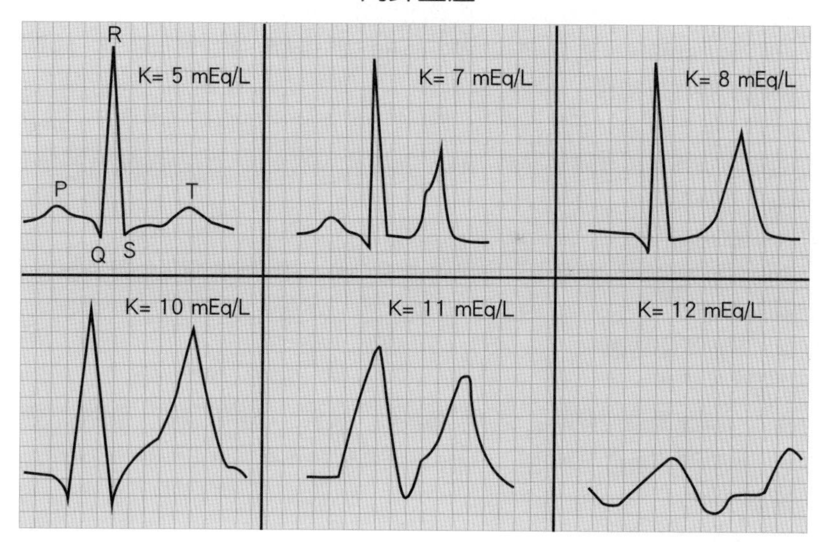

✚ 知識補充站

高鉀血症

高鉀血症（hyperkalemia）是指血清鉀離子高於5.5 mmol/L。高鉀血症的患者，身體K^+的含量不一定高於正常。在正常情況下，身體具有調節鉀濃度的有效機制，所以不易發生高鉀血症。但一旦出現，短時間或長時間之內不能逆轉的各種因素，皆會發生高鉀血症。

本節的重點要求學生確實掌握，高鉀血症的臨床表現、護理評估與護理診斷。

2-10 高鉀血症（二）

（四）護理診斷

1. 心輸出量會減少：與心律不整及心肌功能改變有關。
2. 腹瀉：與平滑肌活動過度及腸蠕動增加有關。
3. 自我照顧能力缺乏：與手足感覺異常，肌肉無力有關。
4. 疼痛：與肌肉顫動收縮有關。
5. 焦慮症：與神經肌肉應激性增加有關。
6. 活動毫無耐力：與肌肉無力及遲緩性麻痺有關。
7. 知識缺乏：缺乏對引起高鉀血症原因的深刻了解。

（五）護理措施

1. 降低血清鉀的濃度
   (1) 禁鉀：立即停給一切帶有鉀的藥物或溶液，避免進食含鉀量高的食物。
   (2) 轉鉀（使鉀離子暫時轉入細胞內）：
   ①靜脈輸注5%碳酸氫鈉溶液，促進Na^+-K^+交換。②25%葡萄糖100-200 ml，每3-4 g糖加入1 u的胰島素靜脈滴注。③腎功能不全者，可使用10%葡萄糖酸鈣溶液100 ml、11.2%乳酸鈉溶液50 ml、25%葡萄糖溶液400 ml、胰島素30 u 24小時靜脈持續滴注，每分鐘6滴。
   (3) 排鉀：①使用陽離子交換樹脂口服或保留灌腸，每克可以吸附1 mmol鉀；也可口服山梨醇或甘露醇導瀉，以及　塞米（速尿）靜脈推注排鉀。②腹膜透析或血液透析。
2. 對抗心律的失常症
   可使用鈣離子來對抗鉀離子對心肌的毒性作用，在臨床上常用的是10%葡萄糖酸鈣靜脈注射。
3. 恢復正常的胃腸功能。
4. 解除病人的疼痛。

綜上所述，糾正高鉀血症的主要原則為禁鉀、抗鉀、轉鉀和排鉀。體液代謝失調的護理措施，涵蓋監測食用高鉀食物（桔子、肉、牛奶與香蕉等）及控制血鉀。

（六）治療方式

1. 停用含鉀的藥物或溶液。
2. 使用鈣來對抗鉀：使用10%葡萄糖酸鈣10-20 ml。
3. 降低血清鉀的濃度
   (1) 促進鉀進入細胞之內，4-5%碳酸氫鈉溶液100-200 ml快速從靜脈滴入，胰島素：葡萄糖（1：4）25%-50%GS 100 ml靜脈注射或滴注。
   (2) 速尿為40 mg iv，腸道會排鉀，陽離子交換樹脂腸道會與鉀交換。
   (3) 透析療法：若病情嚴重者要緊急加以採用。

高鉀血症

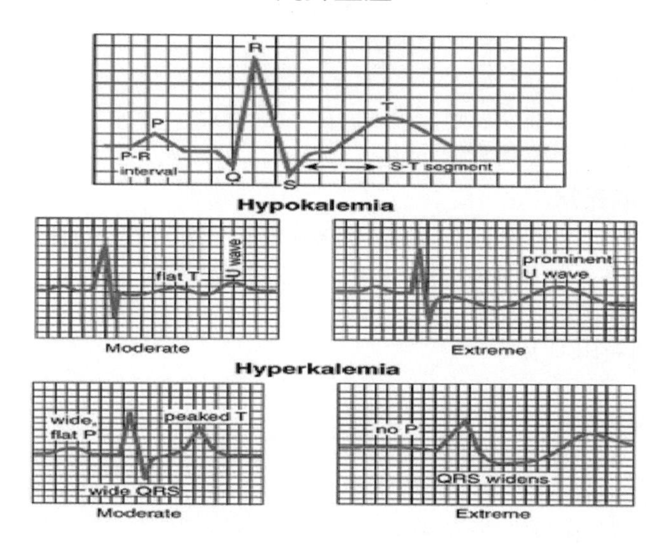

高鉀血症的護理措施

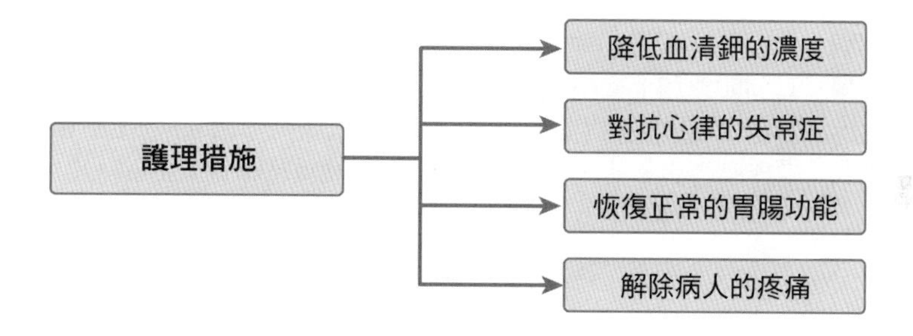

高鉀血症的治療方式

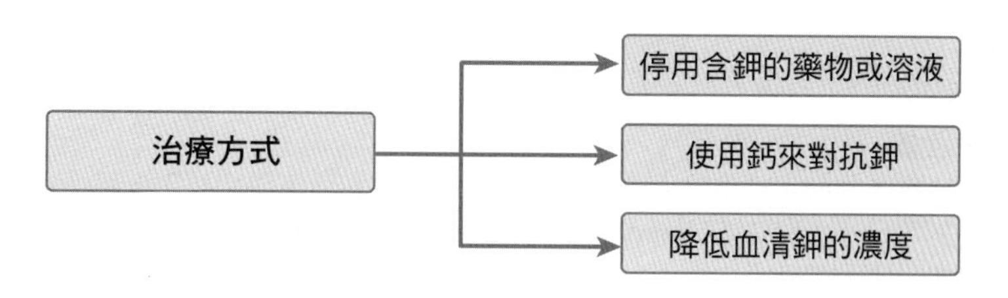

2-11 體內鉀與鈣的異常及低鈣血症

(一) 鉀的異常

體液代謝失調中，鉀的異常涵蓋護理評估、護理診斷、活動無耐力、有受傷的危險、潛在併發症、護理目標與護理措施。

(二) 體內鈣的異常

正常血鈣濃度為2.25-2.75 mmol/L，鈣大多在骨骼之內（99%, $caCO_3$），ECF鈣僅占總鈣的0.1%，但是Ca2+維持神經肌肉細胞的應激性相當重要。

1. 神經肌肉細胞應激性

   $[Na^+]+[K^+]+[HCO_3^-]$

   $[Ca^{+2}]+[Mg^{+2}]+[H^+]$

2. 心肌的正常功能

   $[Na^+]+[Ca^{+2}]+[HCO_3^-]$

   $[K^+]+[Mg^{+2}]+[H^+]$

(三) 低鈣血症（血清 Ca^{+2} 小於2.25 mmol/L）

1. **低鈣血症的原因**：導致低鈣血症的原因為急性胰腺炎、副甲狀腺受損等。佝僂病兒童病患、遷延性及慢性腹瀉兒童病患，在酸中毒被糾正之後，會出現血鈣下降而發生驚厥。
2. **臨床表現**：神經肌肉細胞的興奮性會增高，易於激動、焦急與譫妄，肌肉抽動、手足搐搦，耳前叩擊和上臂壓迫實驗呈現陽性反應。
3. **低鈣血症的診斷**：為病史加上臨床表現，在血清 Ca^{2+} 小於2 mmol/L時相當明顯。
4. **治療方式**：處理原發病、補充鈣片，服用10%葡萄糖酸鈣10-20 ml。

小博士解說

低鈣血症的治療

有低鈣血症症狀的病人要適度治療，血鈣下降的程度和速度決定糾正低鈣血症的快慢。總鈣濃度小於7.5 mg/dl（1.875 mmol/L），無論有無症狀均需接受治療。低鈣血症若症狀相當明顯，如伴隨手足搐搦、抽搐、低血壓、Chvostek症或Trousseau症陽性反應、心電圖顯示Q-T間期ST段延長可能會伴隨或不伴隨心律失常，要立即處理。一般採用10%葡萄糖酸鈣10 ml（含有 Ca^{+2}，90 mg），在稀釋之後靜脈注射（大於10分鐘），注射後會立即發揮功能；在必要時，可以重複使用來控制症狀。

低鉀血症的心電圖變化

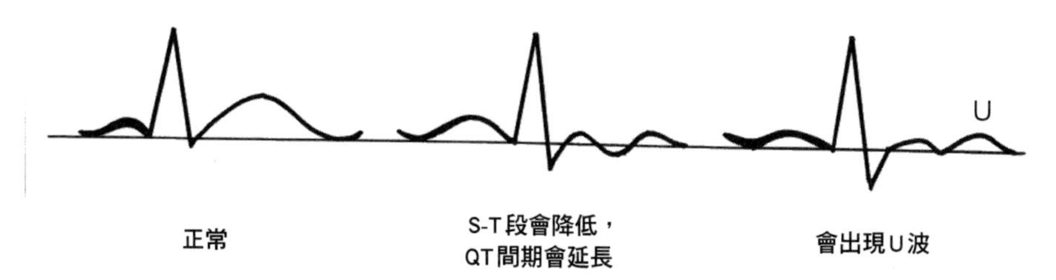

一般可根據病史和臨床表現作出低鉀血症的診斷。心電圖檢查雖有助於診斷，但一般不宜等待心電圖顯示出典型的改變後才確診，其血清鉀測定常會降低。

高鉀血症的心電圖變化

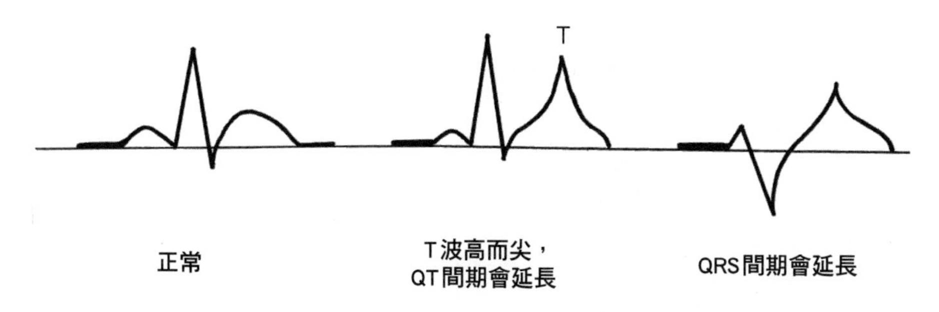

診斷：在引發高鉀血症的病人出現時，而有一些病人並不能使用原發病來解釋的臨床表現時，即應考量有高鉀血症的可能性，並必須做心電圖檢查，其血清鉀常會增高。

＋知識補充站

在注射的過程要密切監測心律，尤其是使用洋地黃的病人，以防止嚴重心律失常的發生。若症狀性低鈣血症反覆發作，可以在6-8小時內靜脈滴注10-15 mg/kg的Ca^{+2}。亦可使用氯化鈣，但是對靜脈刺激較大。Ca^{+2}濃度不應大於200 mg/100 ml，以防止外部滲透後造成對靜脈和軟性組織的刺激，若患者伴隨著低鎂血症則必須同時予以糾正。

2-12 酸鹼平衡失調——代謝性酸中毒

(一) 護理評估

1. **主要病因**：(1) 氫離子的產生量過多；(2) 氫離子的排泄量過少；(3) $[HCO_3^-]$ 的產生量過少；(4) $[HCO_3^-]$ 的排泄量會增加。
2. **身心狀況**
   (1) 呼吸代償的表現：為較典型的症狀，其呈現方式為呼吸深而快（Kussmaul呼吸），呼吸頻率會高達40-50次／分鐘，呼出的氣體會帶有酮味（爛蘋果氣味）。
   (2) 中樞神經系統症狀：酸中毒會抑制腦細胞的代謝活動，呈現抑制的症狀，會有表情冷漠、全身疲乏無力、嗜睡、精神混亂、方向感喪失、僵硬與昏迷症狀。
   (3) 神經肌肉系統症狀：酸中毒時常會伴隨著高鉀，會引起肌肉力量降低、肌腱反射減弱或消失、骨骼肌無力、弛緩性麻痺。
   (4) 心血管系統症狀：在酸中毒時，$[H^+]$ 值會增高，且常伴隨著血液 $[K^+]$ 值增高，兩者都會抑制心肌的收縮力，而出現心跳減慢、心音降低、心律失常、血壓低。$[K^+]$ 值會增高，從而刺激毛細管的擴張，出現面部泛紅、口唇櫻桃紅，但在發生休克時，皮膚黏膜會因為缺氧而發紺。

(二) 診斷檢查

1. **血液檢查**：血氣分析為血液pH值低於7.35，血漿 $[HCO_3^-]$ 低於24 mmol/L，二氧化碳分壓（$PaCO_2$）低於40 mmHg。
2. **尿液檢查**：尿液pH值常會低於4.5。
3. **心電圖檢查**：T波會升高，QRS波會變寬，PR間距會延長。

(三) 護理診斷

1.低效率性呼吸型態：與呼吸代償或呼吸困難有關。2.心輸出量會減少：與血鉀過多造成心律不整有關。3.考流程發生改變：與中樞神經受到抑制有關。4.體液不足：與嘔吐、腹瀉有關。5.活動毫無耐力：與神經肌肉受到抑制導致肌肉無力，而反射降低有關。6.有受傷的危險：與中樞神經受到抑制所導致的精神混亂和方向感喪失有關。7.皮膚完整性受損：與酸中毒所導致的皮膚乾燥和皮膚泛紅有關。8.知識缺乏：與對過量攝取酸性藥物的危險意識不足有關。

小博士解說

注意事項

1. 5%碳酸氫鈉溶液每20 ml含有 Na^+ 和 HCO_3^-，各為12 mmol。
2. 一般將計算所得輸給量的一半，在2-4小時內輸完，以後再根據血氣分析結果來決定是否繼續輸入剩餘量。
3. 由於在代謝性酸中毒時，血液 $[Ca^{+2}]$ 值會增多，而酸中毒在糾正之後會減少，故不宜使血漿 $[HCO_3^-]$ 過快，超過14-16 mmol/L，以免引起手足抽搐，如果出現要給予靜脈葡萄糖酸鈣治療。此外，在糾正酸中毒時，大量的 K^+ 會移到細胞內，從而引起低鉀血症，故要注意適量補充鉀。

代謝性酸中毒

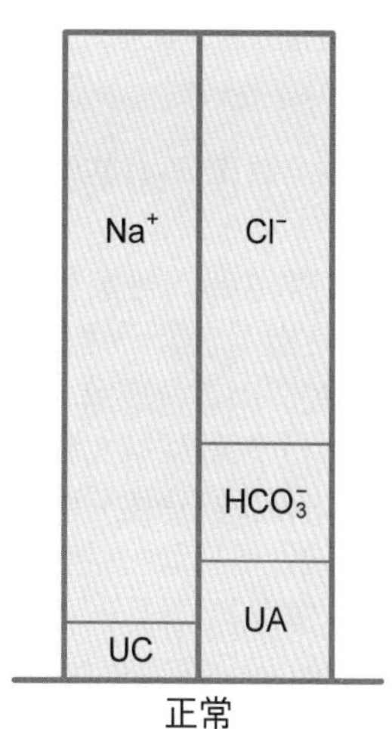

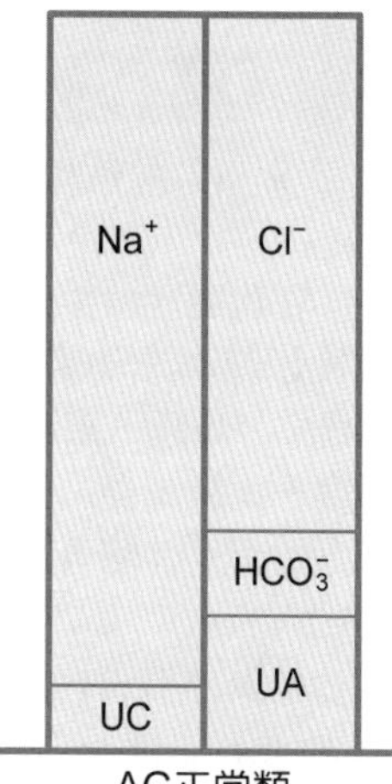

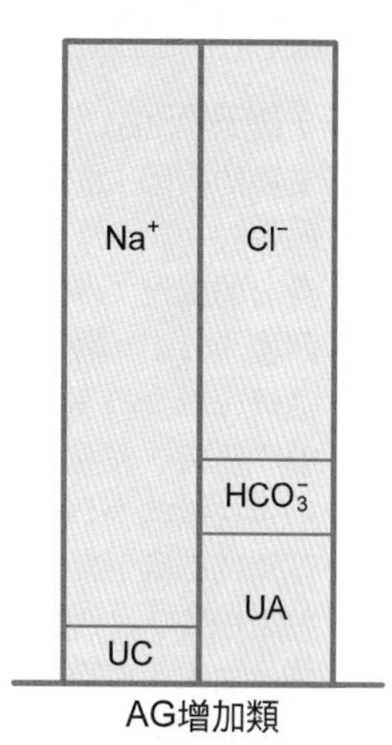

✚ 知識補充站

代謝性酸中毒

人體動脈血液中酸鹼度（pH值），是血液內pH值濃度的負對數值。其正常值為7.35-7.45，平衡值為7.40。體液中的pH值攝取量很少，其主要是在代謝過程中內部衍生而來。身體對酸鹼負荷有相當完備的調節機制，包括緩衝功能、代償和糾正功能。碳酸氫鹽是體液中最具重要功能的最大緩衝序對，在代謝性酸負荷時，H與HCO_3^-結合成H_2CO_3，H_2CO_3極為不穩定，大部分分解成CO_2和H_2O。CO_2透過呼吸排出體外，使得血液中HCO_3^-與H_2CO_3的比值保持在20：1，pH值也將保持不變，可是代償是有限度的。如果超過了身體所能代償的程度，則酸中毒將會進一步加劇。代謝性酸中毒是最常見的一種酸鹼平衡紊亂，其以原發性HCO_3^-降低（<21 mmol/L）和pH值降低（<7.35）為主要的特徵。

代謝性酸中毒的護理措施

積極處理原發病、消除誘因，逐步糾正代謝性酸中毒。

輕度代謝性酸中毒 （血漿[$HCOO_3^-$]為16-18 mmol/L）	一旦經過消除病因和補液糾正脫水之後，一般並不需要用鹼性藥物來治療。
重症酸中毒 （血漿[HCO_3^-]低於10 mmol/L）	需運用鹼劑來治療，常用的藥物為5%碳酸氫鈉溶液。
實際的計算公式 ＊所需[HCO_3^-]的量（mmol） =[HCO_3^-正常值（mmol/L）－HCO_3^-測得值（mmol/L）]◊體重（kg）◊0.4 ＊5%$NaHCO_3$（ml）= [HCO_3^-正常值（mmol/L）－ HCO_3^-測得值（mmol/L）]◊體重（kg）◊0.6	

2-13 酸鹼平衡失調——代謝性鹼中毒

(一) 護理評估

1. **主要的病因**：(1) 酸性胃液喪失過多。(2) 鹼性物質輸入過多。(3) 缺鉀。(4) 某些利尿藥的功能。
2. **身心的狀況**：(1) 呼吸系統症狀：在代謝性鹼中毒時，會抑制呼吸中樞，呼吸會淺而慢。(2) 中樞神經系統症狀：腦細胞代謝障礙，主要表現為焦慮、激動、強直、抽搐、感覺異常、譫妄、精神錯亂，嗜睡，甚至昏迷。(3) 神經肌肉系統症狀：在鹼中毒時，常會伴隨著血液中離子化鈣減少，出現肌腱力增加，肌腱反射亢進和手足抽搐的表現。(4) 心血管系統症狀：伴隨著低鉀血症，會出現心跳加快，血壓正常或下降。
3. **診斷檢查**：(1) 血液檢查：血氣分析為血液pH值高於7.45，血漿$[HCO_3^-]$高於正常值，二氧化碳分壓（$PaCO_2$）高於40 mmHg。(2) 尿液檢查：尿液pH值高於7.0。

(二) 護理診斷

1. **低效性呼吸型態**：與呼吸效力減低，胸廓活動的降低有關。
2. **感覺和知覺改變**：與中樞神經系統應激性的增強有關。
3. **體液不足**：與嘔吐及胃腸減壓等有關。
4. **活動毫無耐力**：與肌肉無力，呼吸效力減低有關。
5. **有受傷的危險**：與意識程度改變及肌肉強直、抽搐有關。
6. **有誤吸的危險**：與嘔吐有關。
7. **知識缺乏**：缺乏對代謝性鹼中毒的防範知識。

(三) 護理措施

積極處理原發疾病，並做補液治療。實際的補液方法如下：

1. 對喪失胃酸所致的代謝性鹼中毒，可以輸注等滲透鹽水或葡萄糖鹽水，糾正低氯性鹼中毒。
2. 代謝性鹼中毒者幾乎都伴隨著低鉀血症，需要考慮補鉀。
3. 嚴重的代謝性鹼中毒者（pH值大於6.5，血漿$[HCO_3^-]$為45-50 mmol/L），可以使用0.1 mmol等滲透鹽酸溶液來迅速排除過多的$[HCO_3^-]$。

   需要補給的酸量（mmol）= [測量所得的HCO_3^-（mmol/L）：（希望達到的HCO_3^-（mmol/L））] ◊ 體重（kg）◊ 0.4

小博士解說

代謝性鹼中毒

代謝性鹼中毒是指體內酸失漏過多或者從體外進入鹼過多的臨床情況，主要生化表現為血HCO_3^-過高（>27mmol/L），$PaCO_2$增高。pH值多而且gt值為7.45，但是依代償情況而異，可以明顯過高；也可以僅輕度升高甚至正常。本病臨床上常會伴隨血鉀過低。

代謝性鹼中毒之疾病病因

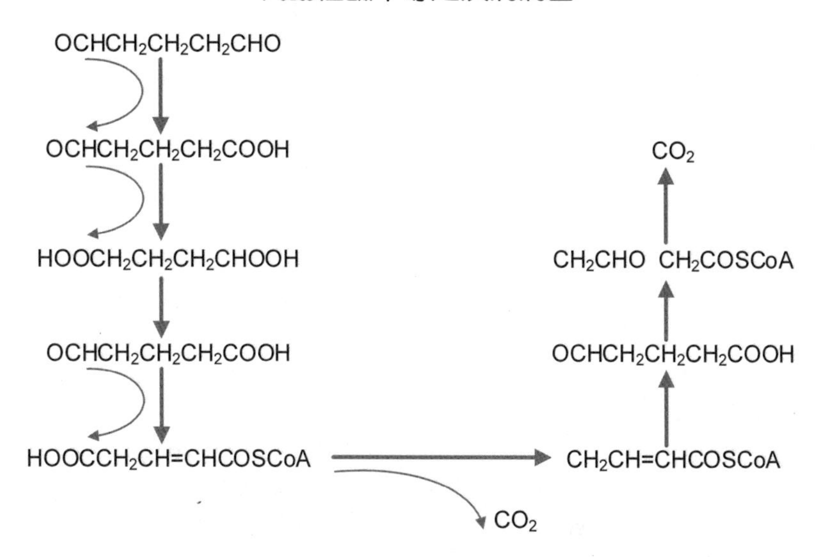

代謝性鹼中毒是以體內HCO_3^-升高（>26 mmol/L）和pH值增高（>7.45）為特色的一組疾病。

✚ 知識補充站

1. 積極地治療原發疾病，避免長期服用鹼性藥物，不太嚴重的代謝性鹼中毒不需要太過積極的治療，缺鉀的患者可以給與氯化鉀緩釋片口服。
2. 有循環血液容量不足的病人，可以先快速輸入右旋糖酐70鹽水注射液，以恢復有效循環的血液容量，然後再輸生理鹽水或葡萄糖生理鹽水，補足細胞外液容量，以減少遠端腎曲小管的以H交換Na，發揮腎臟排出HCO_3^-的功能。
3. 如果症狀嚴重或PCO_2>8.0kPa（60mmHg）或因為呼吸代償使呼吸受抑制（蓄積CO_2）以致發生缺氧時，則必須使用酸性藥物治療。
4. 嚴重的代謝性城中毒或PCO_2>8.0kPa（60mmHg）者，亦可以用鹽酸精氨酸（分子量為210.5）。
5. 嚴重的代謝性鹼中毒，不宜使用氯化銨或鹽酸精氨酸時，可以透過中心靜脈測壓管輸入等滲鹽酸溶液。
6. 心臟衰竭、肝硬化的病人患代謝性鹼中毒時，可以服抑制碳酸酐酶利尿劑，減少H排出，增加K與Na交換，減少HCO_3^-回收，增加HCO_3^-排出，同時又可以利尿。可使用乙醯唑胺250～375mg，1～2次／天，必須同時注意維持K平衡。
7. 嚴重的代謝性鹼中毒，因為缺乏K，雖然導致力於恢復細胞外液容量，使氯化銨等酸性藥物治療，仍因為腎小管細胞繼續以大量H交換Na，HCO_3^-得不到機會排出，鹼中毒也還是不能被糾正。
8. 若有手足搐搦，可以靜脈內注入10%葡萄糖酸鈣。

2-14 呼吸性酸中毒與呼吸性鹼中毒

(一)呼吸性酸中毒

治療呼吸性酸中毒的方法，有治療原發病與改善通氣兩種。

1. 護理評估

(1) 主要病因：呼吸中樞抑制、胸部活動受到限制、呼吸道阻塞、肺泡微血管的阻斷。

(2) 身心狀況：①中樞神經系統的症狀有頭痛、嗜睡、方向感喪失、僵硬、譫妄，甚至昏迷。②神經肌肉系統的症狀有肌腱反射功能減低、骨骼肌無力、弛緩性麻痺。③呼吸系統的症狀有慢性換氣衰竭、無效型呼吸，例如哮喘、呼吸困難。④皮膚系統的症狀會有皮膚經常乾燥與蒼白的症狀，在嚴重換氣不足時，四肢末梢會發紺。

(3) 診斷檢查(血氣分析檢查)：在急性呼吸性酸中毒時，pH 值會低於 7.30，動脈血液二氧化碳分壓($PaCO_2$)會增高，血漿 $[HCO_3^-]$ 會保持正常。在慢性呼吸性酸中毒時，pH 值會下降，動脈血液二氧化碳分壓($PaCO_2$)會增高，血漿 $[HCO_3^-]$ 會增加。

(4) 護理診斷：①低效率性的呼吸型態：與大量 CO_2 滯留體內及疼痛有關。②心輸出量會減少：與血液氧化不足有關。③疼痛：與頭顱內血管的擴張而導致的頭痛有關。④活動毫無耐力：與呼吸困難、疲倦有關。⑤有受傷的危險：與中樞神經系統受到抑制，意識程度減低有關。⑥心律不整：與酸中毒心肌受到波及有關。⑦意識障礙與焦慮症：與呼吸困難及意識程度的減低有關。

(5) 護理措施：①積極治療原發疾病和改善通氣與換氣的功能。②一般在改善換氣後，酸中毒會逐步糾正，並不需要補給鹼性溶液，只有在嚴重酸中毒時，才會考慮使用靜脈補給碳酸氫鈉溶液。③維持正常氣體交換、持續監測、維持適當的體位、訓練呼吸、咳嗽、做霧化吸入。在使用呼吸機輔助時的氣道護理，改善與促進神智的恢復，預防併發症與做心理上的支持。

(二)呼吸性鹼中毒

治療呼吸性鹼中毒的方法，有治療原發病與對症治療兩種。

1. 護理的評估

(1) 主要病因：換氣過度、中樞化學感受器的刺激、周邊外圍化學感受器的刺激。

(2) 身心狀況

①中樞神經系統症狀：主要的表現有焦慮、激動、強直、抽搐、感覺異常。

②神經肌肉系統症狀：出現肌腱反射亢進、肌肉震顫、手足搐搦、口周／四肢麻木及針刺感等。

③心血管系統症狀：心跳加快、血壓正常或下降。

④呼吸系統症狀：換氣的頻率及深度會增加。

呼吸性酸中毒與呼吸性鹼中毒的症狀：可以利用電腦斷層掃描（CT）或磁振造影掃描（MRI）

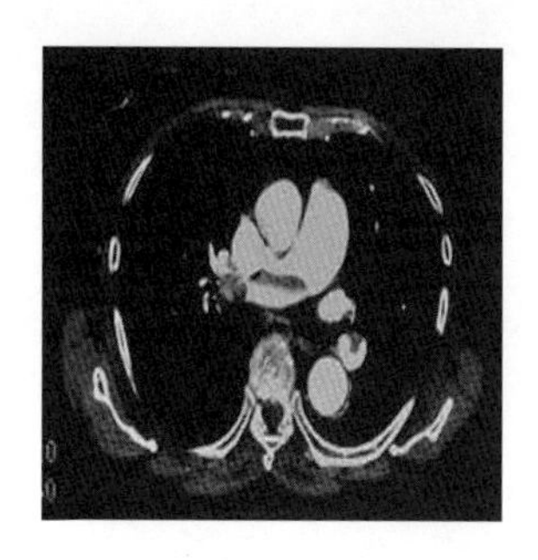

呼吸性鹼中毒的護理評估

診斷檢查	血氣分析檢查：血液的pH值會高於7.45，血漿$[HCO_3^-]$會低於24 mmol/L，二氧化碳分壓（$PaCO_2$）會低於35 mmHg。
護理診斷	1. 低效率性呼吸型態：與過度換氣有關。 2. 有受傷的危險：與中樞神經系統異常及神經肌肉應激性的增加有關。 3. 焦慮症：與感覺異常、肌肉絞痛有關。 4. 舒適狀態改變：與反射功能亢進、手足搐搦有關。
護理措施	1. 積極治療原發疾病，並同時對症治療。 2. 為了提高$PaCO_2$，可以使用紙袋罩住病人的口鼻，減少CO_2的呼出或吸入含量5%的CO_2，會改善症狀。

＋知識補充站

呼吸性酸中毒與呼吸性鹼中毒的護理評估及健康教育：

1. 要警惕病因、注意原發病的治療。
2. 加強體液失衡的防治。
3. 正確地加以補充。
4. 要做定期的檢查。

第 3 章
外科休克病人的護理

學習目標

1. 了解休克的概況。
2. 熟悉休克的病理生理。
3. 掌握休克的臨床特色、治療原則和病人的整體性護理。
4. 了解休克的病因、分類及病理生理。
5. 熟悉休克的臨床表現、治療原則。
6. 熟悉失血性休克、感染性休克的治療原則。
7. 掌握休克病人的護理措施，尤其是休克病人的各項監測指標。

3-1 外科休克病人的護理

(一) 定義

1. **休克**：休克的多種病因會導致人體對有效循環血量銳減的反應，它是組織血液灌流不足所引起的微循環障礙、細胞代謝紊亂與障礙，以及細胞功能受損的病理流程。引起休克的原因雖然很多，但都有一個共同點，即有效循環血量的急劇減少。而有效循環血量是單位時間內，透過心血管系統來進行循環的血液量，其影響的因素包括血液容量、心排出量和周圍血管的張力。
2. **有效循環血液量**：指單位時間內通過心血管系統來進行循環的血液量，大約占全身血液容量的80-90%。
3. **影響有效循環血液容量的因素**：(1) 充足的血液容量；(2) 有效的心排出量；(3) 良好的周圍血管張力。任何因素的過度改變，均會引起有效循環血量的銳減，進而導致休克。

(二) 分類

在臨床上常根據引起休克的原因，分為五類：1. 低血容性休克（oliguric hypovolemic shock），包括失血性（loss of blood）休克和創傷性（injury）休克；2. 感染性休克（septic shock）；3. 心因性休克（cardiogenic shock）；4. 神經性休克（neurogenic shock）與5. 過敏性休克（anaphylactic shock）。失血性休克和感染性休克，是外科中兩個最為常見的休克類型。

(三) 治療原則

1. 儘早去除休克的原因；2. 儘快恢復有效循環的血液量；3. 改善微循環；4. 增進心臟的功能；5. 糾正代謝的失調。

(四) 病理生理

共同的病理生理基礎，是有效循環的血液容量銳減及組織灌注不足所導致。

1. **微循環的改變**：(1) 微循環收縮期：微循環收縮期發生痙攣時，會導致休克代償期。在微循環收縮期發生痙攣時，心排出量會升高、交感－腎上腺軸會升高、兒茶酚胺會升高、腎素－血管緊張素會升高、微血管前括約肌與內臟小動靜脈會收縮，血流會重新分布。(2) 微循環擴張期：微循環擴張期會導致休克抑制期。在微循環擴張期發生痙攣時，會導致組織灌注不足、乳酸升高、組織胺升高、緩激肽升高，促使微血管前括約肌舒張，導致血管通透性與血液濃縮升高，促進有效循環血量，而進入瀰漫性血管內凝血（DIC）期。(3) 微循環衰竭期：此時期即為瀰漫性血管內凝血（DIC）期。
2. **代謝的變化**。
3. **內臟器官的繼發性損害**：若兩個或兩個以上重要器官或系統，同時或序列發生功能障礙或衰竭，稱為多重系統器官功能障礙或衰竭（MODS 或 MODF），它是休克病人死亡的主因。休克時間持續超過10小時，容易繼發內臟器官的損害，通常肺臟會先受到波及。心、肺、腎功能衰竭，是造成休克死亡的三大原因。

微循環擴張期

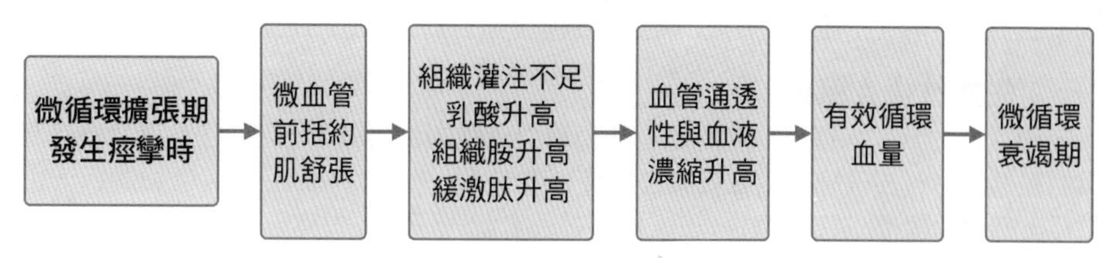

休克病人治療的原則

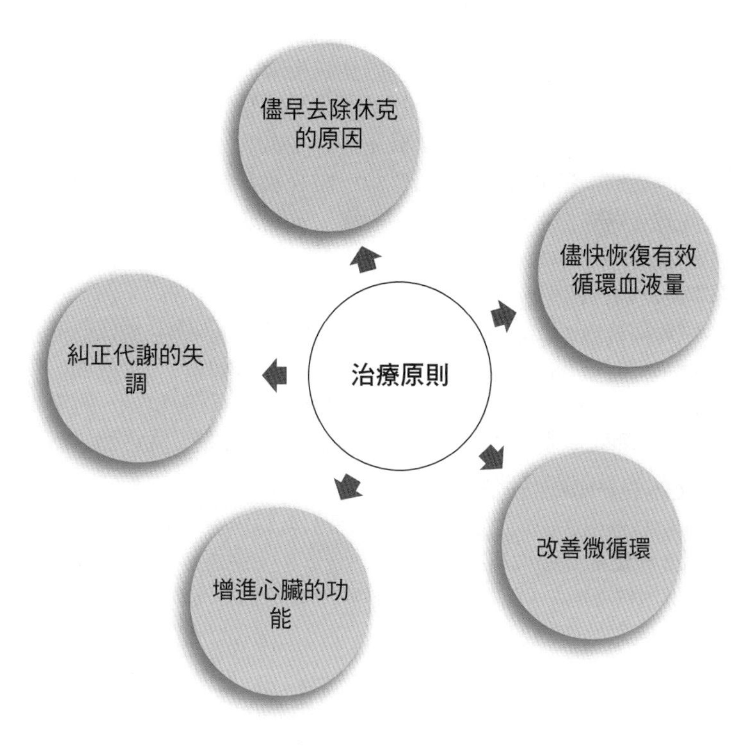

＋知識補充站

休克病人的護理

休克是由多種病因所引起，但最後皆共同以有效循環血液量減少、組織灌注不足、細胞代謝紊亂與功能受損，為主要病理生理改變的綜合症。

休克分為低血容性、感染性、心因性、神經性和過敏性休克等五類，將創傷和失血所引起的休克均劃入低血容性休克，而低血容性（失血性）和感染性休克在外科最為常見。

3-2 失血性休克（一）

（一）失血性休克概論

各類休克的共同病理生理基礎是有效循環血量銳減和組織灌注不足，以及由此所導致的微循環、代謝改變及內臟器官繼發性損害等。

1. 微循環的改變
   (1) 微循環收縮期：皮膚、肌肉和肝、脾等小血管和微血管平滑肌，包括微血管前括約肌強烈收縮，動脈、靜脈短路和直接通道開放，促使微動脈阻力增大，血液灌注不良，從而導致血液重新分布，保障腦、心臟血流；鈉、水重新吸收會增多，而循環血量會部分補償。
   (2) 微循環擴張期：缺血、缺氧致使細胞缺氧代謝，出現酸中毒症狀，從而導致微動脈、微血管前括約肌的擴張與小靜脈的收縮現象，使得微血管網開放、血液灌流停滯、回心血液量減少、心輸出量銳減與血壓下降。
   (3) 微循環衰竭期：紅血球和血小板聚集，血液灌流會停止，出現瀰漫性血管內凝血，同時有內臟器官的細胞變性、壞死，導致器官功能障礙和嚴重出血傾向。
2. 代謝的變化
3. 內臟器官的繼發性損害
   (1) 若兩個或兩個以上的重要器官或系統，同時或序列發生功能障礙或衰竭，則稱為多重系統器官功能障礙或衰竭，它是休克病人死亡的主要原因。
   (2) 休克時間若持續超過10小時，則容易繼發內臟器官的損害，通常肺臟會首先受到波及，而心、肺、腎功能衰竭是造成休克死亡的三大原因。

（二）失血性休克的護理評估

1. **主要病因**：(1) 外傷失血；(2) 胃腸道出血；(3) 產科出血；(4) 醫源性問題；(5) 凝血疾病；(6) 動脈瘤或腫瘤自發破裂。
2. **身心狀況**：如圖頁所示。
3. **診斷檢查**：休克的監測經常包括循環、呼吸和腎臟功能，水、電解質和酸鹼平衡，以及凝血機制等的問題。
   (1) 血流動力學監測：①動脈壓：血壓測定是一般的監測。脈壓低於20 mmHg，且有脈率加快、皮膚蒼白等表現即應警惕是否為休克。通常血壓低於90/60 mmHg，即可判斷為休克。②中心靜脈壓（CVP）：代表右心房或者胸腔段靜脈內的壓力，其變化可反應血液的容量和右心的功能。CVP正常值為5-10 cm H_2O。若低於5 cm H_2O，則表示血液容量不足；若高於15 cm H_2O，則表示血液容量過多，心臟功能不全；若高於20 cm H_2O，則表示充血性心力衰竭。③肺微血管楔壓（PCWP）：反映肺靜脈、左心房、左心室的壓力，正常值為8-12 mmHg。若為心因性休克，而促使PCWP升高，則表示有左心衰竭或肺水腫；若為失血性休克，而促使PCWP降低，則表示血液容量不足。

失血性休克的身心狀況

分期			休克代償期	中度休克抑制期	重度休克抑制期
程度			輕度	中度	重度
臨床表現	神智是否清醒		神智清醒，伴隨著痛苦的表現，精神緊張。	神智尚清醒，表情冷漠。	意識相當模糊，甚至會昏迷。
	口渴		很口渴	很口渴	非常口渴，但可能並無主要的訴求。
	皮膚黏膜	色澤	開始蒼白	蒼白	蒼白相當顯著，肢體端青紫。
		溫度	尚屬正常，但是會發冷	發冷	冰冷（肢體端更為明顯）
	脈搏		100次／分鐘以下，相當有力。	100-120次／分鐘	快速而細弱，或摸不清。
	血壓		收縮壓正常或稍有升高，舒張壓會升高，脈壓會縮小。	收縮壓在70-90mmHg的範圍之內、脈壓較小。	收縮壓小於70 mmHg或測不到
	周邊循環		正常	表淺靜脈塌陷，微血管充盈與遲緩。	微血管充盈非常遲緩，表淺靜脈塌陷。
	尿液含量		尿液量正常	尿液量較少	尿液較少或者無尿
估計的失血量	大約占全身血液容量的百分比%（成人）		20%（800 ml）以下	20-40%（800-1600 ml）	40%以上（1600 ml以上）

3-3 失血性休克（二）

（二）失血性休克的護理評估（續）

3. **診斷檢查**：(1) 血氣分析與呼吸監測：動脈血氧分壓（PaO_2）及二氧化碳分壓（$PaCO_2$）為重要的關鍵性監測指標。PaO_2正常值為85-100 mmHg，$PaCO_2$正常值為35-45 mmHg。在休克時，因為肺過度換氣，導致$PaCO_2$低於正常值；若換氣不足，則$PaCO_2$值明顯升高。若高於60 mmHg，在吸入純氧後仍無改善，則要考量是否有急性呼吸窘迫綜合症（ARDS）。(2) 腎功能的監測：尿液量是反映腎臟血液灌注情況的重要指標之一，它是休克時最為敏感的監測指標，也是護理人員觀察休克變化簡便而有效的重要指標。而尿液量維持在30 ml/h以上時，表示休克已獲得糾正。(3) 酸鹼平衡與電解質監測：動脈血氣分析可確認呼吸性鹼中毒或代謝性酸中毒。若動脈血液乳酸濃度升高，則反映病情相當嚴重，其前驅疾病很差。血液乳酸正常值為1-2 mmol/L。要注意血液鉀濃度的增高現象。(4) 凝血機制的監測：血小板的數目低於80 ◊ 10的九次方g/L，纖維蛋白原少於1.5 g/L，凝血酶原時間較對照組延長3秒以上，顯示可能存在DIC。(5) 紅血球的積壓與血紅蛋白的測定。(6) 脈搏：在臨床上常使用脈搏率／收縮壓（mmHg）來計算休克的指數，指數為0.5表示並無休克、大於1.0-1.5表示休克、大於2.0為嚴重休克。

（三）失血性休克的護理診斷

1. 體液不足：與大量或迅速的失血有關。2. 心輸出量會減少：與體液不足或心功能下降有關。3. 組織灌注量改變：與腎、腦、心、肺、胃腸及外圍血管灌注的減少有關。4. 氣體交換受損：與呼吸異常或呼吸型態改變有關。5. 組織完整性受損：與潛在皮膚受損、不能活動、長期壓力或因為分泌物、引流液等刺激皮膚有關。6. 有感染的危險：與大量失血及免疫能力低落有關。7. 活動毫無耐力：與心輸出量減少、氣體交換障礙有關。8. 舒適的改變：與疼痛、放置多種導管及強迫體位等有關。9. 自我照顧能力不足：與身體的虛弱無力有關。10. 對死亡的焦慮：與腦部缺氧及不適應監護室的氣氛，意識到自身有生命危險有關。11. 家庭的因應措施無效：與對患者驟起或急劇改變的病情缺乏因應的能力有關。

（四）失血性休克的護理措施

1. 補充血液容量是治療休克的基本措施，適用於各類的休克症狀。對於肝臟、脾臟等器官破裂而大量出血患者，應該一面補充血液容量，一面做手術止血治療。一般先給予晶體液，後給予膠體液。2. 抗休克褲的使用與護理。3. 維持呼吸道的暢通，遵照醫師的囑咐給予吸氧。在鼻導管給氧時，使用40-50%的氧濃度，每分鐘6-8公升的流量，以提高肺靜脈血液氧的濃度。4. 保持安靜，避免過多的搬動，休克患者要特別注意體位的安置，下肢要抬高15-20度，頭及胸部抬高20-30度。5. 在休克時體溫會降低，應予以保暖。6. 預防傷害。7. 在心理上的支持。8. 確實做好術前的準備。9. 術後的護理。10. 健康教育。

中心靜脈壓與補液的關係

CVP	BP	原因	處理原則
低	低	血液容量嚴重不足	充分補充血液
低	正常	血液容量不足	適當補充血液
高	低	心功能不全或血液容量相對過多	給予強心藥，糾正酸中毒、舒張血管
高	正常	容量血管過度收縮	舒張血管
正常	低	心功能不全或血液容量不足	補液實驗*

* 補液實驗：取出等滲鹽水250 ml，於5-10分鐘內透過靜脈滴入，若血壓升高而CVP不變，則顯示血液容量不足；若血壓不變而CVP升高（3-5 cm H_2O），則顯示心功能不全。

＋知識補充站

創傷性休克的急救處理

1. 止血、止痛、包紮
   ⑴止血：在創傷中因為大量出血而引起休克時，控制出血量是創傷性休克首要的急救處理措施，一般用敷料加壓包紮止血。
   ⑵止痛：疼痛會引起休克，在必要時，於肌肉內部注射杜冷丁50-100 mg，但要注意其抑制呼吸的副作用，有嚴重頭腦損傷或胸部損傷伴隨呼吸困難者，要謹慎使用。
2. 迅速建立有效的靜脈通路
   創傷性休克病人，有效循環的血液量均會有不同程度減少，要迅速建立兩條靜脈通道，靜脈選擇靠近心端穿刺，對穿刺困難者要及時將靜脈切開。一般選擇一條靜脈作為擴充容量之用，給予少量生理食鹽水，以備輸血或輸入平衡液，還可輸入一定數量的低分子右旋糖酐或706代血漿等，另一條則可及時輸入各種搶救藥品。保持呼吸道的暢通，迅速清除口腔及呼吸道內分泌物與異物，遇有喉頭水腫或昏迷患者舌後墜可以用舌鉗夾出。在必要時要立即做氣管插管，給予氧氣吸入，及時改善缺氧的狀態。

3-4 感染性休克

(一)感染性休克概論

1. **病理生理變化**：與失血性休克的病理生理變化基本上是相同的，但是感染性休克的微循環變化和內臟繼發性損害比失血性休克嚴重。
2. **分類**：根據血流動力學的改變，可以將感染性休克分為：
   (1) 低排高阻力型（冷休克），其特色是周圍血管的阻力增加，心排出量降低。
   (2) 高排低阻力型（暖休克），其特色是周圍血管阻力降低，心排出量增加。

(二)感染性休克的護理評估

1. **病因**：會引起感染性休克的病原菌，包括革蘭氏陰性菌、革蘭氏陽性菌、病毒、黴菌等，最常引起感染性休克的是革蘭氏陰性菌。
2. **身心狀況**：如圖頁所示。
3. **診斷檢查**：分為病原檢查與血象檢查。

(四)感染性休克的護理診斷

1. **體液不足**：與感染或細胞毒素所導致的微循環擴張、血液淤滯有關。
2. **心臟輸出量的減少**：與體液不足及心臟功能下降有關。
3. **組織灌注的改變**：與腎、腦、心、肺、胃腸、周邊血管的灌注減少有關。
4. **氣體的交換受損**：與呼吸異常或呼吸型態改變有關。
5. **清理呼吸道無效**：與痰液過於黏稠，無法有效咳嗽有關。
6. **營養失調**：與攝取不足、吸收障礙、身體需求量增加有關。
7. **皮膚的完整性受損**：與潛在的皮膚受損、不能活動、長期壓力、分泌物、引流液等刺激皮膚有關。
8. **舒適程度的改變**：與疼痛、放置各種導管、強迫體位有關。
9. **自我照顧的能力不足**：與身體虛弱無力有關。
10. **對死亡焦慮**：與腦部缺氧及不適應監護室氣氛，意識到自身有生命危險有關。
11. **家庭因應的能力無效**：與對患者驟起或急劇改變的病情缺乏因應的能力有關。

(五)淤滯

1. **控制感染**：積極處理原發病灶，給予足量與有效的抗生素治療，才能糾正休克。
2. **適度補充血液的容量**：恢復足夠的循環血量是治療感染性休克的重要關鍵。
3. **糾正酸中毒**：給予5%碳酸氫鈉溶液來糾正酸中毒的症狀。
4. **血管活性藥物的運用**：對於心功能不全的病人，可以給予增強心肌功能的藥物，例如：西地蘭。為了改善微循環，可以使用血管擴張劑。血管擴張劑必須在補足血液容量的基礎上使用，否則會使得有效循環血量減少與血壓的進一步下降。血管收縮劑常在收縮壓低於50 mmHg、生命器官灌注無法維持時，暫時使用，以維持生命器官的灌注。
5. **皮質類固醇的運用**：皮質類固醇一般用於感染性休克和嚴重休克症狀時。類固醇的運用一般侷限在48小時內，並與制酸劑合併使用，以預防應激性潰瘍發生。

感染性休克的身心狀況

臨床表現	冷式休克（高阻力型）	暖式休克（低阻力型）
神智狀況	躁動、冷漠或嗜睡	清醒
皮膚色澤	蒼白、紫紺或花斑狀紫紺	淡紅或泛紅
皮膚溫度	濕冷或盜汗	溫暖、乾燥
微血管充盈的時間	延長	1-2秒
脈搏	細速	慢而有力
脈壓（mmHg）	<30	＞30
尿液量（ml/每小時）	<25	＞30

感染性休克的護理措施

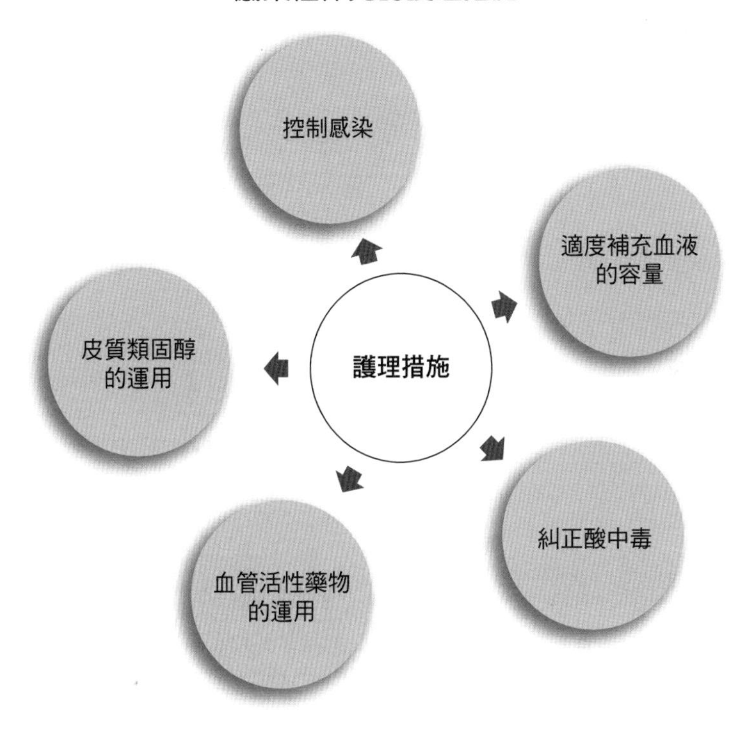

＋知識補充站

本節之重點為要求學生確實掌握好休克的概念、治療原則以及感染性休克病人的診斷和主要的護理措施。

第 4 章
麻醉病人的護理

學習目標

1. 了解麻醉的概念。
2. 了解麻醉之前的護理評估。
3. 了解麻醉前的準備與給藥、麻醉中觀察的重要性。
4. 熟悉麻醉期的監測。
5. 熟悉局部麻醉的常用方法和常見併發症的處理、護理重點。
6. 熟悉全身麻醉的常用方法和常見併發症的處理、護理重點。
7. 掌握局部麻醉後病人的護理。
8. 掌握全身麻醉後病人的護理。
9. 了解椎管麻醉的方法，熟悉護理的重點。
10. 熟悉全身麻醉的併發症及意外。
11. 掌握麻醉之後甦醒期的護理。

4-1 麻醉前之護理

(一) 護理評估

1. **病史**

   個人史、以往麻醉史及手術史、治療及用藥史、家族史。

2. **身體狀況**

   重點評估下列的內容：(1) 心、肺、肝、腎和腦等重要器官的功能狀況。(2) 水、電解質和酸鹼平衡的情況。(3) 牙齒有無缺損、修補與鬆動。(4) 局部麻醉穿刺部位有無感染。(5) 脊柱有無畸形，活動是否受到限制。(6) 心理狀況。

3. **診斷檢查**

   (1) 常規性檢查：實驗室檢查、心電圖檢查、胸部 X 光檢查。

   (2) 針對性檢查：靜脈道造影、纖維胃鏡、電腦斷層掃描（CT）、磁振造影（MRI）等。

4. **評估病人對麻醉和手術的忍耐力**

   以美國麻醉醫師協會（ASA）的分級，病情分類－健康狀況如下：

   第Ⅰ類　心、肺、肝、腎和中樞神經系統功能正常，發育、營養良好，能忍耐麻醉和手術。

   第Ⅱ類　心、肺、肝、腎等實質器官有輕度的病變，但代償相當健全，對一般麻醉和手術的忍耐度並無大礙。

   第Ⅲ類　心、肺、肝、腎等實質器官病變嚴重，功能減退，雖在代償範圍之內，但對施行麻醉和手術仍有相當程度的風險。

   第Ⅳ類　心、肺、肝、腎等實質器官病變嚴重，功能代償不全，會威脅生命的安全，在執行麻醉和手術時，均會有危險。

   第Ⅴ類　病情急重，隨時有死亡威脅、麻醉和手術的異常危險。

   依據ASA分類，麻醉手術後的死亡率（選擇性和急症手術）：第Ⅰ類為0.1%、第Ⅱ類為0.2%、第Ⅲ類為1.8%、第Ⅳ類為7.8%、第Ⅴ類為9.4%。

(二) 護理診斷

1. **焦慮、恐懼**：與麻醉和手術有關。
2. **知識缺乏**：缺乏有關麻醉及與麻醉配合的知識。
3. **護理措施**：(1) 減輕焦慮與恐懼心理。(2) 禁食：避免嘔吐和誤吸，在麻醉之前 12 小時內禁食，4 小時內禁飲。(3) 麻醉物品的準備。(4) 做局部麻醉藥物過敏實驗。(5) 麻醉前的用藥（為護理的重點）：用藥的目的為①鎮靜，使病人情緒安定而合作，緩和憂慮和恐懼的心理。②抑制唾液及氣道分泌物，保持呼吸道的暢通。③減少麻醉藥的副作用，消除一些不利的神經反射。④提高痛閾，緩解術前疼痛和增強麻醉的鎮痛效果。

麻醉前的護理措施

常用的藥物	1. 安定鎮靜藥：常用藥有地西泮（安定）、異丙嗪（非那根）。 2. 催眠藥：能夠預防局部麻醉藥的毒性反應，為各種麻醉前常用藥物，例如苯巴比妥鈉（魯米那鈉）。 3. 鎮痛藥：常用藥物有嗎啡、哌替啶（杜冷丁）。嗎啡對於小兒、老人要謹慎使用；孕婦臨產前和呼吸功能障礙者禁用。 4. 抗膽鹼藥：是各種麻醉之前不可或缺的藥物（全身麻醉和椎管內麻醉）。常用的藥物有阿托品、東莨菪鹼。心動過速、甲狀腺功能亢進及發高燒等病人要謹慎使用阿托品，可以使用東莨菪鹼。
用藥原則與方法	舉例：術前晚上睡前安定使用5 mg po。 術前半小時使用阿托品0.5 mg im及苯巴比妥鈉0.3 mg im。

診斷檢查

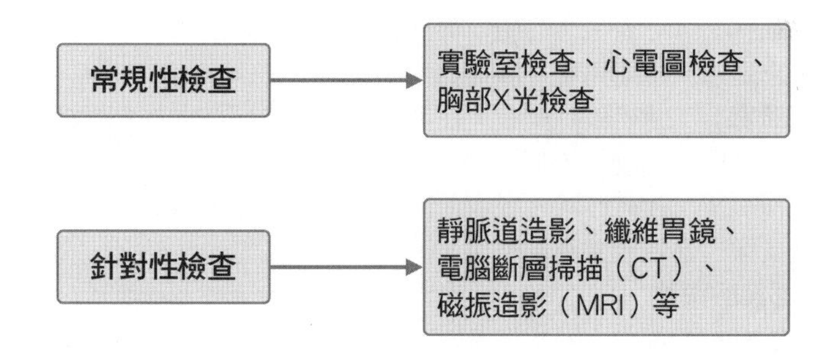

＋知識補充站

麻醉前的護理

1. 心理護理：多數手術患者缺乏與手術、麻醉相關的一般常識，多存有恐懼心理，臨床表現有精神緊張、坐立不安、失眠、頭暈、血壓升高等。
2. 室內環境的準備：手術室溫度保持在18-20℃、濕度45-50%，兩者過高或過低，都將給患者麻醉手術後帶來不利的復健因素。
3. 麻酸用藥、物品準備：隔日準備好麻醉所必需的常用藥和搶救藥品、用具（如注射器、輸液器、輸血器、穿刺針、膠布等）。

4-2 局部麻醉（一）

（一）麻醉的分類

麻醉分為局部麻醉與全身麻醉兩種。

1. 局部麻醉

麻醉藥作用於周圍神經，使得相關區域的痛覺會消失，產生運動障礙，而病人的意識相當清醒。

2. 全身麻醉

麻醉藥作用於中樞神經系統，產生抑制，病人的意識和痛覺會消失，且肌肉鬆弛與反射活動會減弱。

（二）局部麻醉

1. 常用局部麻醉的方法

(1) 表面麻醉：將穿透力較強的局部麻醉藥施用於黏膜表面，使其穿透黏膜而阻滯黏膜下的神經末梢，使得黏膜產生麻醉的現象。

(2) 局部浸潤麻醉：沿著手術的切口線分層注射局部麻醉藥，來阻滯組織中的神經末梢，它是臨床上應用最為廣泛的局部麻醉方法。

(3) 區域阻滯麻醉：圍繞著手術區，在其四周及基底部注射局部麻醉藥，阻滯通入手術區的神經幹和神經末梢。

(4) 神經阻滯麻醉：在神經幹、叢、節的周圍注射局部麻醉藥，阻滯其衝動傳導，使受其支配的區域產生麻醉作用。

2. 常用的局部麻醉藥物

(1) 酯類：常用的有普魯卡因和丁卡因。

注意：在用於局部浸潤麻醉時，常用的普魯卡因濃度為0.5%。

(2) 醯胺類：常用的有利多卡因和布比卡因。

注意：在用於局部浸潤麻醉時，常用的利多卡因濃度為0.2-0.5%。

3. 局部麻醉的護理

(1) 注意局部麻醉藥物過敏：在使用普魯卡因和丁卡因之前，需要做過敏實驗。

(2) 注意觀察毒性反應和過敏反應：毒性反應為單位時間內血液中，局部麻醉藥濃度超過身體忍耐劑量而產生。臨床表現主要為中樞毒性和心血管毒性。

4. 椎管內的麻醉

將局部麻醉藥選擇性的注入椎管內的某一個腔隙，使部分脊神經的傳導功能發生可逆性阻滯的麻醉方法，分為蛛網膜下腔阻滯麻醉和硬膜外阻滯麻醉。

5. 蛛網膜下腔阻滯麻醉

(1) 蛛網膜下腔阻滯麻醉的基本概念是將局部麻醉藥注入蛛網膜下腔，作用於脊神經根，阻滯部分脊神經傳導的麻醉方法，簡稱為腰部麻醉。

麻醉的分類（一）

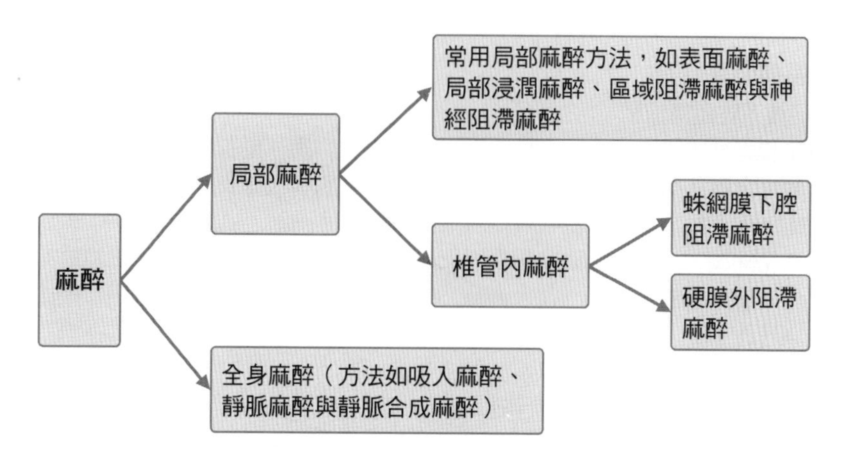

麻醉的分類（二）

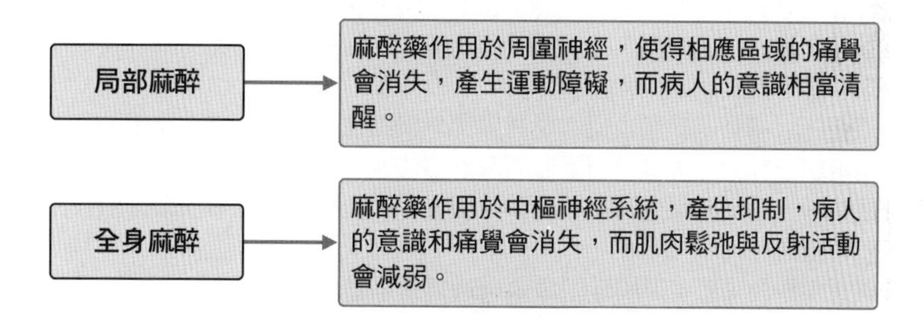

局部浸潤麻醉

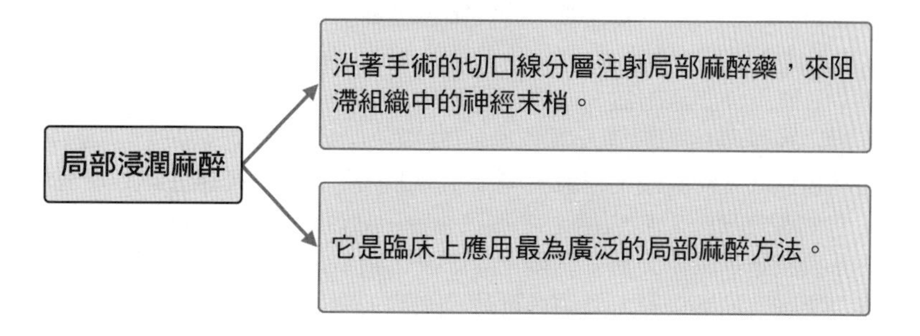

4-3 局部麻醉（二）

（二）局部麻醉（續）

5. 蛛網膜下腔阻滯麻醉

(2) 根據脊神經阻滯平面的高低，可以分為高位脊麻、低位脊麻、鞍區脊麻醉。在臨床上腰部麻醉經常採用低位腰部麻醉或鞍麻醉，禁止全脊麻醉。依據給藥的方式，分為單側脊麻醉和雙側脊麻醉。

(3) 常用的藥物：經常使用普魯卡因與丁卡因，可配成重比重液和輕比重液，比較常用重比重液。

(4) 護理措施

①在麻醉後，要去枕平臥6-8小時。

②麻醉期間併發症的觀察與護理：A. 血壓的下降：由於交感神經的阻滯所導致。B. 呼吸的抑制：由於麻醉的平面過高所導致。C. 噁心與嘔吐：低血壓、呼吸抑制及手術中牽拉所導致。

③麻醉後併發症的觀察及護理：A. 頭痛：大多發生在麻醉後1-3天，其特徵為在坐著與站立時病情會加劇；在平臥時，病情會有所減輕。其性質大多為鈍痛，經常位於枕部。B. 尿液瀦留：是較為常見的併發症。

6. 硬膜外阻滯麻醉

(1) 硬膜外阻滯麻醉的基本概念是將局部麻醉藥注入硬膜外腔，作用於脊神經根，使得部分脊神經傳導受到阻滯的麻醉方法。

(2) 硬膜外阻滯麻醉可分為高位硬膜外阻滯、中位硬膜外阻滯、低位硬膜外阻滯、骶管阻滯。

(3) 適應症與禁忌症：硬膜外阻滯麻醉最常使用於橫膈膜以下的手術，其禁忌症與腰部麻醉相同。

(4) 常用的藥物：利多卡因1.5-2%、丁卡因0.25-0.33%、布比卡因0.5-0.75%。

(5) 護理：①在麻醉之後要平臥4-6小時，可以不需要去掉枕頭。②在麻醉期間併發症的觀察及護理：A. 血壓下降；B. 呼吸抑制；C. 噁心、嘔吐；D. 全脊髓麻醉（是硬膜外阻滯麻醉最危險的併發症）；E. 穿刺針或導管誤入血管、F. 導管折斷；G. 硬膜外間隙出血、血腫和截癱。

(6) 麻醉之後併發症的觀察及護理：(a) 硬膜外血腫：硬膜外血腫是位於顱骨內板與硬腦膜之間的血腫，好發於幕上半球凸面，大約占外傷性顱內血腫的30%，其中大部分屬於急性血腫，次為次急性，慢性較少。(b) 硬腦膜外膿腫：硬腦膜外膿腫是硬腦膜與顱骨骨膜之間感染化膿，大多為耳源性。硬腦膜外膿腫在顱內膿腫中較為少見，常由鄰近感染來源，例如中耳炎和乳突炎、顱骨骨髓炎直接破壞顱骨內板侵入所導致，也可以由頭和面部感染，副鼻竇炎通過導靜脈逆行侵入所導致，病情發展易於併發硬腦膜下膿腫及腦內膿腫等，硬腦膜外膿腫主要臨床表現為全身感染的症狀。

蛛網膜下腔阻滯麻醉常用的藥物

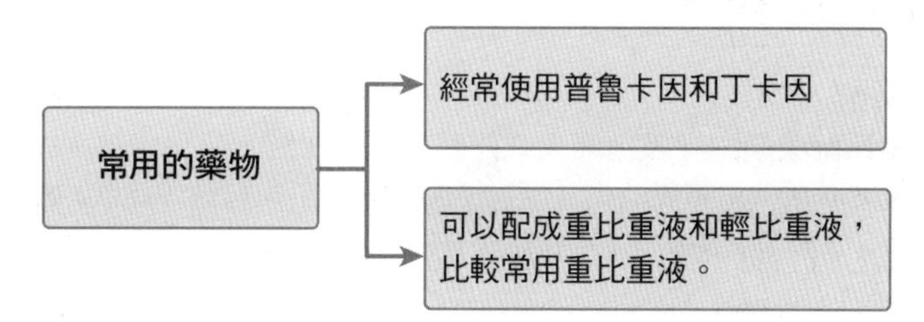

蛛網膜下腔阻滯麻醉的護理措施

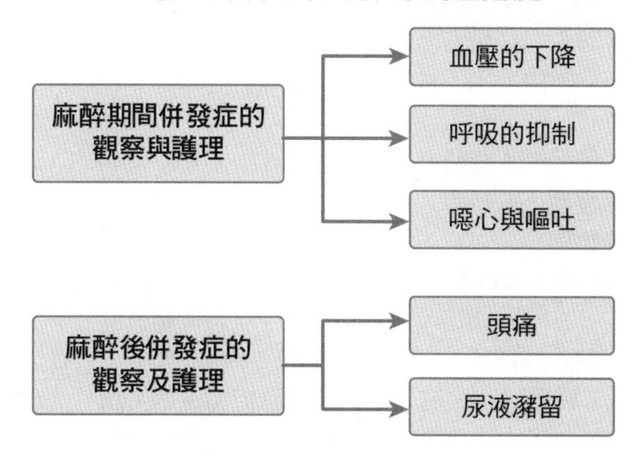

硬膜外阻滯麻醉的分類

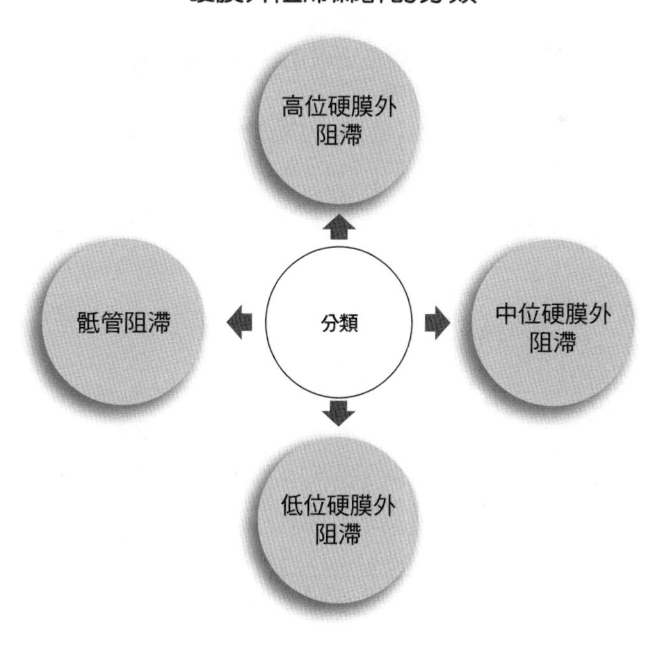

4-4 全身麻醉（一）

（一）全身麻醉

全身麻醉是麻醉藥經由呼吸道吸入或靜脈、肌肉注射，產生中樞神經的暫時性抑制，使得病人呈現意識和痛覺消失、反射活動減弱、肌肉鬆弛等症狀的麻醉方法。全身麻醉的方法分為吸入式麻醉、靜脈麻醉與靜脈合成麻醉。

1. 吸入式麻醉

麻醉藥經由呼吸道吸入而產生全身麻醉者，稱為吸入式麻醉。

(1) 吸入式麻醉的方法：一為直接滴入法，目前較少使用；二為氣管內插管法，是目前全身麻醉中，比較安全的方法。

(2) 吸入式麻醉的常用藥物：恩氟烷（安氟醚）、異氟烷（異氟醚）、氧化亞氮（笑氣）、氟烷。

(3) 吸入式麻醉的分期（四期）

第一期為誘導期（鎮痛期）。

第二期為興奮期。

第三期為外科麻醉期（根據呼吸、循環、眼部及肌肉鬆弛程度，可以將之分為四級）。

第四期為延髓麻醉期。

在麻醉誘導時，要儘量縮短第二期，妥善掌握第三期。第一、二期是外科手術時常用的淺度麻醉和深度麻醉；第三期是偶而採用的深度麻醉，務必要避免第四期的發生。

2. 靜脈麻醉

麻醉藥經由靜脈注入，透過血液循環作用於中樞神經系統而產生全身麻醉的方法，稱為靜脈麻醉。其常用的藥物如下：

(1) 硫噴妥鈉（呼吸中樞選擇性抑制；激發喉部痙攣或支氣管痙攣）。

(2) 氯胺酮（分離麻醉劑）。

(3) 異丙酚。

(4) γ-羥丁酸鈉，為靜脈輔佐劑。

3. 靜脈合成麻醉

完全採用靜脈麻醉藥及靜脈全身麻醉輔助藥物，而滿足手術需求的全身麻醉方法，稱為靜脈合成麻醉。其常用的藥物如下：

(1) 靜脈麻醉藥。

(2) 安定鎮靜劑。

(3) 鎮痛劑。

(4) 肌肉鬆弛劑。

吸入式麻醉的常用藥物

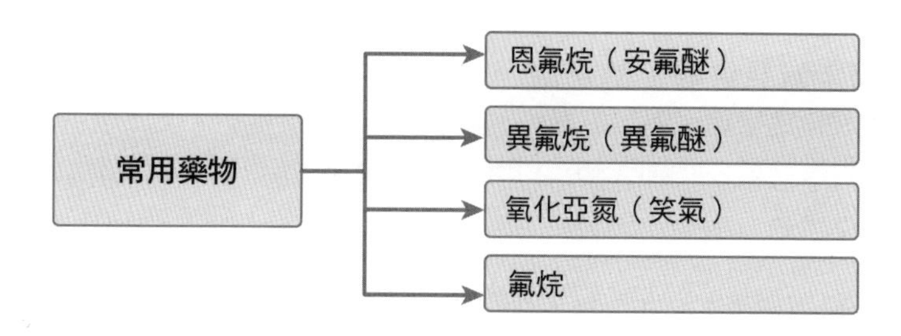

靜脈麻醉的常用藥物

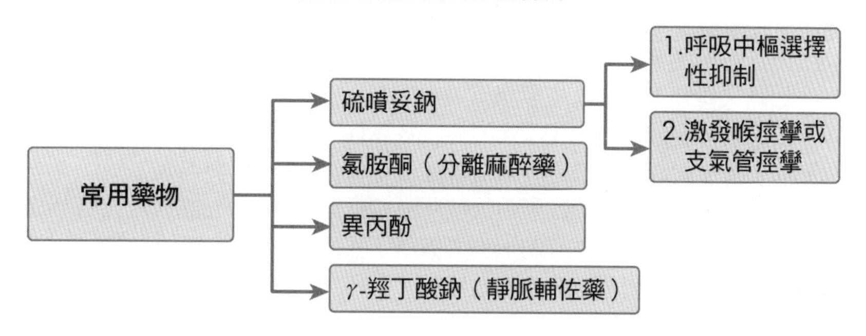

呼吸系統的併發症

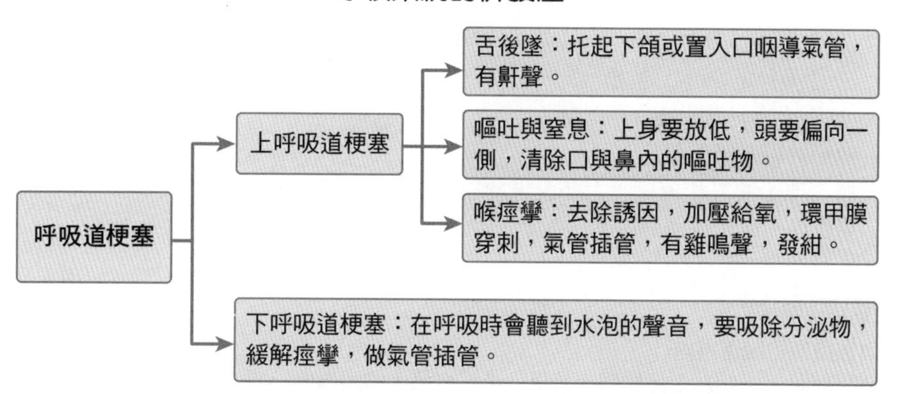

十 知識補充站

全身麻醉的併發症如下：

1. 呼吸系統併發症。2. 循環系統併發症。3. 手術後的噁心、嘔吐。
4. 手術後的甦醒延遲和躁動。5. 中樞神經系統併發症。

4-5 全身麻醉（二）

（二）全身麻醉常見併發症的防治

要密切觀察和協助處理併發症與意外，全身麻醉的併發症有呼吸系統併發症、循環系統併發症、術後的噁心與嘔吐、術後甦醒的延遲和躁動、中樞神經系統併發症。

1. 呼吸系統併發症

(1) 呼吸道梗塞

①上呼吸道梗塞：A. 舌後墜（有鼾聲）：托起下頜或置入口咽導氣管。B. 嘔吐與窒息：上身要放低，頭偏向一邊，清除口與鼻內的嘔吐物。C. 喉部痙攣（有雞鳴聲，發紺）：去除誘因，加壓給氧，做環甲膜穿刺與氣管插管。

②下呼吸道梗塞（在呼吸時有水泡音）：A. 吸除分泌物，緩解痙攣，做氣管的插管。B. 通氣不足（發紺、心律增快及血壓下降）：防治急性支氣管痙攣的症狀，需要做吸氧、氣管插管輔助呼吸。

(2) 急性支氣管痙攣：支氣管痙攣的症狀為急性支氣管痙攣發紺、心律增快及血壓下降。急性支氣管痙攣需要做吸氧與做氣管插管輔助性呼吸。

(3) 肺炎與肺不張：肺炎與肺不張的症狀為咳嗽與咳痰，肺部聽診可聽到水泡音或呼吸聲音會減弱與消失。防治肺炎與肺不張的症狀需要清除呼吸道分泌物，保持氣管的暢通，使用抗生素來治療。

2. 循環系統併發症

(1) 高血壓、低血壓與心律的減慢，會調整麻醉的深度、補液、止血、升壓藥物與暫停手術。

(2) 心室性心律失常與心跳驟停（最為嚴重），會影響心、肺與腦的復甦程度。

(3) 手術後的噁心、嘔吐。

(4) 手術後的甦醒延遲和躁動。

3. 中樞神經系統併發症

發高燒、抽搐和驚厥（大多發現於兒童），在發高燒時，要注意降溫；在抽搐與驚厥時，應予以解除痙攣、吸氧，保持氣管的暢通。

小博士解說

麻醉恢復期的護理措施

1. 安置體位：一般為去掉枕頭，鋪平臥位，將病人的頭偏向一邊，以保持氣管的暢通，要密切注意監護器的運轉情況。
2. 要確實掌握病人的情況，測量並記錄生命的徵象，查閱切口敷料及引流物。
3. 要密切觀察病情。
4. 保持靜脈輸液及各種引流管的暢通，監測並記錄用藥及引流量、尿液量。
5. 要注意保暖。
6. 要保證病人的安全。
7. 要評估病人的復原情況。

急性支氣管痙攣

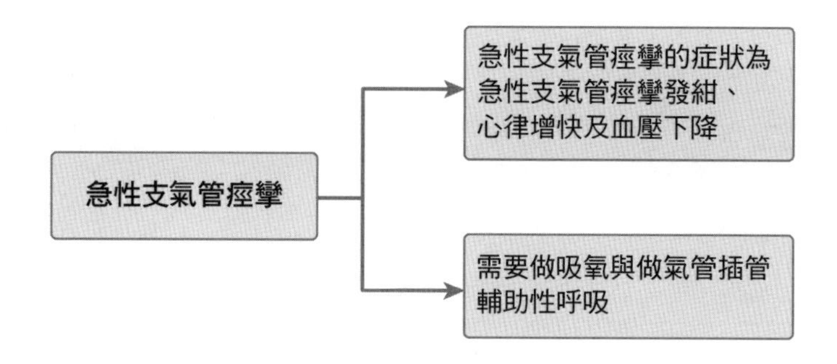

肺炎與肺不張

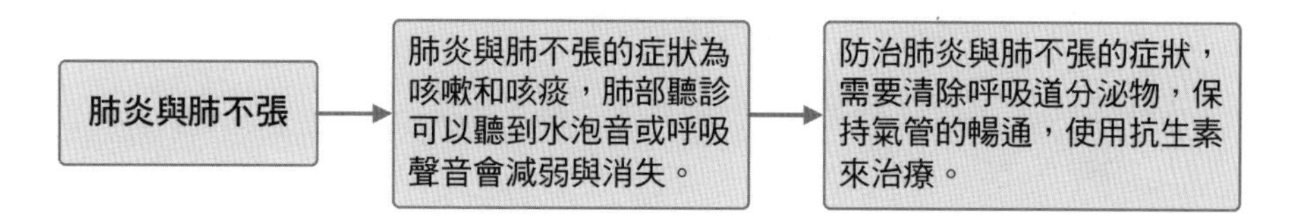

循環系統的併發症

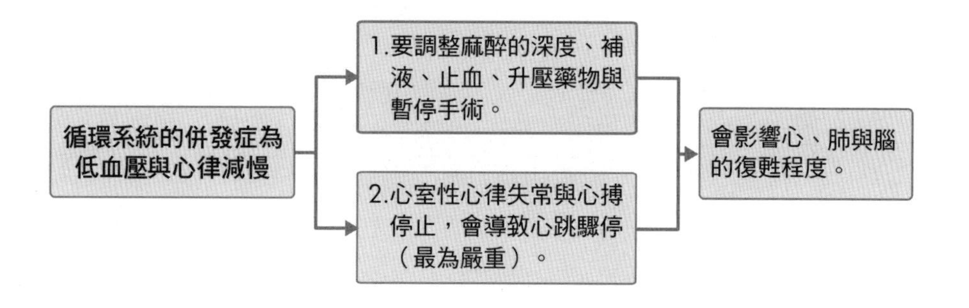

NOTE

第 5 章
手術前後病人的護理

學習目標

1.了解手術之前病人的護理評估。
2.掌握手術之前病人的護理措施。
3.熟悉手術之後病人的護理評估。
4.熟悉手術之後常見的併發症及其護理措施。
5.熟悉手術前、後的評估內容及護理問題。
6.掌握手術前、後的護理。

5-1 術前的護理（一）

圍手術期是指病人入院後在手術前、手術中和手術後相連續的這段時間。圍手術期護理是在圍手術期間，配合醫療方案和措施，執行整體性的護理，解決病人有關的健康問題及對健康問題的回應，從而促進病人身心的順利康復。

（一）術前護理的內容

術前護理的內容涵蓋護理評估、護理診斷與護理措施。

（二）術前的護理評估

1. 病史

實際的病史包括：現在病史、以往史、手術史、用藥史（抗凝血藥、降壓藥、利尿藥、皮質激素、降血糖藥）、藥物過敏史（青黴素、普魯卡因）和個人史。

2. 身心狀況

(1)生理狀況：分為年齡、營養狀況、體液平衡狀況、感染情況、重要器官的功能共五種。重要器官的功能有：心血管功能、呼吸功能、神經系統功能、腎功能、肝功能、血液功能及內分泌功能。(2)心理社會狀況：有心理狀況、家庭社會狀況。

3. 診斷檢查

(1)一般性檢查：例如實驗室檢查、胸部X光檢查、心電圖檢查。(2)特殊性檢查：例如肺功能檢查、血氣分析檢查、超音波檢查、電腦斷層掃描檢查（CT）等。

4. **手術的分類**：根據病人疾病的輕重緩急來加以分類：(1)手術的時限性：①擇期手術，即執行手術的遲早，並不會影響治療的效果，應當做到充分的手術前準備。②限期手術，即手術的時間雖然也可以選擇，但卻有一定的限度，不宜延遲過久，應該在這一段時間內，盡可能做充分的準備。③急症手術，即需要在最短時間內迅速執行手術，同時要根據病情的輕重來分清輕重急緩，做必要的準備。(2)手術的範圍：分為大型手術、中型手術、小型手術與微型手術。

5. **麻醉的種類**：實際的麻醉方式要根據年齡、身體狀況、手術部位及手術時間來加以判斷。

（三）術前的護理診斷

1. **焦慮**：與對手術不太了解及手術結果的擔憂有關。
2. **恐懼**：與無法預知手術情況及手術後的身體狀況有關。
3. **營養失調**：(1)與禁食或進食不足、慢性消耗性疾病、持續嘔吐、嚴重腹瀉等有關（低於身體的需求量）。(2)與飲食結構不佳、攝取過多、活動量較少等有關（高於身體的需求量）。

5. **體液不足**：與長期嘔吐、腹瀉和出血，以及液體攝取不足有關。
6. **睡眠型態紊亂**：與焦慮、恐懼、身體不適、陌生環境等有關。
7. **知識的缺乏**：缺乏疾病有關知識、缺乏手術前與手術後之配套知識。

術前護理的內容

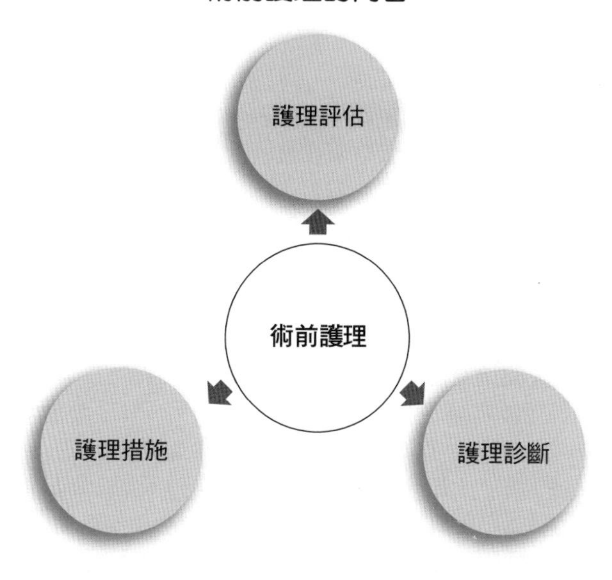

身心的狀況

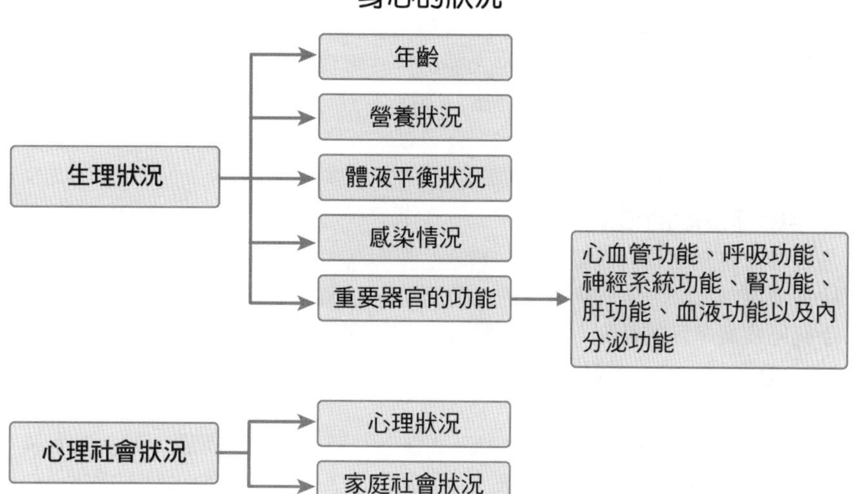

＋知識補充站

大多數病人對手術會產生焦慮、緊張、消極與悲觀等不良心理狀態，此種心理對執行手術是非常不利的。因此，要做好心理護理與詳盡的解釋工作，以便消除病人的恐懼、緊張情緒和顧慮。

5-2 術前的護理（二）

（四）術前的護理措施

1. **手術前的一般性準備：**(1) 宣傳術前的戒菸、皮膚準備及禁食、禁飲等目的。(2) 講解術後的早期活動、深呼吸及咳嗽排痰的意義。(3) 講解術後可能留置的各種引流管、氧氣管、導尿管與胃腸減壓管等目的和意義。(4) 指導病人術後必須做的活動訓練，如深呼吸時，胸部手術者，訓練腹式呼吸；腹部手術者，訓練胸式呼吸。有效咳嗽時，採坐位或半坐臥位，上身微前傾，先輕咳數次，再深吸氣後用力咳嗽。翻身和肢體運動，以及排便練習。
2. **胃腸道的準備：**(1) 飲食：一般性手術為手術前12小時禁食，4小時禁飲。胃腸道手術為術前1-3天開始進食流質飲食，手術前12小時禁食，4小時禁飲。(2) 放置胃管或洗胃：適用於胃腸道手術的病人。(3) 灌腸：一般手術在術前晚上用0.5-1%肥皂水灌腸一次。結腸、直腸手術的術前傳統腸道準備，即在術前3天進食少渣半流質飲食，在術前2天起進食流質飲食；在術前3天起口服緩瀉劑（如番瀉葉、硫酸鎂、蓖麻油）；在手術前2天晚上使用肥皂水灌腸一次，在手術前1天晚上及手術日早晨清潔灌腸（**注意：**急症手術禁止灌腸）；在手術前1天口服抗生素（例如甲硝唑、卡拉黴素、慶大黴素）。
3. **呼吸道的準備：**(1) 戒菸：在術前要戒菸2週。(2) 抗感染：適用於肺部感染及咳膿痰的病人，抗感染可以使用抗生素或超音波霧化。超音波霧化檢查為NS 40 ml、慶大黴素4萬U、α-糜蛋白酶5 mg。(3) 深呼吸：胸部手術者，可以訓練腹式呼吸；腹部手術者，可以訓練胸式呼吸。有效咳嗽可以採取坐位或半坐臥位，上身微前傾，先輕咳數次，再深吸氣之後要用力咳嗽。

（五）手術區皮膚的準備

1. **皮膚準備在預防切口感染：**例如剃除毛髮與清潔皮膚。皮膚準備的時間應越接近手術開始時越好，若皮膚準備的時間超過24小時，則要重新準備。
2. **手術區皮膚準備的範圍：**(1) 顱腦手術：剃乾淨全部的頭髮及頸部的毛髮、保留眉毛。(2) 頸部手術：上起唇下、下至乳頭水平線、兩側至斜方肌前緣。(3) 乳房手術：上起鎖骨上窩、下至臍部、兩側至腋後線，包括同側上臂的1/3處和腋窩部剃除腋毛。(4) 開胸手術：剃除上起鎖骨上及肩上、下平臍部，前至對側鎖骨中線、後至對側肩胛下角線（超過中線5公分以上）的毛。(5) 上腹部手術：剃除上起乳頭連線、下至恥骨結合處，兩側至腋後線的毛。(6) 下腹部手術：剃除上平劍突，下至大腿上1/3前、內側及外陰部，兩側至腋後線的毛。(7) 腎區手術：剃除上起乳頭連線、下至恥骨結合處的毛，前後均超過前正中線。(8) 腹股溝部及陰囊手術：剃除上起臍部、下至大腿上1/3處，兩側至腋後線，包括外陰部並剃除陰毛。(9) 會陰部及肛門部手術：剃除上平髂前上棘連線，下至大腿上1/3的前內、後側處，包括會陰區及臀部的毛。(10) 四肢手術：原則以切口為中心，剃除上下各20公分的毛，一般會超過遠、近端關節或為整個肢體。

手術區皮膚準備的範圍

手術的部位	備皮的範圍
顱腦手術	剃淨全部的頭髮及頸部的毛髮、保留眉毛。
頸部手術	上起唇下、下至乳頭水平線、兩側至斜方肌前緣處。
乳房手術	上起鎖骨上窩、下至臍部，兩側至腋後線，包括同側上臂 1/3 處和腋窩部位，剃去腋毛。
開胸手術	上起鎖骨上及肩上、下平臍部，前至對側鎖骨中線、後至對側肩胛下角線（超過中線 5 公分以上）。
上腹部手術	上起乳頭連線、下至恥骨合併處，兩側至腋後線。
下腹部手術	上平劍突，下至大腿上 1/3 前、內側及外陰部，兩側至腋後線。
腎區手術	上起乳頭連線、下至恥骨合併處，前後均超過前正中線。
腹股溝部及陰囊手術	上起臍部、下至大腿上 1/3 處，兩側至腋後線，包括外陰部並剃除陰毛。
會陰部及肛門部手術	上平髂前上棘連線，下至大腿上 1/3 的前內、後側處，包括會陰區及臀部。
四肢手術	以切口為中心，上下各 20 公分以上，一般超過遠、近端關節或為整個肢體。

＋知識補充站

對特殊病人的準備

1. 糖尿病：在手術前要控制血糖於 5.6-11.2 mmol/L、尿糖陽性反應（+）至強度陽性反應（++）。原本接受口服降血糖藥治療者，在術前要改用胰島素皮下注射。
2. 高血壓：若血壓在 160/100 mmHg 以下，則可不必做特殊的準備。若血壓超過 60/100 mmHg，則需要做降壓治療。
3. 心血管疾病（心臟病）：急性心肌梗塞病人在 6 個月內不要執行擇期手術，在 6 個月以上只要沒有心絞痛發作，在監護的情況下可執行手術。心力衰竭病人在病情控制 3-4 週後，再執行手術。

5-3 術後的護理（一）

（一）護理評估

身心狀況分為麻醉的恢復情況、呼吸、循環、體溫、疼痛、排便的情況、切口狀況、引流管與引流物。

1. **呼吸與循環**
   (1) 呼吸方面：要注意呼吸頻率、深淺度、節奏、呼吸道是否暢通無阻、有無換氣不足等症狀。
   (2) 呼吸道阻塞的常見原因：①舌後墜：鼾聲；②咽喉部分泌物和嘔吐物積聚：呼吸時有水泡音；③喉部痙攣：雞鳴聲，發紺；④原有的呼吸系統疾病。
   (3) 換氣不足的原因：中樞神經功能抑制、肋間肌麻痺、活動受限。
   (4) 循環系統方面：要注意血壓、脈搏、皮膚顏色與皮膚溫度。
2. **泌尿系統**
   要注意尿液的數量、顏色、性質與形狀、氣味、有無尿瀦留及泌尿系統感染的情況。若病人在術後6-8小時尚未排尿，與恥骨上區叩診有濁音區，則基本上可以將之確診為尿瀦留。
3. **消化系統**
   要注意腹部聽診、觀察有無腹脹、便 及胃、腸功能紊亂的情況。
4. **體溫的變化**
   在手術之後，由於身體對手術創傷的反應，術後病人的體溫會略為升高，但是一般並不會超過38℃，在臨床上稱為外科手術熱或術後吸收熱。
5. **麻醉恢復情況**
   根據意識、呼吸、循環、活動及皮膚色澤，來判斷麻醉的恢復情況。

（二）護理診斷

1. **有窒息的危險**：與舌後墜、嘔吐物或分泌物誤吸等因素有關。
2. **低效能型呼吸型態**：與疼痛、肺不張、氣管和支氣管阻塞等因素有關。
3. **清理呼吸道無效**：與痰液黏稠、切口疼痛不能有效咳嗽有關。
4. **疼痛**：與手術有關。
5. **體液不足**：與手術中出血、失液或術後禁食、嘔吐、引流等因素有關。
6. **尿瀦留**：與麻醉後排尿反射受到抑制，或不習慣臥床排尿等因素有關。
7. **有感染的危險**：與手術、呼吸道分泌物積聚、留置導尿管等因素有關。
8. **活動毫無耐力**：與切口疼痛、疲乏及體質虛弱等因素有關。
9. **便秘**：與麻醉藥物影響、活動較少及高纖維食物攝取不足等因素有關。
10. **焦慮**：與對手術治療及術後正常反應之認知不足有關。
11. **有皮膚完整性受損的危險**：與手術後長期臥床、活動受到限制等因素有關。
12. **缺乏知識**：缺乏對疾病的防治與手術後活動的訓練知識。

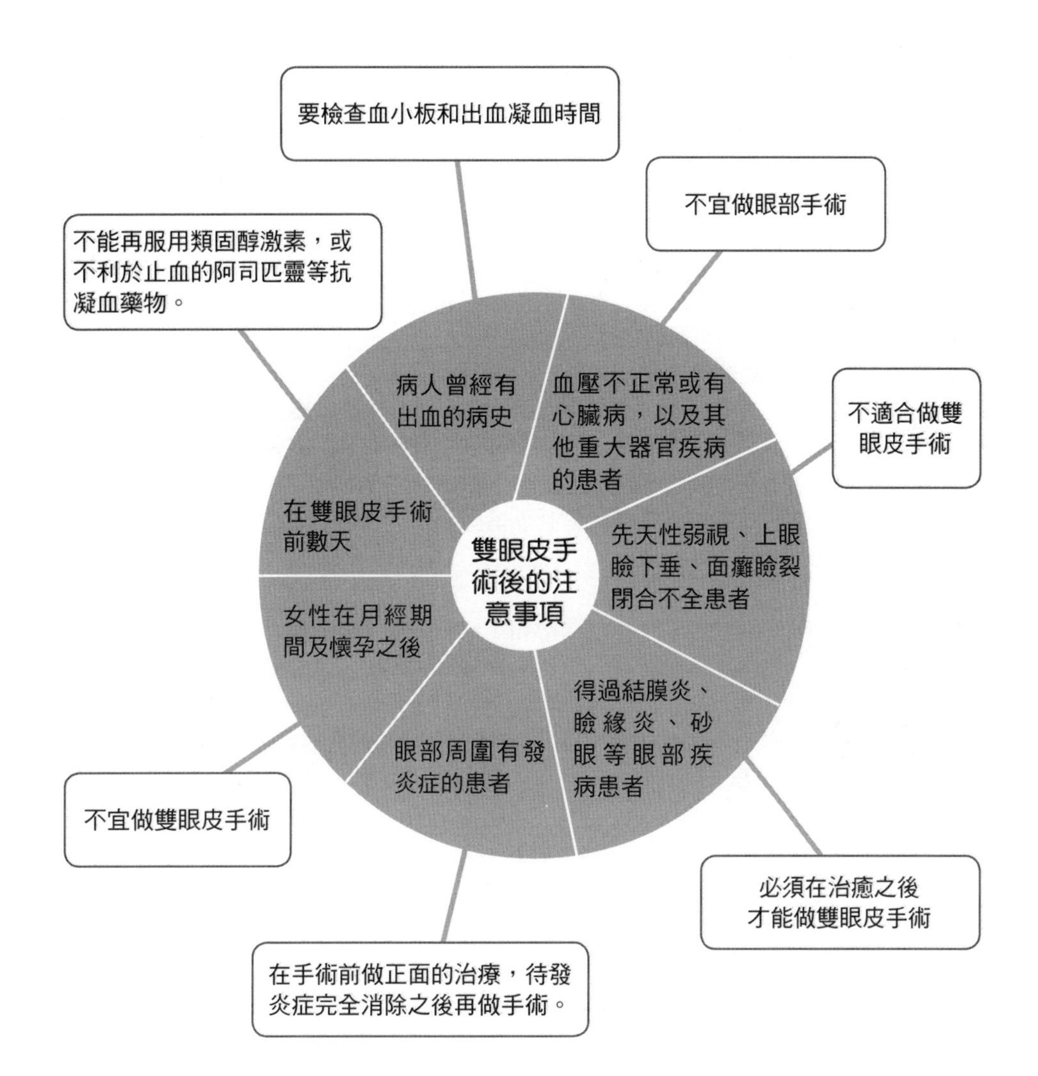
雙眼皮手術後的注意事項
病人曾經有出血的病史
要檢查血小板和出血凝血時間
血壓不正常或有心臟病，以及其他重大器官疾病的患者
不宜做眼部手術
先天性弱視、上眼瞼下垂、面癱瞼裂閉合不全患者
不適合做雙眼皮手術
得過結膜炎、瞼緣炎、砂眼等眼部疾病患者
必須在治癒之後才能做雙眼皮手術
眼部周圍有發炎症的患者
在手術前做正面的治療，待發炎症完全消除之後再做手術。
女性在月經期間及懷孕之後
不宜做雙眼皮手術
在雙眼皮手術前數天
不能再服用類固醇激素，或不利於止血的阿司匹靈等抗凝血藥物。

5-4 術後的護理（二）

（三）護理措施

1. 病人的搬移及臥位

(1) 根據麻醉方式來安置臥位：全身麻醉採取去枕平臥，將頭偏向一方。蛛網膜下腔麻醉，採取去枕平臥6-8小時左右。硬膜外部麻醉採平臥4-6小時左右，可以不要移去枕頭。

(2) 根據手術的需求來安置臥位：在做顱腦手術後，若無休克或昏迷的症狀，採取床頭抬高15-30度，頭高腳低的斜坡臥位。在做頸、胸部手術後，採取高半坐臥位。在做腹部手術後，採取低半坐臥位。在做脊柱或臀部手術後，採取俯臥或仰臥位。在做四肢手術之後，要抬高患肢。

注意：休克病人要採用仰臥中凹臥位。

2. 維持呼吸與循環功能

(1) 嚴密地觀察生命的病徵：要注意血壓、呼吸和心律的改變。

(2) 保持呼吸道的暢通：①防止舌後墜；②促進排痰和肺的擴張：做深呼吸、有效咳嗽；③翻身與拍背；④做超音波霧化檢查；⑤吸痰。

(3) 吸氧：老年人一般採用常規性的吸氧措施。

(4) 預防低血壓。

3. 靜脈補液的飲食護理

(1) 非腹部手術的飲食護理：局部麻醉和小手術，在手術後即可以進食。椎管內的麻醉手術，在6小時後即可以進食。全身麻醉手術，等待麻醉清醒、噁心與嘔吐反應消失之後即可以進食。

(2) 腹部手術的飲食護理：在手術後24-48小時禁食；在第3-4天改為少量的流質飲食，並逐漸轉為全流質飲食；在第5-6天改為半流質飲食；在第7-9天改為軟式飲食或普通飲食。

4. 增進病人的舒適感

疼痛護理可以增進病人的舒適感，一般在術後24小時之內疼痛最為劇烈，在2-3天之後會逐漸減輕。若疼痛呈現持續性或減輕後又加劇，需要警惕切口感染的可能性。

在小手術後口服止痛片（強痛錠30 mg po），對皮膚和肌肉性疼痛有較好的效果。在大手術之後1-2天之內，常需要肌肉注射呱替啶止痛（呱替啶25-75 mg im），在必要時要使用鎮痛泵。

5. 噁心、嘔吐護理

(1) 原因：麻醉反應（最為常見）、急性胃擴張與腸梗塞等。

(2) 處理方法：平臥且頭偏向一方，以防止誤吸。遵照醫囑給予鎮靜劑或止吐藥（胃複安10 mg im），觀察嘔吐及嘔吐物的情況。

病人的搬移及臥位——根據麻醉方式來安置臥位

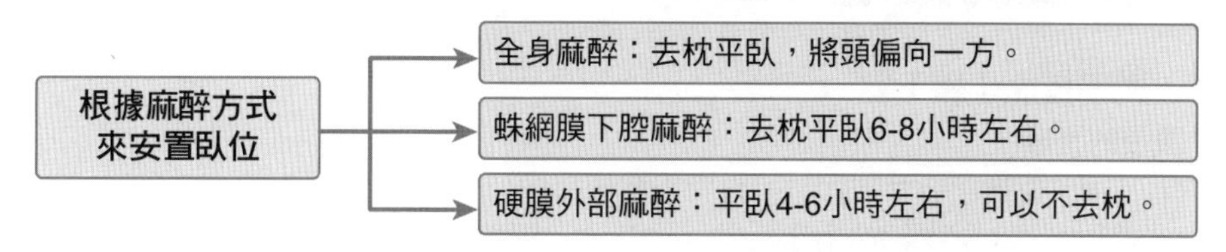

病人的搬移及臥位——根據手術的需求來安置臥位

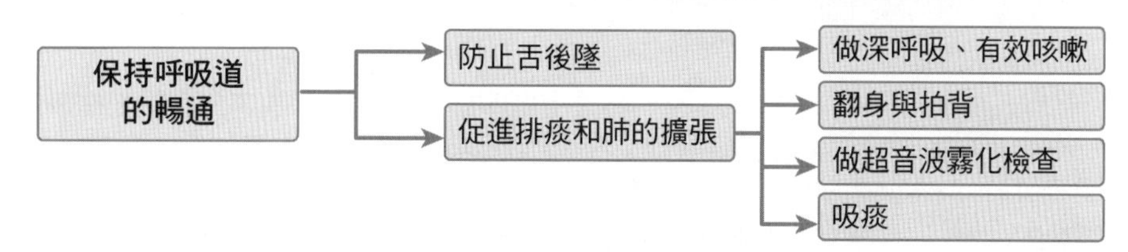

保持呼吸道的暢通

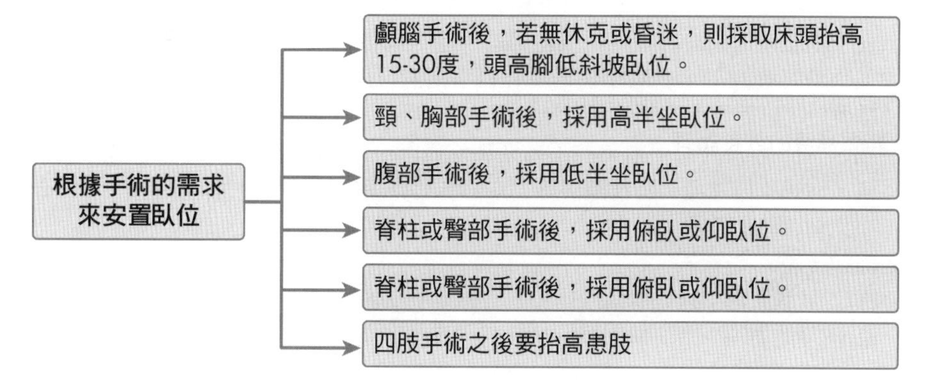

非腹部手術的飲食護理

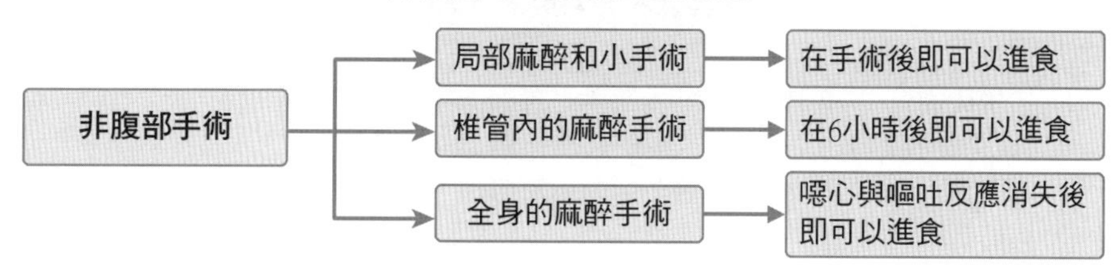

腹部手術的飲食護理

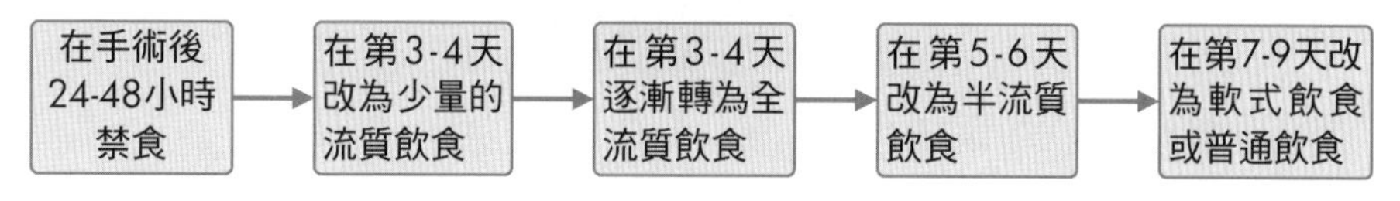

5-5 術後的護理（三）

（三）護理措施（續）

6. 腹脹的護理

(1) 原因：胃腸功能受到抑制與腹膜炎或低血鉀。

(2) 處理方式：①早期的下床活動。②禁食、胃腸減壓、肛管排氣（以開塞露 1 支來塞肛或以利索 1 支來灌腸）。③新斯德明 0.25-0.5 mg 肌內注射（im）（非胃腸道手術）。④糾正低血鉀和治療腹膜炎。

7. 尿瀦留的護理

若病人在術後 6-8 小時尚未排尿，恥骨上區叩診有濁音區，基本上可將之確診為尿瀦留。處理方式為：(1) 並無禁忌症，可以協助其坐於床邊或站立排尿。(2) 建立排尿反射，例如傾聽流水聲、下腹部熱敷與自我按摩。(3) 導尿。

注意：若第一次導尿量超過 500 ml 者，則應留置導尿管 1-2 天。第一次排尿量，以不超過 800-1000 ml 為原則。

8. 發燒的護理

在手術之後，由於身體對手術創傷的反應，術後病人體溫會略微升高，但是一般並不會超過 38℃，在臨床上稱為外科手術熱或術後吸收熱。若術後 3-6 天後仍持續發燒，則證實存在感染或其他的不良反應。

處理方法：(1) 外科手術熱並不需要特殊處理。(2) 發高燒者，利用物理方法來降溫，例如冰袋降溫、酒精擦浴等，在必要時應用解熱鎮痛藥物（安痛定 2 ml im 或來比林 0.9 mg 肌內注射（im）。

9. 呃逆護理

(1) 常見的原因：神經中樞或橫膈肌直接受到刺激所導致。

(2) 處理的方法：壓迫眶上緣、抽吸胃內積氣和積液、給予鎮靜與緩解痙攣的藥物治療。

10. 切口護理

觀察切口有無出血、滲血、滲液、敷料脫落及局部紅、腫、熱、痛等徵象。

(1) 切口癒合分級

①甲級癒合：切口癒合優良，並無不良的反應。

②乙級癒合：切口處有發炎症的反應，但是並未化膿。

③丙級癒合：切口化膿，需要切開引流處理。

(2) 切口拆線的時間

①頭部、面部、頸部在手術後 3-5 天拆線。

②下腹部、會陰部在手術後 5-7 天拆線。

③胸部、上腹部、背部、臀部在手術後 7-9 天拆線。

④四肢在手術後 10-12 天拆線（近關節處可適當延長）。

⑤減張縫合在手術後 14 天拆線。

腹脹的原因

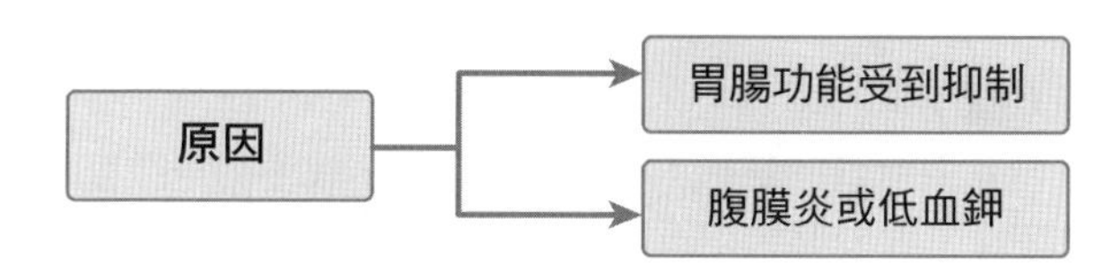

腹脹的處理方式

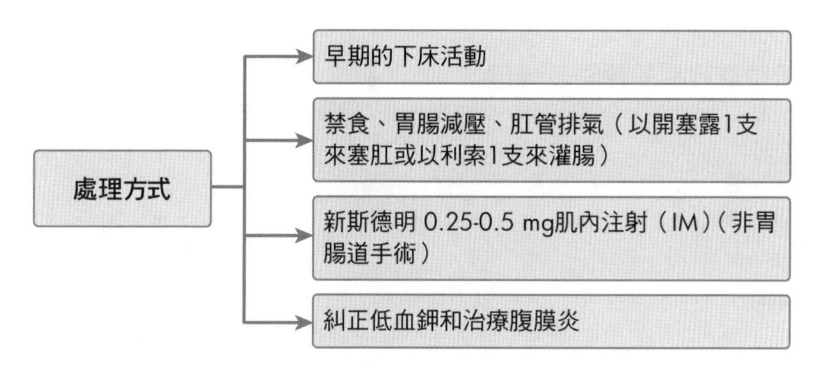

尿瀦留的處理方式

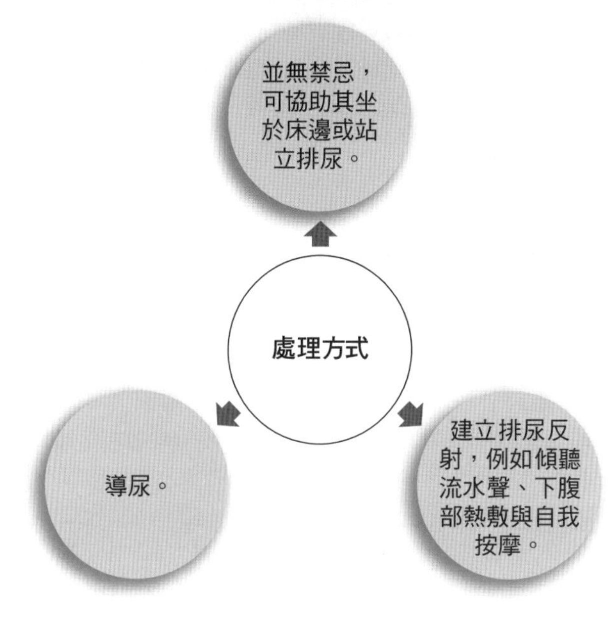

5-6 術後的護理（四）

（三）護理措施（續）

11. **引流管護理**：(1)引流管的種類：胃管、導尿管（放置於空腔器官中）；胸、腹腔引流管或引流條（置於體腔中）。(2)引流管護理的共同原則：固定、暢通、無菌與觀察。
12. **協助早期活動**。
13. **心理上的護理**。
14. **出院的諮詢**。

（四）術後併發症的預防及護理

可將手術後的併發症分為兩類，即各種手術後都可能發生併發症和某些手術後特有的併發症。

1. **術後出血**：發生於手術切口、空腔器官及體腔內。
   (1) 臨床表現：①傷口敷料浸血或引流管引流出少量血液（少量出血）。②失血性休克表現（出血量大）。
   (2) 處理方法：若少量出血，可以更換敷料、加壓包紮、使用止血藥（立止血、止血芳酸等）。若出血量大，可以補充血液容量、手術探查止血。
2. **切口感染**：是指清潔切口和可能汙染切口併發的感染，常發生於手術之後3-5天。處理方法：(1)未形成膿腫，可局部熱敷、濕敷（酒精濕敷）、使用抗生素。(2)膿腫形成，必須拆除局部縫線，加強換藥，做二期的縫合。
3. **切口裂開**：大多見於腹部手術後與臨近關節處，經常發生於手術之後1週。切口裂開分為完全裂開、部分裂開兩種。在完全裂開時，要立即使用無菌生理食鹽水紗布來覆蓋切口及脫出的器官，屬於手術後治療。立即回納腹腔的內容物為禁忌。在部分裂開時，使用蝶形膠布來固定切口，並使用腹帶來加壓包紮。
4. **肺部不張**：經常發生在胸、腹部大手術後，大多見於老年人、長期吸菸者和患有急、慢性呼吸道的感染者。
   (1) 臨床表現：術後早期發燒、呼吸和心律增快，叩診呈現濁音或實音；在聽診時，呼吸音會減弱、消失，有侷限性的濕羅音。
   (2) 處理方法：翻身、拍背及體位排痰；深呼吸、自行咳嗽來排痰；超音波霧化檢查；抗生素治療。
5. **尿道感染**：經常繼發於尿瀦留，可以分為(1)上尿道感染：腎盂腎炎（畏寒、發燒、腎區疼痛、白血球的數目會增高、中段尿液內視鏡檢查有大量的白血球和細菌。(2)下尿道感染：膀胱炎（頻尿、尿急與尿痛）。處理方法有解除尿瀦留、使用抗生素、多喝水。
6. **血栓性靜脈炎**：大多見於術後長期臥床、活動較少的老年人或肥胖的病人。處理的方法有(1)抬高患肢、制動；(2)忌經患肢靜脈輸液；(3)嚴禁局部按摩，以防止血栓脫落；(4)給予尿激酶、右旋糖酐、肝素、華法林治療。

引流管的種類

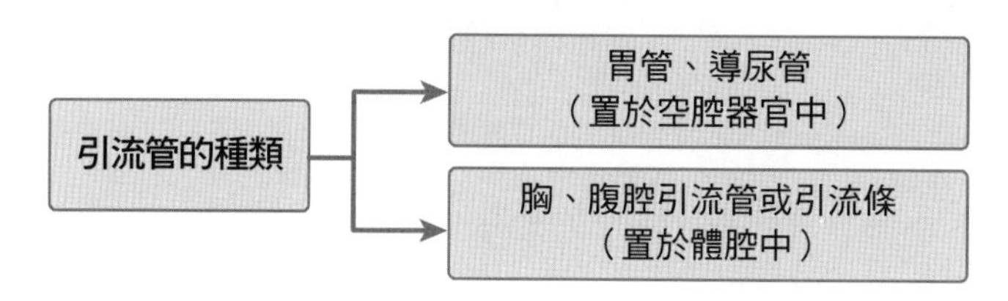

引流管護理的共同原則

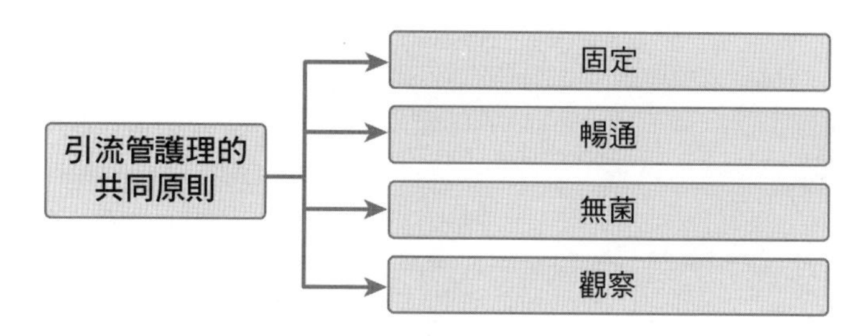

尿道感染的分類

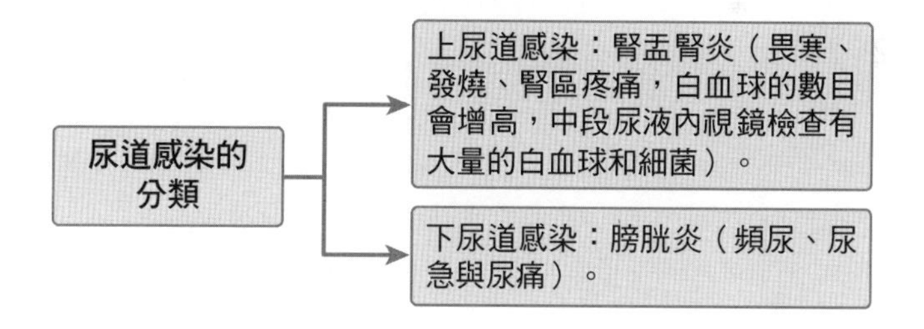

尿道感染的處理方法

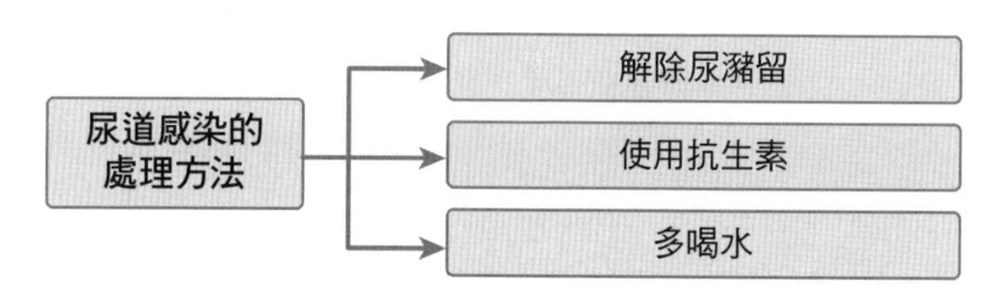

第 6 章 手術室的管理和工作

學習目標

1. 了解手術室的位置與要求。
2. 了解手術室的設置與配備。
3. 了解手術室的管理。
4. 熟悉物品的準備與無菌的處理原則。
5. 熟悉手術人員的準備工作。
6. 熟悉病人的準備工作。
7. 熟悉手術的配合工作。
8. 熟悉手術中的無菌操作原則和手術配合。

6-1 手術室的管理和工作（一）

手術室是為病人做手術的重要場所，也是醫院的重要技術及儀器裝備部門，所以要嚴格要求其建築位置、結構和相關格局能夠合宜，儀器設備要先進與齊全；更要建立嚴格的無菌管理制度，以確保外科手術的高效率和高品質。

（一）手術室的設置、格局和配備

1. 手術室的位置和要求

手術室應安排在醫院內空氣清淨處，一般位於建築的較高層，以方便接送病人；並與護理室、病理科、放射科、血庫、中心化驗室等相鄰，最好有直接的通道或通訊聯絡設備。手術室要窗戶面向北方，可以避免陽光直射。

2. 手術室的設置和配備

手術室的數目與手術臺數要與外科的實際床位數成比例，一般比例為1比20至25左右。手術室的種類，包括無菌手術室與有菌手術室。普通手術室以每間9-12坪為宜，走廊寬度不要少於2.5公尺。手術室的門宜寬大一些，最好採用自動門；窗口宜大一些，有利於採光；門窗安裝要緊密一些，以免灰塵或飛蟲進入。地面大多使用易於清洗、耐消毒液的材料。牆壁天花板要光滑而無空隙，最好使用防火、耐濕，易於清潔的材料。現代化的大型手術室要設置中心供氧系統、中心負壓吸引與中心壓縮空氣等設施。手術室內部的光線要均勻而柔和，手術燈光必須為無影子、低溫、聚光與可以調整。手術室還應配備兩路供電設備，以保證不會因為意外停電而影響手術。空調要使室內溫度固定在20-24°C左右，而相對濕度為40-60%左右。

（二）手術室的管理

1. 分區管理

分為非限制區、半限制區、限制區，以不同的區域來分開管理。(1)非限制區（汙染區）：接收病人區、更衣室、休息室等，設在最外側。凡進入手術室的一切人員需要更換手術室鞋、衣褲，戴好專用口罩、帽子，方可進入半限制區。手術室的衣褲及鞋，不可以穿出手術室外。(2)半限制區（清潔區）：辦公室物品準備房間及通向限制區的走廊，設置在中間，凡是已做好手臂消毒或已經穿無菌手術衣者，切不能再進入此區，以免遭到汙染。(3)限制區（無菌區）：包括手術室、洗手間、無菌物品存放間，要設置在內側，要求最嚴格。非手術人員或非在職人員禁止入內，手術室的一切人員及其活動，均需嚴格遵守無菌原則。

2. 手術室的清潔和消毒

在手術室每天清晨要用1%消毒靈濕式打掃、紫外線消毒30-60分鐘。在每一臺手術結束後或每天工作結束後，要做通風、濕式打掃與消毒工作。使用循環風紫外線空氣消毒器，在開機30分鐘後即可達到消毒的需求，之後每隔15分鐘開機一次，消毒15分鐘，反覆循環至所預定的時間為止。

3. 要建立各項健全的規章管理制度

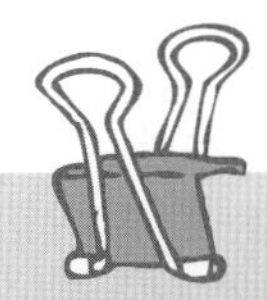

手術室護理工作制度

1. 手術室佈局合理符合功能流程和潔汙分開的要求各區域劃分明確（限制區、半限制區、非限制區）標示醒目。
2. 凡是進入手術室必須按要求更衣貼身衣領及衣袖不得外露戴口罩遮住鼻孔頭髮不得露出帽子。有事外出應更換外出衣及外出鞋非手術室工作人員未經許可不得擅自進入手術室？嚴格限制手術間參觀人員。
3. 患呼吸道感染及面部、頸部、手部皮膚感染者原則上不可進入手術室。若必須進入時應戴雙層口罩感染處嚴密封閉。
4. 凡是進入手術室人員應嚴格遵守手術室規章制度嚴格執行消毒隔離制度和無菌技術操作規程防止交叉感染。
5. 嚴格執行查對制度認真落實「十防」措施嚴防差錯事故確保病人安全。
6. 手術儀器及物品一用一滅菌。定期作環境衛生學監測及手術儀器、敷料包的消毒滅菌效果監測。加強一次性物品的管理。嚴防切口感染和醫院感染做好資料統計工作。
6. 手術儀器及物品一用一滅菌。定期作環境衛生學監測及手術儀器、敷料包的消毒滅菌效果監測。加強一次性物品的管理。嚴防切口感染和醫院感染做好資料統計工作。
7. 加強手術室急救器材、藥品管理做到「四定、三無、二及時、一專」嚴格交接班。貴重儀器專人保管。器械、物品原則上不外借，需外借時應由有關負責人批准。
8. 護理人員主動配合醫師完成手術和搶救工作與臨床科室和麻醉師保持良好的溝通與密切配合。
9. 書寫手術護理記錄單和急重症病人護理記錄單置入器材合格證及儀器敷料的監測合格標誌黏貼於手術記錄單背面。
10. 堅持做手術病人的術前訪視、術後訪視要滿足病人的需求。
11. 手術室保持安靜術中嚴禁談論與手術無關的話題。
12. 堅持手術室清潔消毒制度每週大清潔消毒每天、每台手術之後清潔消毒。

手術室的分區管理

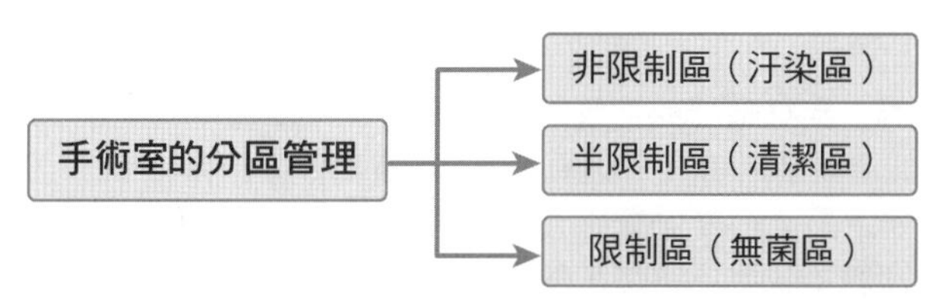

✚ 知識補充站

手術室的管理工作

1. 為了嚴格執行無菌技術的操作，除了參加手術的醫療人員與相關的工作人員外，其他的人員一律不准進入手術室(包括直系親屬)。有呼吸道感染、臉部、頸部、手部有創傷或發炎症者，不能進入手術室，更不能參與手術。
2. 在手術室內不能隨意跑動或嘻鬧，更不能高聲談笑與喊叫，嚴禁吸菸與保持肅靜。
3. 凡是進入手術室的人員，必須按照規定更換手術室專用的手術褲、手術口罩、手術鞋等。在穿戴時頭髮要禁止外露，口罩要遮住鼻孔；在外出時，要更換指定的外出鞋。

6-2 手術室的管理和工作（二）

（三）物品準備及無菌處理

1. 布類用品：

(1) 手術衣：分為大、中、小共三號，用於遮蓋手術人員未經過消毒的衣著和手臂。

(2) 手術床單：有大床單、中床單、手術巾、各個部位的手術床單及各種包布等，均有各自的規格尺寸和一定的折疊方法。所有的布類用品均需要經過壓力蒸汽滅菌後，方能供手術使用。

(3) 敷料類：①紗布類：紗布條、紗布塊、紗布球及紗布墊。②棉花類：棉墊、帶線棉片、棉球及棉籤。

(4) 器具類：①基本器具：依據其功能分為五類，即刀刃及解剖器具、挾持及鉗制器具、牽拉用器具、探查及擴張器與取拿異物鉗。②特殊器具：內視鏡、吻合器及其他的精密儀器。

2. 縫線及縫針

(1) 縫線類：分為不可吸收和可吸收兩大類。不可吸收縫線為絲線、金屬線、尼龍線。絲線是手術時最常用的縫線和結紮線，其特色是組織反應較小、質軟不滑、拉力較好、打結較牢，價廉易取得。可吸收縫線分為天然縫線和合成縫線兩種。

(2) 縫針：分為三角針和圓針兩類。

（四）手術人員的準備

手臂的洗刷與消毒是指運用機械性洗刷及化學消毒的方法，盡可能刷除雙手及前臂的暫居細菌和部分的常駐細菌，稱為外科洗滌方法。有肥皂水洗滌方法、碘洗方法與滅菌洗刷方法。

（五）病人的準備

1. **一般性的準備**：全身麻醉或椎管內麻醉的病人，要在手術之前30-45分鐘左右到達手術室；低溫麻醉的病人，必須提前1小時到達手術室。
2. **手術體位**：要求最大程度保證病人的安全與舒適；充分暴露手術的區域，同時減少不必要的裸露；肢體及關節托墊必須穩妥，不能懸空；保證呼吸之後血液循環暢通；避免血管與神經受壓；妥善固定，防止肌肉扭傷。仰臥位為足端放置升降器工具臺，距離病人身體大約為20公分的高度。側臥位為上面一隻腿呈現90度的屈曲，下面一隻腿要伸直。還有俯臥位、膀胱截石位的消毒。
3. **手術區皮膚消毒**：在安置好手術體位後，必須對已經確定的手術切口包括周圍至少15公分以內的皮膚消毒，其目的是要殺滅切口及其周圍皮膚上的病原微生物。手術區消毒的原則是自清潔處逐漸向汙染處塗擦，已經接觸汙染部位的藥液紗球不可以再返回擦拭清潔處。
4. **手術區鋪床單法**：(1) 鋪皮膚毛巾；(2) 鋪手術中的床單；(3) 鋪手術的有洞床單：較長一端要蓋住器具的托盤，兩側與足端要垂下超過手術臺側邊30公分。

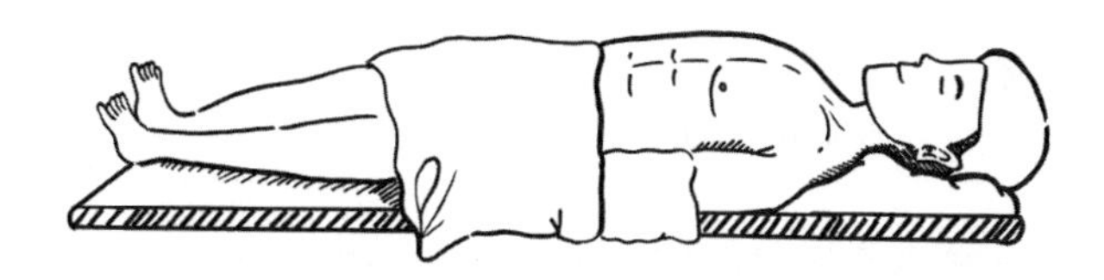

仰臥位：足端放置升降器具臺，距離病人身體約20公分的高度。

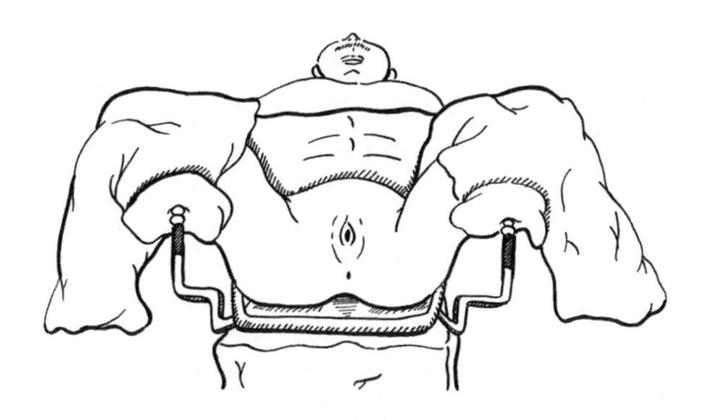

膀胱截石位

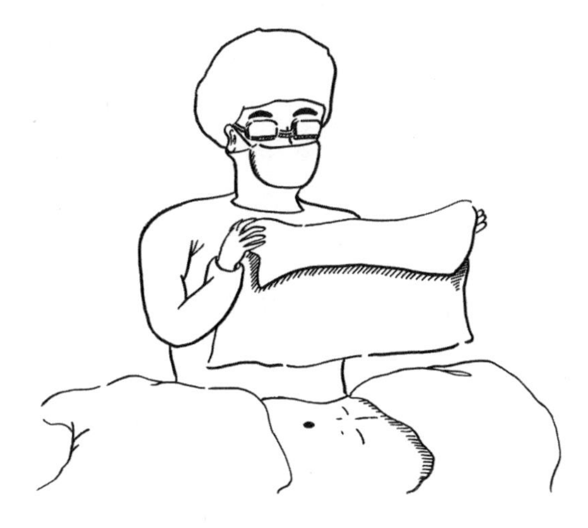

手術區鋪床單法：鋪皮膚毛巾

6-3 手術室的管理和工作（三）

（六）手術的配合

手術中的配合可以分為直接配合與間接配合兩種。

1. 直接配合

為護理人員直接參與手術，配合手術醫師完成手術的全部流程，稱為器具護理人員。

器具護理人員在手術前一天探視病人。於手術之前15-20分鐘左右要洗手，彎針應以持針器夾在中後方1/3交界處；保留切除的任何組織與標本，正確的送留標本。

2. 間接配合

為護理人員並不參與手術操作的配合，而是被指派在固定的手術室之內，與器具護理人員、手術醫師、麻醉師互相配合來完成手術，稱為巡迴護理人員。

巡迴護理人員負責檢查手術室內各種藥物與物品是否準備齊全、設備是否有效，要調節好適當的溫度及光線。

（七）手術中的無菌原則

無菌桌的準備：

1. 鋪在臺面上的無菌巾共有6層，物品床單要下垂至少30公分。
2. 若為備用無菌桌，應該使用雙層無菌巾來蓋好，其有效的期間為4小時。

（八）手術中的無菌操作原則

1. 要確認無菌的觀念，建立無菌的區域：背部、腰部以下和肩部以上都視為有菌區，無菌桌僅在桌緣平面以上屬於無菌區，參加的手術人員不得扶持無菌桌的邊緣。
2. 要保持無菌物品的無菌狀態：在手術中若手套有所破損，要立即更換無菌手套。
3. 保護皮膚的切口：凡是與皮膚接觸的刀片和器具不可再使用，在延長切口或縫合前再用70%酒精消毒一次。在手術中途因故暫停時，切口要使用無菌毛巾來加入覆蓋。
4. 正確傳遞物品和調換位置。
5. 沾染手術的隔離技術。
6. 減少空氣汙染、保持潔淨的效果：門窗要關閉，在手術中要保持安靜，不要高聲說話嬉戲，避免不必要的談話。儘量避免咳嗽與打噴嚏。

小博士解說

施行手術人員的準備：更衣

1. 換穿手術室的手術衣、褲，衣袖只準至上臂的上三分之一。
2. 換穿手術室的專用拖鞋，絕對禁止穿室外鞋進入手術室。
3. 戴好手術帽（完全遮住頭髮）和口罩（遮住鼻子）。

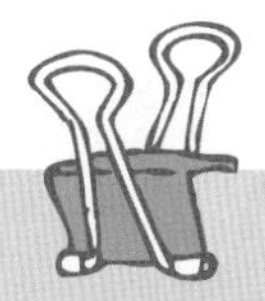

無菌操作原則及注意事項

1. 環境要清潔，進行無菌操作前半小時，須停止清掃地面等工作。避免不必要的人群流動，防止塵埃飛揚。治療室應每天使用紫外線消毒一次。
2. 在執行無菌操作時，必須確認物品的無菌區和非無菌區。
3. 在執行無菌操作之前，先戴帽子、口罩、洗手，並將手擦乾，注意空氣和環境清潔。
4. 夾取無菌物品，必須使用無菌持物鉗。在進行無菌操作時，凡是未經消毒的手、臂、均不可以直接接觸無菌物品或超過無菌區取物。
5. 無菌物品必須保存在無菌包或滅菌容器內，不可暴露在空氣中過久。無菌物與非無菌物應分別放置。無菌包一經打開即不能視為絕對無菌，應儘早使用。凡是已取出的無菌物品雖然未使用也不可以再放回無菌容器內。
6. 無菌包應按消毒日期順序放置在固定的櫃櫥內，並保持清潔乾燥，與非滅菌包分開放置，並經常檢查無菌包或容器是否過期，其中用物是否適量。
7. 無菌鹽水及酒精、新潔爾滅棉球罐每週消毒一次，容器內敷料，例如乾棉球、紗布塊等，不可以裝得過滿，以免在取用時碰在容器外面被汙染。

＋知識補充站

緊急手術的準備

在緊急手術時來不及做一般性準備，偶而可以按照下列的手續於2~3分鐘之內參加手術。

1. 換穿手術衣褲，換鞋，戴手術帽及口包。
2. 使用肥皂來洗手，要求一般清潔（不使用毛刷也不使用酒精）。
3. 戴乾手套時將手套上端及轉部展平蓋腕部。
4. 手術衣將手套上端及轉部展開蓋腕部外面，由手術護理人員使用紗布將衣袖系緊（在戴一雙手套時使用此法）。採用此法，必須謹慎，且手套必須完整，除非十分緊急，以不用為宜。（第一對手套在穿手術衣之前戴，第二對手套在穿衣之後戴）。

第 7 章
營養支援病人的護理

學習目標

1. 熟悉腸內營養的護理。
2. 熟悉腸外營養的護理。
3. 熟悉營養支援病人的護理。
4. 了解禁食時身體代謝的改變、創傷與感染時身體代謝的改變、病人營養狀況的評定、營養不良的分類、營養指標的正常值和營養不良時的數值。
5. 熟悉胃腸內營養的膳食分類、胃腸內營養途徑及投放方法、胃腸內營養的適應症、全胃腸外的營養成分和功能。
6. 掌握胃腸內營養的併發症及其防治、胃腸內營養病人的監測及護理、全胃腸外營養的適應症和併發症、全胃腸外營養的護理。

7-1 營養支援病人的護理（一）

（一）概論

營養支援的臨床應用開始於20世紀上半葉，發展於下半葉。其不僅侷限於滿足患者能量及蛋白質的需求，還涉及到營養素的代謝調理、藥理和免疫功能。

（二）手術與創傷後營養素的代謝特色

體內能量來源為糖原、脂肪、蛋白質。在饑餓時，糖原能夠提供12小時，蛋白質消耗會影響器官的功能，脂肪是主要的能量來源，其特色為分解會增強，合成會減弱。

1. **糖代謝**
   糖代謝會使消耗維持正常，肝糖原分解增加，血糖升高，糖代謝與應激程度平行，其生成正常或輕度增加，Ins正常或升高。
2. **蛋白質代謝與脂肪代謝**
   蛋白質代謝會使骨骼肌做進行性消耗（糖異生會增加），脂肪分解代謝會使營養不良的情況增強。

（三）營養不良的分類

營養不良分為蛋白質缺乏、蛋白質能量缺乏症（protein energy malnutrition, PEM）與微量營養素缺乏症（micronutrient deficiencies）。

1. **能量缺乏**：能量缺乏的特徵為體重與身高較低，脂肪儲存會減少，肌肉組織萎縮，血漿蛋白正常。
2. **蛋白質缺乏**：內臟的蛋白失漏、脂肪儲存正常、低蛋白血症與水腫。
3. **蛋白質能量缺乏**：體重下降、虛弱、低蛋白血症與水腫。
4. **營養不良的測量**
   (1) 人體的指標：體重為重要的指標，會受到水、鈉瀦留與脫水等影響。身體質量指數為體重除以身高的平方。三頭肌皮褶厚度飽含脂肪含量，臂肌圍有骨骼肌，會有電子生理阻抗的現象。
   (2) 實驗室的指標：肌酐身高指數會顯示骨骼肌的含量，血清蛋白質有白蛋白、轉殖鐵蛋白、前白蛋白。氮平衡會顯示蛋白質合成分解的代謝狀況，可依據整體性蛋白的更新率與免疫指標來測量。

（四）營養支援的特色

體重下降大於10%、白蛋白小於30 g/L，若超過7天即不能進食，已確診為營養不良，可能會產生營養不良的急重症病人。

基礎能量消耗（basic energy expenditure, BEE）：

男性BEE（kal）$= 66.5 + 13.7 \times W + 5.0 \times H - 6.8 \times A$

女性BEE（kal）$= 665.1 + 9.56 \times W + 1.85 \times H - 4.68 \times A$（Harris-Benedic公式）

W：體重（公斤，kg），H：身高（公分，cm），A：年齡（年）

各國營養不良發生率最高的病人類型

國家	病人的類型	營養不良的發生率（%）
英國	普通外科病人	24-40
美國	普通外科病人	44
荷蘭	普通外科病人	50
丹麥	腹部外科病人	28

資料來源：Hill. 1977, England; Bristrian, 1976, USA; Wesdorp, 1986, Netherland; Smith 1991, Netherland; Jensen, 1982, Denmark.

註：眾多的臨床經驗證實，大部分的住院病人都處於營養不良的風險之中。

住院病人營養狀況評定

檢查項目	正常值	營養不良	營養不良	營養不良
		輕度	中度	重度
三頭肌皮褶厚度	男>10mm 女>13mm	81～90%	60～80%	<60%
上臂中部肌周長	男>20.2cm 女>18.6cm	81～90%	60～80%	<60%
肌酐／身高指數	>1	81～90%	60～80%	<60%
白蛋白	35 g/L	28～34 g/L	21～27 g/L	<21 g/L
轉殖鐵蛋白	2.5～2.0 g/L	1.8～2.0 g/L	1.6～1.8 g/L	<1.6 g/L
淋巴細胞總數	>2,000	1200～2000	900～1200	<900
免疫皮膚實驗	+	+	+	-
氮平衡測試	±1 g	-5～-10 g	-10～-15 g	>-15 g

＋知識補充站

人體所需要的營養物質涵蓋：1. 碳水化合物：葡萄糖為人體的重要能量來源，提供熱量的能力為16.7 KJ/g。人體內肝糖原儲存有限，僅能提供一日的能量需求。2. 脂肪：為人體另一種重要能量來源，其水解生成的脂肪酸分為必需脂肪酸和非必需脂肪酸兩種，提供熱量的能力為37.68 KJ/g。3. 蛋白質：在人體生命活動中發揮相當重要的功能。成人平均每天需要蛋白質1 g/千克體重，用於身體的生長、組織的修復、維持血漿蛋白含量及製造酶等。4. 水和電解質：正常人每日需水2000-2500 ml。電解質為鉀、鈉、氯、鈣、磷、鎂。5. 維生素：分水溶性和脂溶性兩種。脂溶性維生素會被人體所儲存，水溶性維生素不能儲存，必須每天攝取。6. 微量元素。

7-2 營養支援病人的護理（二）

（五）實際能量消耗（actual energy expenditure, AEE）

AEE = BEE × AF × IF × TF

AF 活動因素：1.1-1.3，IF 手術、創傷因素：1.1-1.4，TF 發熱因素正常：1.0。

（六）靜止能量消耗（resting energy expenditure, REE）

利用儀器來測量：REE = BEE（1+10%）；估計熱量的需求：每天需要 30-35 kal/kg。

（七）腸內的營養（enteral nutrition, EN）

腸內的營養要符合生理的流程，預防腸黏膜的萎縮，保護腸屏障的功能，此方法相當方便與便宜，可發揮肝臟的解毒功能，並無嚴重的併發症。

1. 適應症

有胃腸道功能的所有需要營養支援者、吞咽與咀嚼困難者、意識障礙者，其特色為消化道疾病穩定期、高分解狀態與慢性消耗性疾病。

2. 禁忌症

禁忌症狀為腸道梗塞、活動性消化道出血、嚴重的腸道感染、腹瀉、休克與胃腸道為術後早期症狀。

3. 腸內營養劑的分類

腸內的營養劑涵蓋：

(1) 預先消化的程度：大分子聚合物、要素飲食（並無需要消化，可以直接吸收）。

(2) 配方的成分：平衡藥劑具有營養支援的功能；特殊的藥劑具有治療的功能。

4. 大分子聚合物

蛋白質：酪蛋白與大豆蛋白；碳水化合物：麥芽糖、糊精；脂肪：玉米油、大豆油。濃度為 24%、提供能量 4.18 kJ（1 kcal）/ml、溶液滲透壓較低，300-450 mmol/L，適用於胃腸道功能正常者。

5. 要素飲食

無需消化，會直接被胃腸道所利用，無渣。蛋白質為乳清蛋白水解產物、肽類或結晶胺基酸；碳水化合物含有低聚糖、糊精；脂肪含有大豆油及中鏈三酸甘油酯。溶液滲透壓較高（大約 470-850 mmol/L 左右），適用於胃腸道消化與吸收功能不良者。

6. 特殊藥劑與調節藥劑

高支鏈胺基酸配方可以治療肝性腦病，必需胺基酸配方可以治療腎衰竭，免疫增強配方具有免疫調節的功能，調節藥劑可以增強某個成分的比例。

7. 腸內營養的執行途徑

(1) 鼻胃管與胃造瘻管：適用於胃腸功能良好者。

(2) 鼻十二指腸管、鼻空腸管與空腸造瘻管：適用於胃功能不良、誤吸的危險較大、消化道術後需要較長的時間來做腸內營養者。

腸內營養劑的分類

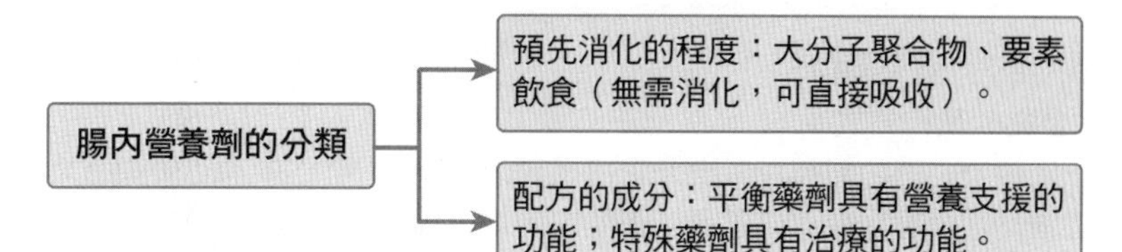

在放置空腸營養管之後，患者開始進行腸內營養

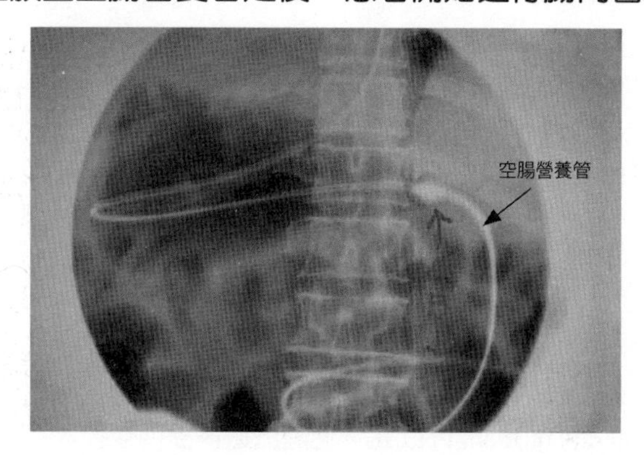

＋知識補充站

胃腸內營養

與「完整」的自然飲食並不相同，胃腸內營養是將飲食中的各種營養素「萃取」出來，按照人體的營養需求量標準，重新「合成」易於被胃腸道消化和吸收的腸內營養藥劑，並運用口服或鼻胃管灌食的方式，將腸內營養液透過胃腸道吸收入人體，為病人提供營養，同時還可給予胃腸道適當的「刺激」，避免因為胃腸道長期不使用而導致萎縮。

目前，在美國、日本和歐洲，已有越來越多的民眾，在自己的家中使用胃腸內營養，「讓胃腸內營養走進家庭」已不再是一句口號。今天無數的家庭已經或正在將其變為事實，他們在系統的使用此種技術，也悉心體會由此所獲得的實際利益。此為胃腸內營養適應社會需求的結果，也代表著胃腸內營養未來的發展趨勢。

7-3 營養支援病人的護理（三）

（七）腸內的營養（續）

8. 腸內營養的執行方式

(1) 分次給予：胃功能較好者要分次給予，100-300 毫升／次，2-3 小時／次。

(2) 連續輸注：胃功能欠佳者要連續輸注，但是要緩慢與速度均勻。在開始時濃度為 12%、速度 50 ml/h，每 8-12 小時左右逐次增加，在 3-4 天後會達到總量（24%，100 ml/h，2000 ml/24 h）。

9. 胃管的機械性併發症

造成黏膜損傷、鼻胃管阻塞的原因，有未調勻、藥丸未碎、凝結、黏稠與管徑較細。

10. 感染性併發症

感染性併發症有吸入性肺炎（胃排空延遲、插管移位、體位、咳嗽、精神障礙與使用鎮靜劑）及腹膜炎。

11. 胃腸道併發症

以腹瀉最為多見，導致胃腸道併發症的原因為菌群失調、胃腸道不耐受、高滲透率、低蛋白血症、汙染與速度過快或溫度過低。

12. 代謝性併發症

代謝性併發症有高血糖與水電解質紊亂。

（八）腸外營養

腸外營養（parenteral nutrition, PN）是透過靜脈途徑提供營養素的方式，所有的營養均是從靜脈途徑所提供的，稱為總胃腸外營養（total parenteral nutrition, TPN）。

1. 適應症

胃腸道不能充分使用者會有適應症的問題，其適應症如下：

(1) 營養不良者。(2) 胃腸道失能的功能障礙者。(3) 受疾病或治療限制，不能從胃腸道攝取：如消化道瘻、急性壞死性胰腺炎、短腸症候群。(4) 高分解狀態：嚴重的感染與敗血症、大面積燒傷與大型手術。(5) 腫瘤病人的放射性療法與化療。

2. 腸外營養藥劑

(1) 葡萄糖：葡萄糖為腸外的營養藥劑，其為腸外營養主要的能源物質，所有器官與組織都能利用。具有明顯節省氮的功能，其來源相當豐富、價格低廉、使用方便。高濃度對靜脈刺激較大，身體的利用能力相當有限（5mg/kg-min）；在應急時，其利用率會下降。

(2) 脂肪：脂肪酸分為長鏈脂肪酸（LCT）14-22℃、中鏈脂肪酸（MCT）6-12℃與短鏈脂肪酸（SCT）3-5℃。脂肪分為必需脂肪酸（亞油酸、亞麻酸、花生四烯酸）與非必需脂肪酸。

長鏈脂肪酸（LCT）與中鏈脂肪酸（MCT）

	LCT	MCT
成分	亞油酸、亞麻酸、花生四烯酸	辛酸、葵酸
代謝	較慢、依賴肉毒鹼，可在器官與組織內沉積。	較快、不依賴肉毒鹼，極少會沉積。
使用情況	很普遍	危險的急重症病人

腸外營養藥劑（脂肪）相當安全、無毒，所提供的熱量較大，10%為等滲液體，可從周圍靜脈輸入，速度要慢。

腸內營養的執行方式

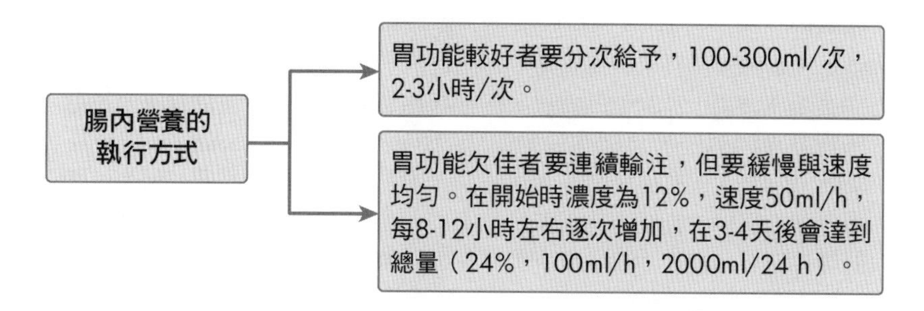

＋知識補充站

腸內腸外護理

1. 護理評估：健康史、身體狀況、社會心理支援的狀況。
2. 護理診斷：誤吸的危險、感染的危險、不舒適、腹瀉、潛在併發症。
3. 腸內營養的護理措施：預防誤吸（體位、估計胃殘留、病情觀察）、保護皮膚黏膜、減少腸道的不適感（濃度、滲透壓、容量、速度、溫度、避免汙染、藥物相關問題）、保持鼻胃管在位與暢通（妥善固定、避免扭曲折疊受壓、定時沖洗與及時發現併發症）。
4. 腸外營養的護理措施：
   (1)心理護理。
   (2)輸液護理：水與電解質的平衡與速度的控制。
   (3)發高燒的護理：儲存和輸注。
   (4)導管的護理：局部消毒與保持暢通。
5. 健康教育：要認識調配營養的意義，鼓勵細嚼慢嚥。恢復飲食是逐步遞增，並非一蹴可幾。

7-4 營養支援病人的護理（四）

（八）腸外的營養（續）

(3) 胺基酸：胺基酸的分類共有20種胺基酸，其中必需胺基酸（essential amino acids, EAA）包括賴胺酸、蘇胺酸、色胺酸、苯丙胺酸、纈胺酸、蛋胺酸、白胺酸、異白胺酸等；非必需胺基酸（nonessential amino acids, NEAA）包括精胺酸、穀胺醯胺、組胺酸、酪胺酸、半胱胺酸。NEAA和EAA在臨床營養中同樣重要。平衡胺基酸含EAA有8種、NEAA8有12種，適用大多數病人。特殊胺基酸是針對特殊病人量身訂製。用於肝病者以支鏈胺基酸（BCAA）較多，芳香胺基酸較少。用於腎病者為8種必需胺基酸，少數為非必需胺基酸（精胺酸、組胺酸）。於嚴重創傷或危險的重症病人，具有更多的BCAA，或含有穀胺醯胺二胜肽。①穀胺醯胺：穀胺醯胺為條件必需胺基酸，具有特殊的功能。A. 是小腸黏膜、淋巴細胞、胰腺腺泡的主要能源物質。B. 參與抗氧化劑穀胱甘肽的合成。C. 缺乏會使小腸、胰腺委縮，腸屏障功能減退及細菌移位；骨骼肌蛋白質合成率下降；為脂肪肝。②精胺酸、支鏈胺基酸：精胺酸可刺激胰島素和生長激素的釋放，促進蛋白質的合成，精胺酸是淋巴細胞、巨噬細胞及參與傷口癒合細胞的絕佳能源。支鏈胺基酸（branched-chain amino acid, BCAA）含有白胺酸、異白胺酸、纈胺酸。其與芳香胺基酸相互競爭，透過血腦的屏障來糾正腦內胺基酸譜系的失衡。在應激的狀態下，BCAA是肌肉的能源物質，補充BCAA有利於代謝的功能。

3. **維生素和礦物質**：(1) 維生素：水溶性、脂溶性。(2) 電解質：鉀、鈉、氯、鈣、鎂及磷。(3) 微量元素：鋅、銅、錳、鐵、鉻、碘。(4) 生長激素。

（九）腸外營養與腸內腸外護理

1. **腸外營養的總營養混合液**：(1) 各種營養素在體外先混合在3公升的袋內，同時輸入。(2) 滲透壓降低，會經由周圍靜脈輸注，避免脂肪乳劑輸注過快的副作用。(3) 由專人負責配製，保證品質，減少汙染。(4) 在基本溶液中，要添加各種電解質，補充維生素、正規的胰島素（1 U胰島素：8-10 g的葡萄糖）。(5) 特殊的病人，營養液的架構要有所改變。
2. **單瓶輸注**：無條件以單瓶輸注（TNA）的方式者，胺基酸與非蛋白能量溶液要做適度的間隔。
3. **腸外營養的輸入途徑**：周圍靜脈的輸入小於2週，中心靜脈為長期的輸入途徑。
4. **腸外營養的併發症**：腸外營養的併發症分為技術性、感染性與代謝性三種。(1) 技術性併發症：氣胸、血管損傷（血胸、縱膈血腫、皮下血腫）、胸導管或神經損傷、空氣栓塞、導管錯位、移位與血栓性靜脈炎。(2) 感染性併發症：穿刺部位感染、導管性膿毒症與腸源性感染。(3) 代謝性併發症：非酮症高血糖-高滲透昏迷、低血糖休克、高脂血症或脂肪超載症候群與膽管系統損傷。

總營養混合液的基本架構

		ml	kJ（kcal）	N(g)
總量配方				
	25%葡萄糖	1000	4180（1000）	
	20%脂肪乳	250	2090（500）	
	10%葡萄糖	500	836（200）	
	5%糖鹽水	500	418（100）	
	複方胺基	1000		9.4
酸		3250	752（1800）	9.4
部分配方的數量				
	25%葡萄糖	500	2090（500）	
	20%脂肪乳	250	2090（500）	
	5%糖鹽水	1000	836（200）	
	複方胺基	500		4.7
酸		2250	501（1200）	4.7

註：複方胺基酸溶液的產品很多，其含氮量各不相同。

腸外營養的併發症

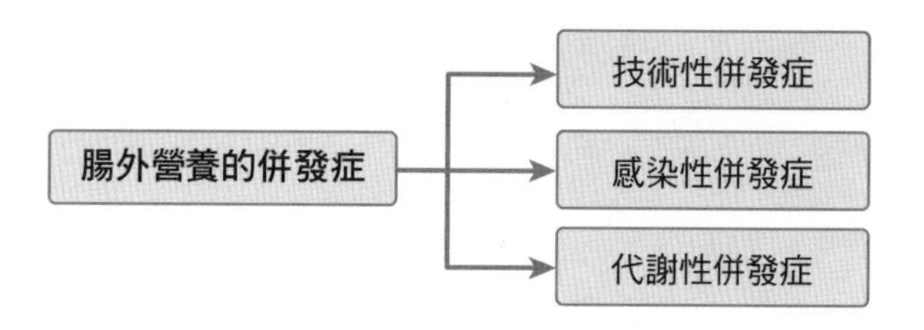

十 知識補充站

腸外營養是身體不能透過胃腸攝取食物營養時，從靜脈內供給與輸入營養液，作為手術前後與急重症患者的營養支援。全部的營養從腸外供給，稱為全部胃腸道營養。腸外營養的途徑有周圍靜脈營養和中心靜脈營養。藉由靜脈途徑供應病人所需要的營養素，包括熱量（碳水化合物、脂肪乳劑）、必需和非必需胺基酸、維生素、電解質及微量元素。腸外營養分為完全腸外營養和部分補充腸外營養，其目的是使病人在無法正常進食的狀況下，仍然可以維持營養狀況、體重增加和創傷癒合；幼兒可以繼續生長、發育。靜脈輸注途徑和輸注技術是腸外營養的必備要素。

NOTE

第 8 章
外科感染病人的護理

學習目標

1. 了解外科感染的定義、病因、病理生理。
2. 熟悉外科感染的分類、轉化與結局。
3. 熟悉各種軟性組織急性化膿性感染的定義、病因、臨床表現及病人的護理。
4. 熟悉外科感染的一般特點。
5. 掌握外科感染的臨床表現和診斷重點、感染的結局及處理的原則和護理。
6. 了解手部急性化膿性感染。
7. 了解全身性感染。
8. 了解特異性感染。

8-1 外科感染病人的護理(一)

(一)基本定義

感染(infection)是指當細菌等病原微生物侵入人體之後,破壞了身體的防禦功能,在一定的部位生長繁殖,人體組織對該細菌或其毒素產生一系列局部或全身的發炎症反應。外科感染(surgical infection)是指需要外科手術治療的感染性疾病、發生在創傷、手術、儀器檢查或創傷性檢查與治療後等併發的感染。

(二)分類

1. 依據致病細菌的種類來分類

(1) 非特異性感染:又稱化膿性感染或一般性感染,例如癤、癰、丹毒、急性乳腺炎、急性闌尾炎等。常見的致病細菌有葡萄球菌、鏈球菌、大腸桿菌等。其特色為:同一種致病細菌可引起幾種不同的化膿性感染,而不同的致病細菌又會引起同一種疾病。

(2) 特異性感染:例如結核病、破傷風、氣性壞疽等。它們的致病細菌、病程演變和防治方法,都與非特異性感染不同。

2. 依據療程來分類

可分為(1)急性感染:療程在3週之內。(2)次急性感染:療程超過3週,而並未達到2個月。(3)慢性感染:療程超過2個月。

3. 依據感染的發生情況來分類

可分為原發性感染、繼發性感染、混合性感染、二重感染、條件性感染和院內感染等。

(三)病因及發病機制

感染的發生與致病細菌的數量、毒力以及人體的抵抗力有關。引起外科感染的常見化膿性致病細菌,有葡萄球菌、鏈球菌、大腸桿菌、綠膿桿菌和變形桿菌。

1. 病菌的致病因素為黏附因子、莢膜、微莢膜、病菌毒素、病菌數量等。
2. 身體的易感性為局部原因、全身性的抵抗能力、感染能力降低與條件性感染。

(四)與外科感染有關的化膿性致病菌

1. **葡萄球菌革蘭氏染色陽性反應:**常存在於人的鼻、咽部黏膜與皮膚及其附屬的腺體,其特色是侷限性組織壞死,膿液稠厚、黃色、不臭,也會引起全身性感染。由於侷限性的特性,常會伴隨著轉移性膿腫。
2. **鏈球菌革蘭氏染色陽性反應:**存在於口、鼻、咽和腸腔內。溶血性鏈球菌、綠色鏈球菌和糞鏈球菌(腸球菌)是三種常見的致病細菌。膿液的特色是比較稀薄、淡紅色,數量較多。典型的感染是急性蜂窩性組織炎、丹毒與淋巴管炎等。
3. **大腸桿菌革蘭氏染色陰性反應:**大量存於腸道內,每公克糞內大約有10^8個大腸桿菌。常與其他致病菌一起造成混合感染,例如闌尾炎膿腫、急性膽囊炎等。產生的膿液稠厚,有惡臭或糞臭。

內科與外科感染的區別

區別的重點	內科感染	外科感染
感染病原菌	致病細菌	正常的菌群
生物體的數目	一種桿菌	多種微生物
培養	已知病原菌	病原菌未知
藥物治療	有藥物過敏的諮詢	開始為經驗性用藥
主要治療	抗生素	手術／引流
治療目標	根治	控制

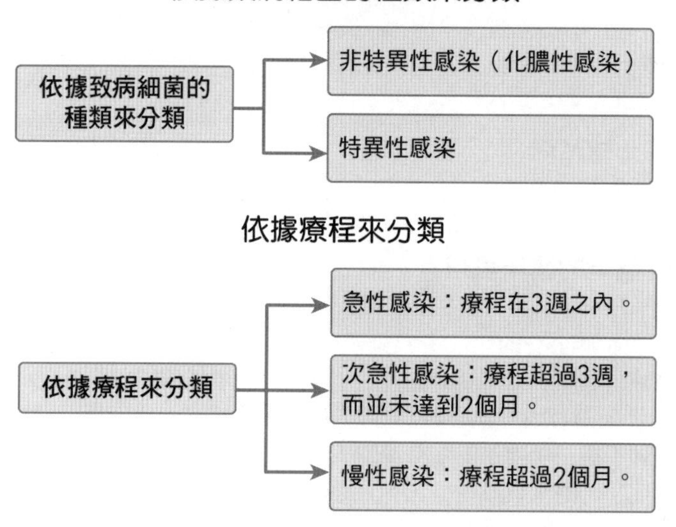

化膿性感染常見的致病細菌

金黃色葡萄球菌	膿液的特色為稠厚，呈現黃色，不臭，易於出現轉移性膿腫。
化膿性鏈球菌（A群鏈球菌）	膿液的特色為稀薄、數量較大，呈現淡紅色，感染易於擴散。
大腸桿菌	膿液特色為稠厚，常為灰白色，有惡臭或糞臭。
綠膿桿菌	膿液特色為呈現淡綠色，有特殊的甜腥臭味。
無芽孢厭氧菌	膿液特色為膿液惡臭，有產氣性。

8-2 外科感染病人的護理（二）

（四）與外科感染有關的化膿性致病菌（續）

4. **綠膿桿菌革蘭氏染色陰性反應**：繼發性感染的重要致病細菌，特別是大面積燒傷的面部創傷感染。膿液的特色是淡綠色，有特殊的甜腥臭。
5. **變型桿菌革蘭氏染色陰性反應**：存於腸道和前尿道，為尿道感染、急性腹膜炎和大面積燒傷感染的致病細菌之一。膿液具有特殊的惡臭。
6. **克雷伯菌、腸桿菌、沙雷菌革蘭氏染色陰性反應**：存於腸道之內，常為醫院內感染的致病細菌。往往和葡萄球菌、大腸桿菌或綠膿桿菌等一起造成混合感染，甚至形成敗血症。

（五）療程的演變

1. 致病細菌的毒力：視致病細菌的種類、菌株、數量、繁殖速度和毒素的性質而定。
2. 局部的抵抗力：與局部組織結構、血液循環和局部受傷情況有關。
3. 全身的抵抗力：與年齡、營養、一般的情況有關。
4. 及時與正確治療對控制感染的發展，也發揮重要的功能。

（六）感染的三種結局

感染可以有下列三種結局：

1. 侷限性、吸收或形成膿腫；2. 轉化為慢性感染；3. 會引起嚴重的全身性感染。

（七）化膿性感染的臨床表現

1. 局部症狀為紅、腫、熱、痛和功能障礙，是化膿性感染的五個典型症狀。
2. 感染輕微者並無全身的症狀。感染較嚴重者常會有發燒、頭痛、全身不適、乏力、食慾減退等症狀，一般均會有白血球數目的增加和核左移。
3. 全身的症狀：(1) 輕者並無全身的症狀。(2) 較重感染者會出現發高燒、頭痛、腰背痛、精神不振、焦慮不安、全身乏力、接納程度較差、盜汗與心悸等一系列全身不適的症狀。嚴重感染者會出現代謝紊亂、營養不良、貧血，甚至併發感染性休克。化膿性感染的臨床表現為器官與系統功能障礙及特異性表現。

（八）外科感染的範疇

1. 一般性感染（化膿性感染）。2. 特異性感染。3. 發生在手術切口、創傷或其鄰近的感染。4. 手術後，距離切口較遠部位所發生的感染。5. 在儀器檢查或插管之後所發生的感染。

（九）外科感染的特色

1. 多數是由幾種細菌所引起的混合性感染。一部分即使在開始時是單一細菌所引起，但是在病程中，常會發展為幾種細菌的混合性感染。
2. 多數有顯著的局部症狀和病徵。
3. 病變常比較集中在某個局部，感染常常會有侷限性，隨著病理發展而引起化膿與壞死等，使得組織遭到破壞，在癒合後會形成瘢痕組織，並影響身體的功能。

感染的三種結局

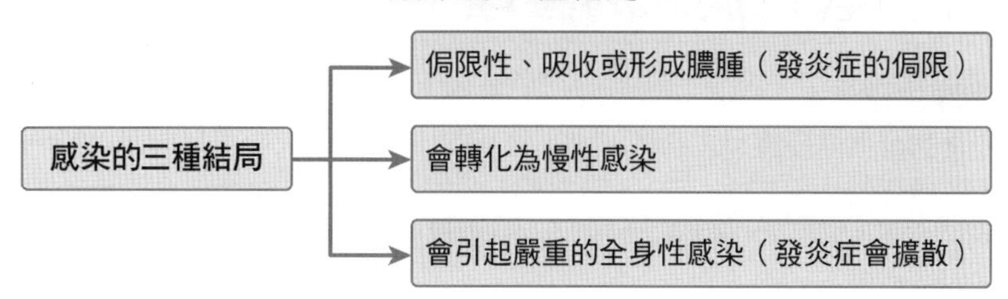

療程的演變

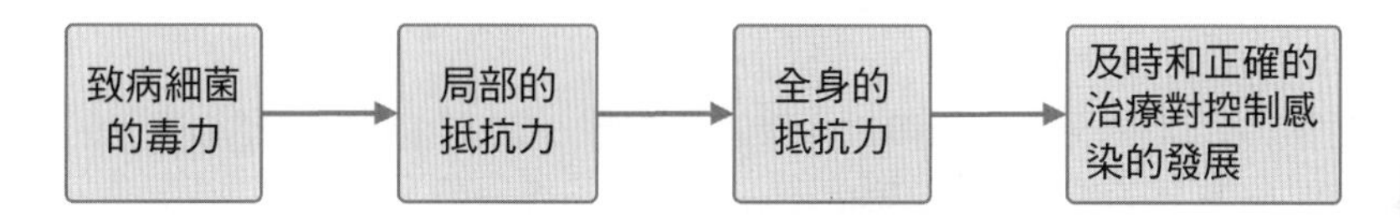

外科感染病人的常見護理問題

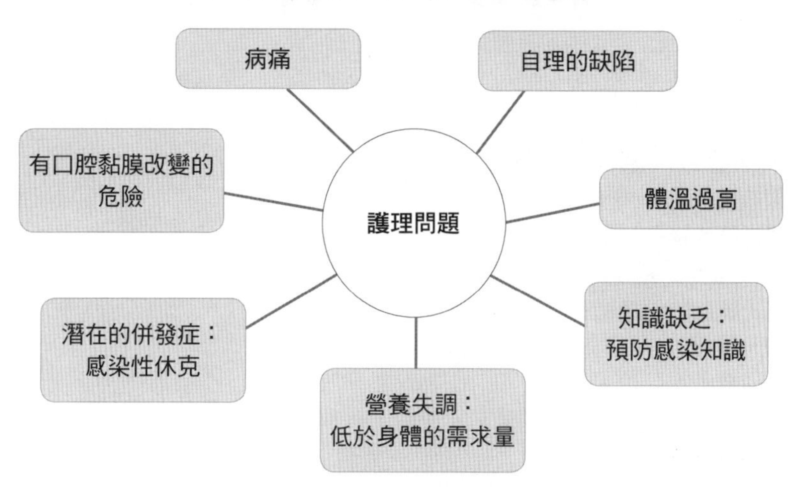

十 知識補充站

外科感染一般是指需要手術治療的感染性疾病與發生在創傷或手術之後的感染，經常分為特異性和非特異性感染。特異性感染包括破傷風、氣性壞疽等；非特異性感染包括癤、癰、蜂窩性組織炎、膿腫、急性闌尾炎、急性膽囊炎、急性骨髓炎等。

非特異性感染又稱為化膿性感染，其特色是有明顯而突出的局部性症狀，例如紅、腫、熱、痛、功能障礙。感染較重者時常有發燒、頭痛、全身不適、全身乏力、食慾減退、白血球數目增多等症狀。療程較長者還會呈現營養不良、貧血、水腫，甚至發生感染性休克等症狀。

8-3 外科感染病人的護理（三）

（十）病理生理

1. 感染後的發炎症反應
2. 感染的轉化

(1) 發炎症的侷限；(2) 發炎症會擴散；(3) 會轉化為慢性感染。

（十一）診斷

外科感染一般可以根據臨床表現來作出正確的診斷。波動性是診斷膿腫的主要根據。在必要時，還可以做一些輔助性檢查，例如化驗、超音波檢查、X 光檢查和放射性同位素檢查等。對疑似有全身性感染者，要抽血來做細胞培養檢查。

（十二）治療的原則

治療的原則為消除感染病因與毒性物質（膿液、壞死組織等），增強人體的抗感染和修復能力。較輕或範圍較小的淺部感染，可使用外用藥、熱敷和手術等治療；感染較重或範圍較大者，需同時內服或注射各種藥物。深部感染一般根據疾病種類作治療。全身性感染需要積極做全身療法，在必要時要動手術。

（十三）全身感染

膿毒症是指伴隨全身性發炎症反應的表現，例如體溫、循環系統、呼吸系統等明顯改變的外科感染之統稱。在此基礎上，血液培養篩檢出致病的細菌者，稱為菌血症。

（十四）根據致病細菌的分類

根據致病細菌可分為下列四大類型：

1. 革蘭氏染色陽性球菌感染

主要的致病細菌為金黃色葡萄球菌。

2. 革蘭氏染色陰性桿菌感染

常為大腸桿菌、綠膿桿菌、變形桿菌。

3. 真菌性感染

常見的致病細菌是白色念珠菌。

4. 無芽孢厭氧菌感染

大約 2/3 的厭氧菌會感染，而伴隨著需氧菌感染。

小博士解說

外科感染的護理重點是協助醫師治療原發病灶、控制感染、減輕局部症狀和不適，提升病人的生活自理能力。

根據致病細菌的分類

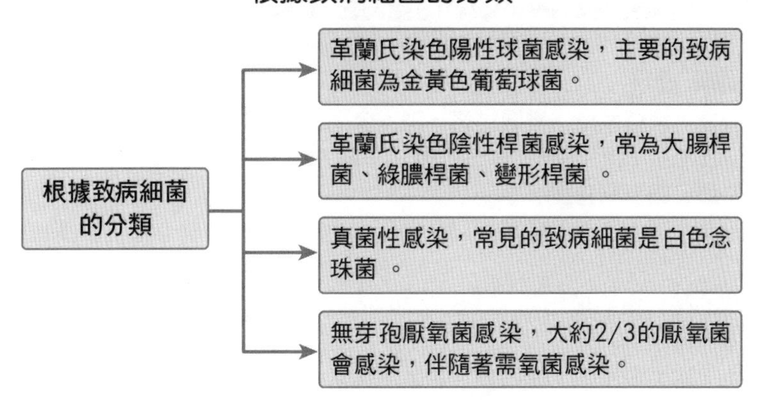

化膿性感染常見的致病細菌

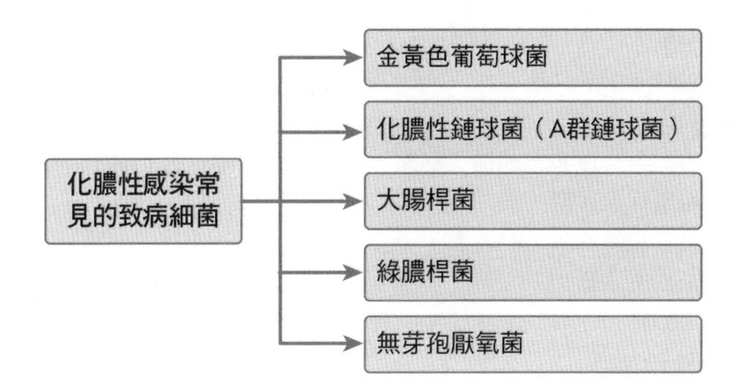

+ 知識補充站

常見的護理問題，包括(1)病痛；(2)體溫過高；(3)自理缺陷；(4)知識缺乏：預防感染知識；(5)營養失調：低於身體的需求量；(6)有口腔黏膜改變的危險；(7)潛在併發症：感染性休克。

8-4 外科感染病人的護理（四）

（十五）臨床表現

1. 發病較急，病情較重，發展迅速，體溫會高達40-41℃左右。
2. 頭痛、頭暈、食慾不振、噁心、嘔吐、腹脹、腹瀉、大量出汗和貧血。神智不清、煩躁、譫妄和昏迷。
3. 脈搏細速、呼吸急促與呼吸困難。肝、脾會腫大。嚴重者會出現黃疸、皮下瘀血。
4. 白血球的數目會明顯增高，一般在20-30 ◊ 10^9L以上，左移、幼稚型會增多，會出現毒性顆粒。
5. 會罹患代謝失調和肝、腎損害，在尿液中常會出現蛋白和酮體。
6. 病情的發展，會出現感染性休克的症狀。

（十六）治療的方法

治療的目的主要是提高病人全身的抵抗力和消滅細菌。

1. 做局部感染病灶的處理

及早處理原發感染病灶。

2. 抗生素的使用

在早期大劑量使用抗生素。

3. 提高全身抵抗力

(1) 嚴重的病人要反覆多次地輸入鮮血，每天或隔天輸入200 ml。
(2) 糾正水和電解質代謝失調。
(3) 給予高熱量和易於消化的飲食。
(4) 適當補充維生素B、C。

4. 要做對症的處理

（十七）輔助性檢查

1. 實驗室檢查

血液常規性檢查、生化檢查與細菌培養。

2. 影像檢查

超音波檢查、X光檢查、電腦斷層掃描檢查（CT）與磁振造影檢查（MRI）。

（十八）化膿性感染的處理原則

1. 局部處理

(1) 非手術治療：患部制動、局部性用藥（魚石脂軟膏、硫酸鎂溶液等）與物理性治療（超音波、紅外線等）。
(2) 手術治療：膿腫切開引流與將嚴重的感染器官加以切除。

2. 全身治療

包括支援治療、抗生素治療與對症治療等。

臨床表現

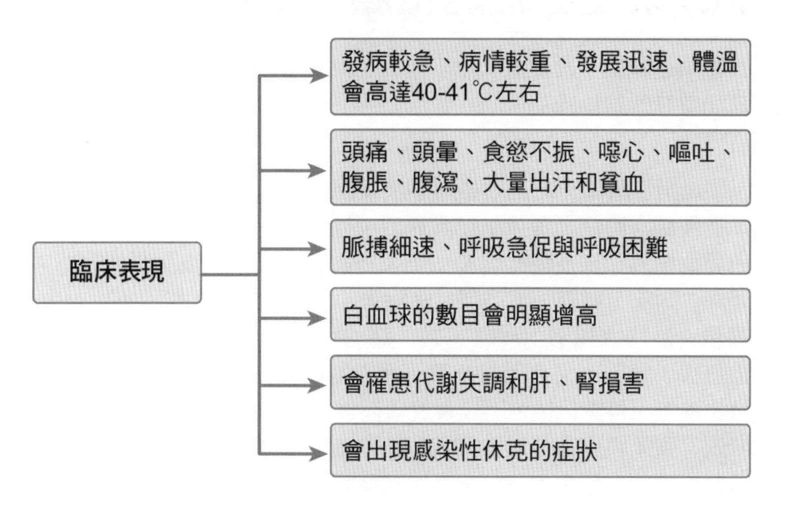

治療的方法

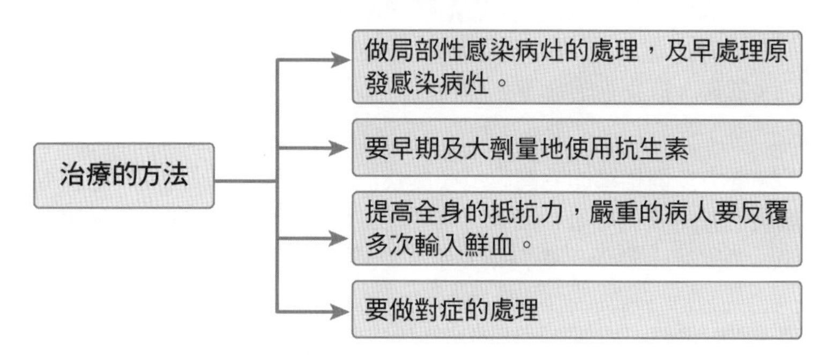

輔助性檢查

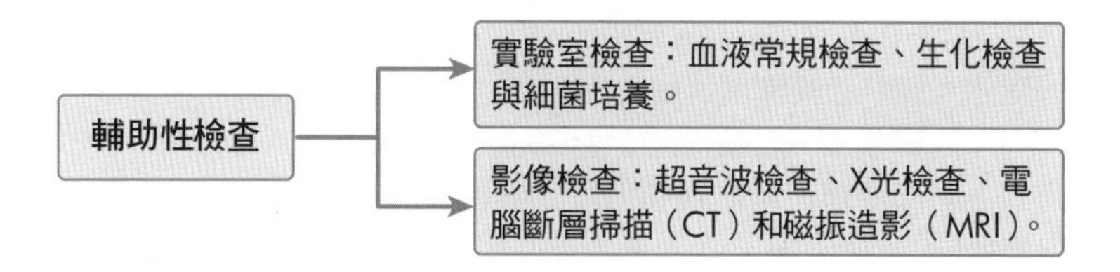

8-5 淺部軟性組織的化膿性感染護理（一）

軟性組織感染是指發生於皮膚、皮下組織、淋巴管和淋巴結、肌間隙及其周圍的疏鬆結締組織間隙等的外科感染。

（一）癤

1. **定義**：癤是指皮膚單一的毛囊與所屬皮脂腺的急性化膿性感染，常會延伸到皮下組織。多個癤同時或反覆發生在身體的不同部位，稱為癤病。常見的致病細菌是金黃色葡萄球菌和表皮葡萄球菌。癤大多發生在毛囊和皮脂豐富的部位，例如頭部、面部、頸部、背部、腋窩部、腹股溝部、會陰部和小腿。
2. **臨床表現**：最初會局部出現紅、腫、痛的小結節，之後逐漸腫大，呈現錐形隆起。數日後，結節中央會因組織壞死而變為軟性，出現黃白色小膿栓；紅、腫、痛範圍會擴大。再數日後，膿栓會脫落而排出膿，則發炎症便逐漸消失而愈合。
3. **身心狀況**：臨床表現分為局部症狀與全身症狀。在面部「危險三角區」的癤被擠壓時，致病細菌會經由內眥靜脈、眼睛脈進入顱內，從而引起顱內化膿性海綿狀靜脈竇炎。
4. **處理原則**：(1) 初期可以使用熱敷或物理療法（超短波療法或紅外線療法），也可以外敷魚石脂軟膏等。(2) 若出現膿頭，則在其頂部塗石炭酸。(3) 在膿腫有波動感時，要及時切開引流。(4) 對全身反應較為嚴重者，要注意全身治療，例如休息、加強營養、抗生素治療等。

（二）癰

1. **定義**：癰是由多個相鄰的毛囊與所屬的皮脂腺或汗腺，以及其周圍組織的急性化膿性感染，或由多個癤融合而成。常見的致病細菌為金黃色葡萄球菌，常發生於頸項部、背部及上唇部。中醫稱為疽。頸部癰俗稱「對口瘡」，背部癰俗稱「搭背」。
2. **臨床表現**：癰呈現一片稍為隆起的紫紅色浸潤區，質地堅韌，界限不清，在中央部的表面有多個膿栓，在破潰之後呈現蜂窩狀。以後，中央部會逐漸壞死、溶解、塌陷，像「火山口」，其內含有膿液和大量的壞死組織。癰很容易向四周與深部發展，周圍呈現浸潤性水腫，局部淋巴結有腫大和疼痛。除了有局部性劇痛之外，病人大多有明顯的全身症狀，例如畏寒、發燒、食慾不佳、白血球數目增加等。
3. **身心狀況**：其臨床表現分為局部的症狀與身心的症狀兩種：。
   (1) 局部症狀：紫紅色浸潤區、蜂窩狀改變、火山口狀潰瘍。
   (2) 身心症狀：脣癰會引起顱內化膿性海綿狀靜脈竇炎。
4. **治療方式**：局部處理初期的紅腫階段，其治療的方式與癤相同；若紅腫範圍較大，中央部位的壞死組織較多，或全身的症狀相當嚴重，則要做手術治療，一般使用「+」字或「++」字切口，有時亦可使用「|||」形切口。
5. **處理原則**：全身治療時，使用足量的抗生素，要多休息、加強營養等治療。局部處理時，及時切開排膿，用「+、++」等切口，切口大而深，要切除壞死組織。

癤

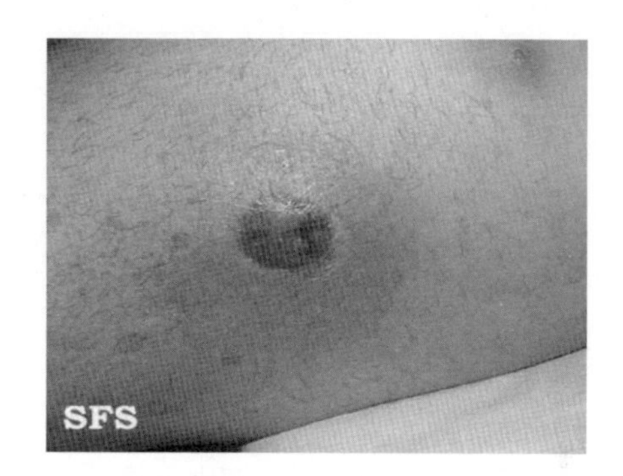

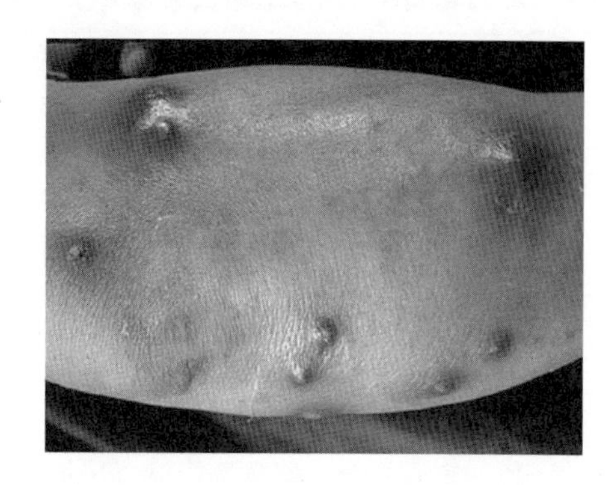

癰

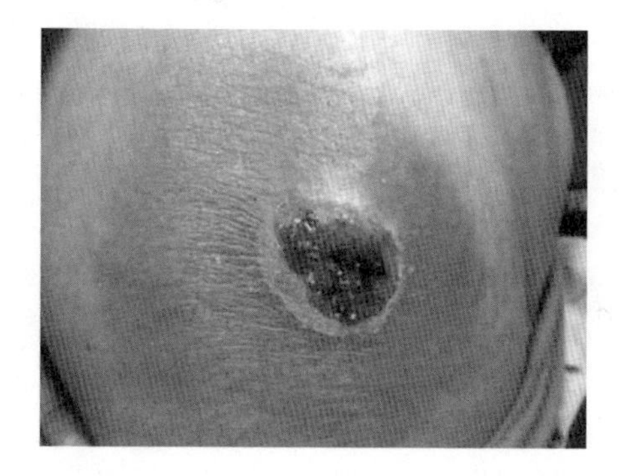

癰的治療

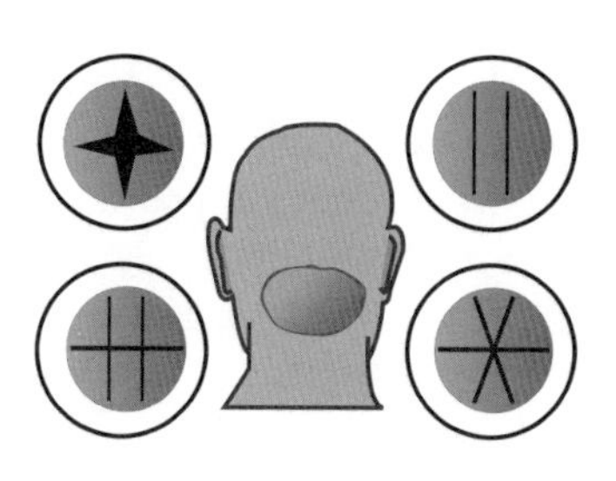

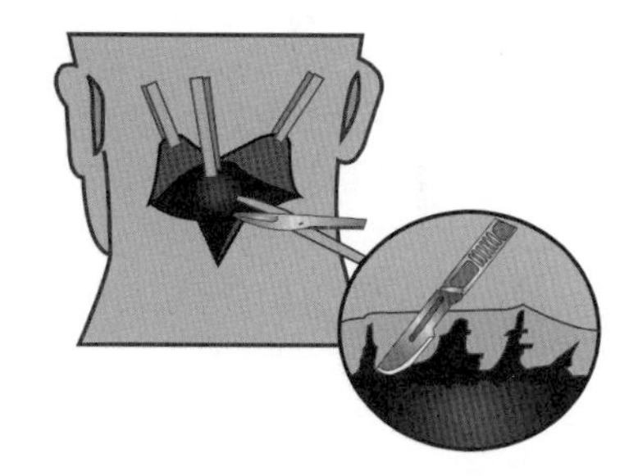

8-6 淺部軟性組織的化膿性感染護理（二）

（三）急性蜂窩性組織炎

1. **定義**：急性蜂窩性組織炎是皮下、筋膜下、肌肉間隙或深部蜂窩組織的一種急性瀰漫性化膿性感染，其致病細菌大多是B型溶血性鏈球菌，其次為金黃色葡萄球菌。其特色是病變迅速擴散而不易被限制住，其與正常的組織並無明顯的界限，亦可以為厭氧性細菌。發炎症是由皮膚或軟性組織損傷後的感染所引起，亦可由局部化膿性感染直接擴散，經由淋巴、血流傳播而發生。溶血性鏈球菌所引起的急性蜂窩性組織炎，會引起敗血症。
2. **臨床表現**：常因為致病細菌的種類、毒性，以及發病的部位、深淺而有所不同。
   (1) 在表淺的急性蜂窩性組織炎，局部會明顯地紅腫、劇痛，並向四周迅速擴大，病變中央部位常因為缺血而發生壞死症。
   (2) 在深層的急性蜂窩性組織炎，局部紅腫大多不太明顯，常只有局部水腫和深部壓痛；若病情嚴重者，全身症狀劇烈，有發高燒、寒顫、頭痛、全身無力、白血球數目增加等。
   (3) 口底、頜下和頸部的急性蜂窩性組織炎，會發生喉頭水腫和壓迫氣管，引起呼吸困難，甚至窒息；發炎時還會蔓延到縱膈。
   (4) 由厭氧性鏈球菌、擬桿菌與多種腸道桿菌所引起的蜂窩性組織炎，又稱為撚發音性蜂窩性組織炎，會發生在被腸道或泌尿道內容物所汙染的會陰部與腹部傷口。
3. **處理原則**：(1) 全身治療時，使用抗生素、休息、加強營養、對症治療。(2) 患處休息、制動，局部用熱敷（例如50%硫酸鎂濕熱敷）、物理治療。(3) 口底、頜下和頸部的急性蜂窩性組織炎，要及早切開減壓。

（四）新生兒皮下壞疽

1. 它也是一種急性蜂窩性組織炎，常見的致病細菌為金黃色葡萄球菌，多發生於新生兒容易受壓的部位。
2. 身心狀況：分為局部症狀及全身症狀。
3. 處理原則：(1) 局部立即多處切開引流；(2) 全身治療。

（五）丹毒

1. **定義**：丹毒是皮膚及其網狀淋巴管的急性發炎症，常見的致病細菌為 β-溶血性鏈球菌，大多發生於臉部，其次是四肢（下肢）。病變的特色為蔓延很快，病變區域與周邊正常組織的界限相當清楚，很少有組織壞死或局部化膿，且有接觸性傳染。
2. **身心狀況**：分為局部症狀與全身症狀。
3. **處理原則**：
   (1) 局部處理時，抬高患處，局部使用50%硫酸鎂濕熱敷等。
   (2) 全身處理時，全身使用抗生素（青黴素），要注意休息、治療足癬等。

丹毒

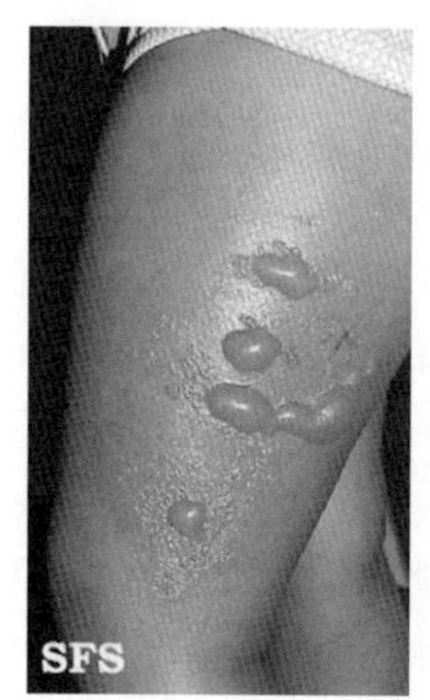

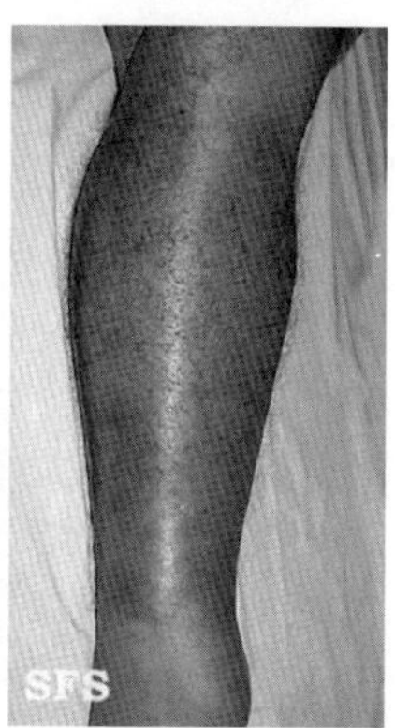

急性蜂窩性組織炎的臨床表現

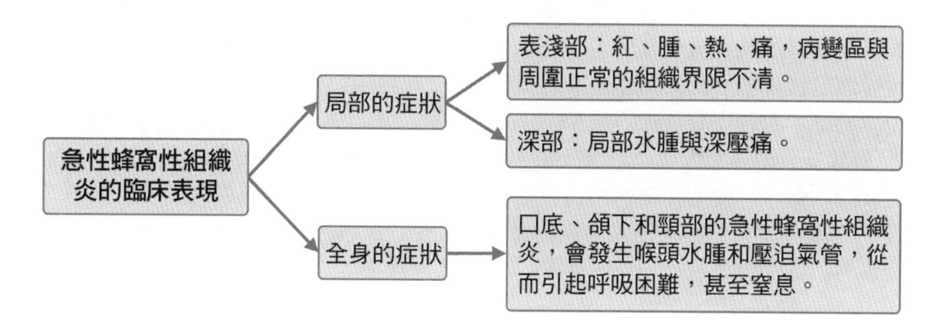

丹毒的處理原則

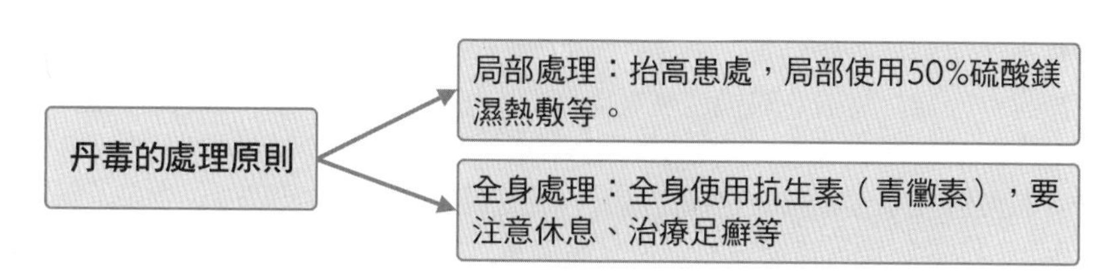

8-7 淺部軟性組織的化膿性感染護理（三）

(六) 甲溝炎

甲溝炎是甲溝周邊組織的感染。大多是因為微小的刺傷、挫傷、倒刺（逆剝）或剪指甲過深等損傷而引起，致病細菌大多為金黃色葡萄球菌。

(七) 膿性指頭炎

手指末節掌面的皮下組織化膿性感染，大多是由刺傷所引起。致病細菌大多為金黃色葡萄球菌。臨床表現在開始時，指尖會有針刺狀的疼痛。之後，組織會腫脹，小腔的壓力會增高，迅速出現越來越劇烈的疼痛。當指動脈被壓迫時，則疼痛會轉為搏動性跳痛，患肢下垂時會加劇。劇痛常會使病人煩躁不安，徹夜難眠。指頭紅腫並不明顯，有時皮膚呈現黃白色，但是張力顯著增高，輕觸指尖即會產生劇痛。此時多伴隨著全身症狀，如發燒、全身不適、白血球數目增加等。到了晚期，大部分組織會缺血壞死，神經末梢因受壓和營養障礙而麻痺，疼痛反而減輕，但這並不表示病情已經好轉。膿性指頭炎若不及時治療，常會引起指骨缺血性壞死，形成慢性骨髓炎，傷口會經久不癒。

(八) 破傷風

破傷風是由破傷風梭狀芽孢桿菌經體表破損處侵入組織，大量繁殖並產生毒素，引起局部及全身肌肉陣發性痙攣或抽搐的急性特異性感染。破傷風的致病菌為破傷風桿菌（破傷風梭菌）。破傷風外毒素有痙攣毒素和溶血毒素兩種，痙攣毒素是引起症狀的主要毒素，對神經有特殊的親和力。

1. **健康史**：破傷風桿菌為革蘭氏染色陽性反應厭氧性芽孢菌，廣泛存在於泥土和人畜糞便中，並不能侵入正常的皮膚和黏膜。2. **發病原因**：破傷風桿菌的侵入與傷口的缺氧。3. **破傷風外毒素**：痙攣毒素會導致全身橫紋肌強直性痙攣和陣發性抽搐，溶血毒素會導致局部組織壞死和心肌損害。4. **身心狀況**：(1)潛伏期：破傷風的潛伏期平均為6-12天左右，亦可小於24小時或長達20-30天、甚至數月；若潛伏期越短，則預後的效果越差。(2)前驅症狀：全身乏力、頭暈、頭痛、咬肌緊張、酸脹、咀嚼無力、煩躁不安、打呵欠等，常會持續12-24小時左右。(3)典型症狀：肌肉強直性痙攣與肌肉陣發性抽搐。(a)肌肉強直性痙攣：大多自頭部肌肉開始痙攣，兩耳豎立，鼻孔張大，黏膜外露，頭頸伸直，牙關緊閉，腰背伸直，腹部肌肉緊縮，尾根翹起，四肢強直，狀如木馬，運行極度困難。對外界刺激的興奮性增強，異常敏感，驚恐不安，會出盜汗，全身肌肉痙攣性收縮加重。體溫一般正常，呼吸淺表，增數。脈搏細弱，黏膜發紺。最後常會因為窒息或心臟極度衰竭而死亡。(b)陣發性抽搐：在肌肉持續緊張收縮的基礎上，任何輕微的刺激，例如光線、音響、接觸、振動或觸碰病人的身體，均會誘發全身肌群的痙攣和抽搐。(4)併發症：骨折、尿滯留、呼吸暫停、窒息（為病人死亡的主因）、肺內感染（肺炎、肺不張，為最常見的併發症）、酸中毒與循環衰竭。

破傷風的臨床表現與併發症

臨床表現	1. 破傷風的潛伏期平均為6-10天，平均為7天。 2. 若潛伏期越短，則預後越差；典型的肌肉強烈收縮，最初是咀嚼肌，之後依序為面肌、頸項肌、背腹肌、四肢肌群、橫膈肌和肋間肌。 3. 苦笑表情、角弓反張狀、骨折、尿瀦留。
併發症	骨折、尿瀦留和呼吸停止、窒息、肺部感染、酸中毒與循環系統衰竭。

甲溝炎

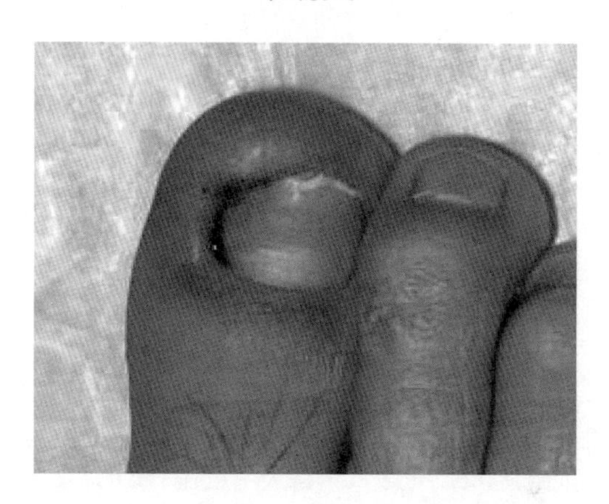

膿性指頭炎

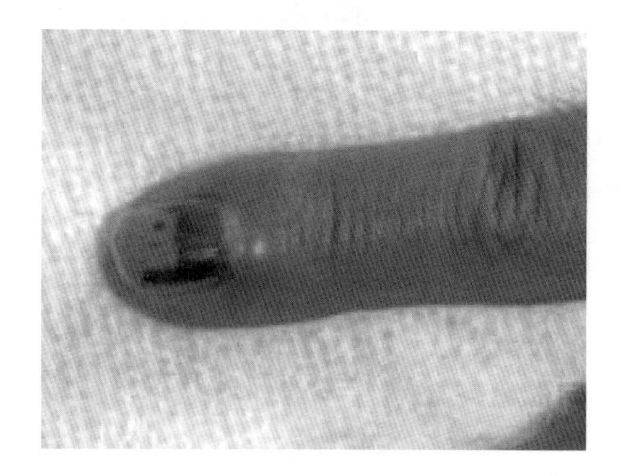

8-8 淺部軟性組織的化膿性感染護理（四）

（八）破傷風（續）

5. 預防

(1) 自動免疫：使用破傷風抗毒素來注射，可以使人獲得自動免疫力。

(2) 被動免疫傷後，儘早肌肉注射破傷風抗生素1500-3000 IU（1-2 ml）。

6. 治療

(1) 治療的原則為消除毒素的來源、中和游離毒素、控制和解除痙攣，保持呼吸道暢通和防治併發症。

(2) 破傷風抗毒素（T.A.T.）是從動物血清中所提煉的異性蛋白，會導致過敏症。因此，在注射前要做皮試，其方法為取0.1 ml抗毒素，以生理食鹽水稀釋至1 ml，在前臂內側腕關節上5-8公分處，注入0.1 ml稀釋液於皮內作一個皮丘觀察20分鐘，局部若無反應則為陰性反應；在創傷後預防破傷風時，可以將破傷風抗毒素1500 u一次性肌注。

(3) 若皮試局部出現紅暈大於皮丘或皮丘周邊有紅色偽足，均為陽性反應，要採取脫敏注射。脫敏注射的方法是將破傷風抗毒素1500u稀釋成5 ml，觀察20分鐘，若無任何不適者，第二次肌注2 ml，觀察與上面相同，若仍無不適，第三次最後劑量注入，再觀察30分鐘之後，才能讓病人離去。

(4) 在脫敏注射時，要備有1：1000鹽酸腎上腺素1 ml，以便在發生過敏反應時，做緊急的注射。

(5) 在破傷風發病時的治療劑量較大，每天用量在1萬u以上。

7. 護理診斷

(1) 皮膚完整性受損：與外傷有關。(2) 疼痛：與肌肉強直性痙攣和陣發性抽搐有關。(3) 清理呼吸道無效：與喉頭、呼吸肌痙攣有關。(4) 尿瀦留：與膀胱肌肉痙攣有關。(5) 活動毫無耐力：與全身肌肉強直性痙攣有關。(6) 營養失調（低於身體的需求量）：與痙攣消耗和不能進食有關。(7) 焦慮：與病情反覆有關。(8) 有受傷的危險：與劇烈抽搐所造成的肌肉撕裂或骨折有關。(9) 有體液不足的危險：與身體消耗過大及補充不足有關。(10) 有窒息的危險：與喉頭痙攣及清理呼吸道低效率有關。(11) 有體溫改變的危險：與感染有關。

8. 護理措施

(1) 清除毒素來源：做徹底的清除創傷術，清除壞死組織和異物，敞開傷口以利於引流，並用3%過氧化氫或1：1000高錳酸鉀溶液沖洗和經常濕敷。若原發傷口在發病時已經癒合，則不需要做清除創傷術。

(2) 中和游離毒素：使用破傷風抗毒素可以中和游離毒素，但是不能中和結合毒素。

(3) 控制與解除痙攣：控制與解除痙攣是治療的重要關鍵，可以使用水合氯醛、苯巴比妥鈉、地西泮或冬眠合劑 I 號等。

破傷風實際的護理措施

一般性的護理	環境的需求、減少外界的刺激、嚴格隔離消毒、保持靜脈輸液暢通與加強營養的補充。
病情的觀察	注意觀察病人生命徵象的變化，一般性吸氧使得血氧飽和度在95%左右，嚴格地記錄24小時的出入量。
呼吸道管理	1. 要保持呼吸道的暢通，要常鼓勵病人咳嗽或採用吸痰。 2. 如果痙攣發作頻繁，持續時間較長，在抽搐時，有紫紺現象且分泌物不易咳出者，要及早做氣管切開術。
氣管切開的護理	1. 使用有效的抗生素，青黴素為第一選擇，維持水與電解質的平衡，糾正酸中毒，防止受傷、病人墜床等。 2. 做人工冬眠的護理，留置導尿管（每天要做會陰護理與膀胱沖洗的工作），要做基礎護理與健康教育的工作。

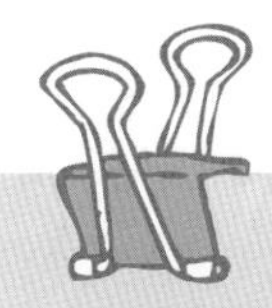

預防、治療與預後

1. 患者在感染可以經過適當的接種破傷風疫苗（Tetanus_vaccine）來預防。
2. 當傷者有顯著傷口，一般而言可以使用不到三個劑量的疫苗內含有免疫抗體和破傷風免疫球蛋白的破傷風預防注射劑（Tetanus_immune_globulin）來減輕感染破傷風的可能性。
3. 而對傷者也染上破傷風，破傷風預防注射劑或靜脈注射免疫球蛋白可以擇一使用。
4. 傷口應清洗並去除任何壞死的組織。
5. 肌肉鬆弛劑也可以用來控制痙攣。
6. 患者在傷口做好基本處理之後，保持安靜，保溫，避光及不必要的刺激。在必要時可以注射止痙劑。
7. 人破傷風免疫球蛋白（TIgG或TIG）500IU（生物活性）深部肌肉注射或使用破傷風馬血清抗破傷風毒素（TAT）1～2萬IU靜脈滴注，在使用之前需要先使皮膚測試患者是否會過敏與否，經由皮膚測試知後的結果若呈現陽性反應者，需要經過脫敏治療。
8. 依照患者傷口的乾淨程度、以及在5或10年內是否曾接受或疫苗注射兩個因子，決定是否需要追加注射破傷風疫苗。

8-9 淺部軟性組織的化膿性感染護理（五）

（九）急性淋巴管炎和淋巴結炎

急性淋巴管炎和淋巴結炎為致病的細菌，透過皮膚、黏膜損傷處或其他的感染病灶，而經由組織淋巴間隙進入淋巴管之內，所引起的淋巴管及其周邊淋巴結的急性感染。常見的致病細菌為金黃色葡萄球菌和溶血性鏈球菌。

1. **身心狀況**

(1) 急性淋巴管炎；(2) 急性淋巴結炎。

2. **處理原則**

(1) 積極治療原發的感染病灶。

(2) 全身使用有效的抗生素。

(3) 局部處理：①急性淋巴管炎：局部外敷　喃西林溶液等。②急性淋巴結炎膿腫形成要切開引流。

（十）膿腫

膿腫是在身體各個部位發生急性感染後，病灶局部的組織發生壞死、液化而形成的膿液積聚，其周邊有一個完整的膿腔壁將膿液包繞。常見的致病細菌為金黃色葡萄球菌。

1. **身心狀況**

(1) 局部症狀：①表淺膿腫，具有波動性；②深部膿腫有深壓痛；③結核桿菌所引起的膿腫為寒性膿腫。

(2) 全身症狀。

2. **處理原則**

膿腫已有波動感或穿刺抽得膿液，需作切開引流術。

3. **輔助性檢查**

(1) 血液常規檢查：白血球的總數及中性粒細胞的數目會增高。

(2) 血液的培養：經常在寒顫發作時，做抽血檢查，其陽性反應率較高。

(3) 膿液細菌培養或抹片檢查：要經常做培養及藥物過敏檢查。

(4) 血液生化檢查。

(5) 超音波檢查。

（十一）全身化膿性感染

全身化膿性感染是指致病的細菌，經由局部感染病灶進入血液循環後所引起的嚴重全身性反應。

全身化膿性感染主要包括敗血症和膿血症。敗血症是指致病細菌侵入血液循環，持續存在、迅速繁殖，從而產生大量的毒素，並會引起嚴重的全身性症狀。

膿血症是指局部化膿性病灶的細菌栓子或脫落的感染血栓，間歇的進入血液循環，並在全身各處的組織或器官內發生轉移性的膿腫者。

急性淋巴管炎和淋巴結炎的處理原則

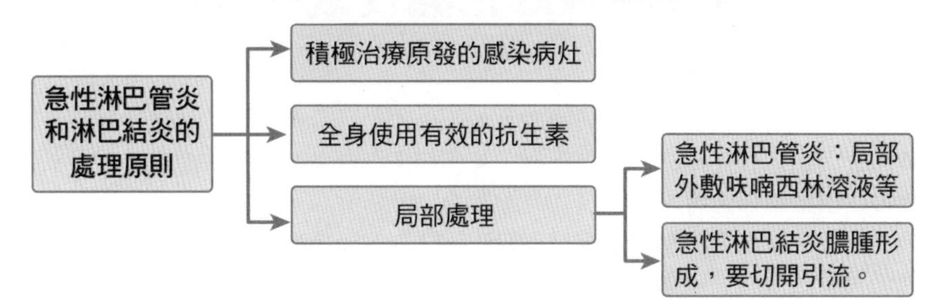

急性淋巴管炎和淋巴結炎

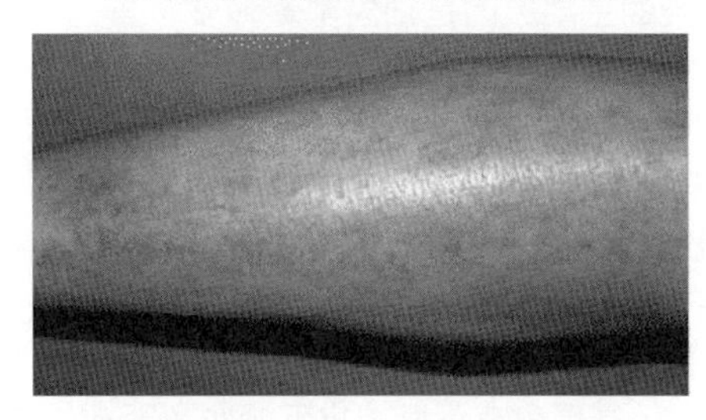

全身化膿性感染

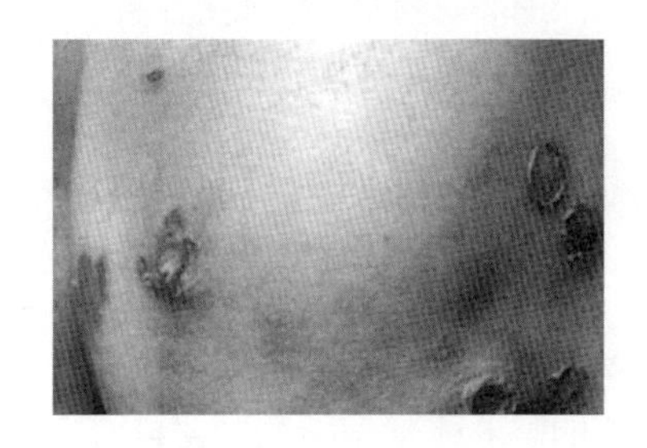

膿腫的臨床表現

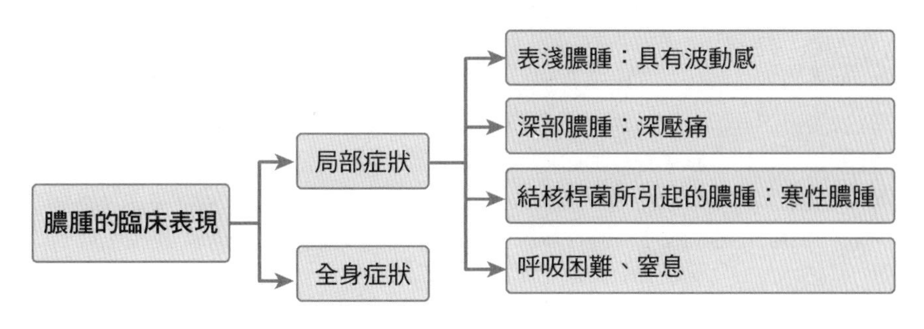

8-10 淺部軟性組織的化膿性感染護理（六）

（十一）全身化膿性感染（續）

菌血症是指少量致病菌侵入血液循環之內，迅速地被人體防禦系統所清除，並不會引起或僅會引起短暫而輕微的全身反應。菌血症是指有全身性發炎症反應表現，且血液培養檢查出致病細菌者。

毒血症是指由於致病細菌在嚴重損傷或感染之後，組織破壞分解所產生的大量毒素進入血液循環之後所引起劇烈的全身反應。毒血症是指伴隨著全身性發炎症反應的表現，例如體溫、循環、呼吸等明顯改變的外科感染統稱。

1. **引起全身化膿性感染的主要原因是細菌數量較多、毒力較強和（或）人體抵抗力下降所導致。**常見的致病細菌為革蘭氏染色陰性桿菌（最為常見）、革蘭氏染色陽性球菌（較常見為金黃色葡萄球菌，其次為表皮葡萄球菌和腸球菌）、無芽孢厭氧菌與真菌。
2. **全身化膿性感染發病特色是較急、較快與較重。**臨床表現有寒顫、發高燒、頭痛、頭暈等全身症狀，有食慾不振、噁心、嘔吐、腹脹、腹瀉等消化道症狀。嚴重者會出現大量盜汗、貧血、呼吸急促、心跳加快、神智改變或感染性休克。體檢會有肝、脾腫大，甚至會有黃疸、皮下淤血及腎損傷的症狀。
   (1) 敗血症：突然發生寒顫與發高燒，體溫會高達40-41℃左右，常於皮膚、眼結膜和黏膜處出現淤血點，大多會伴隨著神智的改變。
   (2) 膿血症：主要特徵為明顯的寒顫、弛張熱與身體各個部位不斷發生新的膿腫。
   (3) 毒血症：發高燒、脈搏快與貧血是其三大症狀。
3. **診斷檢查**
   (1) 血液常規檢查：白血球的數目會增加，中性粒細胞比例會增高。
   (2) 血液培養：是確立診斷的重要依據，最好是在寒顫、發高燒時抽血送檢。
4. **護理診斷**
   (1) 體溫過高：與致病菌毒素吸收入血液有關。
   (2) 營養失調（低於身體的需求量）：與身體代謝量增高有關。
   (3) 疼痛：與原發病灶及頭顱內壓升高有關。
   (4) 腹瀉：與胃腸道發炎症有關。
   (5) 活動無耐力：與體溫過高所造成的疲倦有關。
   (6) 恐懼：與病情突然變化及不斷進展有關。
   (7) 有體液不足的危險：與遺失過多及攝取不足有關。
   (8) 有受傷的危險：與意識障礙有關。
   (9) 潛在併發症：感染性休克、呼吸衰竭、腎功能衰竭等。
5. **護理措施**

   主要的治療原則為處理原發性感染病灶、使用抗生素及增強身體的抵抗力。

全身化膿性感染的身心狀況

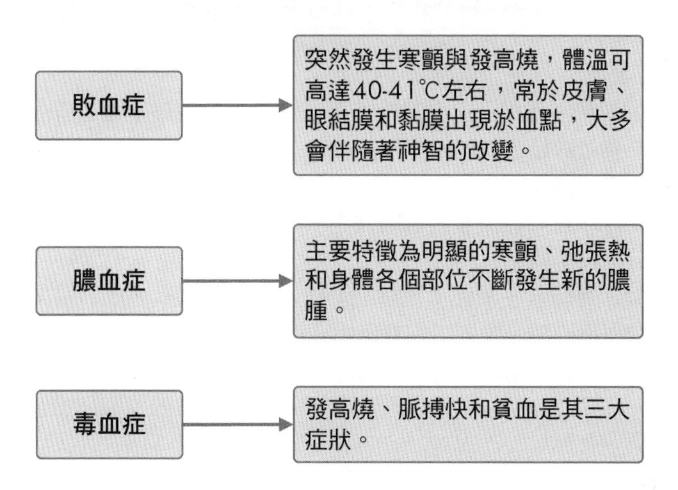

全身化膿性感染的護理措施

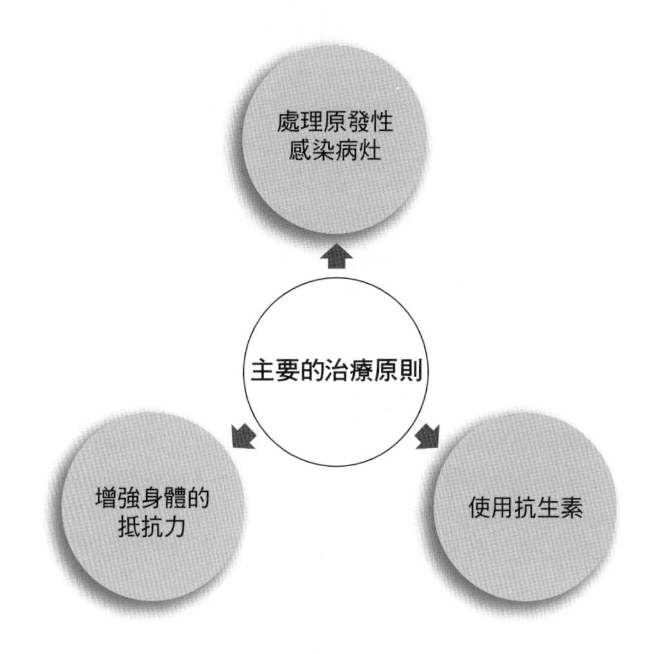

8-11 淺部軟性組織的化膿性感染護理（七）

（十二）氣性壞疽

氣性壞疽是由梭狀芽孢桿菌所引起的一種嚴重以肌肉組織壞死或肌肉炎為主要特色的急性特異性感染，該感染發病較急，預後效果較差。

1. 氣性壞疽的致病菌為梭狀芽孢桿菌，梭狀芽孢桿菌為革蘭氏染色陽性反應厭氧性芽孢菌，廣泛存在於泥土和人畜糞便中，主要包括產氣莢膜梭菌、水腫桿菌、腐敗桿菌和溶組織桿菌等。

   在臨床上所見到的氣性壞疽，通常是兩種以上的致病細菌混合感染，其發病原因為梭狀芽孢桿菌的侵入與傷口的缺氧所導致。

2. 臨床特色為病情發展迅速，會在12-24小時左右引起全身情況的迅速惡化。

   (1) 潛伏期一般為1-4天左右。(2) 局部的症狀為疼痛、腫脹與皮膚色澤和溫度的改變。(3) 全身症狀。

3. 診斷檢查：(1) 病史：有損傷或手術史，會迅速出現傷口的劇烈疼痛，周邊會捫出捻發音，局部腫脹會迅速加劇與有嚴重的全身中毒症狀。(2) 輔助性檢查：分泌物抹片檢查、X光檢查與分泌物培養。(3) 血液常規檢查（白血球總數及中性粒細胞的數目增加）、血液培養（常在寒顫發作時做抽血檢查，陽性反應率較高）、膿液細菌培養或抹片檢查（常做培養及藥物過敏檢查、血液生化檢查與超音波檢查）。

4. 護理診斷：(1) 疼痛：與創傷和細菌感染傷口有關。(2) 組織完整性受損：與傷口和組織壞死有關。(3) 體溫過高：與細菌在傷口處繁殖，並釋放毒素有關。(4) 營養失調：與高燒及新陳代謝增加有關。(5) 組織灌注量不足：與水腫、盜汗及嘔吐有關。(6) 自我形象紊亂：與失去部分組織和肢體所導致的形體改變有關。(7) 有意外受傷的危險：與疾病有關。(8) 貧血：與血紅蛋白被破壞有關。

5. 治療原則：氣性壞疽的治療原則是在確診後，要立即做緊急的手術治療。

   (1) 緊急清除創傷：在全身麻醉下執行清除創傷術，創傷清除範圍要達到正常的肌肉組織，切口敞開，不予縫合。在嚴重時要做高位截肢手術，而殘廢端則不予以縫合。(2) 運用抗生素：較大劑量的青黴素為第一選擇。(3) 高壓氧治療。(4) 全身支援式療法。(5) 對症處理。

6. 護理措施：(1) 嚴格地隔離消毒。(2) 重症的監護。(3) 傷口的處理及護理：清除創傷、加強換藥的工作與高壓氧療法的護理工作。(4) 適量地使用抗生素。(5) 全身支援療法。(6) 疼痛的護理：藥物治療（使用止痛劑或麻醉止痛劑）、非藥物治療與對於創傷清除或截肢者，要注意改變其體位。(7) 發高燒病人的護理。(8) 健康教育。

7. 護理診斷：(1) 皮膚與組織完整性受損：與皮膚損傷感染擴散及組織壞死有關。(2) 體溫過高：與毒素吸收入血液有關。(3) 疼痛：與化膿性感染有關。(4) 功能障礙：與皮膚組織受損及瘢痕的形成有關。

梭狀芽孢桿菌的健康史

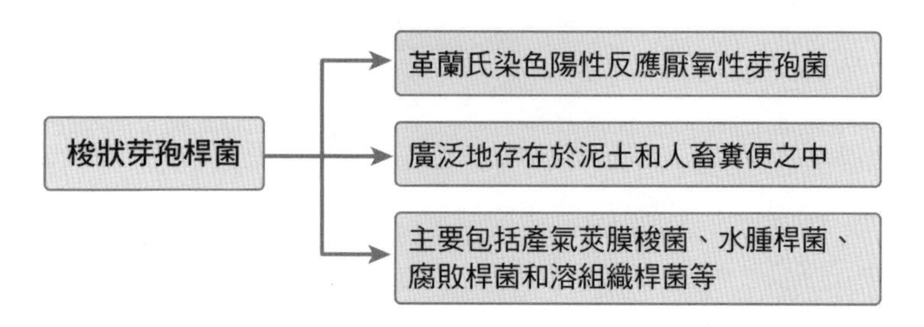

氣性壞疽的臨床特色

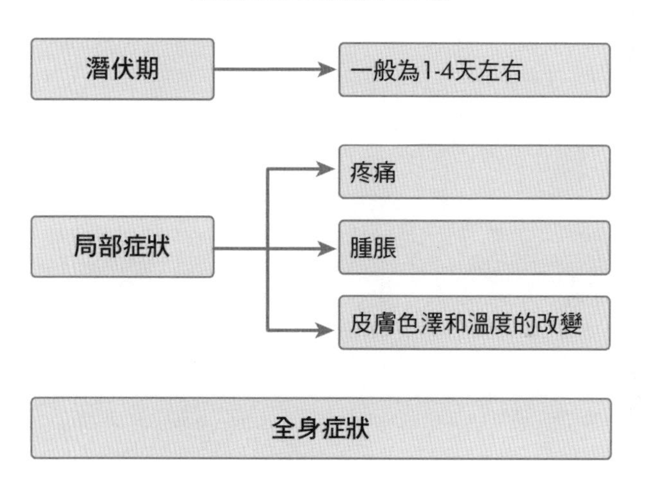

✚ 知識補充站

本章的重點為要求學生掌握好外科感染的概念、特色以及化膿性感染的臨床表現和處理原則，以及熟悉幾種常見軟性組織急性化膿性感染的診斷和主要的護理措施。

NOTE

第 9 章
損傷病人的護理

學習目標

1. 了解損傷的病因、類型及病理生理改變。
2. 熟悉損傷的主要身心狀況改變。
3. 重點要求學生掌握好損傷病人的診斷與主要護理措施。
4. 了解創傷的臨床表現。
5. 熟悉急性腎功能衰竭、成人呼吸窘迫症候群的病因病理、臨床表現、診斷重點、處理原則、護理重點。
6. 了解損傷的現傷救護。
7. 掌握心、肺、腦復甦的三個階段。
8. 了解創傷急症救護中的護理特點。
9. 熟悉傷口分類、清創術、敷料交換、拆線術。

9-1 損傷病人的護理（一）

損傷是指致傷因素運作於人體後，所引起組織的破壞和功能障礙。由機械因素所導致的損傷，稱為創傷。若傷及多重部位或多重器官，則稱為多重傷害。依據有無傷口來分類，傷部皮膚完整者稱閉合傷，如挫傷、扭傷、擠壓傷、震盪傷等。傷部皮膚破損者為開放傷，如擦傷、切割傷、撕裂傷、刺傷和火器傷等。

（一）創傷後身體的反應

1. 局部反應：主要是急性發炎症反應，包括組織變質、滲出和增生。
2. 全身反應：有利於維持內部環境的穩定。

（二）損傷的修復

損傷修復有三個時期：纖維蛋白填充、細胞增生和細胞間質填充。在損傷後，局部組織有撕裂、變性、壞死和出血的症狀，滲血和滲液中的纖維蛋白元凝結成纖維蛋白，進而從創緣底部和邊緣生長出肉芽組織。肉芽組織主要由新生的微血管和纖維母細胞所組成。大約於創傷後5-6天開始，纖維母細胞開始形成膠原，轉化為纖維細胞。上皮細胞由創傷邊緣向中心生長逐漸覆蓋肉芽創面，最後疤痕形成與收縮，創口癒合。

（三）傷口的種類

傷口和面部損傷有下列三種類型：1. 清潔傷口：通常指無菌手術的切口，也包括經過清除創傷術處理而無明顯汙染的創傷傷口。2. 沾染傷口：是指沾有細菌，但是尚未發展為感染的傷口。一般認為是傷後8小時內所處理的傷口。3. 感染傷口、傷口有膿液、滲出物及壞死組織等，周圍皮膚經常會紅腫。

（四）創傷癒合的類型

1. **一期癒合**：組織損傷較少，創緣整齊並無感染，經過清理創傷縫合，對接情況良好的開放傷口，或無菌手術切口縫合之後，上皮於術後1-2天可以將創口覆蓋，肉芽於受傷後2-3天即會從創傷邊緣長出來。大約在2-3週創口會完全癒合，僅留下一條線形疤痕，此屬於一期癒合。
2. **二期癒合**：若組織缺損較多，創緣不整齊，或有感染的創口，肉芽自底部和邊緣生長將創口填平後，上皮細胞才開始迅速生長覆蓋創面，此屬於二期癒合。其癒合時間會顯著延長，疤痕相當明顯。
3. **三期癒合**：開放性損傷在48-72小時後並無明顯的感染，再執行縫合，傷口近似一期癒合。此種延遲處理與早期閉合損傷減少了感染的機會，比二期癒合縮短了時間，影響功能較少。

（五）影響損傷癒合的因素

全身的因素包括年齡、營養的狀況、內分泌影響和藥物的功能。局部因素為感染、異物、局部的血液運行、動線及處理措施等。

損傷反應流程的分期

分期	內分泌變化	代謝變化	全身的改變	局部的改變
第一期（1-4天）	垂體－腎上腺激素分泌增加	負氮平衡、血糖、糖元異生、鈉和水瀦留、鉀排出、脂肪消耗	體溫高、脈搏快、尿少、精神較差、毫無食慾	以變質滲出為主
第二期（5-8天）	垂體－腎上腺激素分泌趨向於正常	氮代謝開始轉為正平衡，鈉排出增加，鉀排出減少	體溫、脈搏逐漸會恢復正常，尿液量會增加，食慾會恢復，體重下降會變慢。	以肉芽組織增生為主
第三期（9天至數週或數月）	恢復正常	正氮平衡、鉀／鈉平衡、脂肪儲存	逐漸恢復正常活動，體重、體力會恢復。	以纖維組織增生為主，傷口癒合

損傷癒合的類型

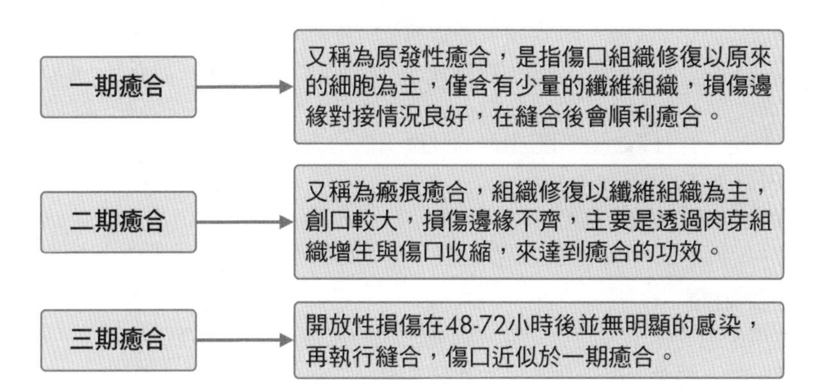

＋知識補充站

損傷病人的護理（病理生理）

1. 局部反應：組織損傷之後釋放炎性介質引起紅腫熱痛炎症反應。
2. 全身反應：體溫升高，休克，器官衰竭。傷口的癒合分為2期：(1)一期癒合；(2)二期癒合(瘢痕癒合)以纖維組織修復為主。清創術：在傷後6~8小時內進行，頭面部的傷口在傷後12~24小時之後仍然可以進行清創。

9-2 損傷病人的護理（二）

（六）臨床表現

1. 全身表現：嚴重者會發生外傷性休克。體溫會增高，若併發感染，體溫會更高。脈搏、呼吸、血壓均會有所改變。尿液量常會減少，並有疲乏、精神及食慾不振等表現。
2. **局部表現**：會有疼痛、腫脹、瘀斑、壓痛和功能障礙。開放傷者則有傷口，會有出血如併發感染，局部疼痛、腫脹、壓痛等發炎徵象顯著，傷口有分泌物。
3. **併發的傷口和併發症**：會併發重要器官的不同部位損傷、血管損傷和神經損傷。常見的併發症有感染、休克、腎衰竭、ARDS與MSOF等。

（七）處理方式

將傷患的生命放在第一位，盡可能保存或修復損傷的組織與器官，並恢復其功能，有效防治全身與局部的各種併發症。

（八）現場的急救

1. 除去致傷的因素，避免繼續損傷：對因為隧道坍方或建築物倒塌受擠壓的傷患要立即移去擠壓的物體，並迅速搬離現場至較為安全的地方等。
2. 優先搶救心跳驟停、窒息、大量出血、開放氣胸、休克、內臟脫出等，以挽救生命。
3. 傷口包紮與止血：對開放傷用消毒敷料或乾淨布類覆蓋包紮傷口，以防止進一步的汙染。對一般的傷口出血，使用較多敷料加壓包紮即可，只有在四肢大動脈損傷加壓包紮無效時，才慎重採用止血帶來止血。
4. 臨時固定：對有骨折或關節損傷的肢體，使用夾板或方便取得的器材來做臨時固定之用。
5. 止痛：注射或口服止痛劑。
6. 後送：根據傷況，採用適當運輸工具，迅速送到就近的醫療單位加以治療。

（九）全身治療

著重維持傷患的循環及呼吸功能、補充血液的容量、保持呼吸道的暢通、維持體液及電解質平衡與能量代謝、保護腎功能等。

（十）病因

依據致傷因素的不同，可分為機械性損傷、物理性損傷、化學性損傷和生物性損傷。平時較為常見的是機械性因素作用所導致的損傷，又稱為機械性損傷。

（十一）損傷的類型

1. 依據致傷的原因來分類，有利於評估傷後的病理變化。(1)銳器的損傷：刺傷、切割傷、穿透傷等。(2)鈍性的損傷：挫傷、擠壓傷等。(3)切線方向的損傷：擦傷、裂傷、撕裂傷等。(4)槍彈的損傷：火器傷等。
2. 依據受損部位及組織器官來分類，有利於判斷重要器官的損害和功能紊亂，分為(1)顱腦損傷；(2)胸部損傷；(3)腹部損傷；(4)盆腔損傷；(5)肢體損傷。

身心狀況的局部表現

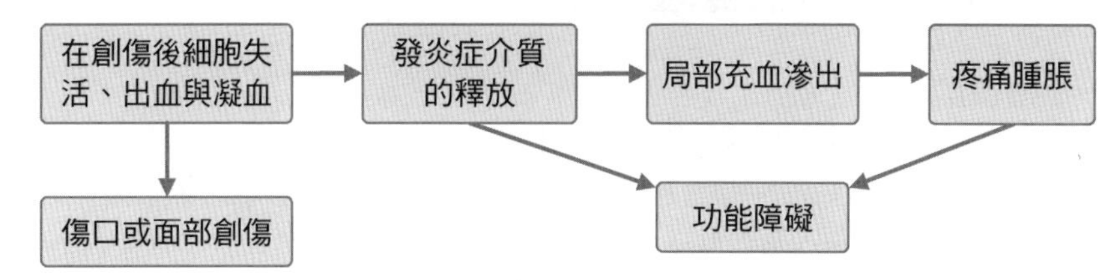

依據致傷因素不同的病因及發病機制

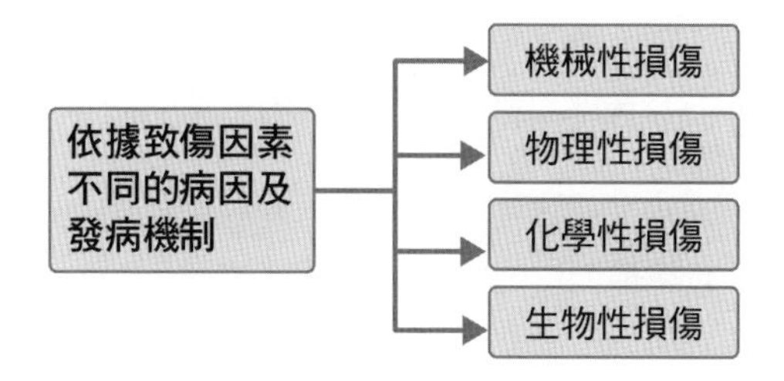

損傷的類型

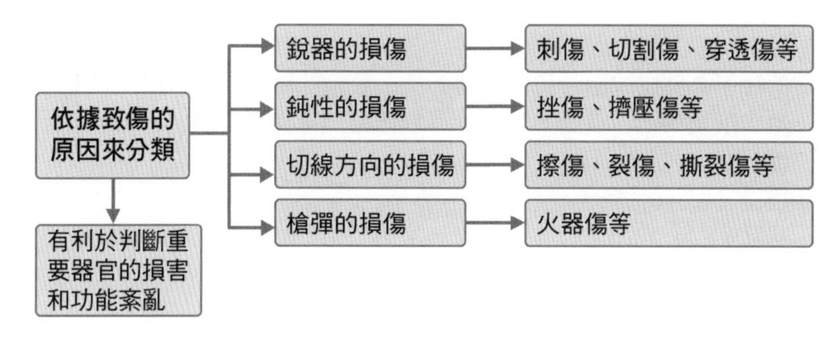

損傷的類型——依據受損的部位及組織器官來分類

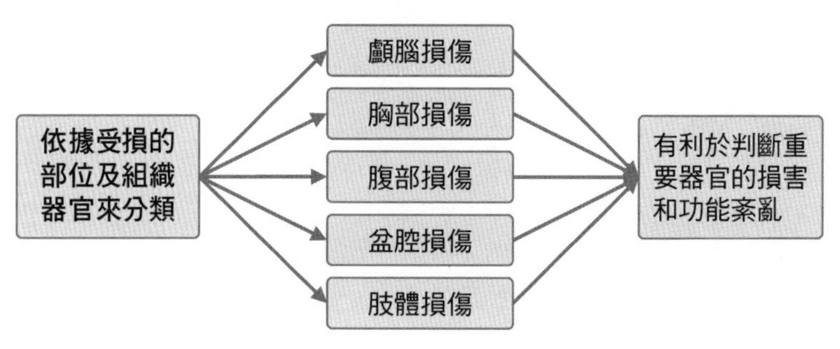

9-3 損傷病人的護理（三）

（十一）損傷的類型（續）

3. 依據皮膚的完整性來分類，有利於了解損傷部位有無汙染，可分為(1)閉合性損傷：皮膚、黏膜保持完整者與(2)開放性損傷：皮膚、黏膜有破損者。
4. 依據病情輕重來分類，有利於區分組織器官的破壞程度及對全身的影響大小。
   (1) 輕度：組織損傷較小，全身反應較輕，會自行修復。
   (2) 中度：組織損傷較大，全身反應比較明顯，需要多加治療。
   (3) 重度：組織損傷較重，有嚴重的併發症，若不及時處理會有生命的危險。

（十二）病理生理

1. 損傷性發炎症反應：(1)局部反應（有利於損傷組織的修復）；(2)全身反應（有利於維持內部環境的穩定）。
2. 細胞增生。
3. 組織的修復反應：(1)纖維蛋白的填充；(2)細胞的增生；(3)組織的塑造。

（十三）護理評估

1. 致傷的原因：依據致傷原因的不同，可分為開放性損傷和閉合性損傷兩種。
   (1) 開放性損傷：①擦傷；②撕裂傷；③刺傷；④切割傷；⑤砍傷；⑥火器傷。
   (2) 閉合性損傷：
      ①挫傷為最常見的軟性組織損傷。
      ②擠壓傷為肢體或軀幹肌肉豐富部位在較長的時間受到擠壓，嚴重時肌肉組織會廣泛缺血、壞死、變性，導致休克及急性腎衰竭，在臨床上稱為擠壓症候群。
      ③扭傷。
      ④關節脫位、半脫位。
      ⑤骨折。
      ⑥爆震傷（衝擊傷）。
2. 身心狀況
   (1) 局部表現：在創傷之後，細胞會失去活力、出血、凝血，從而導致發炎介質的釋放，引起局部充血滲出，導致疼痛與腫脹，而會產生功能障礙。在創傷之後，會導致傷口和面部損傷。
   (2) 全身表現：在損傷後，身體的全身反應主要呈現在體溫、脈搏、呼吸、血壓和尿液量、飲食、睡眠等內分泌和代謝的變化。
   ①體溫的升高。②脈搏、血壓、呼吸的改變：心跳率、脈搏加快；舒張壓升高、收縮壓正常或升高，脈壓差會減小；呼吸會加快。③其他：口渴、尿液較少、尿液比重增高；食慾不振、飽脹；失眠；焦慮不安、昏迷等症狀。④併發症：感染、損傷性休克、多重器官衰竭。

損傷的類型——依據皮膚的完整性來分類

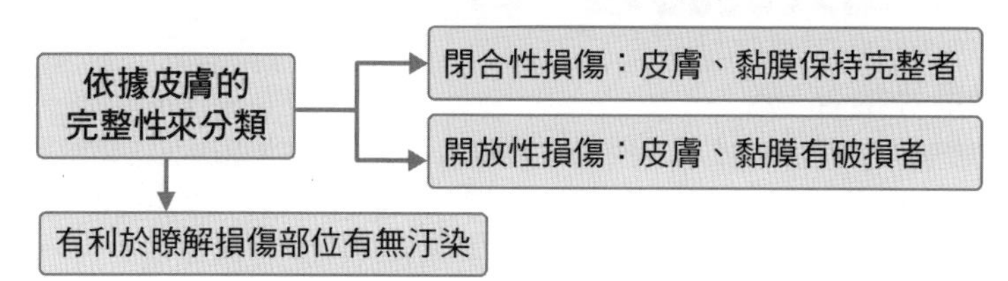

損傷的類型——依據病情輕重來分類

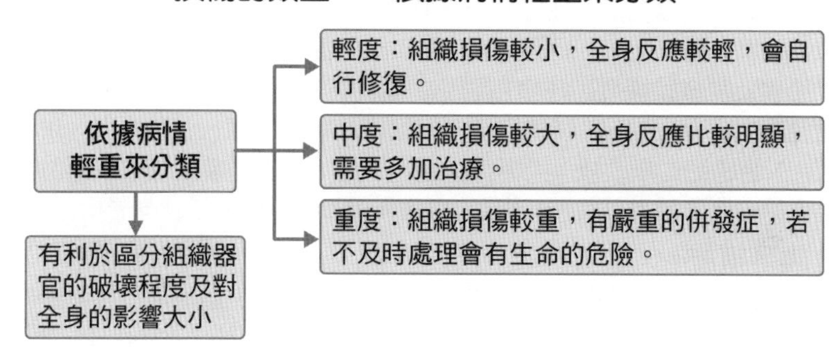

病理生理

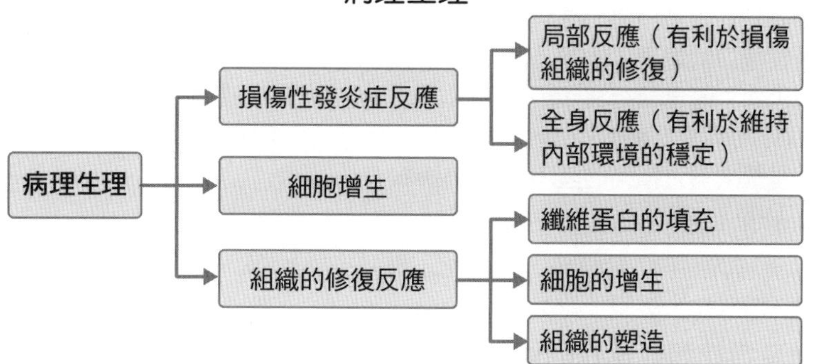

身心狀況的局部表現

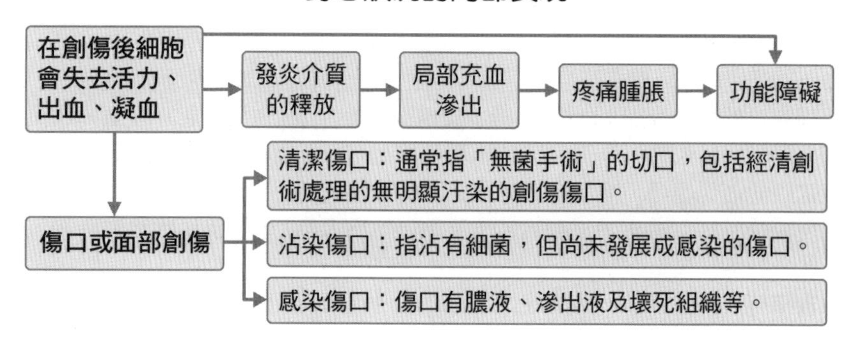

9-4 損傷病人的護理（四）

（十四）輔助性檢查

1. 化驗檢查：血液常規檢查、尿液常規檢查、肝、腎功能檢查、電解質、血液分析。2. 影像檢查：X 光檢查、電腦斷層掃描檢查（CT）、磁振造影檢查（MRI）等。3. 實驗穿刺：胸腔穿刺與腹腔穿刺。4. 內視鏡檢查。

（十五）護理診斷

1. 疼痛：與局部受傷及損傷性發炎反應有關。2. 組織完整性受損：與組織器官損傷及結構破壞有關。3. 體液不足：與組織出血及體液失漏有關。4. 軀體移動障礙：與肢體受傷及組織結構遭到破壞有關。5. 有感染的危險：與傷口沾染、異物存留、身體免疫力低落有關。6. 體溫過高：與損傷性發炎反應、腦部損傷、併發性感染有關。7. 組織灌注量改變：與傷後失血、失液，神經系統受到強烈刺激，導致有效循環的血液量減少有關。8. 恐懼：與精神受到強烈的刺激及身體損傷有關。

（十六）護理措施

1. **急救**：必須優先搶救的急症有心搏驟停、窒息、大量出血、開放性氣胸、休克與腹部內臟脫出等症狀。
2. **軟性組織閉合性損傷的處理**：(1) 觀察病情。(2) 局部制動。(3) 配合局部治療：小範圍的軟性組織挫傷，在早期先冰敷，24 小時後予以熱敷。(4) 促進功能的恢復。
3. **開放性傷口的處理**：(1) 清潔傷口：在消毒後直接縫合，達到一期癒合的目標。(2) 沾染傷口：儘早執行清除創口術，之後立即縫合或延期縫合，爭取一期癒合的目標。(3) 感染傷口：經由引流、換藥和肉芽組織所形成，達到二期癒合的目標。(4) 深部組織或器官損傷的護理。(5) 健康教育。

（十七）蛇的咬傷

毒蛇的毒有神經毒（金環蛇、銀環蛇、海蛇）、血液毒（竹葉青、五步蛇）與混合毒（蝮蛇、眼鏡蛇、眼鏡王蛇）。

（十八）有毒蛇和無毒蛇的區別

毒蛇的頭部大多呈現三角形，色彩斑紋鮮明；被咬傷處皮膚會留下一對大而深的牙痕，有時有 3 個或 4 個牙痕。無毒蛇的頭部呈現橢圓形，色彩斑紋一般並不鮮明，無毒牙；牙痕小，呈現鋸齒狀。

1. **身心狀況**：局部反應有牙痕、疼痛、腫脹等；全身反應為全身中毒的症狀。
2. **不同蛇毒的中毒症狀**：(1) 神經毒：又稱為「風毒」，主要引起呼吸麻痺和肌肉癱瘓。局部症狀較輕，全身症狀的出現相對較遲緩。(2) 血液毒：又稱為「火毒」，有強烈的溶化組織、溶血或抗凝血的功能，會引起心臟衰竭。其所引起的症狀，出現較快且相當嚴重。③混合毒：又稱為「風火毒」，局部症狀相當明顯，全身症狀發展也較快。
3. **急救措施**：穩定情緒，讓傷肢休息；綁紮傷肢，減少蛇毒的吸收；排出傷口內毒液與局部的降溫。

蛇的咬傷

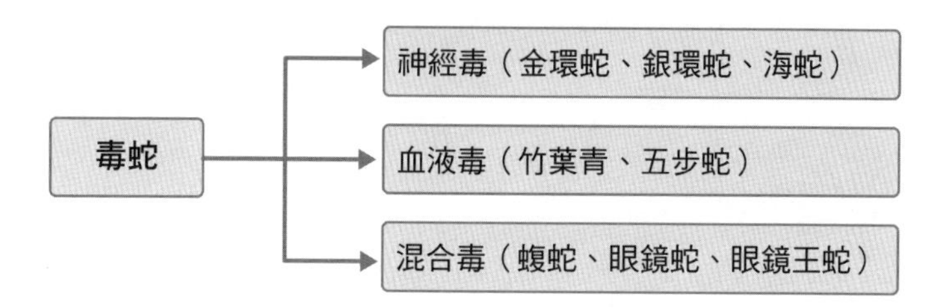

有毒蛇和無毒蛇的區別

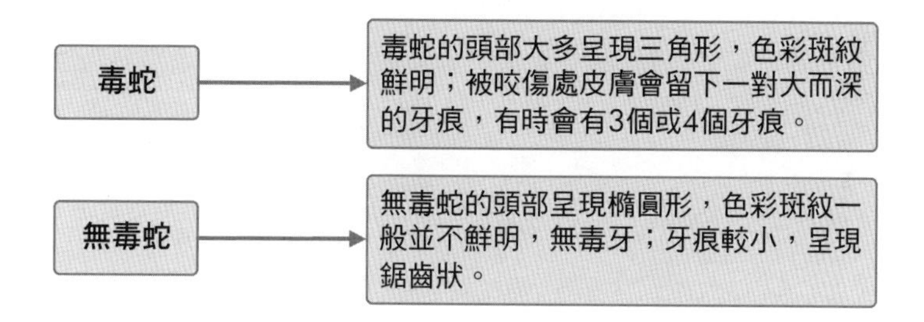

毒蛇的毒液量與致死量的比較

毒蛇的名稱	一次的毒液量（毫升）	致人於死的毒液量（毫升）
銀環蛇	5.4	1.0
海蛇	6.0	3.5
竹葉青	14.1	100.0
金環蛇	43.0	10.0
蝮蛇	45.0	25.0
奎蛇	72.0	42.0
大眼鏡蛇	100.0	12.0
眼鏡蛇	211.0	15.0

NOTE

第 10 章
燒傷病人的護理

學習目標

1. 了解燒傷致傷的原因。
2. 了解燒傷之後輸液的計算方法。
3. 了解面部燒傷的處理。
4. 了解燒傷之後全身性感染的防治。
5. 熟悉兒童燒傷嚴重程度的分類。
6. 重點要求學生掌握好燒傷病人的診斷和主要護理措施。
7. 熟悉燒傷面積計算方法、分類、嚴重度評估、燒傷療程演變的一般規律。
8. 了解燒傷的現場救護、處理原則。
9. 掌握燒傷病人休克期、感染期的護理。

10-1 燒傷病人的護理（一）

（一）概論

燒傷是由各種物理因子（熱力、火焰、熱水、蒸汽及高溫金屬）、電流、放射線與某些化學物質作用於人體，所引起的局部或全身的皮膚損害、全身毛細管通透性改變，而造成一系列的臨床徵象。通常燒傷大多指單純因為熱力，如火焰、熱液、蒸氣、熱金屬物體等所導致的組織損傷。52℃熱力持續作用1分鐘或68℃熱力作用1秒鐘，即會導致全部皮層的燒傷。

（二）病理生理的變化

1. 病理改變的決定因素

為熱源的溫度、受熱的時間與病人身體的條件。

2. 燒傷的分期

分為(1)急性體液滲出期（即為休克期），在燒傷之後數分鐘開始，至2-3小時左右最快，在8小時左右達到高峰，在12-36小時左右會減緩，在48小時後會趨於穩定並開始回吸、(2)感染期與(3)修復期。

（三）身心的狀況

依據燒傷的面積與燒傷的深度可判斷燒傷的嚴重程度，燒傷面積的估計分為中式新九分法與手掌法兩種（**注意：**Ⅰ度的燒傷不計算面積）。

1. 中式新九分法

口訣（3、3、3）、（5、6、7）、（13、13，會陰1）、（5、7、13、21）。

2. 手掌法

傷患本人五指併攏的手掌面積約為體表總面積的1%，五指自然分開的手掌面積大約為1.25%。

3. 燒傷深度的判斷

三度四分法，即根據皮膚燒傷的深淺分為淺Ⅰ度燒傷、淺Ⅱ度燒傷、深Ⅱ度燒傷與Ⅲ度燒傷。

（四）輸液的計算方法

1. 公式

在燒傷之後第1個24小時輸液量，為每1%燒傷面積（Ⅱ度燒傷、Ⅲ度燒傷），每公斤體重給予膠體液和晶體液1.5 ml（兒童為1.8-2.0 ml），另加水分2000 ml（5%GS）。晶體和膠體溶液的比例，一般為0.5：1.0（2：1），傷情嚴重者為0.75：0.75（1：1）。

2. 輸液的速度

輸液量的1/2在傷後6-8小時內輸入，另外1/2在之後16小時均勻輸入。在燒傷後第2個24小時，電解質溶液和膠體液為第1個24小時的一半，水分仍為2000 ml。例如燒傷面積50%（Ⅱ度燒傷+Ⅲ度燒傷）、體重60 kg，為第1個24小時的輸入量。

人體表面積估計的中式九分法

部位	體表的面積（%）	部位	體表的面積（%）
頭頸	9×1	頭部與臉部	6
上肢的第一部分	9×2（左肢與右肢）	頸部	3
上肢的第二部分	9×2（左肢與右肢）	手	5（2.5×2）
上肢的第三部分	9×2（左肢與右肢）	前臂	6（3×2）
上肢的第四部分	9×2（左肢與右肢）	上臂	7（3.5×2）
軀幹的第一部分	9×3	軀幹的前部	13
軀幹的第二部分	9×3	軀幹的後部	13
軀幹的第三部分	9×3	會陰部	1
軀幹的第四部分	9×3	足	7（3.5×2）
下肢	9×5+1	小腿的第一部分 小腿的第二部分	13（6.5×2） 21（10.5×2）

中式九分法：將全身體表面積劃分為若干9%的倍數來計算。

休克期第1個24小時的晶體液、膠體液與5%葡萄糖液的分配

	第1個8小時	第2個8小時	第3個8小時
晶體液	1500 ml	750 ml	750 ml
膠體液	1500 ml	750 ml	750 ml
5%葡萄糖液	700ml	700 ml	600 ml
總計	3700 ml	2200 ml	2100 ml

補液療法

II度、III度燒傷的補液量				
	第1個24小時內			第2個24小時內
每1%面積、每公斤體重補液量（以晶體液和膠體液補給）	成人	兒童	嬰兒	第1個24小時的1/2
	1.5 ml	1.8 ml	2.0 ml	
晶體液：膠體液	中、重度　2：1			與左邊相同
	超重度　1：1			
基礎的需求量（5%葡萄糖液）	2000 ml	60-80 ml/kg	100 ml/kg	與左邊相同

10-2 燒傷病人的護理（二）

（五）護理診斷

1. **皮膚完整性受損**：與面部損傷，失去皮膚屏障功能有關。
2. **體液不足**：與大量體液滲出、血液容量減少有關。
3. **疼痛**：與面部損傷／燒傷、痛覺敏感及局部的發炎反應有關。
4. **營養失調（低於身體的需求量）**：與身體處於高分解狀態、攝取量不足有關。
5. **自我形象紊亂**：與面部損傷／燒傷、外表形象及肢體功能的改變有關。
6. **軀體移動障礙**：與肢體燒傷、功能的改變有關。
7. **恐懼**：與精神受燒傷的刺激、特殊部位燒傷，或能夠預先見到的畸形及功能障礙有關。
8. **有感染的危險**：與皮膚屏障功能的喪失、身體免疫功能低落及發炎介質釋放有關。

（六）護理措施

現場急救時，應迅速脫離熱源、搶救生命、預防休克、保護面部損傷、保溫與儘快轉送醫院。對於燒傷之後的患者，監測每小時尿量仍是評估燒傷休克是否需要修正的重要指標之一，一般嬰兒要維持在10 ml、兒童20 ml、成人30 ml以上；老年人或有心血管疾病、吸入性燒傷或合併顱腦傷的患者，每小時尿量要維持在20 ml左右；血紅蛋白尿患者，每小時尿量要維持在50 ml。

（七）面部燒傷的處理

面部燒傷的初期處理又稱為燒傷清除創傷術，有休克的病人暫時不清除創傷，要先處理休克再清除創傷。面部燒傷的初期處理，要做面部創傷包紮或暴露面部。

1. **包紮療法**：用於四肢或軀幹部的燒傷、轉運傷患，以及寒冷季節無條件使用暴露療法者。優點是護理方便，對病房環境的要求較低；病人較為舒適，肢體便於保持功能性位置，適於後送。缺點是炎熱季節或地區，傷患不易忍耐，消耗大量的敷料，不適於大批傷患，在更換敷料時有相當程度的痛苦。其適應症為肢體的淺Ⅱ度燒傷、軀幹的小面積燒傷。需注意內層藥液紗布一層，外層2-3公分厚敷料，由遠而近包紮，露出肢端、均勻加壓，經常檢查，及時處理。
2. **暴露療法**：適用於頭部與臉部、會陰部及肢體一側燒傷、嚴重大面積燒傷、汙染嚴重或已經感染的燒傷面部創傷，炎夏季節尤為適用。其優點是面部創傷乾燥，不利於細菌的生長，便於觀察、節省敷料。其缺點是要求消毒隔離環境；在寒冷的季節需要保暖裝備，不適於後送。其適應症為大面積、頭部與臉部、會陰部及Ⅲ度面部創傷保痂。需注意將病人置於乾淨、空氣消毒的病房（室溫為28-32℃，濕度為70%左右），所用的物品均需要消毒，外部塗上藥物，及時清除分泌物；面部創傷不受到壓迫或減少受到壓迫，要定時翻身，要注意觀察面部的創傷、體溫及白血球的數目（WBC）。

燒傷面部燒傷的處理

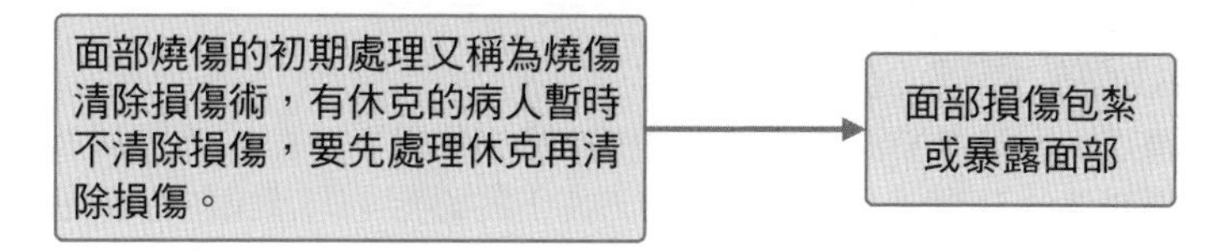

去痂

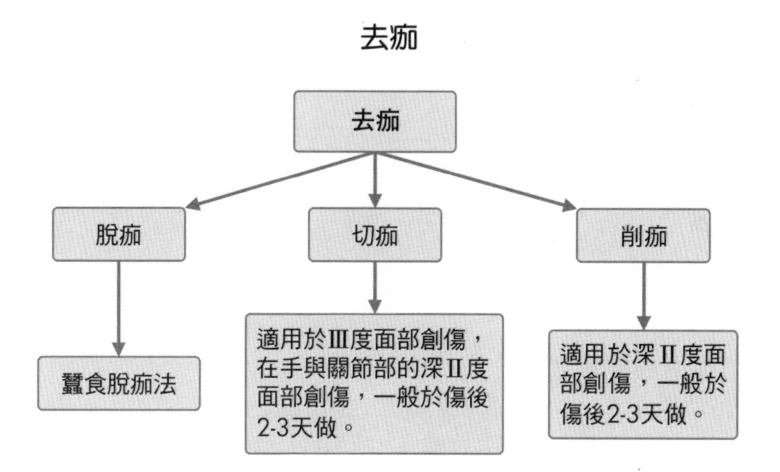

✚ 知識補充站

病例個案分析

張先生，24歲，體重為80公斤，因為被火焰燒傷2小時而急診住院。體格檢查的結果如下：脈搏114次/分鐘，血壓106/86 mmHg，神智相當清醒、煩躁不安、表情痛苦。面部、雙上臂、前胸、腹部、雙小腿布滿大小不等的水泡，右股（大腿）散布大小不等的水泡，範圍共約3個手掌面積，局部劇痛，水泡破損處的基底部潮濕均勻發紅，水腫相當明顯。頸部輕度紅腫，並未起水泡，表面乾燥。雙手及前臂呈現焦黃色皮革狀，感覺消失。請問：燒傷深度及面積是多少？

答：Ⅰ度燒傷面積為3%，淺Ⅱ度燒傷面積為39%，Ⅲ度燒傷面積為11%，Ⅱ-Ⅲ度燒傷總面積為50%。

10-3 燒傷病人的護理（三）

（七）面部燒傷的處理（續）

3. **半暴露療法**：半暴露療法具有與暴露療法相同的優點。對去痂後感染不會太重、面部創傷較淺的II度燒傷，大多會獲致痂下的癒合。若感染的程度加重，且出現肉芽面部創傷，則要改用浸泡、淋洗、濕敷等方法來控制感染，並及時加以植皮。

（八）感染面部創傷的處理

一般使用濕敷、半暴露、局部浸泡或全身浸浴等方法。

（九）全身性感染的防治

全身性感染是目前大面積燒傷死亡的主要原因，較為嚴重的病人，可以先篩選一種第二代頭孢菌素（頭孢克洛、頭孢　辛）和一種氨基苷類抗生素合併使用，等待獲得細菌培養與藥物過敏結果之後再做調整。當面部創傷汙染較重或淺度燒傷面積達到5%以上者，要使用破傷風抗毒素。

注意：當燒傷面部出現紫黑色出血性壞死斑時，要視為銅綠假單胞菌（綠膿桿菌）感染的徵象。

（十）兒童燒傷嚴重程度的分類

1. **輕度燒傷**：總面積10%以下的II度燒傷，並無III度燒傷。
2. **中度燒傷**：總面積10-29%的II度燒傷，或5%以下的III度燒傷。
3. **重度燒傷**：總面積30-49%的II度燒傷，或5-14%的III度燒傷。
4. **超重度燒傷**：總面積在50%以上的II度燒傷，或15%以上的III度燒傷。

（十一）常見的化學灼傷

1. **酸灼傷**：硫酸（青黑色、棕黑色）。
2. **硝酸**：黃色後轉為黃褐色。
3. **鹽酸**：黃藍色。
4. **三氯醋酸**：呈現白色而軟的灼傷症狀，而轉化為青銅色。
5. **鹼灼傷**：苛性鹼（氫氧化鈉、氫氧化鉀）、石灰、氨水、電石等
   $CaO+H_2O \rightarrow Ca(OH)_2$（放熱）
   電石：$CaC_2+H_2O \rightarrow C_2H_2+CaO$（放熱）
6. **磷**：白磷熔點很低，為44℃，常溫空氣中振動會自燃。
7. **鎂**：在空氣中會自燃。鎂的損傷作用會向皮膚四周圍擴大，而朝向較深的部位延伸，受傷組織要全部加以切除。若全身中毒，要做10%葡萄糖酸鈣20-40 ml的靜脈注射，每天要注射3-4次。

兒童頭部的燙傷

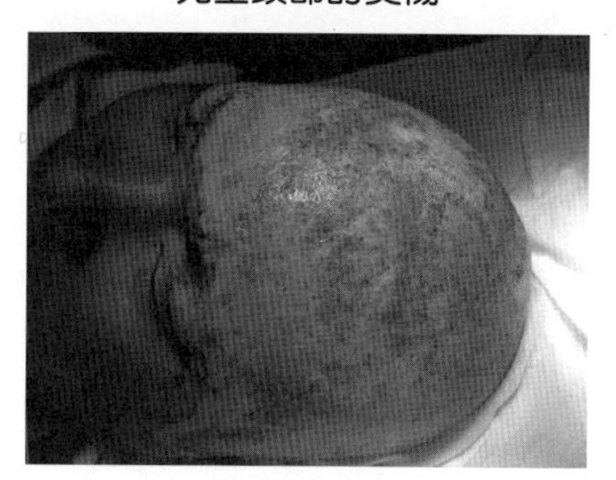

臉部的燙傷

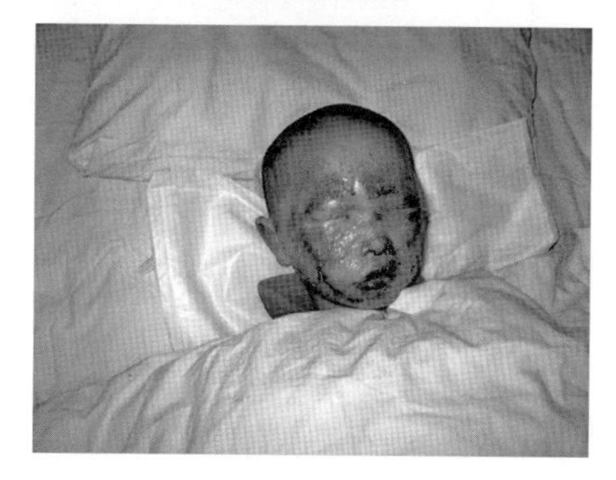

腳部的燙傷

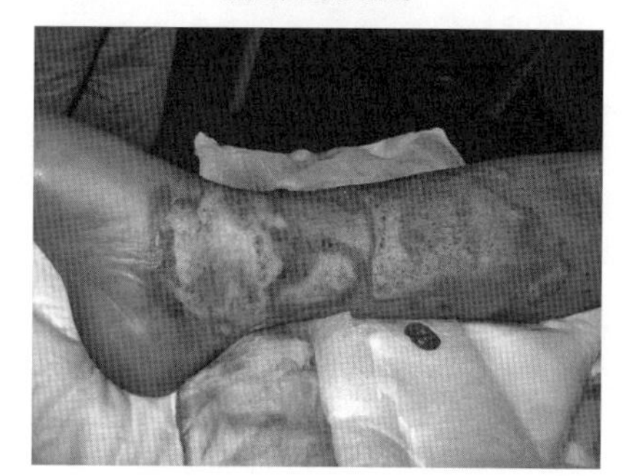

腿部的燙傷

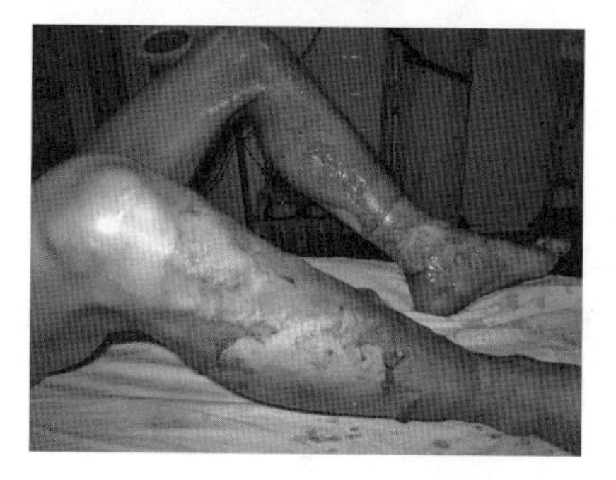

＋知識補充站

初期面部創傷的護理

正確處理面部創傷是治癒燒傷的關鍵。在清除創傷時可以根據醫囑給予鎮痛劑，以減輕疼痛。在補液和鎮痛的同時，對面部創傷做初步的處理，例如剃淨創傷周圍的毛髮、剪短指（趾）甲、去除皮膚表面的髒物及壞死剝離面部創傷。以1：10的優碘稀釋液來沖洗面部的創傷，再使用0.5%的優碘來消毒面部創傷之後移送病房。其中若有下肢的燒傷，則可以採用包紮療法，要注意保護患肢，避免在清除創傷時，加重損傷，而其餘均可以採用暴露療法。

要密切觀察生命病徵及尿液量，準確記錄24小時的出入量。設定特別的護理記錄單，要嚴密監測生命的徵象和病情的變化。每1小時測量脈搏、呼吸和血壓，每4小時測量體溫並加以記錄。尿量能間接反映血液容量的情況，它是臨床上最簡單與最可靠的指標。

一般成人每小時尿量在30-50 ml早期均給予留置導尿，要密切觀察尿液的顏色與數量的變化，並確實做好留置導尿期間的護理工作。

NOTE

第 11 章
腫瘤病人的護理

學習目標

1. 了解腫瘤病因與發病機制。
2. 了解腫瘤病理的流程。
3. 了解腫瘤的臨床表現。
4. 熟悉腫瘤病人的輔助性檢查。
5. 熟悉腫瘤的分類與分期。
6. 熟悉腫瘤病人的處理原則。
7. 常見的體表腫瘤及腫塊。
8. 腫瘤病人的心理特點。
9. 腫瘤手術治療的護理。
10. 腫瘤放射治療的護理。
11. 腫瘤化學治療的護理。

11-1 腫瘤病人的護理（一）

（一）定義

腫瘤是人體正常細胞在不同啟動與促進因素的長期作用下，產生過度增殖或異常分化所形成的新生產物，其基本特徵為生長不受到身體生理的調控，而是破壞正常組織與器官，從而危害人體。

（二）病因與發病機制

1. **病因**：到目前為止尚未完全明瞭，多年來運用流行病學的研究及實驗臨床觀察，發現行為與環境對惡性腫瘤的發生有重要的影響，大約有80%以上的腫瘤與環境因素（致癌因素和促癌因素）有關。(1) 致癌因素（外在性因素）：化學因素、物理因素、生物因素、不良的生活方式與癌前的疾病史。(2) 促癌因素（內在性因素）：遺傳因素、內分泌因素、免疫因素、營養因素與精神及社會心理因素。
2. **病理生理**：(1) 惡性腫瘤的發生與發展：分為癌前期、原位癌與浸潤癌。(2) 腫瘤細胞的分化：高度分化、中度分化與低度分化。(3) 腫瘤細胞的轉移：直接蔓延（直接浸潤）、淋巴轉移、血液運行與種植性轉移。

（三）病理流程

1. 癌前期：增生相當明顯，伴隨著非典型增生。例如萎縮性胃炎、乳腺囊性增生伴隨上皮增生、皮膚或者黏膜的乳頭狀瘤、黏膜白班、交界痣。
2. 原位癌為癌變細胞侷限於上皮層，未突破基底膜的早期癌。
3. 會有浸潤癌。
4. 根據惡性腫瘤的分化和去分化程度的不同，分為高度分化、中度分化和低度（未）分化，或稱為Ⅰ、Ⅱ、Ⅲ級。Ⅲ級在組織化學方面的呈現方式為：(1) 核酸會增多，RNA和DNA均會增加；(2) 酶的改變；(3) 糖原的下降。

（四）生長方式

1. 良性腫瘤大多為外生性或膨脹性的生長。
2. 惡性腫瘤除了外生性和膨脹性外，主要呈現浸潤性的生長。

（五）轉移途徑

1. **直接的蔓延**：腫瘤細胞與原發灶相連續的擴散生長。例如：直腸癌、子宮頸癌及骨盆壁。
2. **淋巴轉移**：多數情況為區域性淋巴結的轉移。
3. **血液運行轉移**：為腫瘤細胞脫落在體腔或空腔器官內的轉移。胃癌轉移到盆腔，還有手術切口的轉移。
4. **種植轉移**：腹內腫瘤可經過門靜脈系統轉移到肝，四肢肉瘤會經過體循環系統轉移到肺；肺癌會隨著動脈系統而導致全身性播散到骨與腦等。

腫瘤的基本特徵

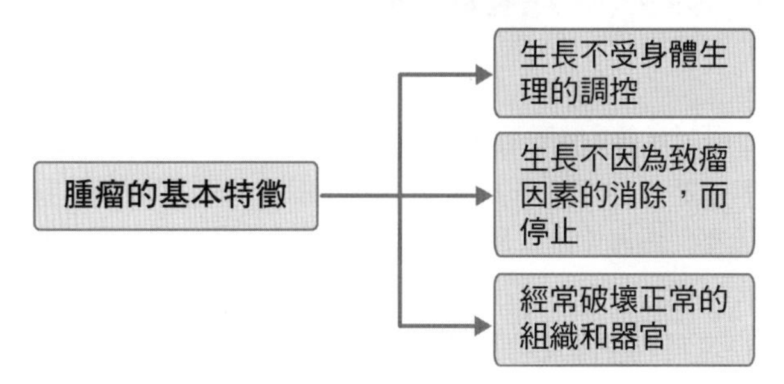

外在性的致癌因素

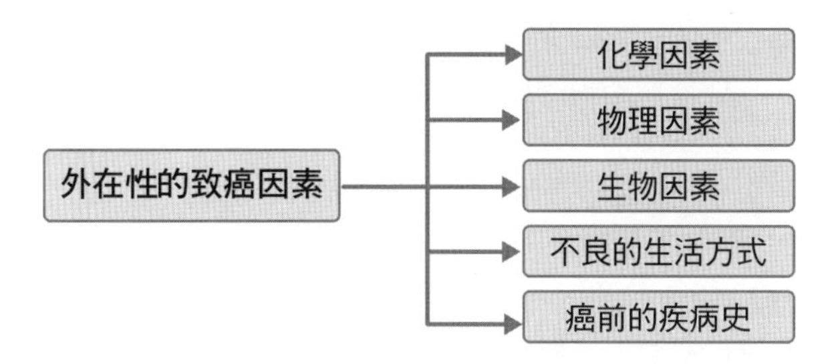

內在性的促癌因素

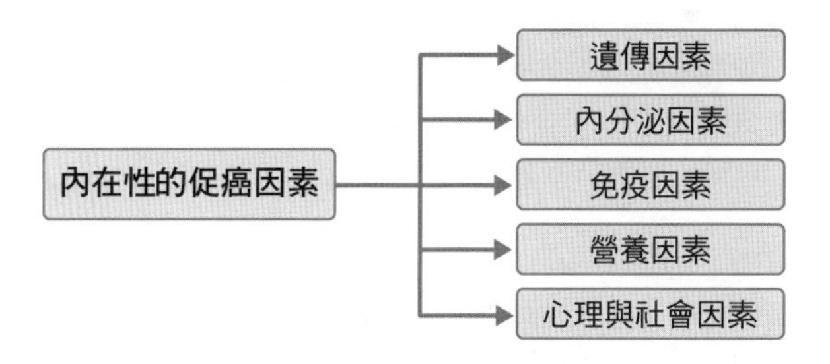

腫瘤的分類

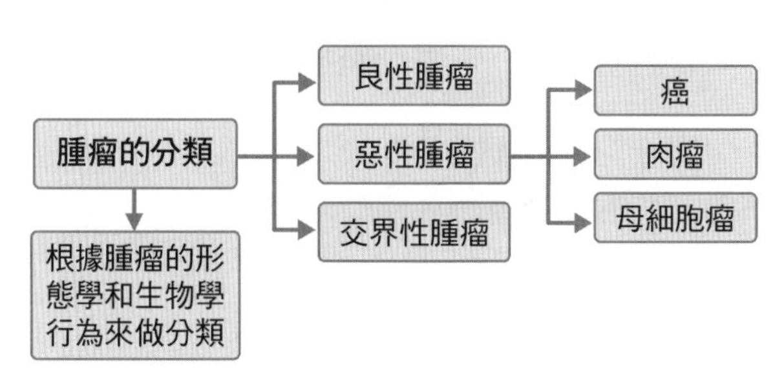

11-2 腫瘤病人的護理（二）

（六）臨床表現

1. **局部表現**：腫塊（最早出現的症狀）、疼痛、潰瘍、出血、梗塞與症狀的轉移。
2. **全身症狀**：早期並無明顯的全身症狀；中晚期會伴隨著消瘦、全身乏力、體重下降、貧血、低度發燒等（非特異性）；晚期會有全身衰竭症狀的惡液質。

（七）診斷

診斷的目的在確定有無腫瘤及確認其性質，惡性者要進一步了解其範圍與程度，以便擬定治療方案與評估預後。

1. **病史**
   (1) 年齡：病史與年齡的大小有關，年齡越大的腫瘤病人越難治療。
   (2) 療程：不同病情的腫瘤病人，其療程亦不相同。
   (3) 過去的歷史：要依據過去的病史來對症治療。
2. **體格檢查**
   要注意腫塊的部位、大小、形狀、軟硬度、表面溫度、血管分布、界限和活動度、轉移、淋巴結與直腸篩檢等。

（八）輔助性檢查

輔助性檢查涵蓋實驗室檢查、影像檢查、內視鏡檢查、病理學檢查、放射性同位素檢查與手術檢查等。

1. **實驗室檢查**：在一般性檢查時，胃癌會伴隨著貧血及大便潛血、白血病的血象改變、大腸癌會伴隨著黏液血便及大便隱血陽性反應。泌尿系統腫瘤會見到血尿。多發性骨髓瘤會見到尿液中的賓氏與瓊氏（Bence-Jones）蛋白。惡性腫瘤伴隨著血球沉降會加快。
2. **血清學檢查**：酶學、糖蛋白與激素類。
3. **免疫學檢查**。
4. **流程細胞分析術**（FCM）。
5. **影像檢查**：X 光檢查、超音波檢查、磁振造影檢查（MRI）、放射性核素、電腦斷層掃描檢查（CT），MRI 有無腫瘤以及確定腫瘤的部位、大小及其性質。
6. **內視鏡檢查**：可以直接觀察空腔器官、腹腔、胸腔及縱膈內的腫瘤，或其他的病理狀況，還可取其細胞活組織做病理檢查，也可以對較小的病變，例如息肉作摘除手術。常用的檢查有食管鏡、胃鏡、纖維腸鏡、直腸鏡、氣管鏡、腹腔鏡、膀胱鏡檢查。
7. **病理學檢查**：(1) 細胞學檢查，例如體液自然脫落細胞、黏膜細胞、細針穿刺抹片或超音波導向抹片；(2) 病理組織學檢查。

病理的流程一—惡性腫瘤的發生與發展

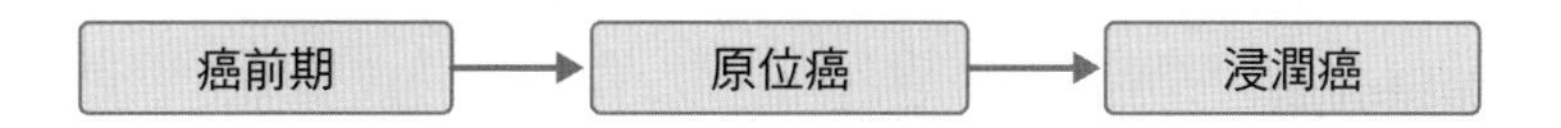

病理的流程二—腫瘤細胞的分化

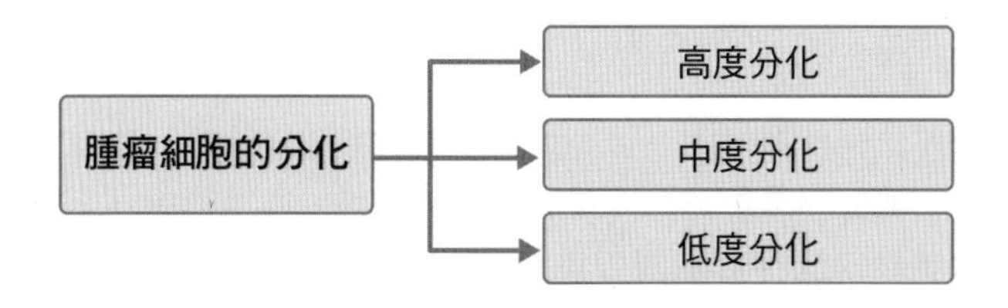

病理的流程三—腫瘤細胞的轉移

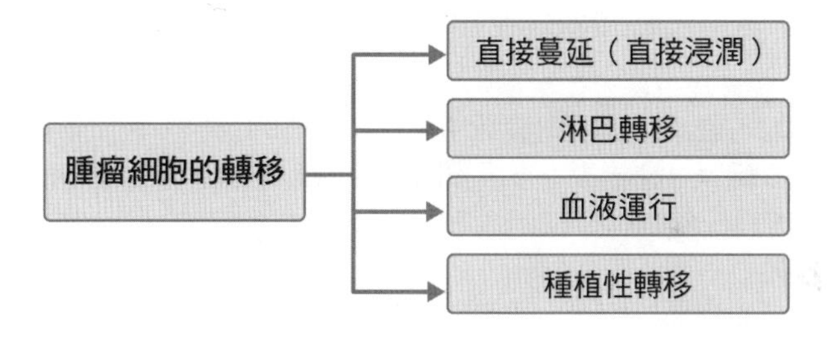

＋知識補充站

腫瘤的影響

腫瘤本身影響營養狀況的方式很多，主要表現為下列幾個層面：

1. 消化道腫瘤堵塞會影響食物的通路，使病人感覺不適，胃納欠佳。
2. 有些腫瘤會產生某種物質，影響腦部味覺神經中樞，降低飲食。
3. 腫瘤亦會結合或滯留某些相關的礦物質，改變味覺，而導致食慾下降。
4. 病人知道確診癌症之後，精神上受到刺激，會影響食慾。

11-3 腫瘤病人的護理（三）

（九）分類與分期

根據腫瘤的形態學和生物學行為來做分類。腫瘤分為良性腫瘤、惡性腫瘤（癌、肉瘤、母細胞瘤）與交界性腫瘤。良性腫瘤就是我們平時所說的「瘤」，如脂肪瘤、惡性腫瘤。根據組織來源的不同，可分為來自上皮組織的稱為「癌」，來自間葉組織的稱為「肉瘤」，如骨肉瘤。胚胎性腫瘤稱為「母細胞瘤」，如神經母細胞瘤、腎母細胞瘤。

1. 分類

交界性或臨界性腫瘤在臨床上，少數腫瘤形態是屬於良性，但經常會浸潤生長，在切除後易於再發，多次再發後有的會出現轉移，從生物行為上顯示良性與惡性之間的類型，稱為交界性或臨界性腫瘤，如包膜不完整的纖維瘤、黏膜乳頭狀瘤、唾液腺混合瘤。

2. TNM 分期法

T（tumor）代表原發腫瘤、N（lymph node）代表淋巴結、M（metastasis）為轉移，再根據腫塊的大小、浸潤程度，在字母後面標以數字 0-4，表示腫瘤的發展程度。1 代表小，4 代表大，0 代表無；有遠處轉移為 M1，無遠處轉移為 M0。

（十）預防

I 級預防的目的，是減少癌症的發病率；II 級預防的目的，是降低癌症的死亡率，早期發現、早期診斷與早期治療；III 級預防的目的，是診斷與治療後的康復，提升生活品質、減輕痛苦與延年益壽。

1. 三級止痛方案

(1) 一級止痛法：疼痛較輕者，使用阿司匹靈等非麻醉性解消炎鎮痛藥。
(2) 二級止痛法：適用於中度持續性疼痛者，當上述藥物效果不明顯時，改用可待因等弱度的麻醉劑。
(3) 三級止痛法：疼痛若進一步加劇，且上述藥物無效者，則改用強度的麻醉劑，例如嗎啡、哌替啶（杜冷丁）；若仍無效者，可以考慮藥物以外的止痛治療方式。

2. 用藥原則

以小劑量口服為主，在無效時再直腸給藥，最後注射給藥。

小博士解說

1. 家屬須舒緩癌症病人的心情、設法增進病人的食慾，並多陪伴患者。
2. 病友間的互助。
3. 當患者出現憂鬱的症狀時，最好能夠找心理醫生，接受抗憂鬱治療。
4. 患者要長期與主治醫生保持聯絡、定期回診，以便發現是否有再發或轉移。

TNM分期法

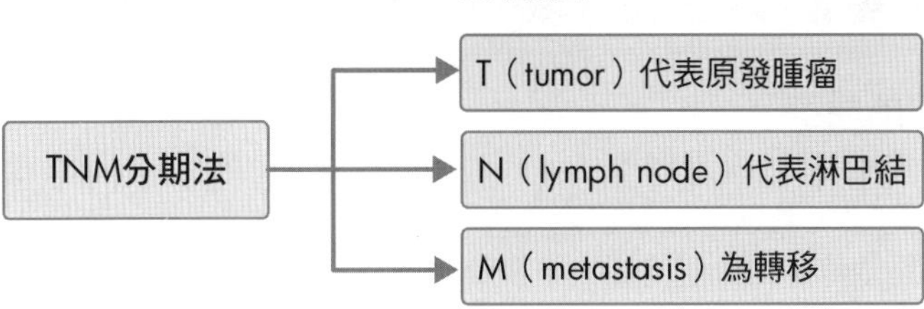

輔助性檢查

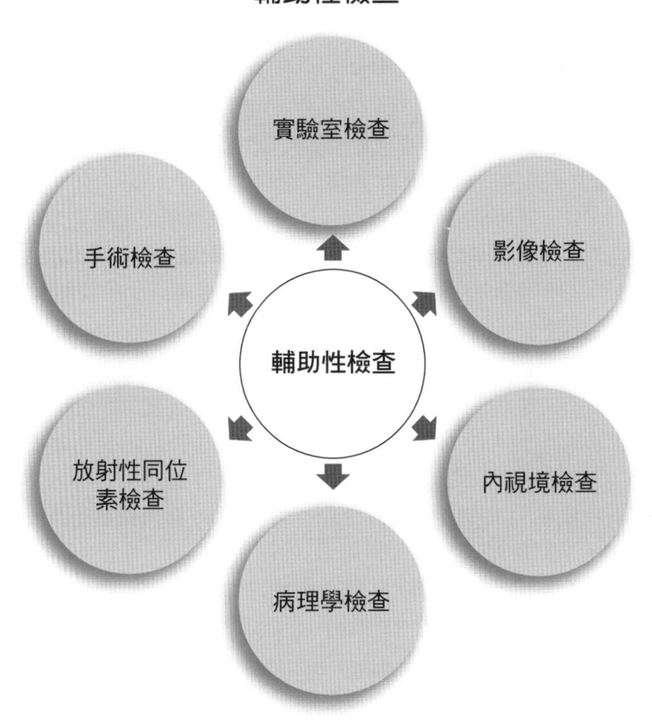

十 知識補充站

注意事項

由於化療的心理反應，導致病人的情緒低落、意志消沉、喪失與疾病作戰的信心。護理人員要細心觀察、分析和護理，消除患者恐懼、絕望、多疑的心理，使其保持穩定的情緒，積極配合治療，對戰勝疾病充滿信心，將會取得良好的治療效果。因此，護士要根據癌症病人的不同心理，給予及時有效的心理疏導和行為干預，協助病人消除癌症等於死亡的錯誤觀念，提升生活品質與延長壽命。

11-4 腫瘤病人的護理（四）

（十一）處理的原則

良性及臨界性腫瘤以手術切除為主。良性腫瘤要做完整的手術切除，交界性腫瘤要做徹底的手術切除，其極易復發或產生癌變。惡性腫瘤以手術治療為主，需配合放療、化療、生物治療、內分泌治療、中醫藥治療及心理治療等綜合性治療方法。

惡性腫瘤第Ⅰ期以手術治療為主；第Ⅱ期以局部治療為主，原發腫瘤切除或放射線治療，並需要包括能夠轉移病灶的治療，輔以有效的全身化療；第Ⅲ期採取綜合性治療的方式，在手術前、後及手術之中做放射線治療或化療；第Ⅳ期以全身治療為主，而以局部對症治療為輔。

1. **手術治療**：(1) 預防性手術；(2) 診斷性手術；(3) 姑息性手術：手術解除或減輕症狀；(4) 再發或轉移灶的手術治療；(5) 根治性手術：原發灶所在器官的全部或一部分，連同周邊正常組織和區域淋巴結整塊切除。
2. **化療**：化療藥物分類如 (1) 細胞毒素類：環磷醯胺、氮芥、卡氮芥、馬里蘭；(2) 抗代謝類：5-FU、氨甲喋呤、阿糖胞苷；(3) 抗生素類：更生黴素、絲裂黴素、阿黴素；(4) 生物鹼類：長春新鹼、秋水仙鹼、喜樹鹼；(5) 激素類：雌二醇、黃體酮、甲狀腺素、甲地孕酮；(6) 其他：甲基苄肼、順鉑。新的輔助性化療是在手術前給予輔助性化療。
   (1) 禁忌症：①年老體衰、營養狀況較差、惡病質者；②白血球的數目（WBC）小於 3×10^9/L，血小板的數目小於 $<30 \times 10^9$/L 或有出血傾向者；③肝功能障礙與嚴重心血管疾病者；④骨髓轉移病人；⑤貧血及血漿蛋白低落者。
   (2) 副作用：①白血球、血小板減少；②消化道反應為噁心、嘔吐、腹瀉、口腔潰瘍等；③毛髮脫落；④血尿；⑤免疫功能降低，容易併發細菌或真菌感染；⑥心、肝、腎等重要器官損害及神經系統毒性。
3. **放射線治療**：是利用輻射能對生物組織作用之後的臨床效應，作為治療惡性腫瘤的主要方式。它是一種無選擇性的損傷性治療，即治療中對腫瘤與正常組織器官產生同樣的功能。各種腫瘤對放射線的敏感性不一，可以歸納為下列三類：(1) 高度敏感：淋巴造血系統腫瘤、性腺腫瘤、多發性骨髓瘤、腎母細胞瘤等低分化腫瘤；(2) 中度敏感：鱗狀上皮癌及一部分的未分化癌，例如基底細胞癌、鼻咽癌、肺癌等；(3) 低度敏感：胃腸道腺癌、軟組織及骨肉瘤等。
   (1) 禁忌症：①晚期腫瘤會伴隨嚴重貧血、惡病質者；②出現嚴重併發症；③白血球的數目（WBC）小於 3 ◊ 10^9/L，血小板的數目小於 30 ◊ 10^9/L 或有出血傾向者；④伴隨著嚴重的心、肺、腎疾患；⑤接受過放射線治療的組織器官已有放射性損傷。
   (2) 副作用：骨髓抑制（白血球減少與血小板減少等）、皮膚黏膜的改變及胃腸道的反應。

癌症前期的病變（狀態）

口腔癌	口腔白斑
食道癌	食道慢性發炎症、重度增生症
肺癌	吸菸的支數超過4000支，年齡超過50歲
胃癌	萎縮性胃炎、胃息肉、胃潰瘍
肝癌	B肝表面抗原（HbsAg）呈現陽性反應，α-胎兒蛋白（AFP）會持續增高。
乳腺癌	良性乳腺病、乳管內乳頭狀瘤
子宮頸癌	子宮頸上皮非典型增生症

腫瘤病人護理的注意事項

1. 對癌症病人病情告知要因人而異。
2. 要及時掌握病人的心理活動。
3. 協助病人建立良好與有效的社會支援系統。
4. 建立和諧與融洽的護理人員與病患的關係。
5. 協調病友之間的相互了解。
6. 為病人提供豐富的精神食糧。
7. 有效運用心理治療的方式：誘發癌症的根源與人類的心理行為具有最直接的因果關係。尤其在癌症的治療與轉化流程中，心理行為所發揮的功能更為重要，在對癌症康復者所做的大量調查可以證實：大多數的康復者取得抗癌成功的法寶就是堅強持久的抗癌毅力，抗癌必勝的信心（此種信心必須是長期與真實的）。這是任何藥物所無法取代的，有了抗癌必勝的信心，藥物和治療才能產生事半功倍的效果。

✚ 知識補充站

從心理上戰勝癌症的「心理抗癌」療法是非常重要的，強化行為對人體的功能是十分重要的。癌症治療效果很好，存活時間較長的，大都是在專門從事癌症治療的醫務人員的協助下，病人積極地加以配合，雙方合作的默契所營造的結果。

食宿科學安排化療時病人每天要保證足夠的睡眠時間，一般成人一天睡眠時間不少於8小時。飲食方面，也是家屬頗為頭痛的問題，一是擔心食物會對病情有所影響，二是因化療副作用，病人反應重，吃不下東西。西醫不講究忌口，本著高蛋白、高熱量、易消化、低脂肪的原則，注意菜肴的色香味調配，力求多樣化，多食水果、蔬菜，少吃油煎類及刺激性食物。

第 12 章
頸部疾病病人的護理

學習目標

1. 了解甲狀腺功能亢進的定義、分類、身心狀況、病人的整體性護理、病因病理、手術徵象、手術禁忌症、臨床分類、臨床表現、診斷重點、診斷檢查、手術期的護理。
2. 熟悉甲狀腺腫瘤的身心狀況與診斷檢查。
3. 掌握甲狀腺疾病病人的護理。
4. 熟悉頸部表皮至甲狀腺的層級。
5. 悉甲狀腺的形態、解剖層級、副甲狀腺。
6. 熟悉甲狀腺的動脈、靜脈、淋巴。
7. 熟悉甲狀腺的神經。
8. 熟悉甲狀腺瘤與甲狀腺癌的臨床表現與診斷重點的處理原則。
9. 熟悉甲狀腺癌的病理分類。
10. 了解頸部腫塊的分類、診斷重點、臨床特點。

12-1 甲狀腺功能亢進症（一）

（一）定義

甲狀腺功能亢進簡稱為甲亢，是由於各種原因所導致甲狀腺素分泌過多，致使正常甲狀腺素分泌的回饋控制機制喪失，引起循環系統中甲狀腺素異常增多，而出現以全身代謝亢進為主要特徵的內分泌性疾病。

（二）甲狀腺功能亢進的分類

依據引起甲狀腺功能亢進的原因，可分為：

1. 原發性甲狀腺功能亢進：最為常見，又稱為「突眼性甲狀腺功能亢進」，大多發生在20-40歲女性，瀰漫性腫大、突眼。
2. 繼發性甲狀腺功能亢進：較為少見，大多發生在40歲以上，在結節性甲狀腺腫的基礎上發生，對稱、不突眼。
3. 高功能腺瘤：較為少見，並無突眼，腺體內有單一的自主性高功能結節。

（三）診斷檢查的分類

1. 放射性同位素檢查：(1)甲狀腺瘤：大多呈現溫結節，若囊內出血時則為冷結節或涼結節，其邊緣一般較為清晰。(2)甲狀腺癌：為冷結節，其邊緣一般較為模糊。
2. 超音波檢查。3.穿刺細胞學檢查。4.血清降鈣素測定：有助於髓狀癌的診斷。

（四）病理類型

1. 甲狀腺瘤：(1)濾泡狀囊性腺瘤；(2)乳頭狀囊性腺瘤。
2. 甲狀腺癌：(1)乳頭狀腺癌；(2)濾泡狀腺癌；(3)未分化癌；(4)髓狀癌。

（五）護理診斷

1.營養失調（低於身體需求量）：與基礎代謝率顯著增高有關。2.睡眠型態紊亂：與身體植物神經系統紊亂、交感神經過度興奮有關。3.焦慮：與頸部包塊性質不明、擔心手術及先驅症狀、環境改變與手術治療有關。4.切口疼痛：與手術創傷、局部腫塊壓迫或囊性腫塊發生出血有關。5.清理呼吸道無效：與咽喉部及器官受到刺激有關。6.潛在併發症：窒息、呼吸困難、甲狀腺病危症、喉返神經損傷、喉上神經損傷、手足抽搐有關。7.有窒息的危險：與癌腫巨大壓迫氣管及手術創傷等有關。

（六）常見的護理診斷與問題

1. 潛在的併發症：甲狀腺危象呼吸困難和窒息，喉返、喉上神經損傷。
2. 營養不良。

（七）護理措施

甲狀腺大部分切除術是目前治療甲狀腺功能亢進的一種常用而有效的方法，其手術的徵象為繼發性甲狀腺功能亢進或高功能性腺瘤；中度以上的原發性甲狀腺功能亢進；腺體較大，會伴隨著壓迫的症狀，或胸骨後甲狀腺腫等；其禁忌症為與抗甲狀腺藥物或碘治療之後的復發者或長期用藥有困難者；青少年患者；症狀較輕者；老年病人或有嚴重器官性疾病不能忍受手術治療者。

甲狀腺功能亢進的分類

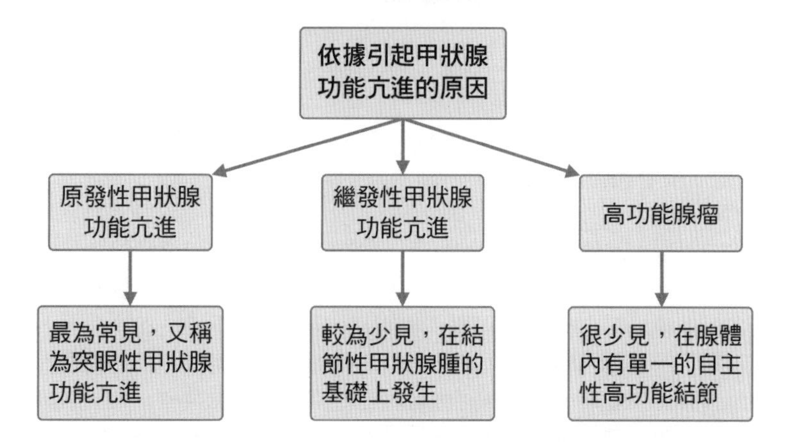

甲狀腺功能活動的調節

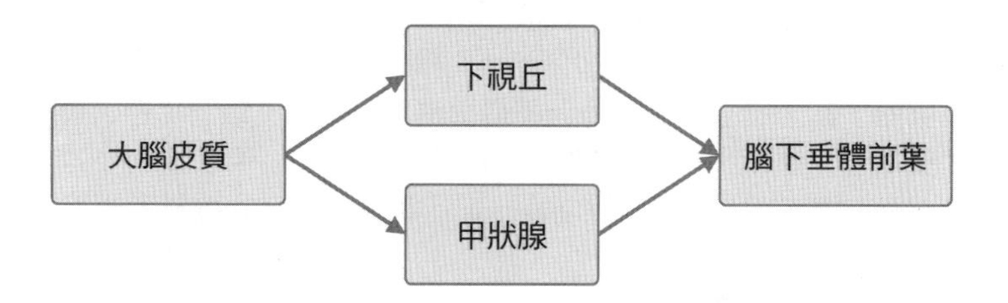

✚ 知識補充站

甲狀腺的功能

涵蓋合成、儲存和分泌甲狀腺素（T_3、T_4），甲狀腺的功能為加快細胞有效地利用氧能，促進三大物質代謝與產熱；促進生長發育，會影響到腦和長骨。

12-2 甲狀腺功能亢進症（二）

（七）護理措施（續）

1. 治療的原則

甲狀腺瘤早期以手術切除；甲狀腺癌以手術治療為主，輔以放射性治療；未分化癌通常採用放射性治療。

2. 實際的護理措施

(1) 術前的護理：改善各項術前的檢查，藥物的準備為術前準備的重要關鍵。甲狀腺功能亢進症狀控制的標準為病人情緒穩定、睡眠好轉、體重增加、脈搏率穩定在每分鐘90次以下、脈搏壓恢復正常、基礎代謝率在+20%以下。碘劑的功能為抑制甲狀腺素的釋放，能夠減少甲狀腺的血液流量，使得腺體內的充血減少與腺體縮小變硬。要對病患做心理上的支援、飲食護理、體位訓練、眼睛保護、戒菸與控制呼吸道感染。在手術當日早晨準備麻醉床時，床旁邊要另外準備無菌手套、拆線包及氣管切開包。

(2) 術後的護理：①加強術後觀察與護理：體位、病情觀察、保持呼吸道通暢、切口的觀察和護理。②術後特殊藥物的給予。③飲食與營養。④術後併發症的防治與護理：A. 術後呼吸困難與窒息：切口內出血、喉頭水腫、氣管塌陷、雙側喉返神經損傷。B. 喉返神經損傷：一側損傷（聲音嘶啞）、雙側損傷（失音、呼吸困難，甚至窒息）。C. 喉上神經損傷：損傷外支氣管（音調會降低）、損傷內支氣管（會導致誤咽與嗆咳）。D. 手足抽搐。E. 甲狀腺危險的現象：大多發生在術前準備不夠，甲狀腺功能亢進症狀未能良好的控制者。

(3) 甲狀腺危險徵象的處理

①碘劑：降低循環血液中的甲狀腺素水準。

②氫化可的鬆：具有拮抗應激的反應。

③腎上腺素能受體阻滯劑：利血平、心得安，會降低周圍組織對腎上腺素的反應。

④鎮靜治療：苯巴比妥等。

⑤降溫治療，保持體溫在37℃左右。

⑥靜脈輸入大量的葡萄糖溶液。

⑦吸氧，以減輕組織的缺氧症。

⑧心力衰竭者，要加用洋地黃藥劑。

（八）甲狀腺危象的臨床表現

在術後12-36小時內，病人會出現發高燒（體溫超過39℃）、脈搏快而弱（大於120次／分鐘）、盜汗、煩躁不安、譫妄、甚至昏迷，常會伴隨嘔吐、水瀉的症狀。若處理不當，病人常會迅速地死亡。其原因和誘因可能與術前準備不充分有關，而使得甲亢症狀未能做很好的控制；長期甲亢所導致腎上腺皮質激素的合成和分泌亢進，使得腎上腺皮質功能減退，以及手術創傷導致甲狀腺素過量釋放。

甲狀腺功能亢進症

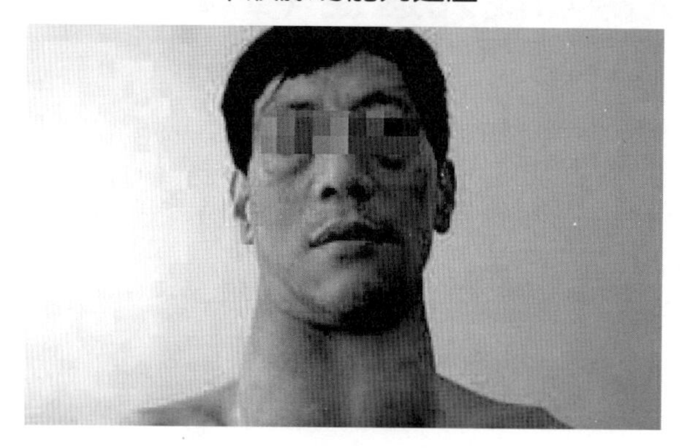

甲狀腺功能亢進症（甲亢）的特點

甲亢的特點

- 臨床症狀為口乾、多汗、怕熱、甲狀腺腫大、突眼
- 甲狀腺功能亢進發病緩慢，加上早期症狀並不明顯，容易被患者所忽視
- 運用甲狀腺功能的實驗檢查，很容易就能得到明確的診斷

＋知識補充站

甲狀腺功能亢進的臨床表現

1. 甲狀腺激素分泌過多症候群：交感神經興奮、心血管系統、消化系統、營養狀況與內分泌系統。
2. 眼睛的徵象。
3. 甲狀腺腫大。

12-3 甲狀腺功能亢進症（三）

（九）病因病理

1. 原發性甲狀腺功能亢進是一種自身免疫性疾病，長效甲狀腺刺激素（LATS）、甲狀腺刺激免疫球蛋白（TSI）（來源於淋巴細胞，屬於IgG）。
2. 腺體內血管會增多，淋巴浸潤，濾泡壁細胞呈現高柱狀，突入濾泡腔內呈現乳頭狀體，膠體會減少。

（十）護理評估

1. 健康史：原發性甲狀腺功能亢進的病因至今尚未完全清楚，近年來認為它是一種自身免疫性疾病。繼發性甲狀腺功能亢進與高功能腺瘤的病因，也尚未完全明確化。
2. 身心狀況：會導致甲狀腺腫大、交感神經功能亢進、突眼症（典型者雙側眼球會突出、眼裂增寬、瞳孔放大與其他的眼徵）、心血管功能改變（脈搏率增快及脈搏壓增大，常作為判斷病情嚴重程度與治療效果的重要指標）、基礎代謝率增高與心理狀態的變化。
3. 術前的評估：健康史和相關因素、身體狀況與心理和社會支援的狀況。
4. 術後的評估：一般的情況、呼吸和發音與併發症。

（十一）甲狀腺功能亢進的特殊診斷檢查

1. 基礎代謝率測定（BMR）：必須在清晨空腹靜臥時來做，基礎代謝率%=（脈率+脈壓）-111（要注意檢測環境），正常值為±10%，若臨床數值+20-30%為輕度甲亢、+30-60%為中度甲亢、+60%以上為重度甲亢。基礎代謝率測定的注意事項：
   (1) 在測定之前要停止服用會影響甲狀腺功能的藥物，例如甲狀腺製劑、抗甲狀腺藥物和鎮靜劑等。
   (2) 在測定前一天晚上，要充分睡眠（不要服用安眠藥）。
   (3) 檢查當日早晨要禁食、不活動，少談話，測定前排空大小便。
2. 甲狀腺攝取碘-131並不能反映甲狀腺功能亢進的嚴重程度，其正常值為在24小時之內，甲狀腺所攝取的碘-131量為人體總量的30-40%，其臨床價值為在2小時內甲狀腺攝取的碘-131量超過人體總量的25%、24小時內超過50%，且若吸取碘-131高峰提前出現，則表示有甲狀腺功能亢進。

   碘-131測定的注意重點：若病人近期內服用含碘較多的食物或藥物，如海帶、紫菜、甲狀腺素片、複方碘溶液等，需要停止服用2個月後才能作實驗，以免影響檢測的效果。
3. 血清中T_3、T_4含量測定：其臨床價值為在罹患甲狀腺功能亢進時，T_3會高於正常值4倍，T_4則高於正常值2.5倍，T_3測定對甲狀腺功能亢進的診斷具有相當高的敏感性。

甲狀腺功能亢進症的身心狀況

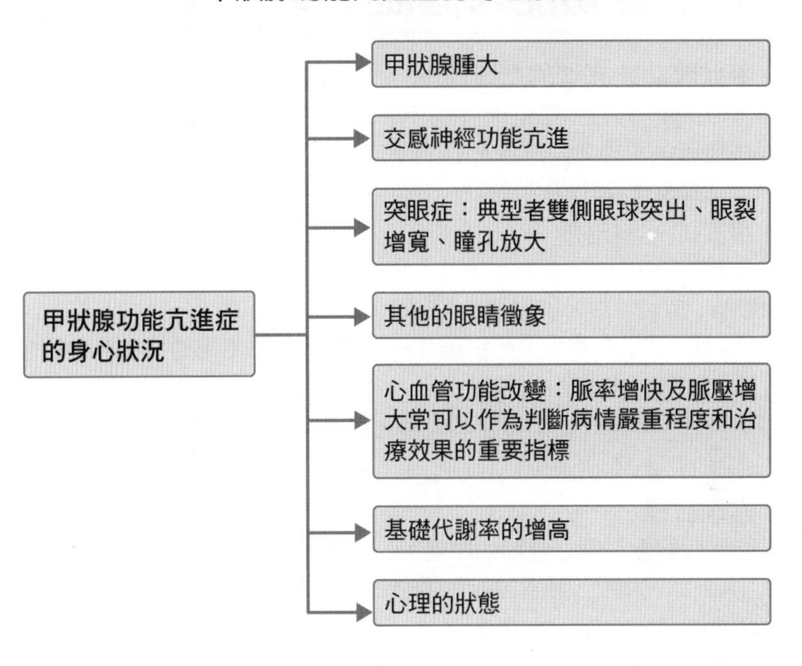

基礎代謝率的測定

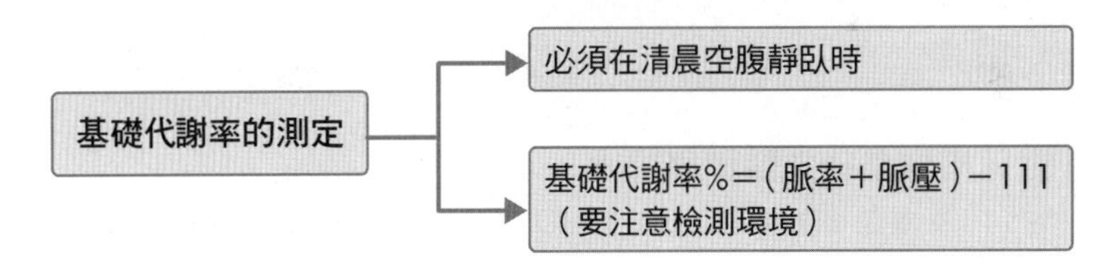

甲狀腺攝取碘-131的測定

甲狀腺攝取碘-131的測定
並不能反映甲亢的嚴重程度

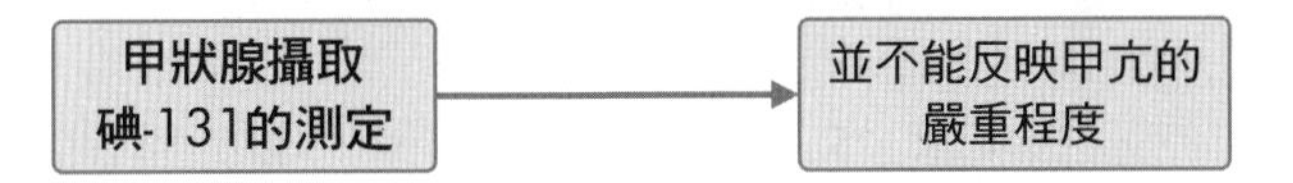

12-4 甲狀腺功能亢進症（四）

（十二）甲狀腺功能亢進的處理原則

甲狀腺大部切除術仍是目前治療中度甲亢的一種常用而有效的方法，能使90-95%的病人獲得痊癒，手術死亡率低於1%。主要的缺點是有相當程度的併發症，大約4-5%的病人在術後甲亢會再發。

（十三）甲亢的外科治療

1. 手術適應症：中度以上原發性甲亢、繼發性甲亢、有壓迫症狀腺體較大、胸骨後甲狀腺腫、藥物或放射碘治療後復發者與妊娠早期甲亢。
2. 手術禁忌症：青少年患者、症狀輕者、老年病人或有嚴重的器質性疾病。

（十四）常見的護理診斷與問題

1. 潛在的併發症：甲狀腺危象呼吸困難和窒息，喉返、喉上神經損傷。2. 營養不良。3. 有受傷的危險。

（十五）護理目標

1. 病人能積極配合，做好術前的準備。2. 病人術後生命徵象平穩，並未發生併發症。3. 病人營養狀況穩定，體重並無明顯的下降。4. 病人並未出現受傷的危險。

（十六）術後可能出現的併發症

1. 術後呼吸困難和窒息：例如出血、喉頭水腫、氣管塌陷、痰液阻塞、雙側喉返神經損傷。2. 喉返神經損傷：側損傷（聲音嘶啞）與雙側損傷（失音、呼吸困難，甚至窒息）。3. 喉上神經損傷外支氣管（音調降低）與損傷內支氣管（誤咽、嗆咳）。4. 手足抽搐。5. 甲狀腺危象：(1) 表現：在術後12-36小時內發高燒，心悸煩躁，譫妄昏迷，嘔吐腹瀉，最終死亡。

（十七）護理措施最後之整理與歸納

1. 有效地預防及處理甲狀腺危象預防措施為避免誘因、提供安靜輕鬆的環境與術前藥物準備的護理。
2. 術前藥物的準備方法：開始使用碘劑；先用硫脲類藥物，在症狀控制之後再單獨服用碘劑；對服碘劑2週後症狀改善不明顯者，可以加服硫脲類藥物；對於不能忍耐碘和硫脲類藥物，主張碘和心得安藥物做術前的準備。
3. 碘劑的功能及服藥的注意重點
   (1) 作用於抑制蛋白水解酶，減少甲狀腺蛋白的分解，逐漸抑制甲狀腺素的釋放，有助避免術後甲狀腺危象的發生。碘劑能減少甲狀腺的血流量，減少腺體充血，使腺體縮小變硬，有利於手術。
   (2) 但是碘劑並不能單獨治療甲亢，僅用於術前準備，凡是不擬執行手術治療的甲亢病人均不宜服用碘劑，由於碘劑會刺激口腔和胃黏膜，引起噁心、嘔吐，所以需要飯後服用，或在用餐時將碘劑滴在饅頭或餅乾上一起服用。

術前的護理

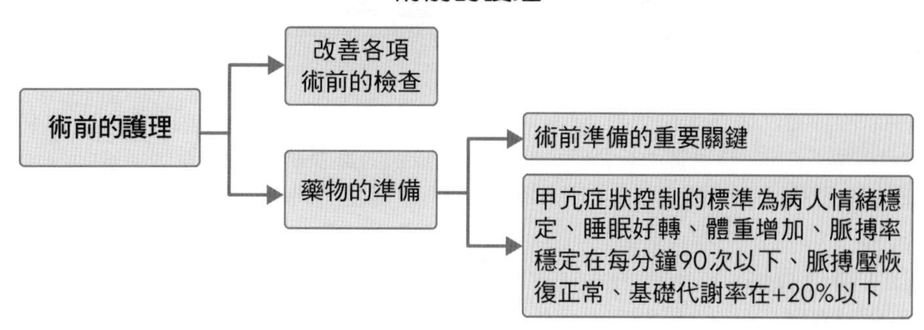

術後併發症

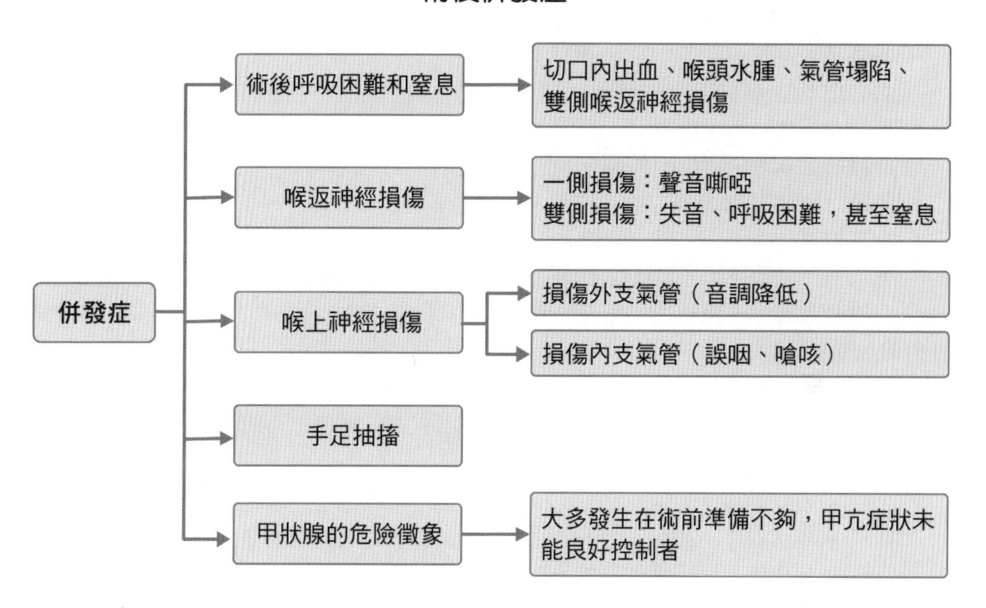

＋知識補充站

護理評估

1. 病人有否出現甲狀腺的危險徵象，或已發生的甲狀腺危象是否得到及時的發現和治療。
2. 病人術後生命徵象是否穩定、有無併發症的出現、防治措施是否恰當與及時。
3. 病人的營養需求是否得到滿足，體重是否維持標準。
4. 病人眼結膜有否發生潰瘍和感染，是否得到有效的防治。
6. 健康教育：休息、飲食、心理調適、用藥諮詢與拜訪病人。

術後可能出現的併發症之處理方式，包括降溫、吸氧、碘劑、激素、鎮靜劑、大量的葡萄糖溶液、利血平、洋地黃製劑。

12-5 甲狀腺腫瘤與頸部腫塊（一）

（一）概論

甲狀腺腫瘤之病理學類型如下：

1. 甲狀腺瘤（良性腫瘤）：(1) 濾泡狀囊性腺瘤；(2) 乳頭狀囊性腺瘤。
2. 甲狀腺癌（惡性腫瘤）：(1) 乳頭狀腺癌；(2) 濾泡狀腺癌；(3) 未分化癌；(4) 髓狀癌。

（二）護理評估

1. 甲狀腺瘤

腫塊侷限於一側腺體內，大多為單一發生，呈現圓形或橢圓形，質地較軟，表面光滑，邊界相當清楚，並無壓痛，能夠隨著吞咽而上下移動。

(1) 病理分類：濾泡狀和乳頭狀囊性腺瘤

(2) 特色：包膜，大多見於 40 歲以上的女性

(3) 表現：無意中發現頸部腫塊，生長緩慢，囊內出血，少數出現功能自主性甲狀腺瘤（高功能腺瘤）。

(4) 體檢：為單一發生的腫塊，圓形或橢圓形

(5) 碘 -131 甲狀腺掃描：為溫結節，在囊性變時為冷結節

(6) 超音波檢查：單一性實質均勻，邊界清晰結節。

(7) 治療：早期手術（甲狀腺大部分切除，以防止惡變和甲亢），移送病理檢查。

(8) 健康教育：自我檢查、建議治療。

2. 甲狀腺癌

初期在甲狀腺組織內出現單一、固定、質硬、表面凹凸不平，隨吞咽而上下移動的腫塊，隨後腫塊隨吞咽而上下移動度減小，在晚期會出現壓迫及轉移症狀。

(1) 病理

①乳頭狀腺癌：60%，大多見於年輕女性，低度惡性，經過頸淋巴結轉移。

②濾泡狀腺癌：20%，大多見於中年人，中度惡性，經血液到達肺、骨。

③未分化癌：大多見於老年人，高度惡性，早期局部淋巴結轉移，侵犯神經、氣管、食管，常會經過血液轉移至肺、骨等處。

④髓狀癌：很少見，中度惡性，早期淋巴轉移，可以血液運行轉移到肺部。

(2) 臨床表現

①症狀：無意中或普查發現頸部腫塊，增長較快，壓迫症狀。

②體檢：腫塊質硬、高低不平，吞咽上下移動度低，頸部淋巴結腫大，質硬。

(3) 輔助性檢查

①碘 -131 掃描：冷結節。②細胞學檢查。③影像學檢查：超音波檢查、X 光檢查。④血清降鈣素的測定。

(4) 診斷的重點：治療方式除了未分化癌使用放射性治療之外，其他均要執行甲狀腺癌根治術，並做頸淋巴結清掃的工作。

甲狀腺腫瘤的病理學類型

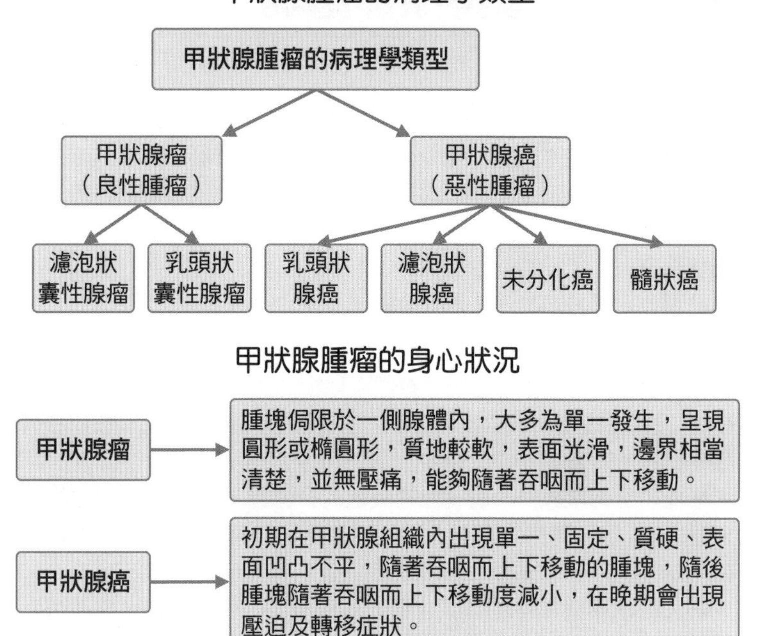

甲狀腺腫瘤的身心狀況

甲狀腺瘤	腫塊侷限於一側腺體內，大多為單一發生，呈現圓形或橢圓形，質地較軟，表面光滑，邊界相當清楚，並無壓痛，能夠隨著吞咽而上下移動。
甲狀腺癌	初期在甲狀腺組織內出現單一、固定、質硬、表面凹凸不平，隨著吞咽而上下移動的腫塊，隨後腫塊隨著吞咽而上下移動度減小，在晚期會出現壓迫及轉移症狀。

甲狀腺癌的篩檢

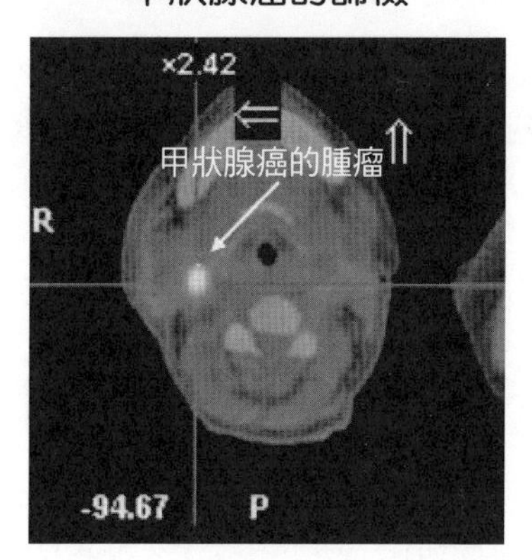

+ 知識補充站

甲狀腺癌真正的病因目前尚未確定，但研究證實與具有甲狀腺癌遺傳因素有關，如家族性「甲狀腺髓質癌」患者即有高達20%的機會。在飲食方面，如碘和TSH攝取碘過量或者缺碘，均會造成甲狀腺的結構與功能發生改變，且高碘飲食也易誘發甲狀腺癌，如冰島和日本的民眾；甲狀腺癌的發現率較其他國家高，其原因與生活飲食攝取含碘食物較高有關。長期的TSH刺激，會促使甲狀腺增生形成結節而演變成甲狀腺癌。

12-6 甲狀腺腫瘤與頸部腫塊（二）

（三）診斷檢查

1. 放射性同位素檢查：(1)甲狀腺瘤：大多會呈現溫結節，若囊內出血時，可以診斷為冷結節或涼結節，其邊緣一般較為清晰。(2)甲狀腺癌：為冷結節，其邊緣一般較為模糊。
2. 超音波檢查。
3. 穿刺細胞檢查。
4. 血清降鈣素測定：有助於髓狀癌的診斷。

（四）護理

1. 護理評估與護理目標：(1)病人情緒是否穩定，焦慮程度是否減輕，能否安靜休息。(2)病人在術後生命徵象是否穩定，有無呼吸困難、出血、喉返和喉上神經損傷、手足抽搐的併發症出現、防治措施是否恰當與及時、術後恢復是否順利。(3)病人術後能否有效咳嗽、及時清除呼吸道的分泌物，保持呼吸道的暢通。
2. 護理評估：(1)術前評估：健康史和相關因素、身體狀況與心理和社會的支援狀況。(2)術後評估：一般的情況、呼吸和發音、併發症。
3. 常見的護理診斷與問題：(1)疼痛：潛在的併發症、手術創傷、局部腫塊壓迫或與囊性腫塊發生出血有關。(2)焦慮：與頸部包塊性質不明、擔心手術及前驅疾病等有關。(3)有窒息的危險：清理呼吸道無效，與癌腫巨大壓迫氣管及手術創傷等有關。
4. 護理措施：有效緩解術前、術後的焦慮感，預防或及時處理術前、術後的併發症（要注意靜脈使用鈣劑的注意事項），要保持術前、術後呼吸道的暢通。
   (1) 靜脈使用鈣劑的注意事項
      ①在注射前要詢問病人目前有沒有服用洋地黃。
      ②注射針頭的斜面必須全部進入靜脈才可以推藥。
      ③推藥速度宜慢，每分鐘不超過1-2 ml。
      ④使用鈣劑治療、禁用四環素，因為鈣劑和四環素會產生合成物，活性會降低，影響療效。
      ⑤注射用鈣劑最好用10%葡萄糖酸鈣。
   (2) 實際治療原則：甲狀腺瘤在早期手術時，要加以切除。甲狀腺癌以手術治療為主，放射性治療為輔。未分化癌通常採用外部放射性治療。

（五）頸部腫塊

1. 頸部腫塊分為腫瘤（原發性、轉移性）、發炎症與先天畸形。
2. 健康教育：(1)康復與自我護理諮詢：控制情緒、了解併發症、指導患者術後活動與合宜安排術後的生活；(2)用藥諮詢；(3)回診諮詢。

診斷檢查

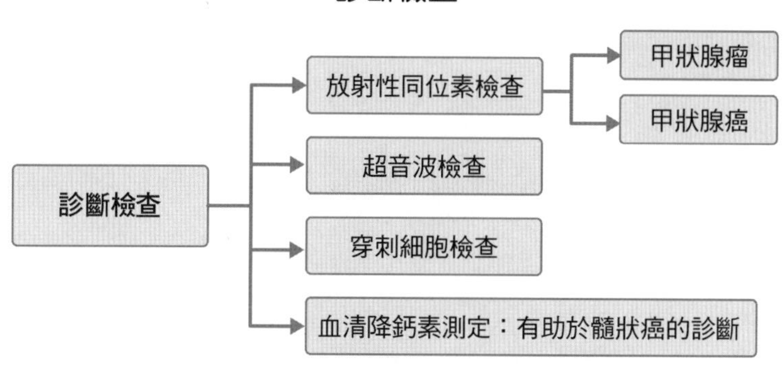

甲狀腺腫瘤實際的治療原則

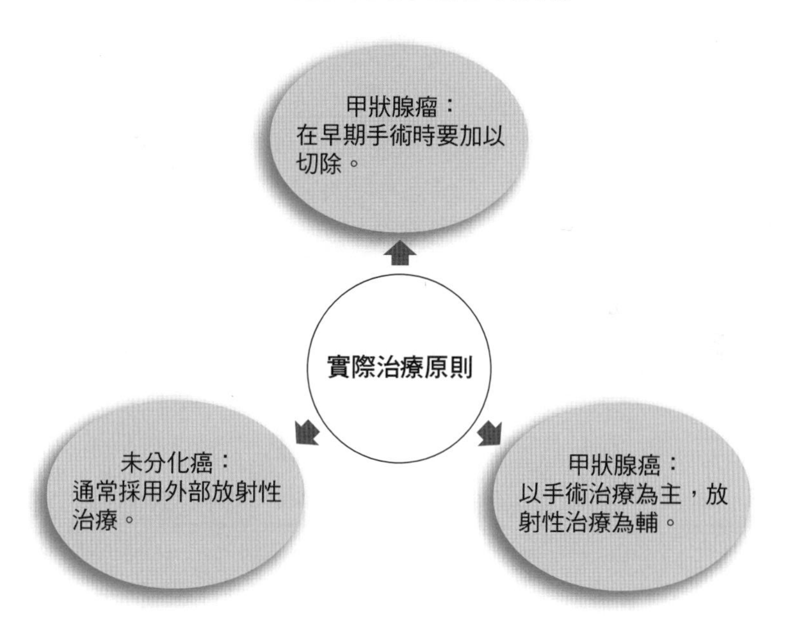

✚ 知識補充站

甲狀腺腫瘤實際的護理措施分為術前護理與術後護理，要做體位和生命徵象的監測、病情觀察、對症處理、飲食調配功能性活動與健康教育的工作。

而健康教育涵蓋心理調適、功能性訓練、治療與訪視病人。

NOTE

第 13 章
乳房疾病病人的護理

學習目標

1. 了解乳房的淋巴回流。
2. 熟悉乳房的檢查。
3. 了解乳腺癌的發病病因、病理的分類、轉移的途徑與臨床表現和診斷。
4. TNM 國際分期法。
5. 了解急性乳房炎的臨床特色。
6. 熟悉急性乳房炎的治療原則。
7. 掌握急性乳房炎的護理重點。
8. 了解乳癌的病因。
9. 熟悉乳癌的治療原則。
10. 掌握乳癌的身心狀況和病人的整體性護理。
11. 重點要求學生掌握好急性乳房炎病人的診斷和主要護理措施、乳癌病人的診斷和主要護理措施。

13-1 乳房疾病病人的護理（一）

（一）乳房的淋巴回流

1. 乳房大部分淋巴液經由胸大肌外側緣淋巴管流至腋窩淋巴結，再流向鎖骨下淋巴結。一部分乳房上部的淋巴液可不經過腋窩，而直接穿過胸大肌的鎖骨下淋巴管流向鎖骨下淋巴結。在通過鎖骨下淋巴結後，淋巴液會繼續流向鎖骨上淋巴結。
2. 部分乳房內側的淋巴液通過肋間淋巴管流向胸骨旁淋巴結，繼而流向鎖骨上淋巴結。
3. 兩側乳房間在皮下有一些交通淋巴管，一側乳房的淋巴液會流向另一側乳房。
4. 乳房深部淋巴網會與腹直肌肌鞘和肝鐮狀韌帶的淋巴管相連通。

（二）乳房的檢查

1. **視診**：精密的視診會獲得很有診斷價值的徵象。
   (1) 外形觀察：乳房內有較大腫塊時，其外形會顯示出侷限性隆起；腫瘤在乳腺深層侵犯Cooper氏韌帶，使之收縮而產生該相應部位的皮膚凹陷、皺褶或皮膚收縮現象。單邊乳房淺表靜脈擴張，常是晚期乳癌或乳腺肉瘤的徵兆。
   (2) 乳頭：若其附近有癌腫或慢性發炎症，乳頭會向病灶處偏斜；非哺乳期婦女乳頭糜爛脫屑，乳暈周圍濕疹，則可能是濕疹樣癌，即Paget氏病症的表現。
   (3) 乳房皮膚：癌細胞侵入乳房淺表淋巴管而引起癌性栓塞，會導致淋巴水腫而使乳房皮膚呈現「桔皮狀」的改變。
2. **觸診**：觸診的重點是了解乳房有無腫塊及腫塊的性質；區域淋巴結有無腫大。正確的觸診手法是以手掌在乳房上，依照內上、外上（包括尾部）、外下、內下、中央（乳頭、乳暈）循序輕輕捫按乳房。
   (1) 乳房腫塊：明確存在乳房腫塊時，要注意其大小、位置、數目、質地、有否壓痛、外形是否整齊、邊緣是否清楚、表面是否光滑、與周圍組織，例如皮膚、胸大肌、前鋸肌等是否黏連等情況。
   (2) 腋窩淋巴結：在碰到腫大的淋巴結時，要注意其位置、數目、大小、質地、觸痛和移動度。在檢查完患側之後，還要檢查對側。
3. **特殊檢查**
   乳腺疾病的特殊檢查主要為實體影像學檢查和細胞病理學檢查兩大類。
   (1) X光檢查：常用的方法有鉬靶X光造影、乾板攝影、電腦斷層掃描（CT）等。
   (2) 超音波檢查：可以快速、準確判別乳腺腫塊的性質為實性抑或囊性。

小博士解說

乳房的美麗，也許無法用語言來形容，只能用心去體會，它是女性最好的朋友。

乳房是每一個女人都應該重視的器官，她十分脆弱，需要精心呵護，稍不注意，潛伏在生活中的種種因素就有可能成為危害乳房健康的殺手。

乳房疾病病人的護理

術前護理	做好心理護理及術前的一般性準備。
術後護理	1. 臥位：血壓平穩後改半臥位。 2. 嚴密觀察病情：密切觀察生命徵象、傷口及引流液情況，保持傷口乾燥，預防感染。 3. 預防患側上肢水腫：抬高患側上肢，以減輕水腫，禁止在患側量血壓、注射或抽血。 4. 傷口護理：妥善固定皮瓣，傷口加壓包紮，皮瓣下作持續負壓吸引，並保持引流管通暢。 5. 功能訓練：術後 24 小時開始腕部活動；3～5 天開始肘部活動；1 週後作肩部運動，逐漸增加活動範圍；10～12 天開始全範圍關節活動。
出院康復諮詢	定期做乳房自我檢查或到醫院複查，觀察有無復發，5 年內避免妊娠。

胸部保養三部曲

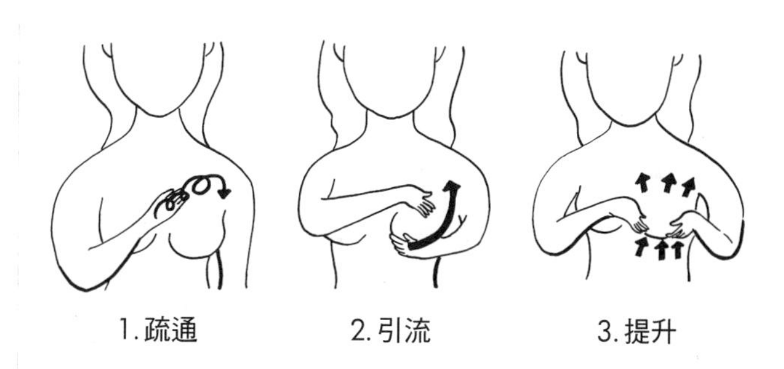

+ 知識補充站

在胸部保養中，按摩可以發揮絕佳的功能。經常按摩乳房會使腦下垂體和卵巢分泌激素的功能得到加強，促進局部的血液循環，讓乳房組織發育得更好，但要注意「由下而上」、「由外而內」輕柔捫摸。

1. 疏通：從乳房的中部向下環繞乳房一周，按摩到胸部兩側腋下。
2. 引流：按摩腋下淋巴結，促進淋巴回流，疏通乳腺。
3. 提升：雙手托住胸部下方，做提升的動作，會有效改善胸部的下垂和外擴現象。

13-2 乳房疾病病人的護理（二）

（二）乳房檢查

3. 特殊檢查（續）

(3) 乳頭溢液：觀察溢液性質，有助於推測病因和病灶的性質。

(4) 鮮紅色血性溢液：乳管內乳頭狀瘤，少數會見於乳管內癌。

(5) 黃色或黃綠色：乳腺囊性增生，偶而見於乳癌。

(6) 漿液性無色：正常的月經期，早期妊娠或囊性增生病。

(7) 棕褐色溢液：血液曾經被阻擋於乳管之內而未及時排出，大多見於有乳管阻塞的導管內乳頭狀瘤，或因為上皮增生而有乳頭狀體所形成的乳房囊性增生病。

（三）乳腺囊性增生病

本病症是婦女常見且時常發生的病症之一，大多發現於25-45歲女性，其本質上是一種生理增生與復舊不全所造成的乳腺正常結構的紊亂。本病症惡變的危險性比正常婦女增加2-4倍左右，臨床症狀和徵象有時與乳癌相混淆。口服中藥小金丹6-9克，每天二次；或消遙散3-9克，每天三次；或5%碘化鉀5毫升，每天三次，均會有效緩解症狀。

（四）乳腺癌（Mammary cancer）

乳腺癌是乳腺導管上皮細胞在各種內外致癌因素的作用下，細胞失去正常的特性而異常增生，以至於超過自我修復的限度而發生癌變的疾病。臨床以乳腺腫塊為主要表現。

1. 病因

(1) 性激素紊亂：乳癌的發病年齡大多在40-60歲，其中又以45-49歲（更年期）和60-64歲最為多見。乳腺癌主要在婦女中發生，大多發生於停經前後及初潮期較早及停經期較晚的婦女。

(2) 遺傳因素。

(3) 病毒致癌：人的乳汁內和乳腺癌組織中，也會見到B型病毒狀的顆粒。

乳腺的惡性疾病、飲食因素、肥胖、電離輻射與不良的生活習慣等密切相關。

2. 病理的分類

(1) 非浸潤性癌：小葉原位癌、導管內癌、導管內乳頭狀癌。

(2) 早期浸潤癌：早期浸潤小葉癌、早期浸潤導管癌。

(3) 浸潤性癌

①浸潤性非特殊型癌：單純癌、硬癌、髓樣癌。

②浸潤性特殊型癌：乳頭狀癌、黏液腺癌、濕疹樣癌。

(4) 其他的特殊癌：包括分泌（幼年）型癌、富脂質型癌、纖維腺瘤癌變與乳頭狀瘤癌變等。

發炎性乳腺癌的皮膚改變

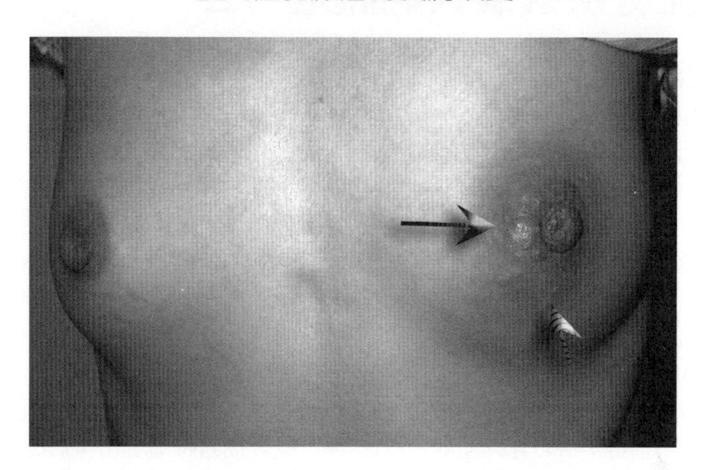

✚ 知識補充站

乳腺癌是發生在乳房腺上皮組織的惡性腫瘤，是一種嚴重影響婦女身心健康，甚至危及生命的最常見惡性腫瘤之一。乳腺癌男性罕見。乳腺癌是乳房腺上皮細胞在多種致癌因子作用下，發生了基因突變，致使細胞增生失控。由於癌細胞的生物行為發生了改變，呈現出無秩序、無限制的惡性增生。它的組織學表現型式是大量的幼稚化癌細胞無限增殖和無序狀擁擠成團，擠壓並侵蝕破壞周圍的正常組織，破壞乳房的正常組織結構。

由於乳腺並不是人體生命活動的重要器官，原位乳腺癌從理論而言並不致命，可以運用手術切除方法來達到治癒的目的。但是因為乳腺細胞在發生突變之後便喪失了正常細胞的特性，組織結構紊亂、細胞連接鬆散，癌細胞很容易脫落游離，隨著血液或淋巴液等播散全身，形成早期的遠端轉移，給乳腺癌的臨床治癒增加了很大困難。全身重要器官的轉移，例如肺轉移、腦轉移、骨轉移等都將直接威脅人的生命，因此乳腺癌是嚴重危及人體生命的惡性疾病。

乳腺癌的防治原則同所有癌症一樣，應當要早期發現、早期治療。在日常生活中，堅持系統化的乳房保健、乳腺自我檢查和定期接受醫療專業人員的檢查，是相當重要的。

請學會保護自己：早期發現乳腺癌對患者的意義，遠大於目前任何的治療方案。所以在未來一段時間之內，早期發現與早期診斷，仍然是提高乳腺癌療效的基本策略。

13-3 乳房疾病病人的護理（三）

（四）乳腺癌（Mammary cancer）（續）

3. 轉移的途徑

(1) 直接浸潤：直接侵入皮膚、胸肌筋膜與胸肌等周邊組織。

(2) 淋巴轉移（會經由乳房淋巴液的各個引流途徑擴散）：癌細胞經胸大肌外側緣淋巴管侵入同側腋窩淋巴結，進而侵入鎖骨下淋巴結以至於鎖骨上淋巴結，轉移至鎖骨上淋巴結的癌細胞，又會經由胸導管（左）或右側淋巴導管侵入靜脈血流而向遠處轉移。癌細胞向內側侵入胸骨旁淋巴結，繼而達到鎖骨上淋巴結。

(3) 血液的轉移：乳癌細胞經由血液向遠處轉移者，大多發生在晚期。

4. **臨床表現（乳腺癌的多發部位以乳房外部上象限占大多數）**：(1) 腫塊。(2) 皮膚改變：常見為淺表靜脈怒張，「酒窩特徵」和「桔皮狀」皮膚。(3) 乳頭乳暈改變：乳房中央區乳腺癌。(4) 乳頭溢液。(5) 疼痛：在乳癌合併囊性增生病時，會有脹痛與鈍痛。晚期乳癌疼痛常顯示出腫瘤直接侵犯神經。(6) 腋淋巴結腫大：大多顯示出乳腺癌病程的進展。

（五）TNM 國際分期法

1. **原發腫瘤（T）的分期**：T_x 原發腫瘤情況不詳（已被切除）。T_0 原發腫瘤並未捫摸到。T_1 腫瘤最大直徑小於2公分。T_2 腫瘤最大直徑大約為2-5公分左右。T_3 腫瘤最大直徑超過5公分。T_4 腫瘤為任意的大小，直接會侵犯胸壁和皮膚。

2. **區域淋巴結（N）的分期**：N_0 區域淋巴結並未捫摸到。x 區域淋巴結情況不詳（以往已切除）。N_1 同側腋淋巴結有腫大症，可以活動。N_2 同側腋淋巴結腫大，互相融合，或與其他組織連結。N_3 同側內乳淋巴結有所轉移。

3. **遠處轉移（M）的分期**：Mx 有無遠處轉移不詳。M_0 無遠處轉移。M_1 遠處轉移（包括同側鎖骨上淋巴結轉移）。第Ⅰ期：癌腫小於2公分，無腋淋巴結轉移。第Ⅱ期：癌腫小於5公分，已有腋淋巴結的轉移。第Ⅲ期：凡是癌組織有鎖骨上、下淋巴結轉移或患側上肢有水腫者。第Ⅳ期：凡是癌組織發生遠距離轉移者。

依據乳癌臨床的分期，一般採用下列的治療方案：

第一期乳癌：採用根治性手術為主。術中、術後病理檢查，如腋窩淋巴結有轉移者，要外加做鎖骨上及胸骨旁淋巴結區域的放射性治療。有學者主張在早期乳癌僅作乳腺部分切除或單純切除，並清掃腋窩淋巴結群，或執行保留胸大肌的改良根治方法，或同時在手術後輔以放射性治療。

第二期乳癌：採用根治性手術。若癌腫位於乳房內側象限者，可以考量做擴大根治手術。在手術之後輔以放射性治療及內分泌治療或化療。

第三期乳癌：原則上應採用以放射性療法為主的整合性治療。有人主張先做放射性治療，再做手術治療。對有潰瘍的癌塊可以考慮做單純乳房切除手術。在手術之後，以化療與內分泌治療為輔助。

第四期乳癌：以內分泌、化學藥物和中草藥治療為主，可以減輕痛苦，延長生命。

乳腺癌的臨床表現

	纖維腺瘤	乳腺囊性增生病	乳癌	肉瘤	結核
年齡	20-25	25-40	40-60	中年婦女	20-40
病程	緩慢	緩慢	較快	較快	緩慢
疼痛	無	週期性疼痛	無	無	較為明顯
腫塊數目	常為單一個	多數成串	常為單一個	單一個	不一定
腫塊邊界	清楚	不清楚	不清楚	清楚	不清楚
轉移性病灶	無	無	大多見於局部淋巴結	大多為血液	無
膿腫形成	無	無	無	無	會有冷膿腫

轉移的途徑

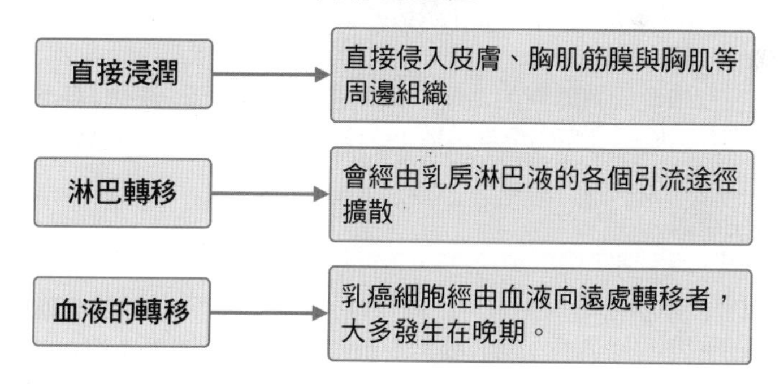

＋知識補充站

乳腺癌轉移途徑中的直接浸潤，為直接侵入皮膚、胸筋膜、胸肌，而淋巴轉移可以依循乳房淋巴液的四個輸出途徑擴散，最主要的是同側腋窩淋巴結（60%）與胸骨旁淋巴結（20%~30%）。血液轉移最為常見，依次為肺、骨、肝，骨骼依次為椎體、骨盆、股骨。

13-4 乳房疾病病人的護理（四）

（五）TNM國際分期法（續）

4. 手術治療

(1) 乳癌根治術；(2) 擴大根治術；(3) 改良根治術。

5. 放射性治療。

6. 內分泌治療

在晚期乳腺癌姑息性內分泌治療以手術為主，例如卵巢、腎上腺、垂體切除，以達到部分病人症狀的緩解，也有以藥物來取代手術的趨勢。內分泌治療大多用於晚期乳腺癌的姑息性治療，也可以作為伴隨著腋窩淋巴結轉移中期病人的輔助治療方法之一。

7. 化學藥物

對乳癌病人的大量長期訪談發現，凡是腋窩淋巴結有轉移者，雖經過手術之後的放射性治療，在五年之內仍有2/3的病人會出現癌復發。若受到侵犯的淋巴結達到或者超過四個，則復發率更高。從而顯示大多數病人在接受手術或放射性治療之時，實際上已有血液運行性播散存在。因此，化學藥物抗癌治療是一種必要的全身性輔助治療，適用於手術之後有淋巴結轉移的ER、PR陰性反應病人或姑息性手術的晚期病人。

（六）急性乳房炎

1. 病因

在產後全身的抵抗力會下降，乳汁淤積與細菌入侵。

2. 治療方式

急性乳房炎在未形成膿腫期的治療方式，包括(1)患側乳房暫停哺乳；(2)局部理療、熱敷，有利於發炎症的早期消散；(3)局部封閉；(4)全身抗感染：使用磺胺類藥物或抗生素；(5)中醫藥治療。

3. 乳腺炎發生原因

(1) 乳汁淤積：乳汁是理想的培養基，乳汁淤積將更有利於入侵細菌的繁殖生長。而導致乳汁淤積的原因主要有乳頭發育不好（過小或內陷），妨礙哺乳；乳汁分泌過多或嬰兒吸乳少；哺乳姿勢不正確；乳腺管不暢通等。

(2) 細菌侵入：細菌常由乳頭處入侵，乳頭破損或皸裂，使細菌沿淋巴管入侵是感染的主要途徑。嬰兒口含乳頭睡覺或嬰兒患有口腔炎而吸乳時，細菌會直接侵入乳腺管，上行至腺小葉而導致感染。

TNM國際分期法

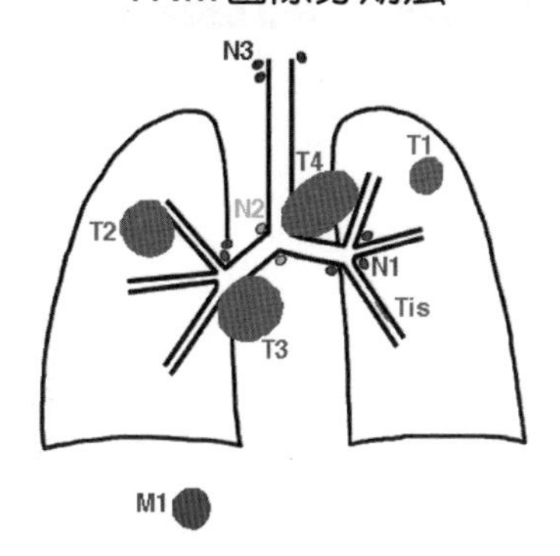

急性乳房炎

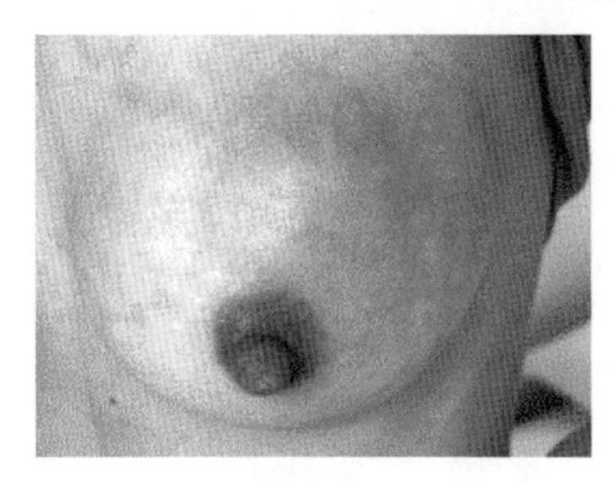

細菌侵入

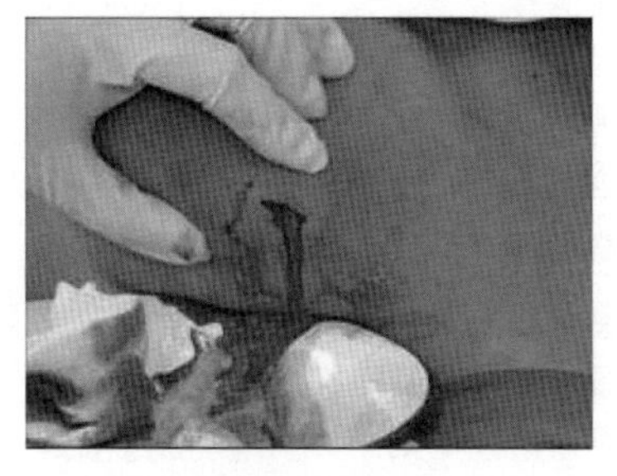

乳汁淤積

可藉由護理專業，加強病人對乳癌的認知與健康管理的教育。

＋知識補充站

發生急性乳腺炎後應該怎麼辦

原則上要先消除感染，排空乳汁，說明如下：

1. 托起乳房：提高乳房可以改善乳房的血液循環，配戴合適的胸罩托起乳房，使血液循環暢通，局部不充血，腫脹容易消退，發炎症才可以控制。
2. 促進乳汁排空：患病的乳房應暫停哺乳，但要按時把奶水擠出，每天7～8次，每次均應儘量將乳汁排空，這是治療早期急性乳腺炎，防止形成膿腫最有效的措施。必要時，可以由有經驗的長輩或是醫護人員幫助擠奶。
3. 局部理療和熱敷：可以用熱毛巾蓋住發炎的乳房，採用熱敷的方式，每次20～30分鐘，每天3～4次；也可以把浴缸放滿溫熱的水，側身躺在由裡面，把患病的乳房浸在水中，有利於早期炎症的消散。
4. 中醫中藥（在用藥之前，請先徵求醫生的意見）：可以使用蒲公英、野菊花等清熱解毒的藥物。局部紅腫，可以塗玉露膏或如意金黃油膏。皮膚微紅或不紅時，使用沖和膏、太乙膏。在硬結難消時，可以使用九香膏來外敷。

13-5 急性乳房炎病人的護理

（一）急性乳房炎的定義

急性乳房炎是乳房的急性化膿性感染，大多為金黃色葡萄球菌所導致，大多發生於產後3-4週哺乳期的初產婦，稱為產後乳房炎。

（二）急性乳房炎的護理評估

1. 健康史

病因為乳汁淤積與細菌入侵。

2. 身心的狀況

患側乳房會脹痛、局部紅腫與發燒。隨著發炎症的發展，病人會有寒顫、發高燒、脈搏加快的症狀，時常會有患側腋窩淋巴結腫大、壓痛，白血球數目明顯增高，發炎症局部會出現膿腫的症狀。

3. 診斷檢查

(1) 血液常規檢查。

(2) 超音波檢查。

(3) 膿腫穿刺：可以直接確診。

（三）急性乳房炎的護理診斷

1. **體溫過高**：與細菌或細菌毒素入血有關。
2. **疼痛**：與乳汁淤積與發炎症腫脹有關。
3. **皮膚完整性受損**：與手術切開引流或膿腫破潰有關。
4. **焦慮**：與擔心嬰兒餵養及乳房形態改變有關。
5. **知識缺乏**：缺乏哺乳期衛生和預防乳房炎知識。

（四）急性乳房炎的護理措施

1. 一般性的處理

(1) 患乳要停止哺乳，並排空乳汁，可以使用吸乳器。

(2) 做局部熱敷或理療，水腫明顯者可以使用25%硫酸鎂溶液來濕熱敷。

(3) 感染嚴重或併發乳瘻者，時常需要終止乳汁的分泌（己烯雌酚、苯甲酸雌二醇）。

2. 使用抗生素

原則要早期、足量、有效，可以使用青黴素類抗生素來治療。若對青黴素過敏，則使用紅黴素。

3. 中藥治療

蒲公英、野菊花等清熱解毒藥物，或使用魚石脂軟膏來外敷。

4. 膿腫的處理

要及時切開引流，注意切口要採用放射狀切口，以免損傷乳管。為了保證引流的暢通，可以使用對口引流。

急性乳房炎健康史的病因

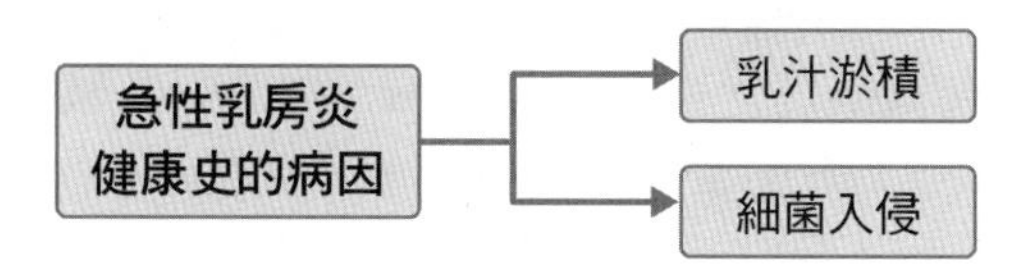

急性乳房炎的一般性處理

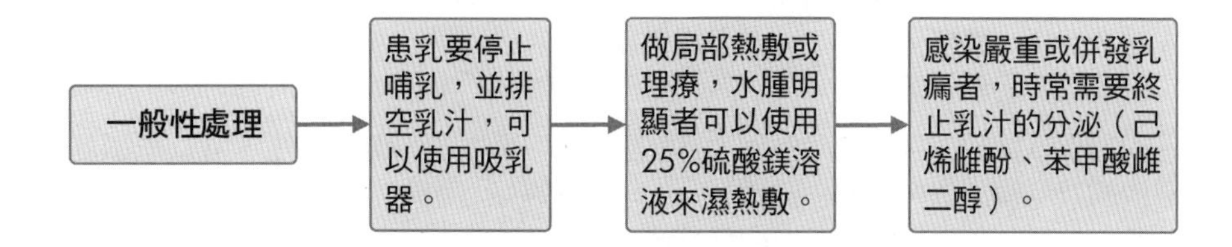

急性乳房炎的護理措施

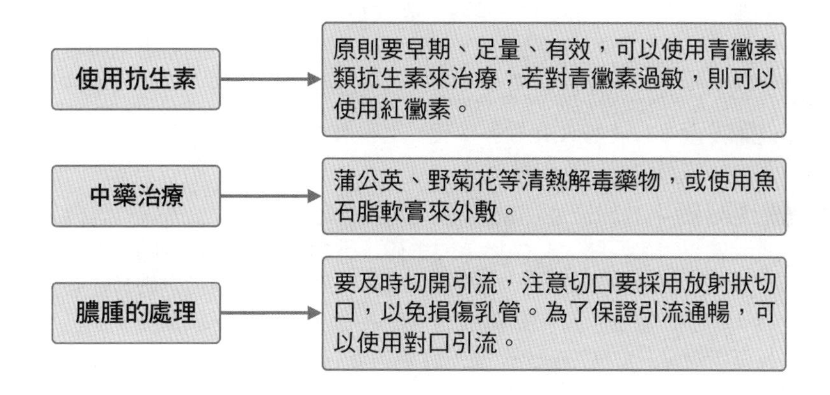

急性乳房炎的診斷檢查

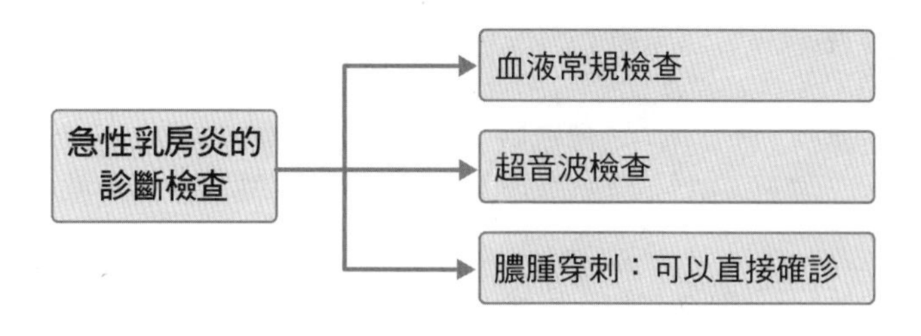

13-6 乳癌病人的護理

乳癌是最常見和最重要的乳房疾病，目前乳癌已女性發病率最高的惡性腫瘤。

（一）病因：乳癌大多發生於 40-60 歲左右的婦女，以更年期和停經前後的婦女尤爲多見。病因到目前爲止尚不十分清楚，但雌激素與乳癌的發生密切相關，雌酮（E1）和雌二醇與乳癌發生直接相關。

（二）病理的類型：1. 非浸潤性癌，包括導管內癌和小葉原位癌。2. 早期浸潤性癌，包括早期浸潤性導管癌和早期浸潤性小葉癌。3. 浸潤性特殊癌，包括乳頭狀癌、髓樣癌、黏液腺癌、腺樣囊性癌、乳頭濕疹樣癌等。4. 浸潤性非特殊癌，包括浸潤性小葉癌、浸潤性導管癌、硬癌等，此型是乳腺癌中最爲常見的類型。

（三）轉移途徑：1. 局部擴散。2. 淋巴轉移：最主要的轉移途徑，可以依循乳房淋巴液的四條輸出途徑來加以擴散。3. 血液運行轉移：最爲常見的遠處轉移爲肺、骨、肝，骨以椎骨、骨盆和股骨等處的轉移最爲常見

（四）護理評估：1. 乳房腫塊：並無痛性之單發性乳房腫塊是最常見的症狀，主要位於外上象限。2. 乳房外形改變：(1) 酒窩症：若癌腫侵及 Cooper 韌帶（乳房懸韌帶），則癌腫表面皮膚會凹陷，而呈現「酒窩症」。(2)「桔皮狀」改變：癌腫局部皮膚因皮內和皮下淋巴管被癌細胞阻塞而引起局部淋巴水腫，毛囊處呈現點狀凹陷，稱爲「桔皮狀」改變。3. 淋巴結腫大：最初多見於腋窩淋巴結。4. 乳頭溢液。

（五）診斷檢查：1. 乳房 X 光攝影檢查：鉬靶 X 光照片。2. 乳房超音波檢查。3. 細胞穿刺檢查。4. 活體組織病理學檢查。

（六）護理診斷：1. 組織灌注量改變：與手術失血有關。2. 焦慮：與擔心手術造成身體外觀改變與預後有關。3. 疼痛：與手術、癌腫壓迫及轉移有關。4. 皮膚完整性受損：與手術和放射治療有關。5. 有感染的危險：與手術及術後之併發症有關。6. 身體活動障礙：與手術影響手臂和肩關節的活動有關。7. 自我形象紊亂：與乳房切除及化療導致脫髮等有關。8. 知識缺乏：缺乏乳癌自我檢查與預防知識。9. 潛在的併發症：皮下積液、皮瓣壞死、上肢水腫。

（七）護理措施：治療原則以手術治療爲主，以化學藥物、放射、激素、免疫等綜合治療措施爲輔。

1. 手術治療：(1) 保留乳房手術；(2) 乳癌改良根治術；(3) 乳癌標準根治術；(4) 乳癌擴大根治術；(5) 乳房單純切除術。
2. 化學藥物治療：(1)CMF（環磷醯胺、甲胺嘌呤、氟尿嘧啶）；(2)CAF（環磷醯胺、阿黴素、氟尿嘧啶）；(3)ACMF（阿黴素、環磷醯胺、甲胺嘌呤、氟尿嘧啶）。
3. 激素治療：(1) 去勢治療；(2) 抗雌激素治療；(3) 芳香化酶抑制劑；(4) 孕酮類藥物治療。

乳癌的手術治療

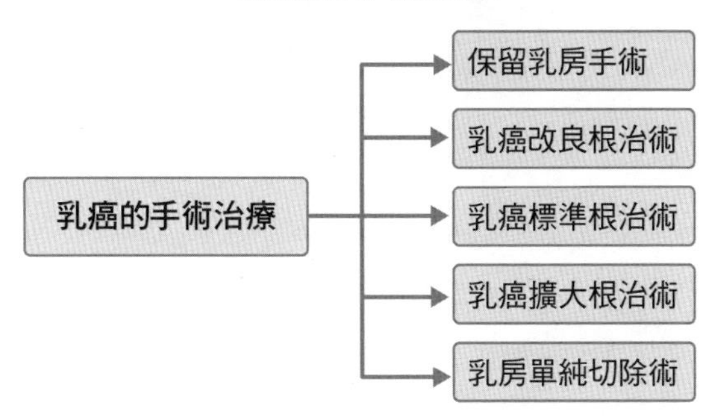

乳癌的化學藥物治療

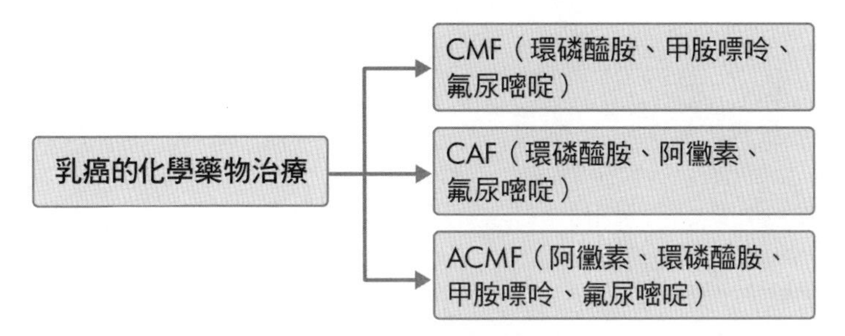

乳癌的激素治療

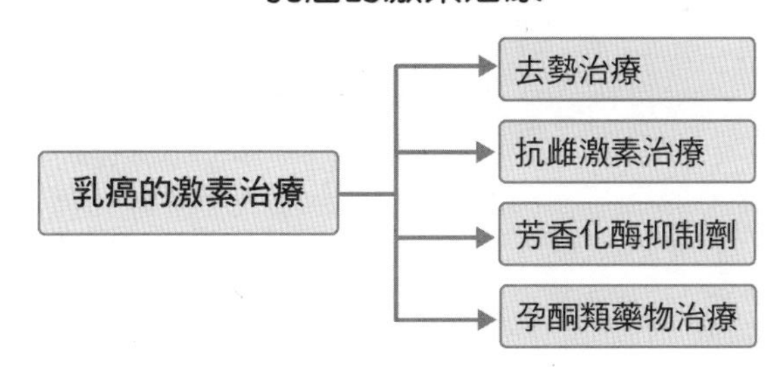

＋知識補充站

實際的護理措施

1. 手術前之護理。
2. 手術後之護理：(1)觀察生命的徵象象。(2)傷口護理－皮瓣：觀察皮瓣顏色及面部創傷癒合情況，並加以記錄。引流管：皮瓣下一般放引流管，並執行負壓的吸引，注意引流管的護理原則。(3)患側做上肢復健與訓練：在術後3天內患側上肢制動，避免外展上臂；在術後2-3天開始手指活動；在術後3-5天活動肘部；在術後1周做肩部活動。(4)術後併發症的防治與護理：皮下積液、皮瓣壞死、上肢水腫。

第 14 章
腹部創傷病人的護理

學習目標

1. 了解腹部損傷的病因。
2. 熟悉腹部損傷的治療原則。
3. 掌握腹部損傷病人的護理。
4. 熟悉護理措施（處理的原則）。
5. 熟悉腹部創傷病人的臨床表現。
6. 熟悉腹部創傷病人急救的護理。
7. 了解肝臟的外傷。
8. 了解脾臟的外傷。
9. 了解胰腺的損傷。
10. 膽囊和膽總管的損傷。
11. 了解結腸的破裂。
12. 了解直腸的損傷。

14-1 腹部創傷病人的護理（一）

腹部創傷的關鍵問題在於有無內臟器官的損傷，而最重要的是內臟損傷之後所引起的大出血與休克、感染與腹膜炎。當病情危險與重症時，若不及時診治，則會危及傷患的生命，其死亡率高達 10-20% 左右，因此對腹部創傷的傷患要確實做到儘早診斷和及時治療。

（一）概論：腹部創傷可分為閉合性創傷及開放性創傷（穿透創傷和非穿透創傷）兩類。

1. 開放性創傷：以戰時最為多見，主要是火器創傷所引起，亦會見於利器創傷所導致。若為貫通創傷，則有入口和出口之分，盲管創傷只有入口而沒有出口。開放性創傷又可分為穿透創傷和非穿透創傷兩類，前者是指腹膜已經遭到穿透，多數會伴隨著腹腔內器官損傷；後者是腹膜仍然完整，腹腔未與外界交通，但也有可能損傷腹腔內的器官。2. 閉合性創傷：係由擠壓、碰撞和爆震等鈍性暴力所引起，也可分為腹壁創傷和腹腔內臟創傷兩大類。與開放性創傷相比較，閉合性創傷具有更為重要的臨床價值。因為，開放性創傷即使涉及到內臟，其診斷經常較為明確。閉合性創傷體表並無傷口，要確定有無內臟損傷，有時是相當困難的。如果不能在早期確定內臟是否受損，很可能會耽誤手術的時機而導致嚴重的後果。

（二）護理評估：1. 健康史。2. 身心狀況：(1) 單純的腹壁創傷：一般爲疼痛、壓痛、腫脹、瘀斑。(2) 實質性器官破裂：內出血。出血較多者，會出現休克的症狀；肝、胰破裂，會出現明顯的腹膜刺激症。(3) 空腔器官破裂：瀰漫性腹膜炎。腹膜刺激症相當明顯，會有氣腹的症狀。

（三）診斷檢查：1. 血液常規檢查：要注意紅血球、目的血紅素、血球容積比與白血球的變化。2. 尿液常規檢查。3. 血液與尿液澱粉　檢查。4.X 光檢查。5. 超音波檢查。6. 診斷性腹腔穿刺。7. 診斷性腹腔灌洗。8. 腹腔內視鏡檢查。

（四）護理診斷：1. 氣體交換受損：與合併胸、腦損傷有關。2. 組織灌注不足：與合併內臟損傷有關。3. 疼痛：與損傷有關。4. 皮膚完整性受損：與鈍性暴力或銳器傷有關。5. 有感染的危險：與損傷有關。6. 活動毫無耐力：與嚴重損傷、疼痛及休克症狀有關。7. 焦慮和恐懼：與突然遭受到暴力而導致的傷害有關。

（五）護理措施（處理原則）：1. 現場急救：先處理威脅生命的因素，例如依次處理心脈搏驟停、窒息、大出血、開放性氣胸、休克、腹部內臟脫出等。2. 非手術治療：暫時不能確定有無內臟損傷者，及診斷明確爲輕度的單純性實質性器官損傷，生命徵象穩定者。治療措施爲輸血、輸液、使用抗生素、禁食與營養支援。3. 手術治療：已經確診爲腹內器官破裂者，以及在非手術治療期間出現下列情況者：(1) 早期出現休克的徵象；(2) 有持續性，甚至進行性腹部劇痛伴隨噁心與嘔吐等消化道症狀；(3) 有明顯腹膜刺激症；(4) 有氣腹表現；(5) 腹部出現移動性濁音；(6) 有便血、嘔血或血尿；(7) 直腸指診發現前壁有壓痛、波動感或指套染血。

X光檢查

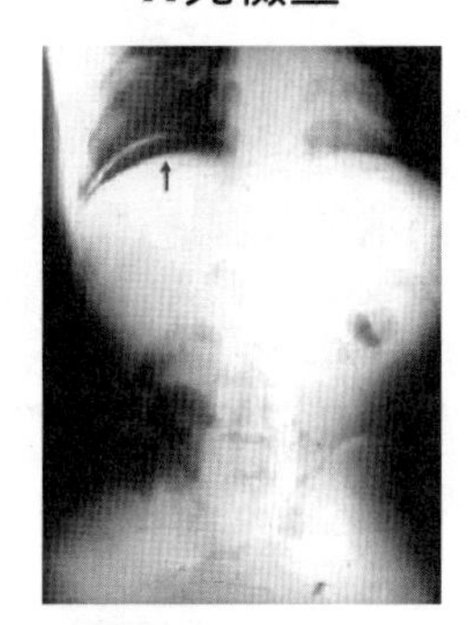

腹部損傷的分類

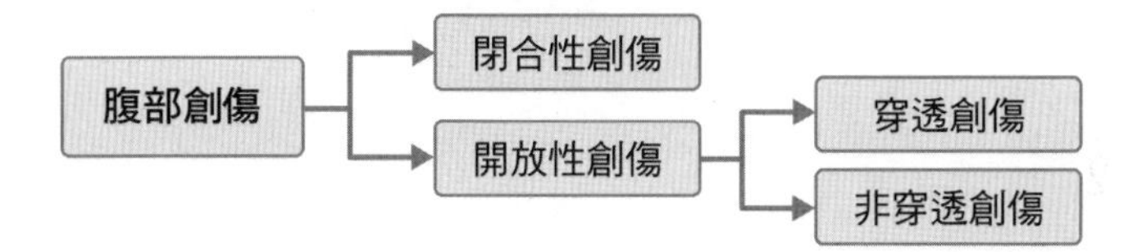

診斷性腹腔灌洗

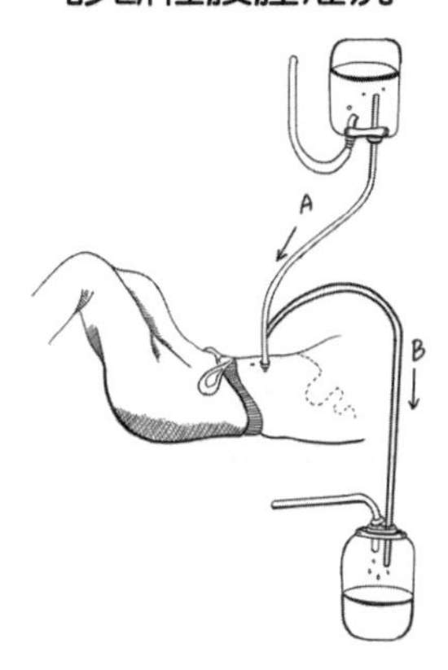

腹腔內視鏡檢查的儀器

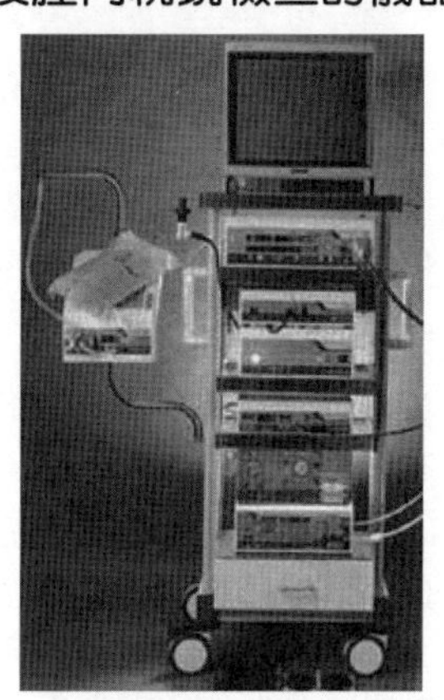

+ 知識補充站

1. 術後的心理護理：腹部創傷患者大都是急診病人，面對突然的打擊表現出慌亂、恐懼、煩躁，甚至拒絕治療。護士對患者的細心照料，使患者及家屬有一種安全感及依賴感，並積極配合檢查及治療。術後可根據病情，早期下床活動、增強體質，減少腸粘連的發生。
2. 術後飲食護理：當患者胃腸道功能恢復後，可拔除胃管給予飲食。原則是從少到多、從稀到稠、少量多餐，先是少量的米湯、肉湯、菜湯或蛋湯，之後逐漸增加或改為半流質，食物中要含有豐富的蛋白質、高熱量和多種維生素。

14-2 腹部創傷病人的護理（二）

（六）實際的護理措施

1.處理腹壁損傷；2.嚴密觀察病情變化；3.病人多臥床休息，儘量少搬動患者，禁止使用止痛劑；4.禁食、胃腸減壓；5.按照醫師囑咐，積極補充血液容量，防止休克：6.使用抗生素來防治腹腔內部感染；7.做好心理護理工作；8.開放性損傷常規性注射TAT；9.儘快做好手術前的準備；10.確實做好術後護理工作。

（七）腹部創傷病人的臨床表現

1.腹痛：腹內器官傷除了少數因為嚴重的腦外傷與休克者外，都具有腹痛的症狀，發生率為95-100%左右。受傷後，傷患會有持續難以忍受的劇痛，即證實腹腔內有嚴重的損傷。在早期傷患會訴說疼痛最嚴重的部位，其常為器官損傷的部位，對診斷很有幫助。2.噁心、嘔吐：空腔器官破裂、內出血均會刺激腹膜，引起反射性的噁心與嘔吐。在細菌性腹膜炎發生後，嘔吐是腸麻痺的呈現方式，大多為持續性。3.腹脹：早期並無明顯腹脹，晚期由於腹膜炎產生腸麻痺後，腹脹相當明顯。腹膜後血腫由於刺激腹膜之後內臟神經叢，會反射性引起腸麻痺、腹脹和腰痛等症狀。4.腹部壓痛、反跳痛和肌肉緊張等腹膜刺激症：除了單純脾破裂對腹膜刺激較輕外，其他腹內器官傷有較明顯的腹膜刺激症。壓痛最明顯處，往往是損傷器官的所在部位。5.肝濁音界會消失：肝濁音界消失對閉合傷有診斷的意義，大多表示空腔器官破裂，氣體進入腹腔而形成膈下積氣。6.移動性濁音：在傷後早期所出現的移動性濁音是腹內出血或尿液外滲的前提條件，破裂出血的器官部位會出現固定性的濁音，是因為器官附近積存凝血塊所導致。7.腸鳴音會減弱或消失：早期由於反射性腸蠕動受到抑制，晚期由於腹膜炎、腸麻痺會導致腸鳴音減弱或消失。

（八）急救

先注意檢查有無立即威脅生命的情況存在，並迅速予以處理。首先要注意檢查有無呼吸道阻塞和呼吸道機能的障礙，清除呼吸道分泌物和異物，維持呼吸道的暢通。若有開放性氣胸、明顯的外出血等症狀而立即威脅生命的情況時，要迅速予以處理。四肢若有骨折，在搬動之前要初步加以固定。在休克發生之前，要積極預防休克，例如冬天保暖、夏天防暑、保持創傷患者的安靜、止痛（在未確診之前，禁用嗎啡等止痛劑）和補充液體。當休克發生之後，必須快速輸血與輸液，以儘快恢復血液容量，使得血壓回升；輸入的靜脈最好先用上肢，因為在腹部創傷中，可能具有下腔靜脈系統的血管損傷，使用下肢輸血有增加內出血的可能性。當發現腹部有傷口時，要立即予以包紮。對有內臟脫出者，一般不可以隨便回納，以免汙染腹腔。可以用急救包或大塊敷料嚴加遮蓋，然後用軍用碗（或使用較寬的皮帶來作為保護圈）蓋住脫出之內臟，防止受到壓迫，外面再加以包紮。如果脫出的腸管有絞窄的可能性，會將創傷口擴大，將內臟送回腹腔，因為此時的主要病症是腸壞死而不是感染。

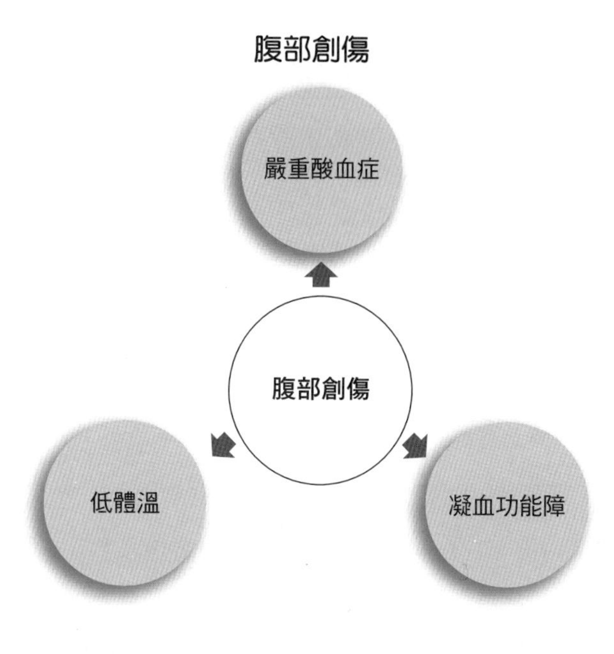

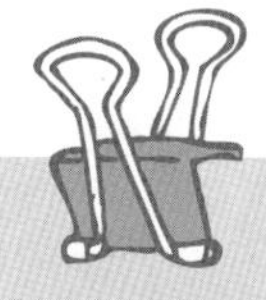

腹部創傷病人臨床表現的注意事項

1. 在有下列情況之一時，可以視為有腹內器官的損傷
   (1)早期出現休克徵象者（尤其是出血性休克）。
   (2)有持續性劇烈腹痛、噁心、嘔吐和腹脹等症狀者。
   (3)具有明顯的腹膜刺激症者。
   (4)有移動性濁音、肝濁音界消失和腸鳴音減弱或消失等表現者。
   (5)有嘔血、尿血或便血者。
   (6)直腸指診在直腸前壁有觸痛、波動或指套有血跡者。
   (7)受到創傷的當時，臨床症狀並不明顯，但以後會逐漸加重者。
2. 各項徵象對於確定哪一類器官破裂具有相當程度的價值
   (1)有噁心、嘔吐、便血、氣腹者大多為胃腸道損傷；再結合暴力作用部位，腹膜刺激症最為明顯的部位和程度，確定損傷在胃、上段小腸、下端小腸或結腸。
   (2)有排尿困難、血尿，外陰或會陰部牽涉痛者，會顯示出泌尿系統器官損傷。
   (3)有膈面腹膜刺激的表現（同側肩部牽涉痛）者，會顯示出上腹部器官損傷，其中尤以肝臟和脾臟的破裂最為多見。
   (4)有下位肋骨骨折者，則顯示有肝臟或脾臟破裂的可能性。
3. 各種多處發生的損傷，可能具有下列幾種情況
   (1)腹內的某一個器官有多處破裂。
   (2)腹內有一個以上的器官受到損傷。
   (3)除了腹部損傷之外，尚有腹部以外的合併損傷。
   (4)腹部以外的受損，會波及腹內的器官。

14-3 腹部創傷病人的護理（三）

（八）急救（續）

1. 手術之前的準備

手術前的準備主要是抗休克，其措施為：

(1) 保持呼吸道的暢通與吸氧。(2) 立即用粗針頭作靜脈穿刺或靜脈切開，建立一條暢通的輸液通路，並抽取血液循環的血型來加以鑑定，做交叉配血。(3) 立即靜脈快速滴注平衡鹽溶液或右旋糖酐500-1000毫升，隨即輸血，使多數病人血壓能夠回升。(4) 安放留置導尿，記錄每小時的尿液量。(5) 放置胃管，接取吸引器做胃腸減壓。(6) 在手術之前使用有效的抗菌素。開放性腹部外傷者，要注射破傷風抗毒素；在發現腹部有創傷口時，要立即予以包紮。

2. 剖腹檢查的適應症

(1) 有明顯腹腔內臟損傷的徵象者。

(2) 若休克經過治療，血壓仍然不上升，或在上升之後又下降，而未能檢查出腹部外出血徵象者。

(3) 觀察中的創傷病患出現上述的情況者。

(4) 在戰時，前一級醫療單位雖然已經執行剖腹檢查，但是創傷患者又會出現上述徵象者。

3. 現場急救

首先要處理威脅生命的因素，例如依次處理心搏驟停、窒息、大出血、開放性氣胸、休克、腹部內臟脫出等。

（九）肝臟的外傷

有肝硬化等慢性肝病時的發生率較高。肝外傷破裂後臨床以內出血徵象為主，因為膽汁外溢，腹膜刺激症比脾臟破裂更為明顯，有時血液由於通過膽道進入十二指腸而出現黑色大便及嘔血。肝破裂的處理原則是徹底清理創傷，確實止血、暢通引流。根據肝的破裂範圍，可以採用不同的處理方法。裂口不深或在肝的邊緣，創傷邊緣較為整齊者，在清理創傷之後，可以將裂口直接縫合；若裂口較大與較深，在裂口之內有不易控制的動脈出血，則可以考慮結紮肝固有的動脈或其分支。在結紮之前先試著阻斷該動脈的血流，觀察其止血的效果，在確認有效時，才可以做結紮的動作。

（十）脾臟的外傷

脾臟是腹腔內臟中最易於受到損傷的器官，其發生率占各種腹部創傷的40-50%左右。有慢性病理改變（例如血吸蟲病、瘧疾、黑熱病、傳染性單核細胞增多症、淋巴瘤等）的脾臟更易於破裂。根據損傷的範圍，脾臟破裂分為中央型破裂（破裂在脾臟實質的深部）、被膜下破裂（破裂在脾臟實質周邊部位）和真性破裂（破損會波及被膜）等三種。脾臟破裂一旦經過診斷，原則上要緊急動手術處理。至於手術方式，因為脾臟組織相當脆弱，在破裂之後不易止血、縫合或修補，故通常採用脾臟切除術。

腹部創傷病人的保健妙方

術後飲食護理	1. 當患者胃腸道功能恢復之後可以拔除胃管，方可給予飲食。 2. 原則是從少到多，從稀到稠，少量多餐。 3. 開始給予少量米湯、肉湯、菜湯或蛋湯，以後逐漸增加或改為半流質，食物中應含豐富的蛋白質、高熱量和多種維生素。
術後心理護理	1. 腹部創傷就診患者大都是急診病人，對突然的打擊沒有心理準備。住院時都表現出慌亂、恐懼、甚至煩躁，有的甚至拒絕治療。 2. 護理人員應對患者主動熱情，使患者及家屬有一種安全感及依賴感，減少慌亂情緒，積極配合檢查及治療。 3. 術後根據病情宜早期下床活動，增強體質，以減少腸黏連的發生。 4. 病情許可時可以讀報、看電視、看雜誌。

＋知識補充站

引起肝臟外傷的病因

依據致傷的原因，肝創傷一般分為開放性損傷和閉合性損傷。開放性損傷一般有刀刺傷、火器傷等。刀刺傷相對較輕，病死率較低。火器傷是由火藥做動力發射的彈射物（彈丸、彈片、彈珠）所導致的開放性損傷，在戰傷中甚為多見。肝火器傷是腹部火器傷中最常見的。開放性損傷可以分為盲管傷及貫通傷兩種。腹部閉合性損傷以鈍性損傷最為多見，主要因為撞擊、擠壓所導致，常見於公路交通事故、建築物塌方，偶而發生於高處跌落、體育運動傷害或毆打傷害。

由於腹部閉合性損傷，除了肝創傷之外常會合併其他器官損傷，而腹部表面並無受傷的徵象，診斷上相對有一些難度，從而導致治療延遲，因此鈍性傷害較為危險，病死率往往高於開放性損傷。

肝包膜下血腫或肝實質內小血腫，臨床上主要表現為肝區鈍痛，檢查身體可以見到肝大或上腹部包塊。若血腫與膽道相通，則表現為膽道出血，引起上消化道出血，長期反覆出血會導致慢性進行性貧血。若血腫內出血持續增加，肝包膜張力過大，在外力的作用下突然破裂，發生急性失血性休克。因此對於包膜下血腫病人執行非手術治療時，必須注意延遲出血的可能性。若血腫繼發感染，會出現寒顫、發高燒、肝區疼痛等肝膿腫的徵象。

14-4 腹部創傷病人的護理（四）

（十一）胰腺的損傷

有下列的情況時，要注意胰腺損傷的可能性：

1. 上腹部有嚴重的擠壓創傷，特別是暴力直接作用於上腹中線，會使胰腺擠壓於脊柱，造成胰頭與胰體的斷裂創傷。
2. 在胰體斷裂之後，胰液外部滲透會早期出現腹膜刺激症，部分創傷患者因為橫膈肌受到刺激而出現背部疼痛，有的創傷患者會形成胰腺假性囊腫。3. 胰腺損傷出血量一般並不太大，但是有時腹腔穿刺會抽出血液而被誤診為肝脾破裂。4. 腹腔穿刺胰臟的澱粉酶含量會升高。

（十二）膽囊和膽總管的損傷

膽囊和膽總管單純損傷甚為少見，往往與肝臟、十二指腸、胰腺創傷合併同時存在。在損傷時有大量的膽汁進入腹腔之中，而引起嚴重的膽汁性腹膜炎。

膽囊或膽道在損傷之後，可以根據創傷的情形適度做膽囊切除術、膽總管吻合術或膽總管引流術。

（十三）腹膜後血腫

腹膜後出血大多來自腎臟與胰臟的創傷，但最大的原因是骨盆骨折，大約占所有病例的1/3左右。經常會有髂總動脈分支或骨骨盆腔靜脈叢破裂，由於腹膜後組織相當疏鬆，出血容易在腹膜後面的間隙廣泛的擴散，而形成巨大的血腫，還會滲入腸系統膜間。

（十四）結腸的破裂

結腸損傷的發生率較小腸為低，但因為結腸內容物液體的成分較少，而細菌的含量較多，故腹膜炎通常出現比較晚、較為嚴重。一部分結腸位於腹膜的後面，在受到創傷之後很容易漏診，經常導致嚴重的腹膜後感染。其治療的原則為：由於結腸壁較薄，血液的供應較差，含菌量較大，故結腸破裂的治療與小腸破裂並不相同。除了少數裂口較小、腹腔汙染較輕、全身情況良好的病人，可以考慮做第一期修補或第一期切除吻合術（只限於右半結腸）之外，大部分的病人均需要先採用腸造口術或腸外置術來加以處理；在等待3-4周之後，病人的情況較為好轉時，再執行關閉瘻口。

（十五）直腸的損傷

直腸上移在盆底腹膜反折之上，下端則在反折之下。它們在損傷之後的表現並不相同。若損傷在腹膜反折之上，其臨床表現與結腸破裂基本上是相同的。若發生在反折之下，則將會引起嚴重的直腸周圍感染，但是並不會呈現為腹膜炎。在直腸損傷之後，直腸篩檢會發現直腸內出血，有時還會碰到直腸破裂口。若直腸上端破裂，則需剖腹做修補的動作，同時要執行B型結腸雙腔造口術，在2-3個月之後做閉合造口的動作。若下段直腸破裂時，則要充分引流直腸周圍間隙，以防止感染的擴散。對於此種病人，也要執行B型結腸造口術，使糞便改道，直到創傷口癒合為止。

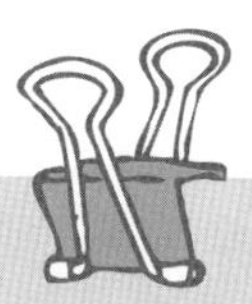

治療的原則

症狀、徵象較輕者，應嚴密觀察。有下列情況者應立即手術探查：

1. 閉合性腹部傷，腹腔穿刺陽性反應或X光檢查顯示膈下有游離氣體者。
2. 開放性腹部傷，有腹膜炎徵象者。
3. 觀察期間全身情況惡化，甚至休克者。
4. 患者來院時，處於休克狀態，應積極抗休克，待收縮壓到12.0kPa以上，並可以搬動者，由外科醫師直送手術室行手術；例如血壓不升或升後複降、傷情危重不允許搬動者，可以在急診手術室邊抗休克邊手術搶救。

腹部創傷病人的護理

1. 與外科一般護理常規相同。
2. 保證患者安靜休息，避免過多搬動，嚴密地觀察病情的變化。
3. 麻醉清醒之後，若血壓平穩，可以採取斜坡臥位。
4. 持續胃腸減壓，並保持吸引胃管暢通。

出院的標準

1. 創口癒合，腹部症狀消失。
2. 訪視：損傷嚴重的患者，出院之後3個月、6個月及1年之後回診。

十 知識補充站

胰腺是一具有內、外分泌功能的腺體，其位置深在前有肋弓、後有脊椎的保護，因而受傷機會較少，故常易於誤診。直至1952年對胰腺損傷才有整體性的報導。胰腺損傷占民眾的一百萬分之四，占腹部外傷的0.2-0.6%。戰時胰腺損傷大多為穿透傷，往往因為伴隨著大出血而死亡率甚高。大多由於腹部嚴重的閉合傷所導致，有時為手術的誤傷。胰腺穿透傷與閉合傷之比約為3:1。在一組1984個胰腺外傷案例中，穿透傷占73%、閉合傷占27%。胰腺損傷分為開放性和閉合性兩種，常會因為鈍性暴力，例如車禍所導致。

NOTE

第 15 章
腹部疾病病人的護理

學習目標

1. 掌握急性化膿性腹膜炎病人的護理。
2. 了解腹腔膿腫病人的護理。
3. 了解腹部外疝的概念及架構、病因及分類。
4. 熟悉腹部外疝的治療原則。
5. 掌握腹部外疝的身心狀況和病人的護理。
5. 熟悉急性化膿性腹膜炎及腹腔膿腫的身心狀況和治療原則。
6. 重點要求學生掌握好腹部外疝、腹腔膿腫及急性化膿性腹膜炎病人的診斷和主要護理措施。

15-1 急性化膿性腹膜炎

急性化膿性腹膜炎是指由化膿性細菌所引起的腹腔壁腹膜，與骯髒的腹膜所引起的急性發炎症。

(一) 概論

急性化膿性腹膜炎可分為急性瀰漫性腹膜炎和急性侷限性腹膜炎兩種。急性化膿性腹膜炎會導致原發性腹膜炎，腹腔內並無原發病灶，感染是由血因性所引起。急性化膿性腹膜炎會導致繼發性腹膜炎，為繼發於腹腔內的感染最為常見。

(二) 護理評估

1. 健康史：(1)繼發性腹膜炎發生的原因：①腹腔內器官穿孔；②腹腔內器官損傷破裂；③腹腔內器官發炎症的擴散；④腹部手術汙染、吻合口瘻。(2)原發性腹膜炎發生的原因：血源性感染，大多見於兒童，病源菌大多為溶血性鏈球菌或肺炎雙球菌。
2. 身心狀況：腹痛最主要的症狀為持續性、劇烈疼痛，原發病灶處最為明顯。噁心、嘔吐、體溫升高、脈搏加快。全身症狀的病徵為視診（腹脹相當明顯，腹式呼吸運動減弱或消失）、觸診（壓痛、反跳痛）、叩診（鼓音、會有肝濁音界縮小、消失或呈現移動性濁音的陽性反應）與聽診（腸鳴音會減弱或消失）。腹肌緊張是腹膜炎的指標性徵象，稱為腹膜刺激症。

(三) 診斷檢查

診斷檢查包含血液檢查、腹部片檢查、直腸指診（直腸前壁飽滿有壓痛，顯示骨骨盆腔感染或膿腫形成）、超音波檢查與腹腔穿刺檢查。1. 原發性腹膜炎（膿性，顏色為白、黃或草綠，均無臭味。2. 胃、十二指腸潰瘍穿孔〔顏色為黃色，含有膽汁、混濁、鹼性、不臭（澱粉酶含量較高）〕。3. 腸絞窄壞死（血性液，常有腥臭味）。4. 闌尾炎穿孔（膿性，色白或微黃，混濁，稀、稍臭或無臭味）。5. 出血壞死性胰腺炎〔血性液，一般並無臭味（澱粉酶的含量很高）〕。6. 肝、脾破裂（鮮血，若放置數分鐘並不容易凝固）。

(四) 護理診斷

1. 體液不足：與嘔吐、禁食、腹腔內及腸道內液體積聚有關。
2. 疼痛：與腹膜受到發炎症刺激有關。
3. 體溫過高：與感染毒素吸收有關。
4. 焦慮：與疼痛及感染中毒有關。

急性化膿性腹膜炎的分類

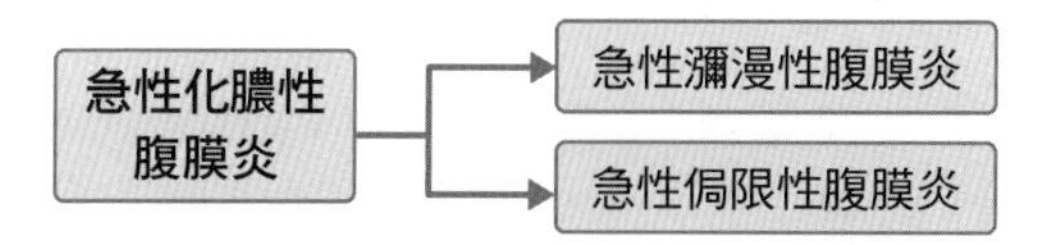

急性化膿性腹膜炎的發病流程

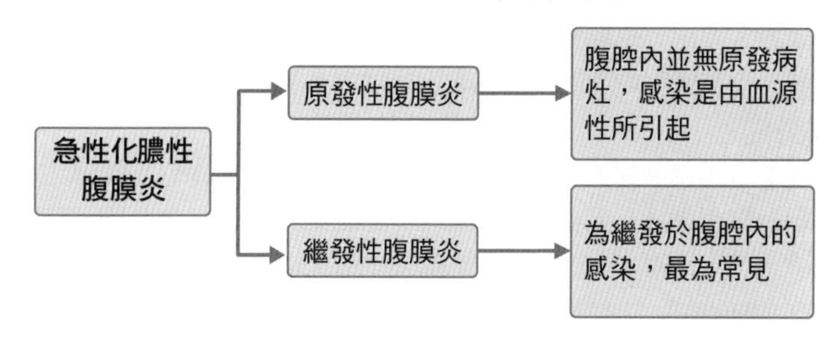

護理措施

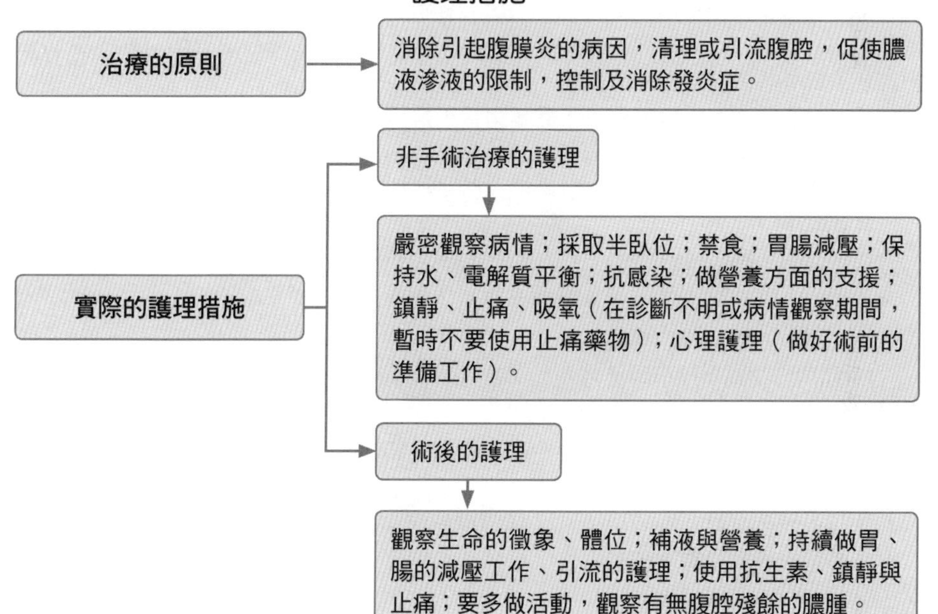

十 知識補充站

急性化膿性腹膜炎依據發病機制分為原發性腹膜炎和繼發性腹膜炎。原發性腹膜炎又稱為自發性腹膜炎，腹腔內並無原發性病灶。致病細菌大多為溶血性鏈球菌、肺炎雙球菌或大腸桿菌。繼發性腹膜炎是最常見的腹膜炎，腹腔內空腔器官穿孔、外傷引起的胳臂或內臟破裂，是急性繼發性腹膜炎最常見的原因。

15-2 腹部疾病病人的護理（一）

(一)腹腔膿腫

腹腔內膿液會積聚在某一部位，由腸袢、內臟、腸壁、網膜或腸系膜等黏結包裹，與游離腹腔隔開而形成腹腔膿腫。

腹腔膿腫分為膈下膿腫與骨骨盆腔膿腫兩種。膈下膿腫為肋緣下或劍突下持續性鈍痛，會出現呃逆、胸水、氣促、咳嗽、胸痛等表現。骨骨盆腔膿腫會出現典型的直腸和膀胱刺激症。在膿腫未形成前採用非手術性治療，在膿腫形成後採用手術治療。

(二)腹部外疝

凡是腹內部器官透過腹壁先天性或後天性缺損、或薄弱區向體表突出，在局部形成一個腫塊者稱為腹部外疝。若器官進入原有的腹腔內間隙囊之內，則稱為腹部內疝，其不能為視診所見，例如小網膜孔疝、膈疝等。

腹部外疝（abdominal external hernia）遠比腹部內疝多見，真正的腹部外疝必須位於有腹膜壁層所組成的囊袋之內，以別於內臟脫出，後者並無腹膜壁層覆蓋。腹部外疝是腹部外科最常見的疾病之一，並以突出的解剖部位來命名，其中以腹股溝疝發生率最高，占90%以上，股疝次之，占5%左右；較常見的腹部外疝還有切口疝、臍疝和白線疝。此外，尚有腰疝等罕見疝。

1. 基本概念：體內任何器官或組織離開其正常解剖部位，透過先天或後天所形成的薄弱部位、缺損或孔隙，而進入另一個部位稱為疝；腹腔內部器官或組織離開了原來的部位，經過腹壁或骨盆腔的薄弱部位或缺損，向體表突顯出來，稱為腹部外疝。
2. 病理解剖：典型的腹部外疝由疝環、疝囊、疝內容物質和疝被蓋四部分所組成。
   (1)疝環：也稱為疝門，它是腹壁薄弱部位或缺損之所在。
   (2)疝囊：由壁腹膜所構成。
   (3)疝內容物質：以小腸最為多見，其次為大網膜。
   (4)疝被蓋：疝囊以外的各層組織。
3. 臨床的分類：腹部外疝有易複性疝、難複性疝、嵌頓性疝和絞窄性疝等四種臨床類型。
4. 常見的腹部外疝：有腹股溝疝（腹股溝斜疝和直疝）、股疝、臍疝和切口疝，其中最為常見的是腹股溝斜疝。

(三)腹部外疝的護理評估

1. 健康史：腹壁強度的降低和腹內壓力的增高，是腹部外疝發病的兩個主要原因。腹壁強度的降低為先天性和後天性原因所導致；腹內壓力的增高，常見的原因為慢性咳嗽、便秘、排尿困難、舉重、肥胖等。
2. 診斷檢查：(1)透光實驗：其臨床表現為腹股溝斜疝為陰性反應，鞘膜積液呈現陽性反應。(2)X光檢查。

腹腔膿腫的發病流程

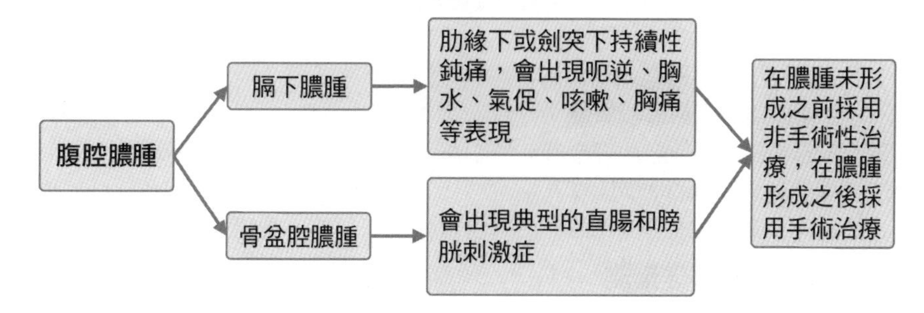

腹股溝斜疝與斜疝的區別

	斜疝	直疝
發病年齡	大多見於兒童及青壯年	大多見於老年人
突出途徑	經過腹股溝管突出，會進入陰囊之中。	由直疝三角突出，不進入陰囊之中。
疝塊外形	橢圓形或梨形，上半部呈現蒂柄狀。	半球形，基礎較寬。
回納疝塊壓住深環	疝塊不再突出	疝塊仍會突出
精索與疝囊的關係	精索在疝囊的後方	精索在疝囊的前外方
疝囊頸與腹壁下動脈的關係	疝囊頸在腹壁下動脈的外側	疝囊頸在腹壁下動脈的內側
嵌頓的機會	較多	較少

15-3 腹部疾病病人的護理（二）

（三）腹部外疝的護理診斷

1. 疼痛：與疝塊突出或嵌頓有關。
2. 體液不足：與嵌頓性疝或絞窄性疝所引起的機械性腸梗塞有關。
3. 潛在的併發症：腸絞窄與腸穿孔。
4. 知識缺乏：與對腹部外疝相關知識及嚴重性的認知不足有關。

（四）腹部外疝的護理措施

1. 治療原則

(1) 腹部外疝一般均需要做手術治療，但是1歲以下的嬰兒可以暫時不做手術治療，而採用棉束帶或繃帶來壓住腹股溝管深環。年老體弱或伴隨著其他的嚴重疾病者，也可以採用非手術治療，而使用疝帶來阻止疝塊的突顯狀態。

(2) 手術治療常用的方法是疝囊高位結紮術及疝修補術。嵌頓性和絞窄性疝原則上要做緊急手術治療，來解除腸梗塞，以防止疝內容物質的壞死。

2. 術後的護理

(1) 在手術後的當天採取平臥位，在膝下墊軟枕；在第二天可以改為半臥位，不宜做早期的下床活動；一般在術後3-5天左右，要離床活動。

(2) 一般病人在術後6-12小時左右可以進食流質，在第二天可以進食軟食或普通食物。作腸切除及腸吻合手術者，需在肛門排氣之後進食。

(3) 在術後切口部位一般要壓沙袋（重量為0.5公斤（kg））24小時，以減輕滲血的症狀。可以使用丁字帶或陰囊托袋，來托起陰囊。

（五）腹部外疝的治療

1. 尋找與治療發病誘因。
2. 2歲以上的小兒腹股溝疝並無自愈趨勢者，宜執行手術高位結紮疝囊。嬰兒臍疝，經由長期使用繃帶來包紮壓迫復位，多數可以自愈。
3. 少年、兒童較小的腹股溝斜疝，疝囊高位結紮之後，在修補時無需將精索移位。青壯年應將精索移位至腹外斜肌腱膜下。老年和巨大的腹股溝斜疝，必須加強腹股溝管後壁的修復，並將精索移位至皮下。
4. 股疝可在腹股溝韌帶上方或下方做切口，切勿損傷疝內容物，將疝囊切除縫紮後，在腹股溝韌帶下方把腹股溝韌帶、陷窩韌帶和恥骨肌筋膜縫合在一起以關閉股環。疑有絞窄疝時，以做腹股溝韌帶上方切口為宜。
5. 白線疝若有疼痛者，宜修補白線裂孔。
6. 膈疝可從胸腔經路或腹腔經路，將腹腔內容物還納之後修補橫膈肌。
7. 嵌頓性或絞窄性疝應立即手術，但是若在術前用藥或麻醉知後自行重定，應嚴密地觀察24小時，根據病情來決定手術的時間。除了2歲以下小兒發病在4小時之內可以試行手法復位之外，不應該強行復位。

腹部外疝的診斷

病史

詢問發病時間，有無慢性咳嗽、經常嘔吐、便秘、脫肛、尿道狹窄、包莖、膀胱結石、排尿困難、腹部手術、外傷等病史，已往有無疝嵌頓史。

體檢

1. 注意腹部有無異常膨隆或凹陷、腹水、肝脾腫大、站立時有腫塊突出等。
2. 老年人應檢查有無前列腺肥大。胸部有無一側呼吸運動度受限、呼吸音減弱，肋間飽滿，以及在胸部可否聽到腸鳴音或振水音等膈疝徵象。
3. 腹股溝疝應注意疝的外形及疝環大小，站立或咳嗽時內容物是否降入陰囊，能否復位。
4. 必須了解有無絞窄或嵌頓情況，並確定疝的種類。

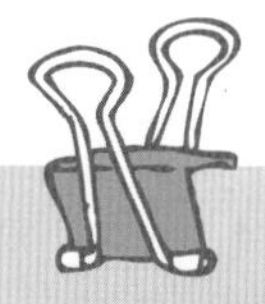

腹部外疝的治療

1. 尋找與治療發病誘因。
2. 2歲以上小兒腹股溝疝無自愈趨勢者，宜執行手術高位結紮疝囊。嬰兒臍疝，經過長期使用繃帶包紮壓迫復位，多數可以自愈。
3. 少年、兒童較小的腹股溝斜疝，疝囊高位結紮後，修補時無需將精索移位。青壯年應將精索移位至腹外斜肌腱膜下。老年和巨大的腹股溝斜疝，必須加強腹股溝管後壁的修復，並將精索移位至皮下。
4. 股疝可在腹股溝韌帶上方或下方做切口，切勿損傷疝內容物，將疝囊切除縫紮後，在腹股溝韌帶下方把腹股溝韌帶、陷窩韌帶和恥骨肌筋膜縫合在一起以關閉股環。疑有絞窄疝時，以做腹股溝韌帶上方切口為宜。
5. 白線疝如有疼痛者，宜修補白線裂孔。
6. 膈疝可從胸腔經路或腹腔經路，將腹腔內容物還納後修補膈肌。
7. 嵌頓性或絞窄性疝應立即手術，但是若在術前用藥或麻醉之後自行重定，應嚴密觀察24小時，根據病情決定手術時間。除了2歲以下小兒發病在4小時內可以試行手法復位之外，不應強行復位。

NOTE

第 16 章
胃十二指腸疾病與胃癌病人的護理

學習目標

1. 了解胃十二指腸潰瘍及胃癌的病因與病理特色。
2. 熟悉胃十二指腸潰瘍及胃癌的治療原則。
3. 掌握胃十二指腸潰瘍及胃癌的身心狀況和病人的整體性護理。

16-1 胃十二指腸潰瘍（一）

胃十二指腸潰瘍是指胃、十二指腸侷限性圓形或橢圓形的全層黏膜缺損，又稱為消化性潰瘍。在臨床上，十二指腸潰瘍（DU）較胃潰瘍（GU）更為多見，兩者之比約為3：1，DU大多好發於青壯年、GU的發病年齡較遲，平均大約晚十年左右。胃十二指腸潰瘍手術治療的特徵，是急性穿孔、出血、瘢痕性幽門梗塞、藥物治療無效的頑固性潰瘍以及胃潰瘍惡變。

（一）護理評估

1. 健康史：病因目前尚不完全清楚，比較明確的病因為幽門螺旋桿菌感染、服用非類固醇抗發炎藥物（NSAID）以及胃酸分泌過多，另外遺傳、應激、心理因素及吸菸，也具有相當程度的影響。
   消化性潰瘍的發病，可以歸納為損傷黏膜的侵襲力和黏膜自身的防衛力兩種抗衡力量。十二指腸潰瘍的發生，主要是與損傷黏膜的侵襲力增加有關；胃潰瘍的發生，主要是與黏膜自身防衛力的下降有關。
2. 身心狀況：胃十二指腸潰瘍的臨床特色：(1) 慢性的流程，會呈現反覆發作的症狀。(2) 發作會呈現週期性，與緩解期相互交替；發作有季節性，大多在秋冬和冬春之交發病。(3) 在發作時，上部腹痛呈現節奏性疼痛。(4) 胃腸道症狀：出血，主要為便血。

（二）十二指腸潰瘍急性穿孔

體檢會發現腹膜刺激的徵象、肝濁音界會縮小或消失，以及發生移動性濁音的陽性反應。

1. 病因和病理：十二指腸潰瘍穿孔大多發生於十二指腸球部前壁，胃潰瘍穿孔大多發生於胃小彎。
2. 臨床表現：大多突然發生於夜間空腹或飽食之後，上腹部刀割狀劇痛，會迅速擴散與波及至全部腹部。有明顯的全腹壓痛、反跳痛、腹肌緊張，以左上腹部最為明顯，會出現氣腹症。
3. 急性穿孔病人的護理（處理的原則）
   (1) 非手術治療：適用於症狀較輕和一般情況較好的單純性、空腹性較小的穿孔者，實際的措施包括要嚴密地觀察病情變化、禁食、胃腸減壓、維持水與電解質的平衡、抗生素防治感染、制酸劑治療等。
   (2) 手術治療
      ①部分胃切除術：此為最常用的方法，要注意切除的範圍和能夠治療潰瘍的理論根據。部分胃切除術分為兩大類，即畢羅氏第一型（Billroth I）部分胃切除術和畢羅氏第二型（Billroth II）部分胃切除術。畢羅氏第一型（Billroth I）是指在部分胃切除術之後，將殘胃直接與十二指腸吻合，大多適用於治療胃潰瘍。畢羅氏第二型（Billroth II）是指在部分胃位切除術之後，縫閉十二指腸殘端，殘胃與上段空腸吻合。

胃潰瘍與十二指腸潰瘍

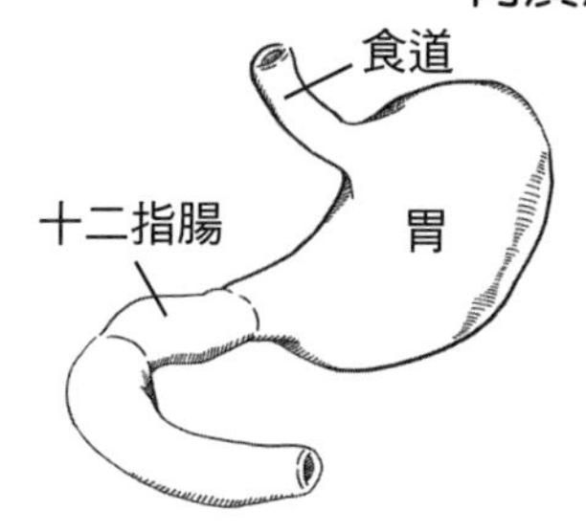

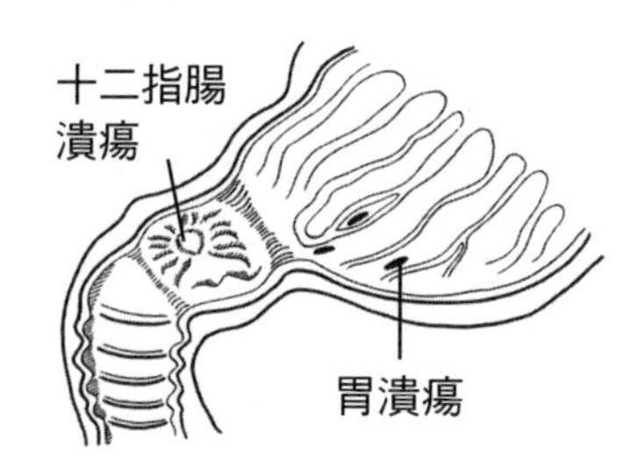

胃十二指腸潰瘍之特別提示

飲食的注意事項

1. 以易消化的食物為主，避免刺激性物質，吃七分飽，維持規律、正常的飲食習慣。
2. 不宜過多飲用豆乳等，因此類食品較易於引起脹氣。
3. 停止進食一切對胃有刺激的食品，例如油煎食品、辛辣食品、濃茶咖啡等。
4. 進餐應有規律，少量多餐，可以在餐間加吃些餅乾和糕點。

生活的注意事項

1. 急性發作期應注意休息，要均衡工作與休閒，保持充足的睡眠，避免精神緊張及情緒不穩定。
2. 禁用損傷胃黏膜的藥物，例如阿斯匹靈、消炎痛、保泰鬆等。
3. 戒菸、戒酒。菸酒會延遲胃炎的好轉和潰瘍的癒合。
4. 在醫生的指導下，正確地服用各類藥物。
5. 定期檢查，遇有症狀明顯變化，應及時就診檢查。

＋知識補充站

現代人的消化道三部曲：老化、酸化、癌化。胃潰瘍、十二指腸潰瘍、急性或慢性腸胃炎已經是醫院腸胃科的熱門病種，胃黏膜發炎、變薄或穿孔，都會造成疼痛、鈍重感、悶脹，甚至出血、吐血，不僅會影響食慾，連帶造成腹瀉或便秘等諸多的連鎖反應，許多人甚至終身會為此病所苦。

胃潰瘍、十二指腸潰瘍是多發病與慢性病，易於反覆發作，若要真正治癒潰瘍病，需要一個較為艱難持久的歷程；而且潰瘍病的發病、症狀的輕重、潰瘍病的癒合，均與一日三餐有密切的關係。因此，患者除了要配合醫護人員的正面性治療、按時服藥之外，飲食治療是綜合性治療中不可或缺的重要措施之一。

16-2 胃十二指腸潰瘍（二）

2. 手術治療（續）

②胃迷走神經切斷術：主要用於治療十二指腸潰瘍，手術的類型有迷走神經幹切除術、選擇性迷走神經切除術、高選擇性迷走神經切除術。

（三）胃十二指腸潰瘍大出血

潰瘍大出血是潰瘍病死亡之中最常見的原因。

1. 病因和病理：(1) 十二指腸潰瘍大出血大多發生於十二指腸球部後壁，胃潰瘍大出血大多發生於胃小彎。(2) 潰瘍侵蝕基底血管會導致破裂。
2. 臨床表現：主要的症狀為嘔血和柏油狀的黑色大便，出血量較多者會出現休克的症狀。要做纖維鏡檢查與實驗室檢查。
3. 處理的原則：主要是失血性休克的預防和急救。
   (1) 緊急手術止血的徵象：①迅速出血，在短期內會發生休克；② 60歲以上的老年病人會伴隨著動脈硬化症，難以自行止血，對再出血的忍耐性較差，要及早做手術；③近期出現過類似大出血或合併穿孔、幽門梗塞；④在藥物治療過程中，會發生大出血；⑤纖維胃鏡檢查發現動脈波動性出血，或潰瘍底部血管顯露再出血的危險很大。
   (2) 手術治療：手術的方法為①包含潰瘍在內的部分胃切除術；②貫穿縫紮術；③在貫穿縫紮處理潰瘍出血之後，可以執行迷走神經幹切除加上胃竇切除或幽門成形術。
4. 非手術治療：(1) 一般性處理：臥床、吸氧與鎮靜劑。(2) 補充血液容量：輸液、輸血與做嚴密的觀察。(3) 藥物止血：胃管灌注，使用藥物。(4) 急診胃視鏡止血：電凝、雷射與藥物手術治療。

（四）胃十二指腸潰瘍瘢痕性幽門梗塞

1. 病因和病理：有痙攣性幽門梗塞、發炎症水腫性幽門梗塞及瘢痕性幽門梗塞三種類型。前兩種是暫時性、可逆轉的，瘢痕性則是永久性的。
2. 臨床表現：主要表現是上腹不適（腹痛）與反覆嘔吐（最為突出的症狀）。嘔吐大多發生在下午或夜間，嘔吐量相當大，一次會達到1000-2000 ml，嘔吐物含有大量的宿食、有腐敗的酸臭味，但是並不含有膽汁。腹部的徵象、營養障礙、鹼中毒、X光檢查與內視鏡檢查（可以確診）。
2. 臨床表現：上腹不適、嘔吐（最為突出的症狀）、腹部徵象、營養障礙、鹼中毒、X光檢查與內視鏡檢查（可以確診）。
3. 處理的原則：(1) 糾正代謝的紊亂和營養不良，在術前要特別注意禁食、胃腸減壓和使用溫的生理鹽水來洗胃。(2) 手術的方法為部分胃切除術與胃空腸吻合術加上迷走神經切除術。(3) 瘢痕性幽門梗塞症是手術治療的適應症。

瘢痕性幽門梗塞病人的護理措施

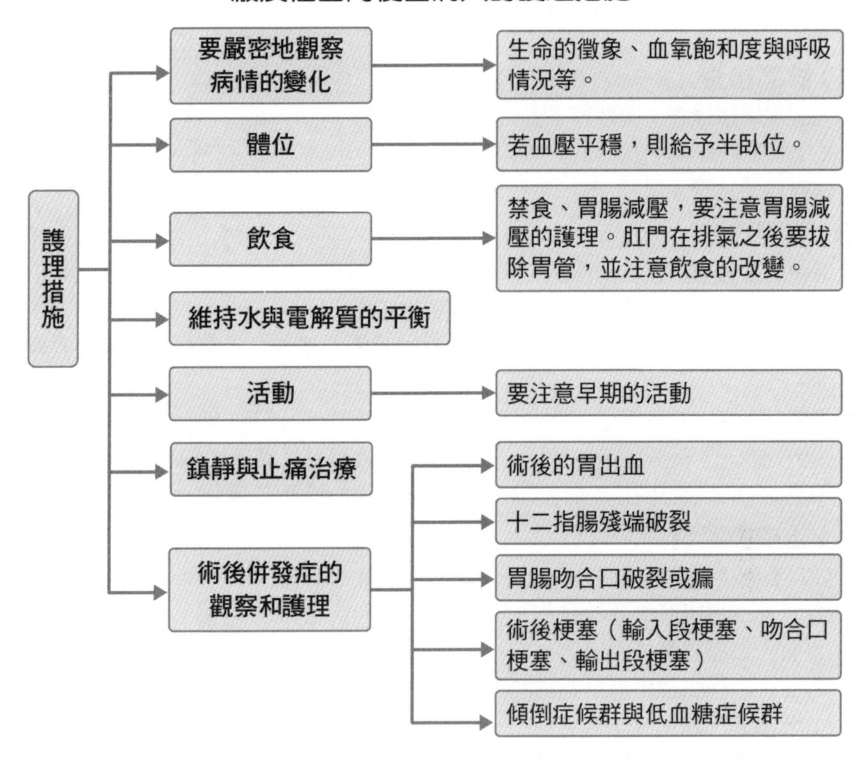

胃十二指腸潰瘍大出血手術的方法

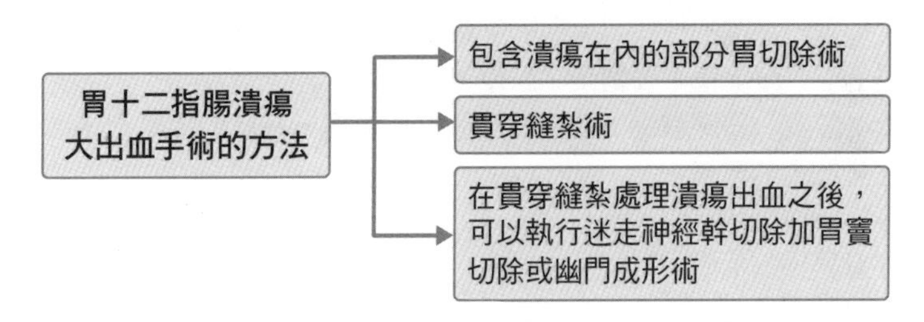

各種護理措施

急性穿孔病人的護理	已在16-1節詳細闡述。
潰瘍大出血病人的護理	潰瘍大出血的非手術治療護理為多臥床休息、吸氧、適當使用鎮靜劑、補充血液容量及做藥物止血等。
瘢痕性幽門梗塞病人的護理	措施為禁食、胃腸減壓、以溫的生理食鹽水來洗胃、糾正代謝紊亂和營養不良等症狀。

16-3 胃十二指腸潰瘍（三）

（六）診斷檢查

1. 血液常規性檢查：慢性病人會有貧血改變的症狀。
2. X光鋇劑檢查：潰瘍的X光會呈現為龕影。
3. 纖維胃鏡檢查。

（七）護理診斷

1. 潛在的併發症：穿孔、出血、幽門梗塞與癌病變。
2. 體液不足：與嘔吐體液失漏，且攝取量的減少有關。
3. 營養失調，低於身體的需求量：與疼痛導致攝取量減少，嘔吐或消化吸收障礙有關。
4. 疼痛：與胃十二指腸潰瘍有關。
5. 知識的缺乏：與對疾病的原因，手術後之飲食與營養調理知識缺乏有關。
6. 焦慮與恐懼：與穿孔、大出血和對手術危險性的擔憂有關。

（八）治療的原則

1. 外科手術的適應症如下：

(1) 胃十二指腸潰瘍急性穿孔。
(2) 胃十二指腸潰瘍大出血。
(3) 胃十二指腸潰瘍瘢痕性幽門梗塞。
(4) 胃潰瘍的惡化。
(5) 外科治療無效的頑固性潰瘍。

2. 術後的護理

(1) 嚴密地觀察病情的變化：生命的徵象、血氧飽和度與呼吸的情況等。
(2) 體位：若血壓平穩，要給予半臥位。
(3) 飲食：禁食、胃腸減壓，注意胃腸減壓的護理。在肛門排氣之後要拔除胃管，要注意飲食的改變。
(4) 要維持水與電解質平衡。
(5) 要注意早期的活動。
(6) 要做鎮靜與止痛。
(7) 要做術後併發症的觀察和護理
①術後胃出血。
②十二指腸殘端破裂。
③胃腸吻合口破裂或瘻。
④術後的梗塞（輸入段梗塞、吻合口梗塞、輸出段梗塞）。
⑤傾倒症候群與低血糖症候群。

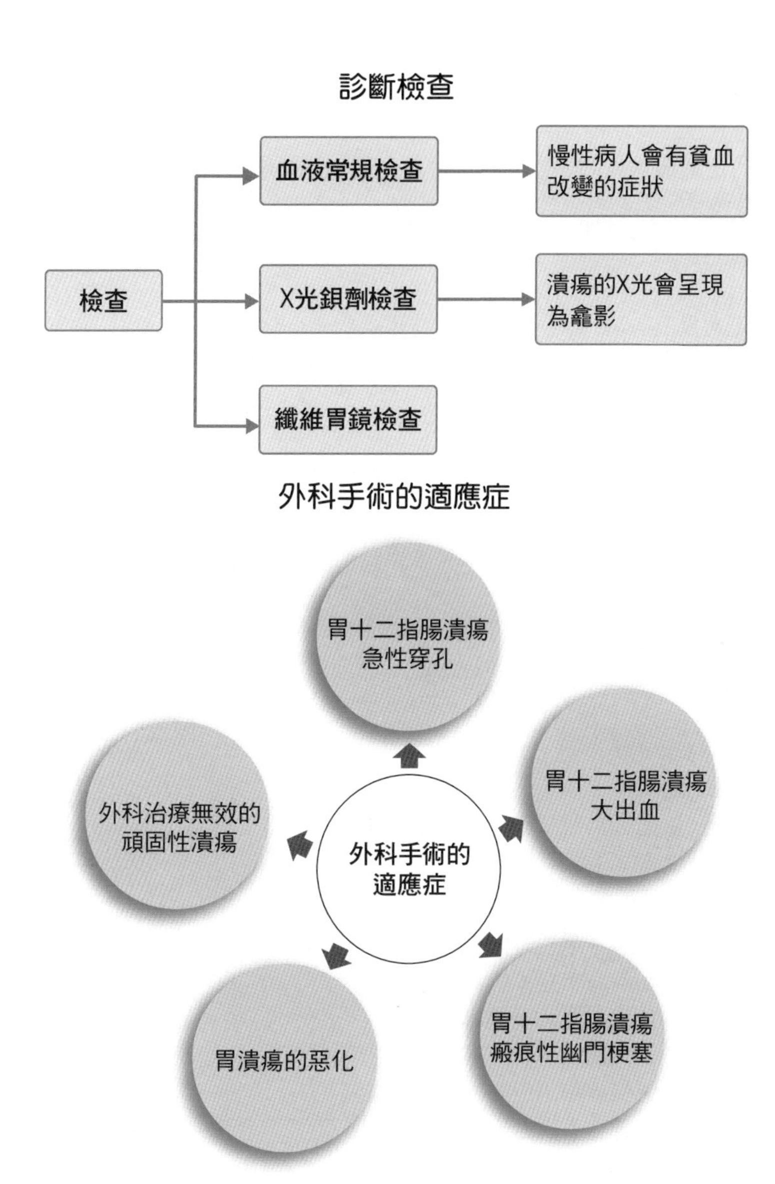

✚ 知識補充站

胃及十二指腸潰瘍是指胃壁、幽門或十二指腸發生潰瘍病變。潰瘍多為單個，病發於胃時稱為胃潰瘍（gastric ulcer），出現在十二指腸則稱為十二指腸潰瘍（duodenal ulcer）。它的局部表現是位於胃十二指腸壁的侷限性圓形或橢圓形的缺損。患者有週期性上腹部疼痛、返酸、噯氣等症狀。本病症容易反覆地發作，而呈現為慢性病。十二指腸潰瘍比胃潰瘍多見，據相關的統計資料證實，前者大約占70%，後者大約占25%，兩者並存的合成性潰瘍大約占5%。

16-4 胃癌

胃癌是消化道最常見的惡性腫瘤，占國內消化道腫瘤的第一位，發病年齡以40-60歲左右最為多見，大多發現於胃竇部。

(一) 概論

1. 病理
   (1) 早期胃癌。
   (2) 進展期胃癌（塊狀型、潰瘍型、瀰漫型與腺癌、腺鱗癌、鱗狀細胞癌、未分化癌、類癌）。
2. 轉移途徑
   (1) 直接擴散；(2) 淋巴轉移；(3) 血液運行的轉移；(4) 種植轉移。

(二) 護理評估

1. 胃癌病因到目前為止尚不十分清楚，但是與飲食形態、遺傳因素與胃幽門螺旋桿菌感染等有關。
2. 術後出血一般在24小時之內不超過300ml暗紅色血液，在24小時之後，仍有鮮紅色血液即為術後出血。其原因為在24小時之內的止血並不十分嚴謹，縫合線針距過大，收縮不緊，黏膜會撕裂。在4-6天左右，黏膜會壞死脫落；在10-20天左右，會吻合口縫線感染。

(三) 診斷檢查

1. 胃液分析；2. 血液常規檢查；3. 糞便隱藏血液實驗；。4.X光鋇劑檢查；5. 纖維胃鏡檢查；6. 細胞檢查。

(四) 護理診斷

1. 潛在併發症：出血、穿孔與梗塞。
2. 疼痛：與手術和疾病有關。
3. 營養失調：與食慾減退和手術有關。
4. 焦慮與恐懼：與疾病預後有關。
5. 知識缺乏：與對疾病和治療的了解不夠有關。
6. 活動無耐力：與營養失調有關。

(五) 護理措施

1. 治療原則以手術治療（為第一選擇、根治性手術與手術的範圍）為主，輔以化學療法、放射性治療與免疫治療。
2. 手術主要採用胃癌根治術。
3. 處理的原則：早發現、早診斷、早治療。

胃癌的診斷檢查

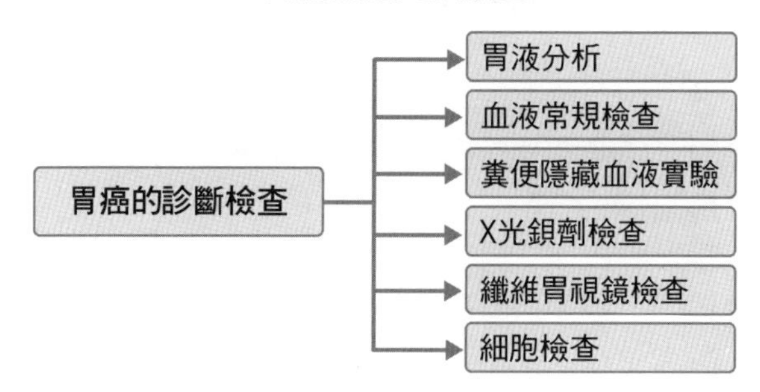

胃癌的病理

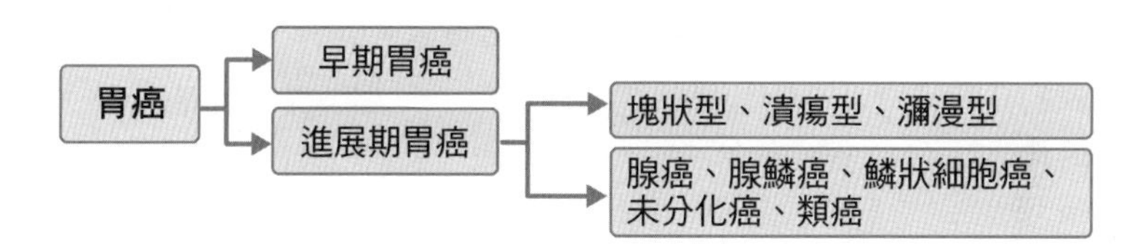

胃癌的轉移途徑

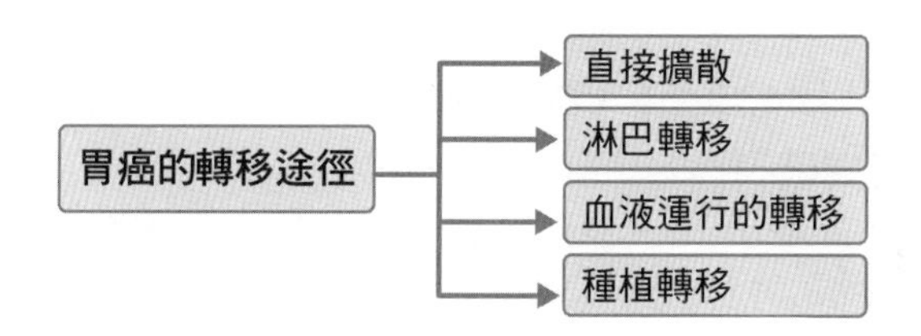

＋知識補充站

胃癌九成都是胃腺癌，其餘則是惡性淋巴瘤、基質肉瘤、鱗狀細胞癌。在早期時症狀不明顯，而後出現的胃癌症狀如下：1.82%-90%上腹痛。2.噁心、反胃、胃灼熱、打嗝及胃口改變。3.上腹不適、胃口差，五成的人體重下降。4.解黑便、40%有貧血、15%有嘔血。5.晚期會有腹水及黃膽。有胃癌病史的名人，有王貞治、徐華鳳、王永慶長媳陳靜文、拿破崙、德川家康等。胃癌在初期並沒有什麼感覺，可是一旦發病真的就很嚴重了。大家要照顧好自己身體，有空要定期去做健康檢查，防患未然，開心輕鬆地過生活。

16-5 胃十二指腸疾病病人的護理（一）

(一) 胃的生理

胃為儲存食物和消化食物的重要器官，胃具有運動和分泌兩大功能。

(二) 十二指腸的解剖和生理

十二指腸位於幽門和空腸之間，長度大約為25公分左右，具有Treitz韌帶，接受膽汁和胰液，分泌鹼性十二指腸液與激素。

(三) 胃癌

1. 病因：環境與飲食因素、幽門螺旋桿菌（HP）感染（HP感染者比HP未感染者易於發病）、慢性胃病（胃潰瘍、萎縮性胃炎、胃息肉、殘胃）與遺傳因素。
2. 病理
   (1) 早期：限於黏膜和黏膜下層，分為微小胃癌、小胃癌與一點癌。
   (2) 進展期：中期、晚期與Borrmann分類（皮革胃）。
   (3) 臨床的分期：P（由病理組織學加以證實）、T（癌腫浸潤的深度）、N（淋巴轉移的狀況）與M（遠處的轉移）。
   (4) 轉移的途徑：直接蔓延與淋巴轉移（魏耳孝氏結節（Virchow node））、血液運行轉移與腹腔種植（Krukenberg腫瘤）。
3. 症狀：上腹不適、上腹隱痛、噁心、嘔吐、進食哽噎感、嘔血、黑便與進行性貧血、消瘦、惡病質。
4. 徵象：早期並不明顯，僅有上腹部壓痛、上腹部腫塊與轉移徵象。
5. 輔助性檢查：纖維胃視鏡、影像學檢查、X光鋇劑檢查、超音波檢查、電腦斷層掃描（CT）檢查與實驗室檢查（糞便隱血實驗與胃液游離酸測定）。

(四) 十二指腸殘端破裂

畢羅氏第二型（Billroth II）：其原因為十二指腸潰瘍切除困難，強行切除（並未執行曠置術），游離過多的運行血液供給障礙與輸入端的梗塞。其症狀為劇烈腹痛與腹膜炎。

(五) 胃腸吻合口破裂或瘻

其原因為吻合口張力過大或吻合口縫合不當，癒合能力較差（嚴重貧血、低蛋白與組織水腫）。

胃癌

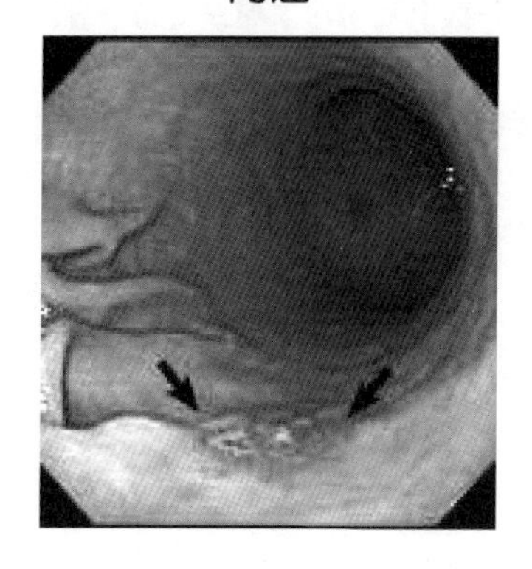

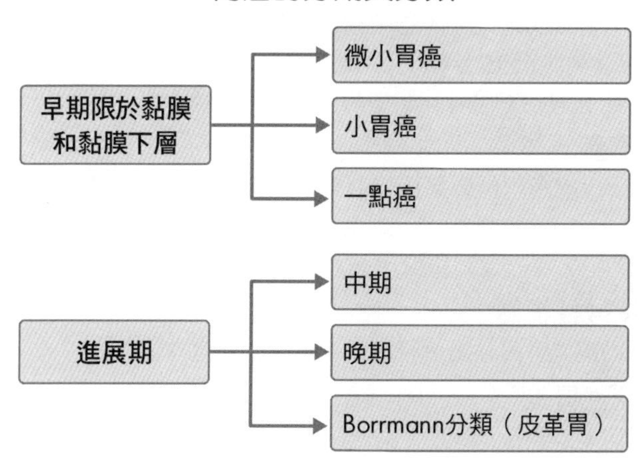
胃癌的分期與分類
早期限於黏膜和黏膜下層
微小胃癌
小胃癌
一點癌
進展期
中期
晚期
Borrmann分類（皮革胃）

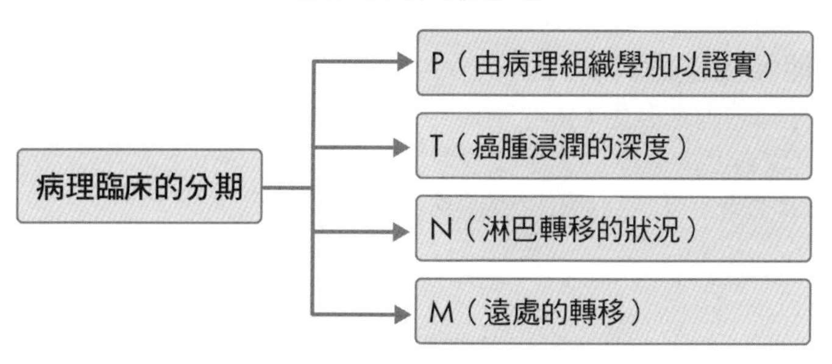
病理臨床的分期
病理臨床的分期
P（由病理組織學加以證實）
T（癌腫浸潤的深度）
N（淋巴轉移的狀況）
M（遠處的轉移）

16-6 胃十二指腸疾病病人的護理（二）

（六）殘胃蠕動無力（胃排空延緩）

其原因為含有膽汁的十二指腸液進入胃部，干擾殘胃功能輸出段而導致空腸痲痺與功能紊亂，其原因與變態的反應有關，其症狀為在拔出胃管之後進食或進食數日之內，會出現上腹飽脹，嘔吐物含有食物膽汁，可以將之診斷為排除性的機械性梗塞，與X光檢查殘胃並無任何張力可言。

（七）輸入段梗塞

1. 急性完全梗塞
   (1) 原因：腸段扭曲、繫膜過緊、輸入過長、內疝。壓迫條帶，閉襻性梗塞。
   (2) 症狀：突發腹痛劇烈，頻繁嘔吐，數量較少而不含膽汁，上腹壓痛，甚至會及於包塊。
2. 慢性不完全梗塞
   (1) 原因：輸入會微小地彎曲，過短則會成角、過長則會扭曲。
   (2) 症狀：在進食之後30分鐘，上腹會突然劇痛或絞痛，呈現噴射狀嘔吐的症狀，大量不含食物的膽汁症狀會消失（輸入段綜合症）。

（八）輸出段梗塞

1. **原因**：黏結，大網膜水份會保持或壞死，在發炎性塊壓迫結腸之後，系膜裂孔並未關閉好。
2. **症狀**：上腹飽脹，嘔吐食物和膽汁。

（九）吻合口機械性梗塞

吻合口過小、內翻過多與輸出段腸段逆行套疊會堵塞吻合口。

（十）鹼性反流性胃炎

1. **原因**：胃大切1-2年後，胰液、膽汁反流入胃，膽鹽、卵磷脂破壞胃黏膜屏障，H^+會逆向轉移，組織胺釋放，黏膜水腫、充血、糜爛、出血。
2. **症狀**：上腹部胸骨後持續燒灼痛。在進食後加重，制酸劑治療無效。嘔吐為膽汁，在嘔吐之後症狀不輕。體重減輕，或貧血。胃液中並無游離酸。纖維內視鏡檢查，黏膜充血、水腫、糜爛、易於出血，活體檢查為萎縮性胃炎。

（十一）早期傾倒症候群

在進食30分鐘之內會發生（排空過快）。原因為食物過快進入空腸上段，未經過胃液混合稀釋呈現高度滲透性，吻合口過大。在心血管方面的症狀為頭暈、盜汗、面色蒼白，P值與R值會上升。胃腸道上腹飽脹與腹瀉。

慢性、節律性與週期性上腹痛的臨床表現

	十二指腸潰瘍	胃潰瘍
性質	鈍痛、灼痛、脹痛或劇痛	會有燒灼或痙攣感
部位	上腹正中或稍微偏右	劍突下正中間或稍微偏左
發生時間	在餐後3-4小時左右，空腹時或夜間	在餐後0.5-1小時左右
持續時間	2-4小時左右	1-2小時
規律	疼痛－進食－緩解	進食－疼痛－緩解

遲發性傾倒症候群的原因

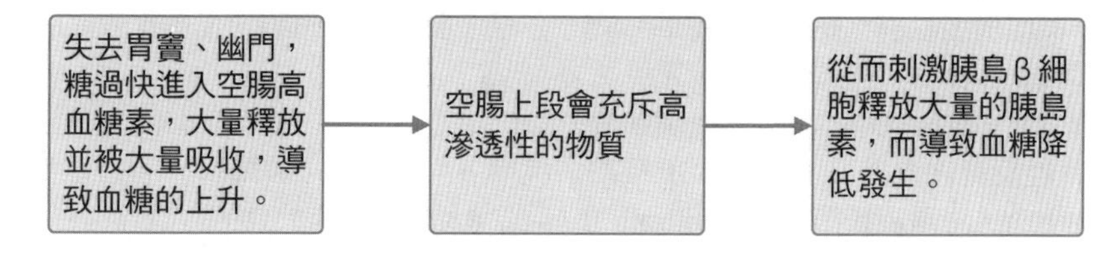

＋知識補充站

遲發性傾倒症候群

在過去稱為低血糖症候群，在進餐後2-4小時，心血管舒張的症狀為虛脫。

其原因為失去胃竇、幽門，糖過快地進入空腸高血糖素之中，大量地釋放並被大量吸收，導致血糖的上升，則空腸上段會充斥高滲透性的物質，從而刺激胰島β細胞釋放大量的胰島素，而導致血糖降低發生。

16-7 胃十二指腸疾病病人的護理（三）

（十二）營養性併發症

1. 原因：小胃症候群、傾倒症候群、排空較快與吸收功能不足。
2. 表現：體重減輕、貧血、腹瀉、脂肪瀉、骨病及維生素D值會下降。

（十三）護理措施

1. 營養的支援：術前、術後（腸外TPN、腸內EN）與飲食的護理。
2. 促進舒適感：體位、胃腸減壓、鎮痛與休息。
3. 術後的出血：採非手術方式止血（觀察、禁食與胃腸減壓、引流液觀察、止血藥物與支援）、採手術方式止血（出血量大於500ml/h）。
4. 感染：體位、口腔護理與保持腹腔引流的暢通。
5. 十二指腸殘端破裂：要提早24-48小時做手術重縫或引流，若超過48小時動手術，殘端要放置T管+腹腔引流+空腸造口，來補充營養或做腸外營養。
6. 胃腸吻合口破裂或瘻：早上會出現腹膜炎，要做手術修補。晚上會形成局限性膿腫，要做手術引流+有效胃腸減壓+全身支援。
7. 術後梗塞：非手術方式與手術方式（解除梗塞）。
8. 早期傾倒症候群：要服用低糖的食物、少量多餐或服用脂肪、蛋白質較高的食物與較乾的食物，在進食之後要平臥。
9. 遲發性傾倒症候群：要適量控制飲食。
10. 鹼性反流性胃炎：(1) 輕度：H_2受體拮抗劑、可利舒散（消膽胺）。(2) 重度：要動手術，將畢羅氏第二型（Billroth II）改為Roux-y，要吻合加上迷走神經幹的切除。

（十四）臨床表現

分為慢性、節律性與週期性上腹痛、胃腸道症狀及全身症狀。

（十五）消化性潰瘍

1. 病因：HP感染、胃酸和胃蛋白酶的消化功能、胃黏膜屏障受損、藥物與精神及遺傳因素。
2. 輔助性檢查：胃鏡檢查、X光鋇餐劑檢查、胃酸測定、HP檢查與糞便隱血實驗。
3. 手術特徵：內科治療無效的頑固性潰瘍與會發生併發症。
4. 手術方式（部分胃切除術）：(1) 原理：部分胃切除術會切除胃竇部，消除胃泌素所引起的胃相胃酸分泌。部分胃切除術切除大部分的胃體，減少了分泌酸、胃蛋白酶的C壁，阻斷了胃相胃酸的分泌，而頭相胃酸分泌的標靶器官會下降。部分胃切除術會切除了潰瘍的多發部位、切除了潰瘍本身。(2) 手術方式：分為畢羅氏第一型（Billroth I）及畢羅氏第二型（Billroth II）。

營養性併發症

營養性併發症的原因	營養性併發症的表現
小胃症候群、傾倒症候群、排空較快與吸收攻能不足	1. 體重減輕 2. 貧血 3. 腹瀉及脂肪瀉 4. 骨病及維生素D值會下降

術後的出血

以非手術方式止血	以手術方式止血
1. 觀察 2. 禁食與胃腸減壓 3. 引流液觀察及止血 4. 止血藥物與支援	出血大於500ml/h

十二指腸殘端破裂的手術

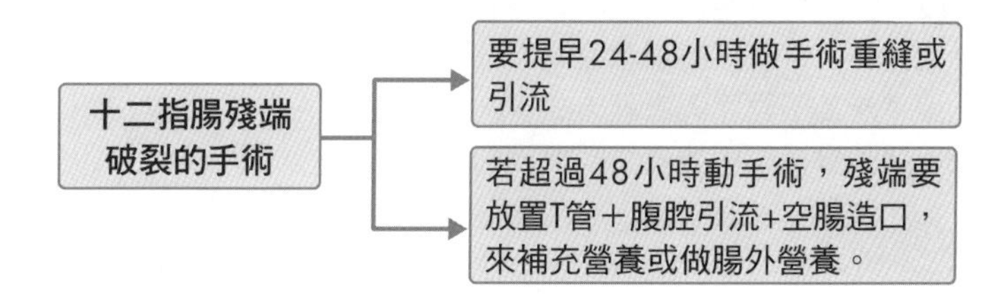

16-8 胃十二指腸疾病病人的護理（四）

（十六）部分胃切除胃十二指腸吻合術（Billroth Ⅰ）

1. 優點：較為接近正常的生理狀態，胃腸紊亂的併發症較少。
2. 缺點：
   (1) 十二指腸潰瘍較大，有發炎症與水腫，執行畢羅氏第一型（Billroth I）較為困難。
   (2) 胃切除的範圍受到限制，大多用於胃潰瘍。

（十七）部分胃切除胃空腸吻合術（Billroth II）

1. 方法：切除胃的遠端，縫閉十二指腸殘端，將殘胃與上端空腔相互吻合。
2. 優點：
   (1) 胃的切除較多，即使吻合也不至於張力過大，潰瘍再發率較低。
   (2) 若十二指腸潰瘍較大，亦可以執行曠置術。
3. 缺點：其術後的併發症與後遺症比畢羅氏第一型（Billroth I）多與對生理的擾亂較大。

（十八）Roux-en-Y 胃空腸吻合術

手術較為複雜，較少使用。具有術後會減少併發症，膽胰可以通過殘胃的優點。

（十九）迷走神經切除術的手術方式

迷走神經切除術分為迷走神經幹切除術、選擇性迷走神經切除術與高選擇性迷走神經切除術。

護理的重點為緩解疼痛、預防併發症與迷走神經切除的術後併發症。

（二十）胃十二指腸潰瘍急性穿孔

1. 病因和病理：潰瘍會導致穿孔，進一步導致化學性腹膜炎，進而導致細菌性腹膜炎。
2. 症狀：突發上腹劇痛會遍及全腹、會噁心、嘔吐，有休克的徵象。
3. 徵象：急性病容，會有腹膜刺激症的腹部徵象與感染的徵象。
4. 非手術治療：分為適應症與處理方式。
5. 手術治療：穿孔修補術與徹底修補潰瘍的手術。

部分胃切除胃空腸吻合術（Billroth II）

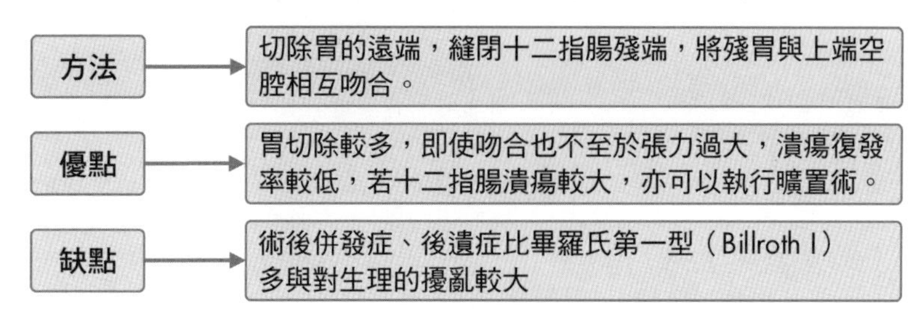

Roux-en-Y胃空腸吻合術

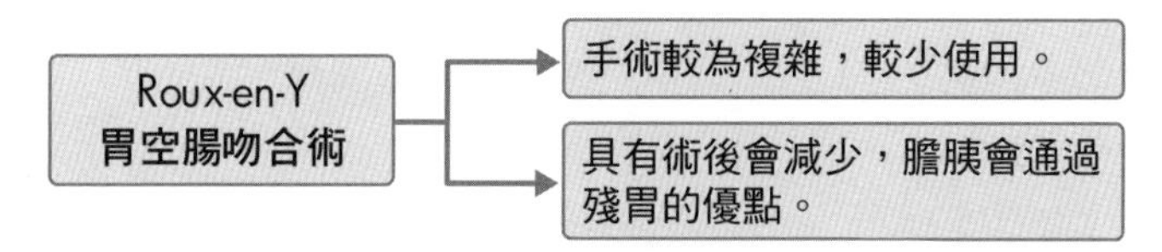

迷走神經切斷術的護理

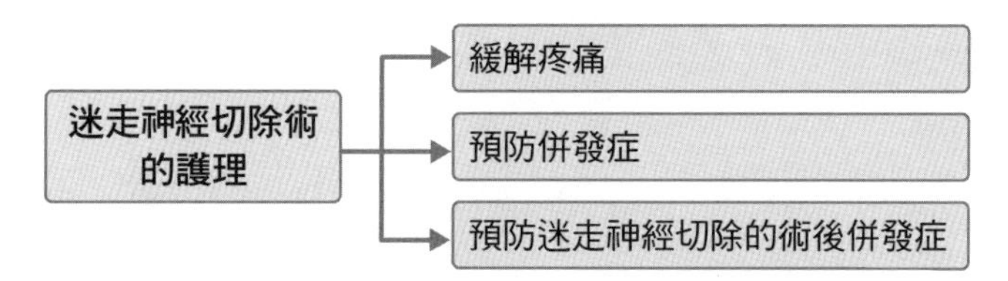

胃十二指腸潰瘍急性穿孔的病因和病理

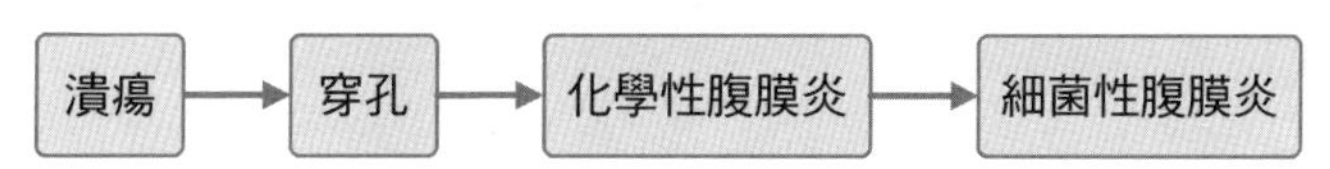

胃十二指腸潰瘍瘢痕性幽門梗塞處理的原則

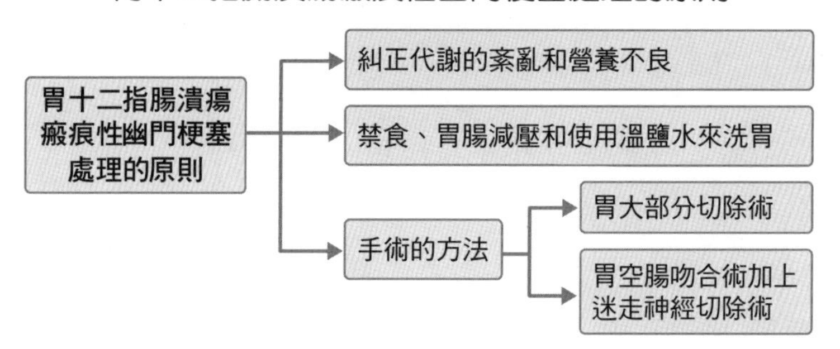

第 17 章 小腸疾病病人的護理

學習目標

1. 熟悉小腸疾病病人的解剖生理概要。
2. 熟悉絞窄性腸梗塞。
3. 熟悉腸瘻（intestinal fistula）。
4. 了解腸梗塞的病因與分類。
5. 熟悉腸梗塞的病理、生理改變和治療原則。
6. 掌握腸梗塞的身心狀況和病人的整體性護理。
7. 重點要求學生確實掌握腸梗塞病人的診斷、主要護理措施以及幾種常見機械性腸梗塞的診斷。

17-1 小腸疾病病人的護理（一）

（一）解剖生理概要

小腸包括十二指腸、空腸和迴腸。小腸腸壁由外至內，分為例漿膜、肌層、黏膜下層和黏膜共四層。小腸是食物消化和吸收的主要部位，具有重要的免疫功能。

（二）腸梗塞的定義

腸的內容物並不能正常地運行與順利地通過腸道，將之稱為腸梗塞（intestinal obstruction），其為外科常見的急腹症之一。

（三）腸梗塞的病理、生理

1. **腸管局部的病理、生理變化：**(1) 腸蠕動會增強；(2) 腸腔積氣、積液擴張；(3) 腸壁充血水腫、血液運行障礙。
2. **全身性病理、生理變化：**(1) 體液失漏和電解質、酸鹼平衡的失調；(2) 全身性感染和毒血症；(3) 呼吸和循環功能障礙。

（四）腸梗塞的護理評估

1. 健康史
   (1) 依據病因來分類，腸梗塞可分為：①機械性（mechanical）腸梗塞，在臨床上最為常見，分為腸腔堵塞（蛔蟲會導致腸梗塞）、腸管受壓（嵌頓疝所導致的腸梗塞與黏結帶壓迫導致腸腔受到壓迫）、腸壁病變（發炎症所引起的腸梗塞與腸壁腫瘤所導致的腸梗塞，會引起腸壁病變）。②動力性（dynamic）腸梗塞，分為麻痺性、痙攣性兩種，而無器質性的腸腔狹窄，比機械性腸梗塞少，可以分為麻痺性腸梗塞（急性瀰漫性腹膜炎、低鉀）與痙攣性腸道梗塞（尿毒症、腸功能紊亂）二類。③血液運行性腸梗塞，是由於腸繫膜血管栓塞或血栓形成，使得腸管血液運行發生障礙，繼而發生腸麻痺，導致腸的內容物質不能運行。隨著人口的老齡化，動脈硬化等疾病會增多，現在於臨床上常常見到。
   (2) 依據有無腸壁血液運行的障礙來分類，腸梗塞可以分為：單純性腸梗塞（simple）和絞窄性腸梗塞（strangulated）（在腸梗塞發生之後，會伴隨著腸管血液運行的障礙）。

小博士解說

胃腸道出血為胃腸科常見的問題。而腸胃科醫師感到最棘手的，就是檢查小腸的問題。目前胃與大腸，已有發展十分先進的胃鏡與大腸鏡來協助檢查，但是小腸檢查仍然很少有診斷率高且便捷的工具。所幸，膠囊內視鏡誕生了，從 1999 年第一位自願者使用膠囊內視鏡後，許多的研究報告陸續發表，顯示膠囊內視鏡在臨床的實用性。它是一個 2.6◊1.1 平方公分的精密儀器，做成膠囊讓受試者方便吞入，而膠囊的一端會發出光線及接受反射光，如同照相一般，再經無線電波記錄在裝置於受試者身上的接收器，於完成記錄後再轉至電腦顯示，以供醫師判讀。

依據病因來分類的腸梗塞

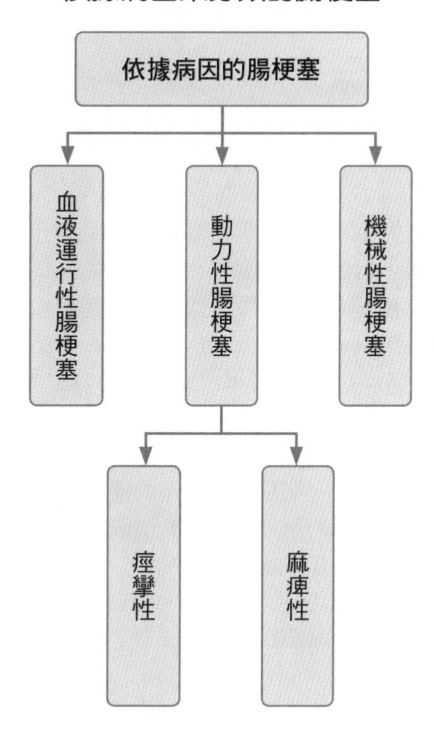

依據腸壁血液運行有無障礙來分類的腸梗塞

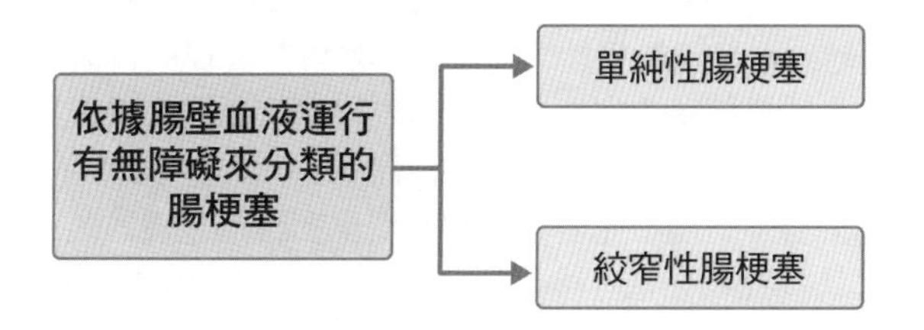

十 知識補充站

小腸腫瘤是一種嚴重的惡性腫瘤，在早期小腸腫瘤的症狀，於多數患者身上都不明顯，只有少數的患者有上腹部不適的症狀。大多數患者當確診為小腸腫瘤時，病情通常已經較為嚴重，還有癌腫轉移擴散的可能性，對小腸腫瘤的治療帶來很大的困擾。小腸腫瘤擴散對生命和健康造成的危害是非常嚴重的，在小腸癌護理中所需要的禁忌事項也不容忽視。

17-2 小腸疾病病人的護理（二）

（四）腸梗塞的護理評估（續）

2. 身心狀況

(1) 症狀：腸梗塞患者典型的臨床表現，可歸納為痛、吐、脹、閉四點。

①腹痛。

②嘔吐：經常為反射性。麻痺性腸梗塞嘔吐呈現溢出性、高位腸梗塞嘔吐出現較早且較為頻繁、低位腸梗塞嘔吐出現的較晚。

③腹脹：高位腸梗塞腹脹並不明顯，低位腸梗塞腹脹相當明顯。

④肛門停止排便、排氣。

(2) 病徵：腹部的徵象為①在視診時單純性腸梗塞會見到腹脹、腸型和蠕動液；腸扭轉會見到腹脹不對稱；麻痺性腸梗塞則腹脹均勻的情況。②在觸診時有無腹膜刺激症，單純性腸梗塞並無腹膜刺激症；絞窄性腸梗塞有腹膜刺激症；有無包塊。③在叩診時，有無移動性汙濁的情況，絞窄性腸梗塞會有移動性濁音、陽性反應。④在聽診時有無腸鳴音的情況，在機械性腸梗塞會聽到腸鳴音亢進；麻痺性腸梗塞腸鳴音會減弱或消失。

3. **診斷檢查**：(1) 直腸診療；(2) 實驗室檢查、血液常規性檢查及血液電解質檢查；(3)X 光檢查，一般會見到多個階梯狀液體。

4. 常見的機械性腸梗塞

(1) 黏結性腸梗塞：在臨床上最為常見，且以腹部手術後發生的腸黏結最為多見，主要為機械性腸梗塞的表現。

(2) 腸扭轉：最常發生於小腸，其次是 B 型結腸。

小腸扭轉大多發現於青壯年，常在飽餐後，立即做劇烈的運動而發病。

B 型結腸扭轉大多發現於男性的老年人，常會有便秘的習慣。

(3) 腸套疊：是小兒腸梗塞的常見原因，其中以迴盲部腸套疊最為多見。

①幼兒型腸套疊：腹痛、腹部包塊和便血為三大典型症狀。

②成人型腸套疊：呈現不完全性腸梗塞表現和腹部包塊

(4) 腸蛔蟲堵塞最多見於兒童，腹部常會摸到變形、變位的條索狀團塊。

（五）腸梗塞的護理診斷

1. **組織灌注量的改變**：與腸梗塞導致體液的喪失有關。
2. **疼痛**：與腸的內容物質不能正常運行或通過腸道障礙有關。
3. **舒適感的改變**：腹脹、嘔吐與腸梗塞導致腸腔積液、積氣有關。
4. **體液不足**：與嘔吐、禁食、腸腔積液、胃腸減壓有關。
5. **電解質酸鹼失衡**：與腸腔積液，大量失漏胃腸道液體有關。
6. **潛在的併發症**：腸壞死、腹腔感染、休克。
7. **營養失調**：低於身體的需求量，與禁食、嘔吐有關。

全身性變化（體液失漏與酸鹼失衡）

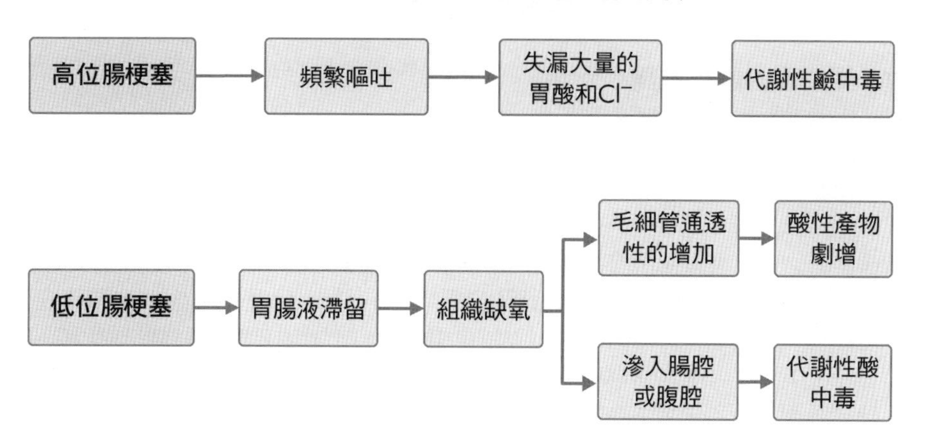

全身性變化（呼吸和循環功能的障礙）

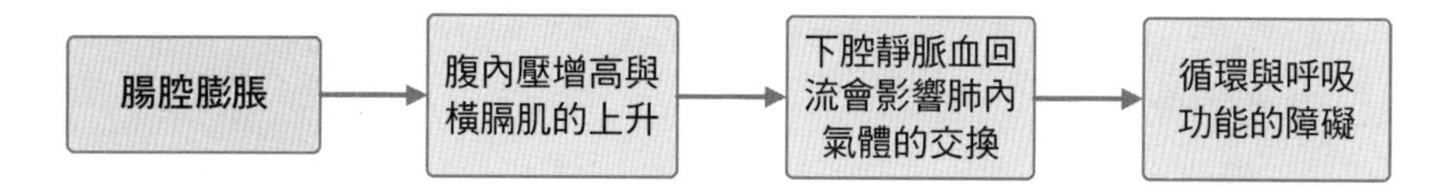

＋知識補充站

膠囊內視鏡檢查過程十分簡單且受試者的接受度相當高，通常只要先做腸道清潔工作（喝瀉劑），禁食8-12小時，再吞入膠囊即可，其過程幾乎不會有任何疼痛或不舒服感，受試者可以行動自如，膠囊之後會隨著大便排出而丟棄，不重複使用。膠囊內視鏡在小腸出血有很高的診斷價值，許多國外的研究報告指出，膠囊內視鏡診斷率皆優於傳統小腸鏡、腹部電腦斷層、小腸X光攝影等檢查，更有報告指出診斷率可達七成左右，對於醫師做進一步治療是一大助力。

17-3 小腸疾病病人的護理（三）

（六）腸梗塞的護理措施

1. 非手術與術前護理之護理措施

(1) 飲食：要禁食，等待肛門排氣之後方可進食。(2) 做胃腸減壓的工作：是治療腸梗塞的重要措施之一，要注意胃管的護理，在等待肛門排氣之後方可以拔除。(3) 體位：若生命徵象平穩，可以採取半臥位。(4) 緩解腹痛：在確定無腸絞窄或腸麻痺之後，可以使用阿托品類抗膽鹼藥物來緩解疼痛，但是不能隨意使用嗎啡類止痛劑。(5) 緩解腹脹：持續做胃腸減壓。若無絞窄性腸梗塞，可以從胃管注入石蠟油，每次注入 20-30 ml，來促進腸的蠕動，熱敷或按摩腹部，針灸雙側足三里。(6) 嘔吐的護理：在嘔吐時需要坐起來或頭偏向一邊，要及時清除口腔內的嘔吐物，記錄觀察嘔吐物的顏色、數量和性狀，在嘔吐之後要漱口，並整理好床單。(7) 嚴格地記錄出入液量、適量地補液，觀察並記錄胃腸減壓量、嘔吐量等，整合各項血清學檢查和血氣分析來適度安排補充溶液。(8) 糾正水、電解質紊亂和酸鹼失衡。(9) 防治感染和膿毒血症。(10) 要嚴密地觀察病情的變化：觀察生命徵象的變化，腹痛、腹脹、嘔吐及腹部徵象的變化等，以及胃腸減壓引流液和嘔吐物的顏色、性質與數量、心理上的護理，注意絞窄性腸梗塞的出現。

（七）其他的分類

1. 發生的部位：高位（空腸上段）、低位（迴腸末段和結腸）。
2. 梗塞程度分為完全性與不完全性。
3. 發生的快慢：急性與慢性。
4. 閉袢型腸梗塞：一段腸袢兩端完全阻塞，例如腸扭轉，稱為閉袢型腸梗塞。腸腔高度膨脹，易於發生腸壞死、穿孔。

（八）腸管局部變化的病理、生理

梗塞時上段腸蠕動會增強，腸腔擴張、積氣積液、腸壁充血水腫、血液運行障礙、靜脈血回流受阻（腸壁淤血水腫，會呈現暗紅色）、小動脈血流受阻（血栓形成，腸壁失去光澤，會呈現暗黑色）、缺血壞死而穿孔。發生梗塞上面的腸管會膨脹，發生梗塞下面的腸管會癟陷，膨脹和癟陷的交界處為梗塞之所在。

（九）全身性的變化（全身性感染和毒血症）

1. 細菌的繁殖。
2. 大量的毒素。
3. 腸壁通透性的改變。
4. 細菌和毒素滲入腹腔。
5. 腹膜炎、敗血症、感染性休克與死亡。

（十）局部之臨床表現

腹痛、嘔吐、腹脹及停止排便、排氣（脹、痛、吐、閉）。

腸梗塞(腸的內容不能正常運行、順利通過腸道)病因的分類

機械性腸梗塞	最為常見。分為(1)腸腔堵塞;(2)腸管受壓(3)腸壁病變:發炎症、腫瘤。
動力性腸梗塞	神經反射或腸壁肌肉功能紊亂。
血運性腸梗塞	腸管血液運行障礙。可以分為單純性和絞窄性腸梗塞。

護理措施

術前護理	1. 飲食:禁食。在梗塞症狀緩解12小時之後可以進流質;若無不適,24小時後進半流質;3日後進軟食。 2. 胃腸減壓。 3. 體位:半臥位。 4. 緩解腹痛和腹脹:痙攣性腸梗塞無絞窄可以使用抗膽鹼解痙劑;熱敷或針灸;無絞窄可用液體石蠟。 5. 嘔吐的護理。 6. 記錄出入液量和合理輸液:糾正水、電解質紊亂和酸鹼失衡。 7. 使用抗生素。 8. 病情觀察。
術後護理	1. 體位和活動:半臥位,早期活動。 2. 飲食:腸蠕動恢復後進食。 3. 胃腸減壓和腹腔引流管護理。 4. 觀察病情變化。 5. 術後併發症的觀察和護理:(1)腸梗塞;(2)切口感染;(3)腹腔內感染和腸瘻。

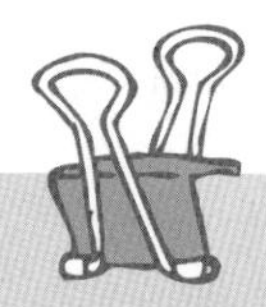

健康教育

1. 向病人、家屬說明胃腸減壓的重要意義以取得配合。
2. 鼓勵病人術後在病情允許時早期活動。
3. 在出院之後多吃易消化的食物,勿暴飲暴食。避免腹部受涼和飯後劇烈活動。保持大便的暢通。
4. 有腹痛、腹脹、停止排氣排便等不適要及時就診。

17-4 小腸疾病病人的護理（四）

（十一）直腸指診

若觸及腫塊，可能為：1. 直腸腫瘤；2. 腸套疊的套頭；3. 低位腸腔外腫瘤。

（十二）輔助性檢查

1. **X 光檢查**：脹氣腸袢及多數階梯狀液平面；空腸脹氣會見到「魚肋骨刺」狀的環形黏膜紋；絞窄性腸梗塞，會見到孤立與突出脹大的腸袢。
2. **實驗室檢查**：在絞窄性腸梗塞時，會有明顯的白細胞數目（WBC）及中性粒細胞比率（NE%）的增加。

（十四）臨床的判斷

1. 是否腸梗塞。
2. 是機械性還是動力性梗塞。
3. 是高位還是低位梗塞。
4. 是單純性還是絞窄性梗塞。
5. 是完全性還是不完全性梗塞。
6. 是什麼原因所引起的梗塞。

（十五）治療

1. **治療的原則**：主要是解除梗塞和矯正因為梗塞所引起的全身的生理紊亂。
2. **基礎療法**：胃腸減壓、糾正水、電解質和酸鹼平衡的紊亂、防治感染和中毒。
3. **解除梗塞**：分為非手術治療和手術治療。
   (1) 非手術治療：適用於單純性黏結性腸梗塞、痲痺性或痙攣性腸梗塞、蛔蟲或糞塊堵塞所引起的腸梗塞。治療措施為口服或胃腸道灌注植物油、灌腸、低壓空氣或鋇劑灌腸、B 型結腸鏡插管。
   (2) 手術治療：適用於各種類型的絞窄性腸梗塞、腫瘤及先天性腸道畸形所引起的腸梗塞，以及非手術治療無效者。治療原則為在最短的時間內，以最簡單的手術方法解除梗塞或恢復腸腔的暢通。治療方法為解決引起梗塞的原因（鬆解黏結術；將腸切開去除異物；腸扭轉復位術、腸切除吻合術、短路手術、腸造口術）。

（十六）護理評估

1. **術前的評估**
   (1) 健康史：病人的年齡、有無感染、飲食不當、以往的腹部手術史等。
   (2) 身心狀況：心理狀況（焦慮）及身體的狀況。
2. **術後的評估**
   (1) 術中的情況。(2) 腹部的徵象。(3) 術後的恢復情況。(4) 心理和認知的情況。

小腸內視鏡檢查

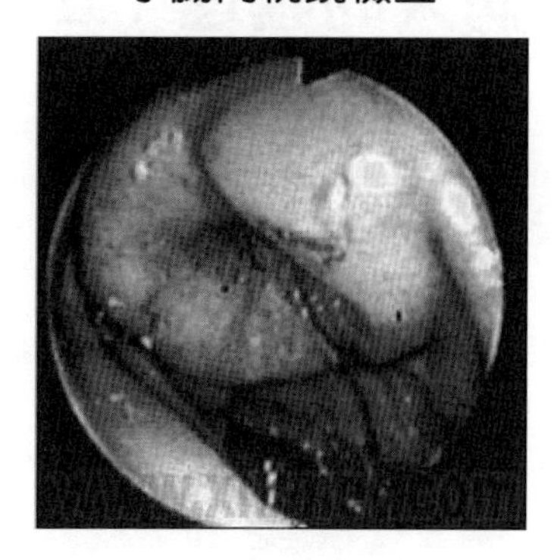

護理評估之術前的評估

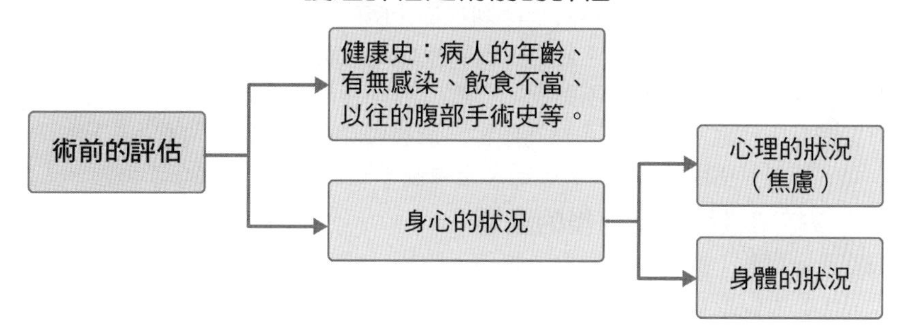

護理評估之術後的評估

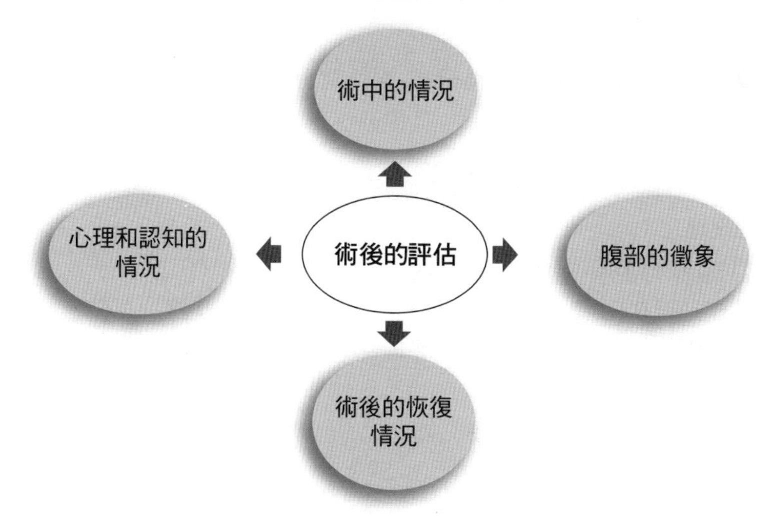

17-5 小腸疾病病人的護理（五）

（十七）護理診斷

1. 體液不足：與嘔吐、腸腔積液與胃腸減壓有關。
2. 疼痛：與腸的內容物質不能正常運行、通過腸道障礙或手術切口有關。
3. 體溫升高：與感染有關。
4. 舒適程度的改變：與腹脹、嘔吐與腸腔積氣、積液有關。
5. 潛在的併發症：腸壞死、腹腔感染與休克。

（十八）護理的目標

1.體液不足的症狀能夠得到糾正。2.減輕患者的疼痛。3.恢復體溫的正常。4.緩解腹脹與嘔吐等不適的症狀。5.預防發生併發症，或在發生之後能夠得到及時的處理。

（二十）絞窄性腸梗塞

1.腹痛發作較急，在開始為持續性劇烈疼痛，嘔吐較早、劇烈而頻繁。2.病情發展較快，早期會出現休克的症狀。3.腹膜的刺激症相當明顯，體溫升高、脈率增快，白血球的數目會增高。4.腹脹並不對稱，腹部有局部隆起或觸及有壓痛的腫塊。5.嘔吐物、胃腸減壓引流液、肛門排除物為血性，或腹腔穿刺抽出血性液體。6.經過非手術治療，而症狀並無明顯的改善。7.腹部X光檢查，符合絞窄性腸梗塞的特色。

（二十一）絞窄性腸梗塞術後的護理

1. **觀察病情變化**：觀察生命徵象、腹痛、腹脹、嘔吐等的變化，以及各個引流液的顏色、品質與數量等。
2. **體位**：在血壓平穩之後，給予半臥位。
3. **飲食**：在術後禁食流質、半流質與普通的食物，在腸吻合術之後，進食時間應適當加以推延。
4. **各種管道的護理。**
5. **併發症的觀察和護理**：在執行絞窄性腸梗塞手術之後，如果出現腹脹、持續發燒、白血球數目增高、切口紅腫、流出液有糞臭味時，應警惕腹腔內感染及腸瘻的發生。
6. **活動**：一般鼓勵病人做早期的下床活動。
7. **心理的護理。**

（二十二）絞窄性腸梗塞的護理評估

1.患者疼痛是否減輕；2.腹脹與嘔吐等不適症狀是否得到緩解；3.體液平衡是否得到維持；4.併發症是否得到預防，或在發生之後是否得到及時的處理。

小腸疾病病人的護理診斷

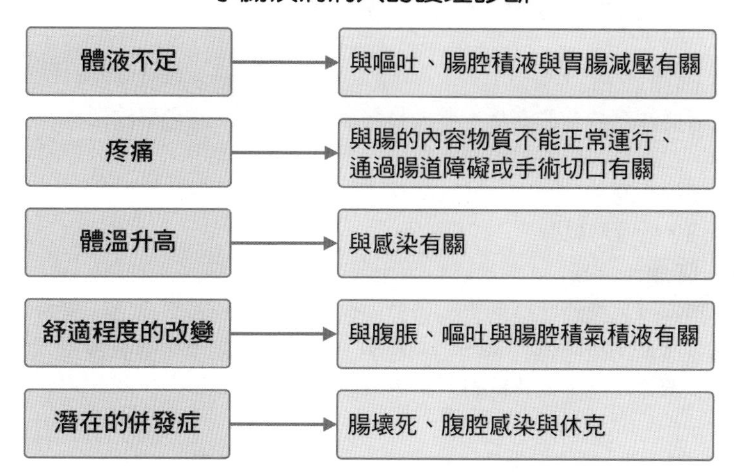

小腸疾病病人的護理目標

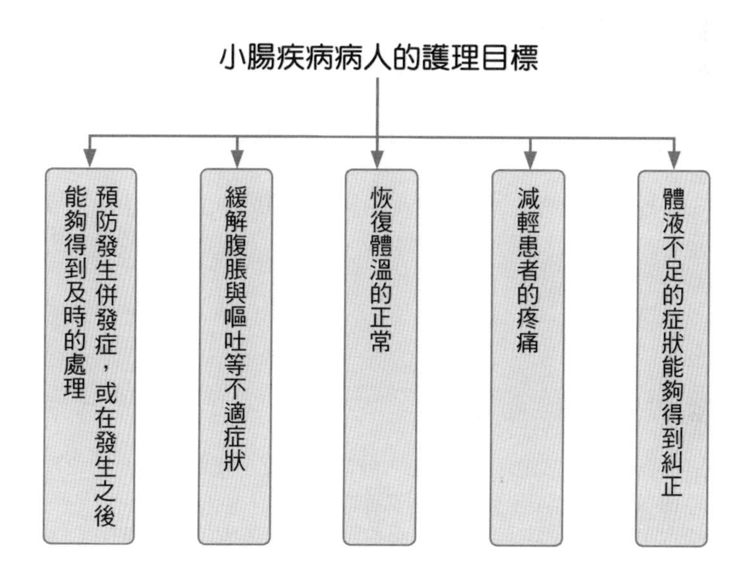

禁食解禁的流程

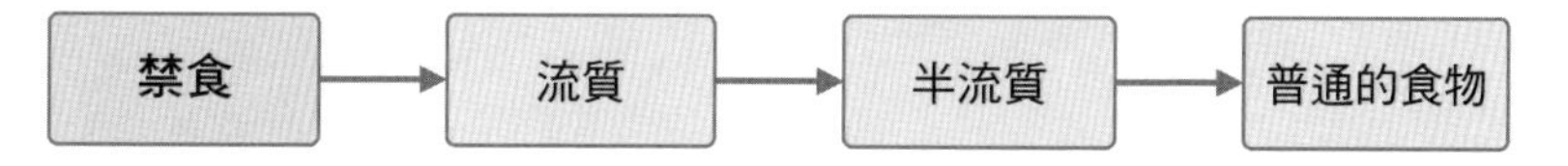

17-6 小腸疾病病人的護理（六）

（二十三）健康教育

1. 提醒患者要注意飲食的衛生，養成良好的飲食習慣，避免暴飲暴食，避免刺激性的食物，在飯後切忌做劇烈的運動。
2. 保持大便的暢通。
3. 若有不適，要及時就診。

（二十四）腸瘻

1. **定義**：腸管與其他的空腔器官、體腔或體表所形成的異常通道，腸的內容物質經由此進入其他的空腔器官、體腔或體表，從而引起感染、體液喪失、內部穩定狀態失衡、器官功能受損及營養不良等改變。
2. **分類**
   (1) 依據原因來分類：先天性、病理性、創傷性與治療性。
   (2) 依據走向來分類：腸外瘻與腸內瘻。
   (3) 連續性：側瘻與端瘻。
   (4) 依據部位來分類：高位瘻與低位瘻。
   (5) 排出量：高流量瘻、中流量瘻與低流量瘻。
3. **病理、生理**：水電解質、酸鹼平衡失調、營養不良與嚴重感染。
4. **臨床表現**
   (1) 腹膜發炎期：局部的表現為腹膜炎的表現、腹壁瘻口、瘻出物及周圍的皮膚受損。全身的表現為萎靡、食慾會下降、消瘦、水電解質與酸鹼平衡失調、感染的徵象。
   (2) 腹腔內的膿腫期。
   (3) 瘻管的形成期。
   (4) 瘻管的閉合期。
5. **輔助性檢查**
   (1) 實驗室檢查：血液常規性RT檢查、肝功能檢查、電解質檢查與免疫系統檢查。
   (2) 特殊性檢查：口服染料、瘻管組織活體檢查。
   (3) 影像檢查：電腦斷層掃描（CT）檢查、超音波檢查與磁振造影（MRI）檢查。

絞窄性腸梗塞的護理評估

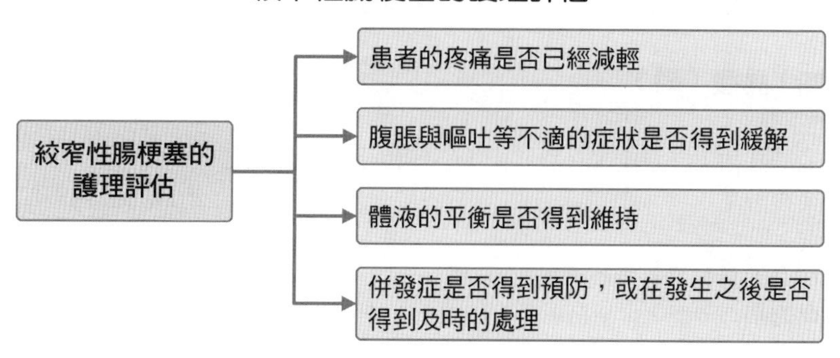

腸瘻的臨床表現

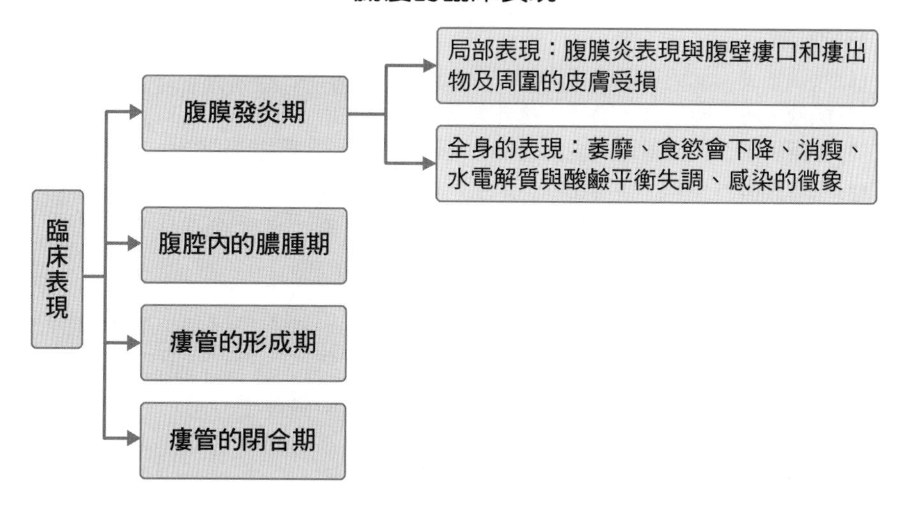

腸瘻的輔助性檢查

實驗室檢查	特殊性檢查	影像檢查
血液常規 RT 肝功能檢查 解質檢查與免疫系統檢查	口服染料 瘻管組織活體檢查	電腦斷層掃描（CT）檢查 超音波檢查與磁振造影（MRI）檢查

17-7 小腸疾病病人的護理（七）

（二十四）腸瘻（續）

6. 護理評估

(1) 術前評估：健康史、身體狀況、心理和社會支援狀況。

(2) 術後評估：手術的情況、生命的徵象、傷口的情況、有無併發症與認知的狀況。

(3) 病人的營養是否得到改善。

(4) 體液是否平衡，生命徵象是否穩定，有無脫水的症狀，尿液量是否超過 30 ml/h。

(5) 瘻口周圍皮膚的情況。

(6) 病人情緒是否平穩，能否主動配合治療。

(7) 是否發生併發症，是否能夠及時發現和處理。

7. 護理診斷

(1) 營養失調：低於身體的需求量，與身體的高度消耗有關。

(2) 體液不足：與禁食、腸液大量外漏有關。

(3) 焦慮與恐懼：與腸液外漏的視覺、痛覺刺激及擔心預後有關。

(4) 皮膚完整性受損：與消化液侵蝕瘻口周圍的皮膚有關。

(5) 舒適程度的改變：與負壓引流有關。

(6) 潛在併發症：腸瘻與腹腔感染等。

8. 預期的目標

(1) 病人的營養狀況得到改善和維持。

(2) 體液平衡的維持。

(3) 漏口周圍皮膚的恢復程度相當不錯，得到有效的保護。

(4) 焦慮減輕與休息充足。

(5) 併發症預防、及時發現和處理。

9. 護理措施

(1) 非手術治療的護理：心理護理、體位採取低半臥位、負壓引流的護理、堵瘻的護理、瘻口周圍皮膚的護理與營養支援。

(2) 手術治療的護理

①術前護理：腸道、皮膚準備與使用抗生素。

②術後護理：體位在生命徵象平穩之後，採取半臥位、病情觀察、營養支援、引流管護理與併發症的預防。

10. 健康教育

(1) 引導病人進食。

(2) 鼓勵和引導病人早期的活動。

腸瘻的護理措施

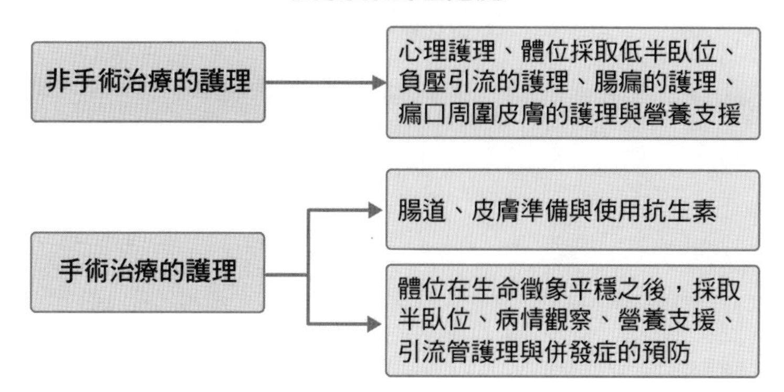

腸瘻的護理評估

術前評估

建康史、身體的狀況、心理和社會支湲的狀況

術後評估

手術的情況、生命的徵象、傷口的情況、有無併發症與認知的狀況

腸瘻的分期

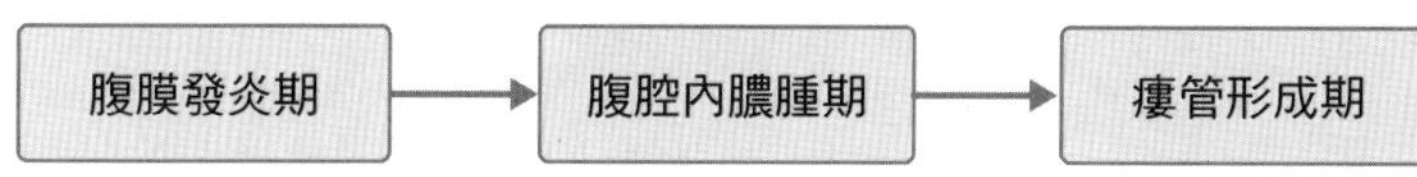

第 18 章
急性闌尾炎病人的護理

學習目標

1. 了解急性闌尾炎的發病特色與病理類型。
2. 熟悉急性闌尾炎的治療原則。
3. 掌握急性闌尾炎的身心狀況和病人的護理重點。

18-1 急性闌尾炎病人的護理（一）

（一）概論

1. **病理的類型**：分為急性單純性闌尾炎、急性化膿性闌尾炎、急性壞疽性闌尾炎與闌尾周圍膿腫。
2. **臨床轉化**：發炎症會消退、發炎症會侷限化、發炎症會擴散。

（二）闌尾的解剖特色

闌尾為一種盲管狀器官，闌尾黏膜及黏膜下飽含豐富的淋巴組織。闌尾動脈為一種無側支的循環，闌尾系膜比闌尾短，故闌尾易於迂迴曲折。

（三）基本概念

McBurney點、尖端指向與淋巴器官。

（四）急性闌尾炎

1. **病因**：(1)闌尾管腔阻塞：為糞石、異物、寄生蟲、痙攣等所引起，導致分泌物滯留和血管受到壓力、阻塞、缺血，黏膜損傷脫落甚至管壁壞死。(2)細菌的入侵：大腸桿菌、腸球菌與鏈球菌等。2. **症狀**：轉移性右下腹痛、胃腸道症狀與全身症狀（可有可無，可輕可重，視臨床的類型而定）。3. **徵象**：右下腹壓痛（最為常見，為最主要的徵象）、腹膜刺激症（反跳痛、肌肉緊張）、右下腹可能會觸及包塊。4. **特殊性檢查**：結腸充氣實驗（Rovsing症）、腰大肌實驗、閉孔內肌實驗與直腸診斷。5. **實驗室檢查**：血液的徵象、尿液、血液生化檢查、X光檢查（闌尾穿孔）、超音波檢查及電腦斷層掃描（CT）（可以檢查闌尾膿腫）。6. **診斷**：(1)鑒別診斷：與內科疾病的鑒別（例如肺炎、胸膜炎等腸系膜淋巴結炎），與其他外科疾病的鑒別（例如消化性潰瘍穿孔、膽囊炎、迴盲部腫瘤、輸尿管結石），與婦科疾病的鑒別（子宮外孕、黃體破裂、卵巢囊腫蒂扭轉等）。7. **治療方式**：當診斷相當明確、而無手術禁忌時，應採用闌尾切除術。(1)急性單純性：在切除後，於第一期即加以縫合。(2)急性化膿性或壞疽性：在切除後，做乳膠片引流。(3)穿孔性：在切除之後，可以引流管引流。(4)闌尾周圍膿腫：腫塊縮小之後的手術。8. **手術的併發症**：腹腔膿腫、瘻、門靜脈炎、出血、切口感染、黏連性梗塞與闌尾殘株炎。

（五）護理措施

絕大多數的急性闌尾炎一旦確診，即應做早期的手術治療（闌尾切除術）。

注意：闌尾周圍膿腫病情穩定，應先做非手術治療三個月後才做手術治療。

（六）特殊類型闌尾炎

分為新生嬰兒急性闌尾炎、兒童急性闌尾炎、妊娠合併急性闌尾炎與老年人急性闌尾炎。

1. 新生嬰兒急性闌尾炎之症狀與徵象並不明顯，死亡率較高，要提早診斷與提早動手術。

闌尾炎術後護理

1. 根據不同的麻醉部位，選擇適當的臥位。例如腰椎麻醉病人應去枕平臥6-12小時，防止腦脊液外漏而引起頭痛。連續硬膜外麻醉病人，可以採取低枕平臥。
2. 觀察生命的徵象，每一小時測量血壓、脈搏一次，連續測量三次，至較為平穩為止。例如脈搏加快或血壓下降，則可能有出血的現象，要及時觀察傷口，採取必要的措施。
3. 單純性闌尾炎切除術後12小時，或壞疽性或穿孔性闌尾炎切除術後，若置有引流管，則等待血壓平穩之後要改為半臥或低姿勢半臥位，以利於引流和防止發炎性滲出液流入腹腔。
4. 飲食：在手術當天要禁食。術後第一天進流質，第二天進軟食。在正常情況下，第3-4天可以進食普通食物。
5. 在術後3-5天禁用強瀉劑和刺激性強的肥皂水來灌腸，以免增加腸的蠕動，而使闌尾殘端結紮線脫落或縫合傷口裂開。若術後便秘，則可以口服輕瀉劑。
6. 術後24小時可起床活動，促進腸蠕動的恢復，防止腸黏連發生，同時會增進血液的循環，加速傷口的癒合。
7. 老年病人在手術之後要注意保暖，經常拍背來幫助咳嗽，預防墜積性肺炎。

護理措施

手術前

1. 應密切觀察病人的腹痛情況，大便，體溫和脈搏。
2. 應讓病人好好休息。
3. 有腹膜炎者應取半坐位(即病人坐在床上，背後靠在被子上)。
4. 用熱毛巾或熱水袋敷在腹痛部位，可以促進發炎症吸收。

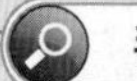

手術後

因為腸道手術後胃腸活動暫時停止。進入胃腸內的食水不能下行，積於胃內引起腹脹。所以手術後不能吃喝。要等到胃腸活動恢復後才能進食。胃腸活動恢復的標誌是能聽到腹內腸鳴聲（即咕嚕、咕嚕的叫聲）或肛門排氣（放屁）。術後腸管不活動，手術創傷處容易沾黏。所以要鼓勵病人多活動。一方面預防腸沾黏，另一方面也可以促進胃腸活動的恢復。腹部手術後病人咳嗽是一件痛苦的事。可以用些止咳、祛痰藥物，如複方甘草片3片，每日3次口服。或用咳必清50毫克，每日3次口服。病人有痰是必須要咳出來的。為了減輕病人的痛苦，護理人員可以協助病人。即在咳嗽時用雙手放在切口兩側向中間用力，可以減輕病人咳嗽時的疼痛。闌尾手術後有可能發生一些併發症。所以陪護人員如果發觀病人有不正常的變化，如滿腹疼痛；手術後3天體溫反而升高；腹脹、肛門不排氣；切口出血、流膿水等應及時和醫生聯絡，以取得及時處理。如果醫生囑咐病人半坐位，陪護人應配合醫生做工作，使病人堅持半坐位。出院後半月內不宜做劇烈運動或重度的體力活動。例如挑水、打籃球等。闌尾炎（appendicitis）是一種常見病。臨床上常有右下腹部疼痛、體溫升高、嘔吐和中性粒細胞增多等表現。闌尾炎是闌尾的發炎症，最常見的腹部外科疾病。

18-2 急性闌尾炎病人的護理（二）

（六）特殊類型闌尾炎（續）

2. 兒童急性闌尾炎：病情發展較快，徵象並不明顯，死亡率較高，要提早診斷與提早手術。
3. 妊娠合併急性闌尾炎：壓痛點會移位，症狀與徵象並不明顯，大網膜不易於包裹，發炎症容易擴散，易於流產與早產。在早期動手術，會有黃體酮，而不用引流。
4. 老年人急性闌尾炎：徵象時常會變動，輕臨床、重病理，易於壞死、穿孔，有合併症，要立即動手術。

（七）護理

1. 術前評估 2. 術後評估：手術的方式、引流管、康復的情況與併發症。

（八）護理診斷與目標

焦慮、疼痛與併發症。

（九）護理措施

1. **術前**：心理護理、病情的觀察與避免增加腸的內部壓力。
2. **術後**：病情的觀察、體位、切口和引流管、飲食、抗生素與併發症。

（十）健康教育

釐清禁食的目的、飲食諮詢、術後的早期活動與回診。

（十一）急性闌尾炎的護理評估

1. **健康史**：(1) 闌尾管腔堵塞是最為常見的原因；(2) 胃腸道疾病的影響；(3) 細菌入侵。
2. **身心的狀況**：(1) 症狀：①典型的腹痛為轉移性右下腹痛；②胃腸道：早期即有噁心與嘔吐；③全身症狀。(2) 徵象：①右下腹固定壓痛是闌尾炎的重要徵象，大多位於麥氏點；②腹膜刺激症：此為壁層腹膜受到發炎症刺激的一種防禦性反應。
3. **可以作為輔助診斷的其他徵象**：(1) 結腸充氣實驗；(2) 腰大肌實驗：後位闌尾炎；(3) 閉孔內肌實驗：低位闌尾炎；(4) 直腸指診。

（十一）診斷檢查

1. **實驗室檢查**：白血球（WBC）、N% 會增高。
2. **影像學檢查**：腹部 X 光或超音波檢查。

小博士解說

急性闌尾炎大多數病人能獲得良好的治療效果。但是，有時診斷相當困難，其病因為：1. 闌尾管腔的阻塞；2. 細菌感染；3. 神經反射。症狀主要為腹部疼痛、胃腸道反應和全身反應。1. 腹痛：腹痛開始的部位大多在上腹、劍突下或臍部周圍，約經過 6-8 小時或十多小時後，腹痛部位會逐漸下移，最後固定於右下腹部。腹痛多數以突發性和持續性開始，而後逐漸加重。2. 胃腸道的反應：噁心、嘔吐最常見。3. 全身反應：單純性闌尾炎的體溫大多在 37.5-38.0℃之間，化膿性和穿孔性闌尾炎會高達 39℃左右；極少數病人會出現寒顫與發高燒，體溫會升高到 40℃以上。

實際的護理措施

非手術治療的護理	1. 密切觀察病情的變化，注意觀察生命徵象、腹部的症狀和徵象。 2. 體位採取半臥位的姿勢。 3. 禁食、輸液支援式治療。 4. 使用有效抗生素。 5. 禁服止痛劑、瀉藥和禁止灌腸。 6. 做好手術之前的準備。
手術後的護理	1. 密切地觀察病情的變化，注意生命的徵象、腹部症狀和徵象。 2. 體位先根據麻醉的方式，然後根據血壓的情況，平穩的採取半臥位。 3. 在手術之後禁食，至肛門排氣之後，要給予輸液支援。 4. 輸液與營養的支援。 5. 使用有效的抗生素。 6. 腹腔引流管的護理。 7. 在手術後要強調早期下床活動。 8. 手術後併發症的觀察與護理：切口感染、黏連性腸梗塞。

檢查的方法

血液、尿液、糞便常規化驗	急性闌尾炎病人的白血球總數和中性白血球有不同程度的升高。
X光檢查	胸腹透視列為一般性處理，立位腹部X片是必要的。
腹部超音波檢查	超音波檢查可以提供膿腫的實際部位、深度及大小，以便於選擇切口。

治療的方法

手術治療	化膿性、穿孔性闌尾炎，原則上要立即執行急診手術，切除病理性闌尾。
手術治療	主要適應於急性單純性闌尾炎、闌尾膿腫、妊娠早期和後期急性闌尾炎、高齡合併有主要器官病變的闌尾炎。 1. 基礎治療：包括臥床休息、控制飲食、適當補充液體和對症處理等。 2. 抗菌治療。 3. 針刺治療。 4. 中藥治療。

第 19 章
大腸肛管疾病的護理

學習目標

1. 了解直腸肛管疾病的病因與病理。
2. 熟悉直腸肛管疾病的身心狀況與治療原則。
3. 掌握直腸肛管疾病病人的護理措施。
4. 對與直腸肛管疾病病人的護理相關重點，做分析與歸納整理。
5. 熟悉結腸直腸癌的病因、病理與治療原則
6. 掌握結腸直腸癌的臨床特徵和病人的整體性護理。

19-1 直腸肛管疾病的護理（一）

肛管內括約肌、直腸縱肌的下部、肛管外括約肌的深部和恥骨直腸肌共同組成肛管直腸環，具有收縮肛門的功能。

（一）肛裂

肛裂是齒狀線以下肛管皮膚全層裂開後形成的小潰瘍，大多發生於肛管後正中線上。

1. 護理評估

(1) 健康史：長期便秘、糞便乾結引起排便時的機械性創傷，是肛裂形成的直接原因。

(2) 身心狀況

①症狀：A. 疼痛是肛裂的主要症狀，為排便時和排便後肛門的劇烈疼痛（排便一疼痛一緩解一疼痛）；B. 便秘；C. 便血。

②病徵：A. 肛裂；B. 肛乳頭肥大；C. 前哨痔。此三個病徵稱為肛裂「三聯症」。

注意：已確診肛裂時，一般不宜執行直腸指診或肛門鏡片檢查。

2. 護理診斷

(1) 疼痛：與排便時糞塊刺激潰瘍面的神經末梢有關。

(2) 便秘：與糞塊乾結、病人懼怕排便時之疼痛有關。

3. 護理措施

(1) 肛門坐浴：使用 1：5000 高錳酸鉀、40℃左右的溫水坐浴，功能在清潔肛門、改善血液循環、促進發炎症吸收、裂口癒合及緩解肛門括約肌痙攣、減輕疼痛。

(2) 保持大便通暢。

(3) 在必要時，於局部麻醉下執行擴張療法。

(4) 手術治療：適用於經久不癒的慢性肛裂。

（二）直腸肛管周圍膿腫

直腸肛管周圍膿腫是指直腸肛管周圍軟組織內或其周圍間隙發生的急性化膿性感染，並形成膿腫。

1. 護理評估

(1) 健康史：直腸肛管周圍膿腫多數由肛腺或肛竇感染所引起，可分為肛門周圍膿腫、坐骨肛管間隙膿腫與骨盆直腸間隙膿腫。

(2) 身心狀況：肛門周圍膿腫臨床上最為多見，以肛周皮下膿腫居多，局部症狀相當明顯，全身症狀較輕。坐骨肛管間隙膿腫在臨床上較為多見，全身症狀相當明顯。骨盆直腸間隙膿腫於臨床上很少見，全身症狀明顯且中毒症狀較重，直腸穿刺可以抽出膿液。

2. 護理診斷

(1) 疼痛：與直腸肛管周圍膿腫刺激及壓迫有關。

(2) 體溫過高：與直腸肛管周圍感染有關。

齒狀線解剖及臨床特色

	齒狀線以上	齒狀線以下
結構	黏膜	皮膚
動脈供應	直腸上、下動脈	肛門動脈
靜脈回流	痔內靜脈叢回流至門靜脈	痔外靜脈叢回流至下腔靜脈
神經支配	受到自主神經的支配，並無疼痛感	受到脊神經的支配，疼痛相當敏感
淋巴回流	腹主動脈周圍或髂內淋巴結	腹股溝淋巴結或髂外淋巴結

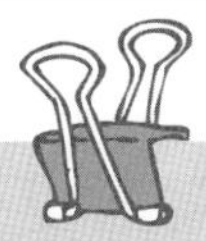

直腸肛管疾病的護理措施

1. 一般性護理：多飲水、多吃蔬菜水果，忌飲酒和辛辣食物；保持大便通暢，每日定時排便；適當運動，做肛門括約肌舒縮練習；保持肛門清潔，及時治療直腸肛管疾病；肛門坐浴可以清潔肛門，改善血液循環，促進發炎症吸收，緩解括約肌痙攣、減輕疼痛，常用 40 ～43 ℃ 的 1：5000 高錳酸鉀溶液，坐浴 15～20 分鐘。
2. 手術前後護理：
   (1) 術前護理：每晚坐浴，清潔肛門、會陰部。一般不限飲食，或術前 2 天少渣飲食。手術前應排空大便，必要時術前晚或術日晨灌腸 1 次，選擇較細的肛管，多塗潤滑劑，以免引起直腸肛管出血。
   (2) 術後護理：a. 止痛：因敷料填塞過多或術後肛門括約肌痙攣而加劇傷口疼痛。可鬆弛敷料，或於術後 1～2 天內及第一次排便前給止痛藥。無出血危險者可溫水坐浴、熱敷、塗消炎止痛軟膏等。b. 病情觀察：術後傷口出血是最常見併發症。出血可隨直腸內放置的引流管流出，無引流管者可積聚在直腸內達數百毫升，病人有面色蒼白、出冷汗、心慌、脈細速等內出血表現，並有肛門下墜脹痛和裡急後重感，可隨大便排出大量鮮血，甚至發生失血性休克。另外，應注意觀察有無切口感染、肛門失禁等其他併發症。c. 飲食和排便：術後 3 天內流質或少渣半流質飲食。一般術後不限制排便，避免大便乾結造成排便困難或傷口出血等。術後 3 天未解大便者，每晚服液體石蠟通便。注意 7～10 天內一般不作灌腸。d. 處理尿瀦留：可因麻醉作用未消失使排尿反射受抑制，切口疼痛和不習慣床上排尿等引起。對因對症處理，先誘導排尿，無效時導尿。e. 傷口護理：術後仰臥位時臀部墊氣圈以防壓迫；因傷口多敞開不縫合，需每天換藥；排便後先肛門坐浴，再換藥；保持傷口引流通暢。f. 健康指導：調節飲食，養成良好的排便習慣，持續體育鍛煉，出現異常時要及時就診。

✚ 知識補充站

1. 肛管、直腸周圍軟組織內或其周圍間隙內發生急性化膿性感染，並形成膿腫，稱為肛管、直腸周圍膿腫。
2. 其特色是易自行破潰，或在手術切開引流之後，易於形成肛瘻。
3. 它是常見的肛管直腸疾病，也是肛管、直腸炎症病理流程的急性期，肛瘻是其慢性期。
4. 常見的致病菌有大腸埃希桿菌、金黃色葡萄球菌、鏈球菌和綠膿桿菌，偶而有厭氧性細菌和結核桿菌，常是多種病菌混合感染。

19-2 直腸肛管疾病的護理（二）

（二）直腸肛管周圍膿腫（續）

3. 護理措施

在初期膿腫尚未形成時，可以先執行非手術治療。在膿腫形成後應立即做手術切開引流。非手術治療包括局部理療肛門坐浴、使用抗生素和口服緩瀉劑。

（三）肛瘻

肛瘻是肛管或直腸下端與肛周皮膚之間的感染性管道。

1. 護理評估

(1) 健康史：直腸肛管周圍膿腫會導致肛瘻，典型肛瘻由內口、外口和瘻管所組成。

①根據瘻管的部位：低位肛瘻的瘻管位於外括約肌深部以下，高位肛瘻的瘻管位於外括約肌深部以上。

②根據瘻管的數目：單純性肛瘻僅有一個外口、一個內口和一個瘻管，複雜性肛瘻有一個內口、多個外口和多個瘻管。

(2) 身心狀況

①症狀：主要是肛門周圍的外口不斷有少量膿性分泌物排出，肛周皮膚有瘙癢，外口堵塞有直腸肛管周圍膿腫的症狀。反覆形成膿腫是肛瘻的特色。

②病徵：肛門外可以見到外口，直腸指診內口有壓痛，少數可及其瘻管。

2. 護理診斷

(1) 舒適感的改變：瘙癢、疼痛與外口排出膿性液，刺激肛門周圍皮膚有關。

(2) 潛在的併發症：肛門傷口感染，術後肛門失禁。

3. 護理措施

(1) 手術切開或切除瘻管：在手術時要避免損傷肛門括約肌，防止肛門失禁。

(2) 方法：肛瘻切開或肛瘻切除，此兩種方法適用於低位單純性肛瘻。掛線療法則適用於高位單純性肛瘻。

（四）痔

痔是直腸下段黏膜下或肛管皮膚下靜脈叢淤血、擴張和屈曲，所形成的靜脈團塊。

1. 概論：依據所在的部位，可分為下列三類：

(1) 內痔：位於齒狀線以上，是直腸上靜脈叢擴大曲張所致，表面為直腸黏膜所覆蓋，大多發生於截石位3、7、11點。

(2) 外痔：位於齒狀線以下，是直腸下靜脈叢擴大曲張所致，表面為肛管皮膚所覆蓋。

(3) 混合痔：位於齒狀線附近，是直腸上、下靜脈叢互相吻合，齒狀線上、下靜脈叢擴大曲張所致，表面同時為直腸黏膜和肛管皮膚所覆蓋。

2. 護理評估

病因尚未完全明確，與解剖因素、腹內壓增高等有關。目前有兩種學說，即肛墊下移學說和靜脈曲張學說。

各期內痔的臨床特色

分期	便血	痔核脫出	疼痛
I	有，便時出血或便後滴血	無	無
II	有，便時出血，量大甚至噴射而出	有，便時脫出，便後自行回納	無
III	有，出血量可能減少	腹壓增高即可脫出，不能自行回納	繼發感染有疼痛，痔核嵌頓疼痛較劇

痔的護理診斷

疼痛	與黏膜受損感染、血栓形成及手術損傷有關。
舒適度的改變	肛門瘙癢，與痔塊脫出、黏液刺激肛門周圍皮膚有關。
有便秘的危險	
潛在的併發症	術後尿瀦留、術後大便失禁、傷口感染。
知識缺乏	缺乏痔的預防知識。

痔的護理措施

治療的原則

治療方法有注射療法、冷凍療法、雷射療法和手術療法。

實際的護理措施

1. 非手術治療的護理
   觀察便血的情況、緩解疼痛、肛門坐浴、注意痔核的復位及消腫、預防便秘、做好術前的準備。
2. 術後的護理
   注意生命徵象及局部的出血情況、適度飲食、減輕疼痛、保持局部的清潔、尿瀦留的觀察和護理、注意肛門括約肌鬆弛的現象、防止肛門狹窄症

+ 知識補充站

痔的身心狀況

外痔的主要表現是肛門不適，而在肛門之外會見到皮膚下垂，會出現血栓性外痔混合痔具有內、外痔的表現。

19-3 大腸肛管疾病的護理（一）

（一）解剖生理概要

結腸包括盲腸、升結腸、橫結腸和B型結腸，下接直腸。正常成人的結腸總長大約為190公分。在末端迴腸進入盲腸處，有黏膜和環行肌折疊成的迴盲瓣，能阻止大腸內容物返流入小腸，並控制食物殘渣進入大腸的速度。升結腸與橫結腸交界處稱為肝曲；橫結腸與降結腸交界處稱為脾曲。

（二）結腸左側與右側的血液

右半結腸的血液供應來自腸系膜上動脈，分出迴結腸動脈、結腸右動脈和結腸中動脈；左半結腸由腸系膜下動脈供應，分出結腸左動脈和數支B型結腸動脈。結腸的靜脈分布與動脈相似，分別經腸系膜上、下靜脈匯入門靜脈。

（三）結腸的淋巴結

分為結腸上淋巴結、結腸旁淋巴結、中間淋巴結和中央淋巴結四組。中央淋巴結位於結腸動脈根部及腸系膜上、下動脈的周圍，再引流至腹主動脈周圍的腹腔淋巴結。支配左、右半結腸的副交感神經並不相同，右半結腸由迷走神經，左半結腸由骨盆腔神經所支配。交感神經則來自於腰交感神經節。結腸的主要生理功能是吸收水分、儲存和轉運糞便，還能吸收部分電解質和葡萄糖。吸收功能主要在右側結腸。結腸能夠分泌鹼性的黏液以潤滑黏膜。結腸內含有大量細菌，這些細菌能發酵、利用腸內物質合成維生素K、維生素B合成物和短鏈脂肪酸等，提供體內代謝的需求。

（四）直腸肛管的解剖和生理

直腸位於骨盆腔的後部，上接B型結腸、下連肛管，長度大約12-19公分。上部直腸與結腸大小相類似，下部擴大成直腸壺腹，是糞便暫存的部位。直腸可以分為上段和下段直腸，以腹膜反折為界。

直腸的下端與口徑較小的肛管相連，其黏膜呈現8-10個隆起的縱向皺襞，稱為肛柱。相鄰兩個肛柱基底之間有半月形皺襞，成為肛瓣。肛瓣與直腸柱下端黏膜圍成袋狀小窩，稱為肛竇，竇口向上，深約3-5毫米，底部有肛腺開口。

在肛管與直腸柱連接的部位有三角形乳頭狀隆起，稱為肛乳頭。肛瓣邊緣和肛柱下端共同在直腸和肛管交界處形成一鋸齒狀環行線，稱為齒狀線。齒狀線是直腸與肛管的交界線，其上、下的組織結構、血液供應、神經和淋巴來源都不同。肛管大約3-4公分左右，肛管括約肌分為內括約肌和外括約肌。內括約肌為直腸下端的環肌增厚而成，屬於不隨意肌。外括約肌是圍繞肛管的環形橫紋肌，屬於隨意肌，分為皮下部、淺部和深部。內括約肌與外括約肌的皮下部交界處在肛管內形成淺溝，稱為肛管白線。肛管內括約肌、直腸縱肌的下部、肛管外括約肌的深部和恥骨直腸肌共同組成肛管直腸環，具有收縮肛門的功能，若手術切斷之後，會引起肛門失禁。

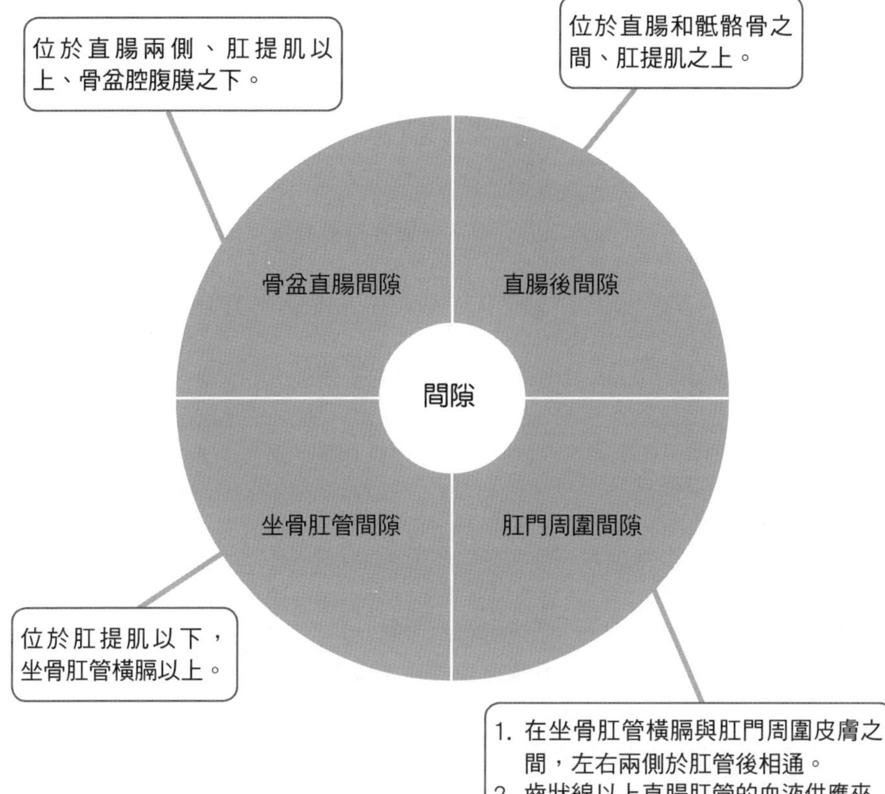

十 知識補充站

1. 直腸上靜脈叢位於齒狀線以上的黏膜下，回流至門靜脈。
2. 直腸下靜脈叢位於齒狀線下方，分別通過髂內靜脈和陰部內靜脈回流到下腔靜脈。
3. 直腸肛管的淋巴引流分為兩組：上組在齒狀線以上，向上沿直腸上動脈、腸系膜下動脈旁淋巴結引流至腹主動脈旁淋巴結，向兩側經直腸下動脈旁淋巴結引流到骨盆腔側壁的髂內淋巴結；向下經坐骨肛管間隙淋巴結到髂外淋巴結。
4. 下組在齒狀線以下，主要是經會陰及大腿內側皮下注入腹股溝淺淋巴結，然後到髂外淋巴結，也有經閉孔動脈旁至髂總動脈旁淋巴結。
5. 齒狀線以上的直腸黏膜由自主神經系統所支配，並無痛覺；齒狀線以下的肛管皮膚則由身體神經系統的陰部內神經支配，對痛覺相當敏感。

19-4 直腸肛管的良性疾病

(一) 直腸肛管周圍膿腫

直腸肛管周圍膿腫（perianorectal abscess）是指發生在直腸肛管周圍軟組織或其周圍間隙的急性化膿性感染，並形成膿腫，多見於青壯年。多數膿腫在穿破或切開之後，形成肛瘻。

1. **病因和病理**：直腸肛管周圍膿腫多數由肛腺感染所引起，也可以由肛周皮膚感染、損傷等所引起。肛腺開口於肛竇，肛竇容易被糞便擦傷而發生感染，並波及肛腺，形成肛竇、肛腺肌間感染。由於直腸肛管周圍間隙為疏鬆的脂肪結締組織，感染極容易蔓延擴散到直腸肛管周圍間隙，形成不同部位的膿腫。
2. **臨床表現**
   (1) 肛門周圍膿腫：以肛周皮下膿腫最為多見，位置表淺，全身症狀經常不明顯。肛周會有持續跳動性疼痛，在排便時會加重。病人會行動不便，坐臥不安。局部呈現紅腫、有壓痛，在膿腫形成之後會有波動感。
   (2) 坐骨肛管間隙膿腫：比較常見。因坐骨肛管間隙較大，形成的膿腫也較大，症狀較重。膿腫開始即有全身感染性症狀，例如全身乏力、食慾減退、寒顫、發高燒。局部從持續性脹痛逐漸加重為顯著性跳痛，有時排便時疼痛加重，裏急後重或有排尿困難。直腸指診，患側有明顯壓痛或摸及壓痛性腫塊。
   (3) 骨盆直腸間隙膿腫：此間隙位置較深、空間較大，因此全身性感染症狀更為明顯而局部症狀並不明顯。病人會出現持續發高燒、頭痛、噁心等，在嚴重時會有膿毒症表現。局部表現為直腸墜脹感、便意不盡，常伴隨著排尿困難。直腸指診可以捫及局部的腫脹、壓痛處，會有波動感。診斷主要依靠穿刺來抽取膿液。
3. **處理原則**：在發病初期可以用抗生素來控制感染；局部理療，熱水坐浴；口服緩瀉劑，以減輕病人排便時的疼痛。在膿腫形成之後，要及時切開引流。

(二) 肛瘻

大部分肛瘻（anal fistula）是由直腸肛管周圍膿腫所引起。膿腫潰破或引流處成為外口，原發灶為內口，膿腔會逐漸縮小，膿腔周圍的肉芽組織和纖維組織增生形成管道。由於肛瘻管道迂曲、引流不暢，而外口皮膚生長較快，常致假性癒合並形成膿腫。膿腫也可以從另處皮膚穿出形成新口，反覆發作造成多個瘻口。

1. **肛瘻的分類**：(1) 依據瘻口和瘻管的多少來分類：單純性肛瘻（只有一個瘻管）與複雜性肛瘻（有多個瘻口和瘻管）。(2) 依據瘻管的部位來分類：低位肛瘻（瘻管位於外括約肌深部以下）、高位肛瘻（瘻管位於外括約肌深部以上）。
2. **症狀**：肛門周圍的外口不斷有少量膿性分泌物排出，刺激肛門周圍皮膚而引起搔癢不適，在嚴重時會出現濕疹。較大的高位肛瘻常會有糞便或氣體從外口排出。當外口堵塞或假性癒合時，瘻管內膿液並不能排出，再次形成膿腫，會出現直腸肛管周圍膿腫症狀。反覆形成膿腫是肛瘻的特色。

肛瘻

徵象	1. 外口呈現紅色乳頭狀突起，壓之有少量膿液或膿血性分泌物排出。 2. 直腸在檢查時，於內口處會有輕度壓痛，有時會觸及硬結狀內口及條索狀瘻管。
特殊的檢查	1. 肛門內視鏡檢查有時會發現內口，為了判斷內口的位置，可以自外口注入美藍溶液，觀察填入肛管及直腸下端的白色紗布條的染色部位。 2. 碘油瘻管造影檢查，可以明確瘻管的走向。
處理的原則	1. 手術切開或切除瘻管。 2. 在手術時應避免損傷肛門括約肌，防止肛門失禁。療法有肛瘻切開術、肛瘻切除術與掛線療法。

直腸肛管良性狹窄的病因與發病機制

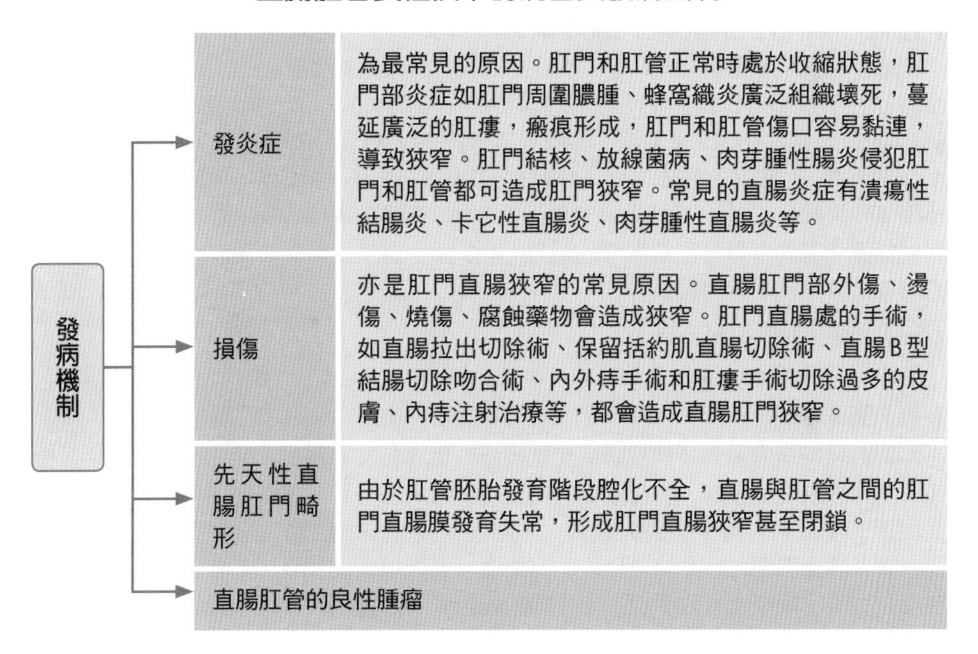

＋知識補充站

肛周膿腫一旦形成，一般不能自行自癒。若任其發展，最終膿腫將向肛周皮膚或肛管直腸腔內破潰形成肛瘻。若膿液得到引流，則症狀會暫時緩解，隨後破潰口會癒合，膿液又不斷積聚，感染向周圍繼續擴散，再次出現症狀，並可能出現新的膿腫及多個破潰口。如此反覆發作，經久不癒。

19-5 結腸癌

(一) 病因

結腸癌的病因爲家族性結腸息肉病、慢性結腸炎性疾病、結腸腺瘤、晚期血吸蟲病與飲食習慣。

(二) 發生部位

大多發生於 B 型結腸，依次爲盲腸、升結腸、橫結腸和降結腸，肝曲及脾曲較爲少 見。癌腫大多爲單一個，少數病例可同時或先後有一個以上的癌腫。

(三) 整體分類

整體分類爲腫塊型、潰瘍型與浸潤型。

(四) 組織學的分類

組織學的分類爲腺癌、黏液癌與未分化癌。

(五) Dukes改良的分期 (1984年)

Dukes 改良的分期（1984 年）與 TNM（tumor-node-metastasis）分期〔T 是指腫瘤的 大小（分爲 T0-T4），N 指淋巴腺轉移（分爲 N0-N3），M 指遠處轉移（分爲 M0-M1）〕 原則相同。1.A 期：癌腫侷限於腸壁，A1：癌腫侵及黏膜或黏膜下層；A2：癌腫侵及 腸壁淺肌層；A3：癌腫侵及腸壁深肌層。2.B 期：癌腫穿透腸壁或侵及腸壁外組織、 器官，尙能整塊切除，並無淋巴結轉移的現象。3.C 期：癌腫會侵及腸壁任何一層，會有淋巴結轉移的現象。4.D 期：有遠處轉移、腹腔轉移或廣泛浸潤的現象，會侵及鄰近內臟器官。

(六) 擴散和轉移的方式

擴散和轉移的方式有 1. 直接浸潤；2. 淋巴轉移；3. 血液運行轉移；4. 種植播散。

(七) 臨床表現

早期結腸癌病人大多並無症狀或症狀輕微，很容易被忽視掉。臨床表現有排便習慣和糞便性狀改變、腹痛、腸梗塞症狀與全身症狀。右半和左半結腸癌位置並不相同，其臨床表現各異。右半結腸腸腔較大，腫瘤大多突出於腸腔，呈現菜花狀；糞便稀薄，會有腹瀉與便秘症狀交替出現；有便血，血液與大便混合；其特色爲貧血、腹部包塊和消瘦，腸梗塞較爲少見。左半結腸腸腔較小，腫瘤大多呈現浸潤生長而引起環狀狹窄，加上腸內糞便大多已成形，故其特色爲腸梗塞與排便困難。

(八) 輔助性檢查

有 1. 大便隱血實驗；2. B 型結腸內視鏡或纖維結腸內視鏡檢查；3. 影像學檢查：(1) X 光鋇劑灌腸或氣鋇雙重對比造影檢查，(2) 超音波檢查和電腦斷層掃描檢查（CT）；4. 血清癌胚抗原（CEA）測定。

(九) 處理的原則

以手術爲主的綜合性治療。

結腸腫瘤切除手術

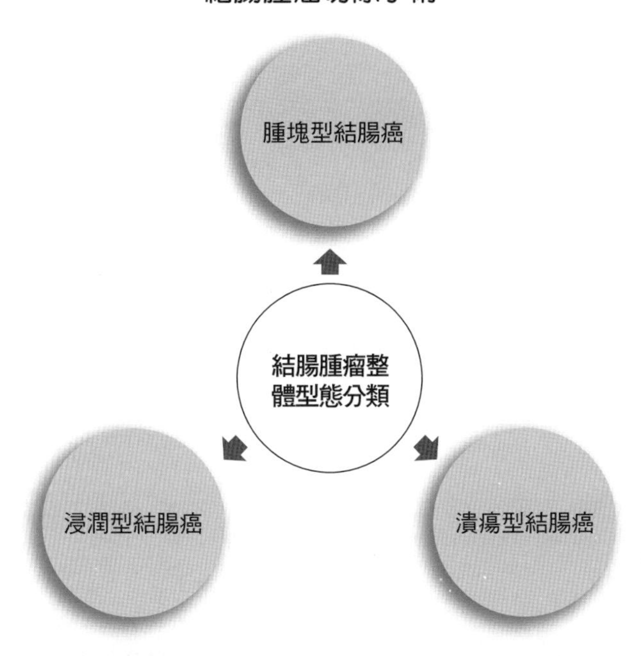

右半結腸癌切除術

1. 適用於盲腸、升結腸及結腸肝曲部的癌腫。
2. 切除範圍為迴腸末端19-20公分左右、盲腸、升結腸及橫結腸的右半，連同所屬的繫膜及淋巴結。
3. 肝曲的癌腫尚需要切除橫結腸大部及胃網膜右動脈組的淋巴結。
4. 在切除之後，作迴腸與結腸端互相吻合或端側吻合（縫閉結腸斷端）。

左半結腸癌切除術

1. 適用於降結腸、結腸脾曲部癌腫。
2. 切除的範圍包括橫結腸左半、降結腸、部分或全部B型結腸，連同所屬的繫膜及淋巴結。
3. 在切除之後，結腸與結腸或結腸與直腸端要互相吻合。

橫結腸癌切除術

1. 適用於橫結腸癌腫。切除範圍為橫結腸及其肝曲、脾曲。
2. 在切除之後作升結腸、降結腸端吻合。
3. 若吻合張力過大，可以加做右半結腸切除，作迴腸、結腸吻合。

19-6 直腸癌

直腸癌的病因到目前為止尚不十分清楚，可能與下列因素有關：1. 飲食習慣；2. 直腸慢性炎症；3. 直腸腺瘤癌變；4. 遺傳因素病理和分類。

(一)病理和分類

1. 整體分類：分為潰瘍型、腫塊型與浸潤型。
2. 組織學分類：有腺癌、黏液癌、未分化癌與其他類型四種。臨床病理分期，採用Dukes分期法。

(二)惡性程度Broder分級

1. Ⅰ級：三分之二以上的癌細胞分化相當良好，屬於高度分化型與低度惡性。
2. Ⅱ級：二分之一至三分之二的癌細胞分化相當良好，為中度分化型與一般惡性。
3. Ⅲ級：分化良好的癌細胞不足四分之一，屬於低度分化型與高度惡性。
4. Ⅳ級：為未分化癌。

(三)擴散和轉移方式

為直接浸潤、淋巴轉移、血液運行轉移與種植播散。

(四)臨床表現

有直腸刺激症狀、黏液血便、腸腔狹窄症狀與晚期症狀四種。

(五)輔助性檢查

有大便隱血實驗、直腸檢查、直腸內視鏡檢查、B型結腸鏡或纖維結腸鏡檢查、影像學檢查〔X光鋇劑灌腸檢查或氣鋇雙重對比造影檢查、超音波檢查和電腦斷層掃描檢查（CT）〕、血清癌胚抗原（CEA）測定與其他檢查。

(六)處理原則

以手術切除為主，以放射性治療或化療為輔。

1. **直腸癌根治術**
   (1) 局部切除術。
   (2) 腹會陰合併直腸癌根治術（Miles手術）。
   (3) 經腹腔直腸癌切除術（直腸前切除術、Dixon手術）。
   (4) 經腹直腸癌切除、近端造口、遠端封閉手術（Hartmann手術）。
   (5) 其他：後骨盆腔臟器清掃、全骨盆腔清掃。
2. **姑息性手術**：B型結腸雙腔造口。

小博士解說

直腸癌診斷方法

一般在臨床上，對大便出血的病人要高度的警惕，不要輕率將之診斷為「痢疾」、「內痔」等，必須做進一步的檢查，以排除癌腫的可能性。對直腸癌的早期診斷，必須重視直腸檢查、直腸內視鏡或B型結腸鏡等檢查方法的運用。

直腸癌診斷的方法

直腸檢查

1. 可以檢查出大約90%的直腸癌，尤其是直腸下段癌，僅靠指檢即可以發現。
2. 目前仍有一些醫師對可疑直腸癌患者不做此種常規檢查，以致於延誤診斷和治療的時機。
3. 實際上此種診斷方法簡單而可行，經過直腸指檢可以判斷觸及腫塊的大小和浸潤程度、是否固定、有無腸壁外與骨盆腔內種植性腫塊等。

直腸內視鏡或B型結腸鏡檢查

1. 直腸指檢之後，要再做直腸鏡檢查。在直視下來協助診斷，觀察腫塊的形態、上下緣以及距肛門緣的距離，並採取腫塊組織做病理切片檢查，以確定腫塊性質及其分化程度。
2. 若位於直腸中、上段癌腫，而手指並無法觸及到，則採用B型結腸內視鏡檢查是一種較好的方法。

結腸癌的變異及原因分析

手術期的合併症和/或併發症，需要做相關的診斷和治療，導致住院時間延長、費用增加。

結腸癌根治術之中，結腸的切除範圍根據腫瘤部位、大小、浸潤程度等來決定，可以分為右半結腸切除、橫結腸切除、左半結腸切除、B型結腸切除、全結腸切除、聯合內臟器官切除術等。

＋知識補充站

1. 結腸癌的預後：結腸癌預後較好，根治術後總共5年存活率高達50%以上，若為早期患者5年存活率可以達到80%以上，而晚期只有30%左右。
2. 結腸癌的治療概要：結腸癌主要治療方法是手術，並可以輔以化療、免疫治療、中藥以及其他支援式治療。給藥途徑主要有靜脈化療，常用的化療藥物有氟尿嘧啶、鉑類、多柔比星、生物鹼類。術後如果沒有需要住院處理的併發症即可以出院。

19-7 結腸與直腸癌的綜合整理

大多發生於40-60歲，在國內大腸癌發病中，以直腸癌占第一位，結腸癌多發生於B型結腸。

(一) 概論

1. **病理分類**：大致分為腫塊型、潰瘍型與浸潤型。
2. **病理分期**：採Dukes分期如下：
   A期：癌腫侷限於腸壁內，並未超過漿肌層。
   B期：癌腫已穿透腸壁，並無淋巴結轉移的現象。
   C期：癌腫穿透腸壁，且有淋巴結轉移的現象。
   D期：癌腫已侵犯鄰近器官，且會達較遠處。
3. **轉移途徑**：(1) 直接蔓延；(2) 淋巴轉移；(3) 血液運行轉移；(4) 種植轉移。

(二) 護理評估

1. **健康史**：結腸、直腸癌的病因到目前為止尚不完全清楚，一般認為與飲食習慣、家族性結腸息肉病、慢性結腸炎性疾病與結腸腺瘤等有關。
2. **身心狀況**
   (1) 結腸癌的症狀：①排便習慣與糞便性狀的改變；②腹痛；③腹部腫塊；④腸梗塞症狀；⑤全身症狀。右半結腸癌的特色為全身症狀、貧血、腹部腫塊，而左半結腸癌的特色為腸梗塞、便秘、腹瀉與便血等症狀。
   (2) 直腸癌的症狀：①直腸刺激症狀；②癌腫破潰感染症狀；③腸狹窄症狀。

(三) 診斷檢查

1. 直腸指診為診斷直腸癌最主要的方法；2. 內視鏡檢查；3. 鋇劑灌腸或氣鋇雙重造影檢查；4. 超音波檢查或電腦斷層掃描檢查；5. 血清癌胚抗原（CEA）測定。

(四) 護理診斷

1. **焦慮與悲觀**：與罹患癌症有關。
2. **疼痛**：與癌腫刺激周圍神經、癌腫致腸梗塞與手術創傷有關。
3. **營養失調**：低於身體的需求量，與腹瀉、食慾下降及癌腫慢性消耗有關。
4. **潛在併發症**：手術之後尿瀦留、出血、感染、造口壞死與狹窄症。
5. **自我形象紊亂**：與結腸造口、控制排便能力喪失、害怕有臭味、害怕外觀與他人有所不同有關。
6. **知識缺乏**：缺乏結腸造口的自我護理知識。

(五) 護理措施

1. 治療的原則：以手術治療為主，以化學治療和放射性治療為輔。手術治療分為(1)結腸癌根治術，包括右半結腸切除術、橫結腸切除術、左半結腸切除術、B型結腸切除術；(2) 直腸癌根治術，包括Miles手術與Dixon手術；(3) 姑息性手術。

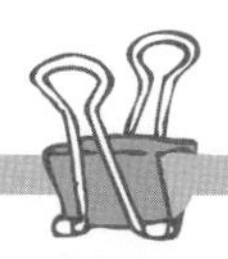

實際的護理措施

術前護理（腸道的準備）

1. 控制飲食：在術前3天進食少渣半流質飲食，在術前2天起進食流質飲食。
2. 清潔腸道：在術前3日起，口服緩瀉劑，術前2日晚使用肥皂水來灌腸1次，術前1日晚上或手術日清晨做清潔 灌腸。
3. 藥物使用：術前口服腸道不吸收的抗生素，同時肌肉注射維生素K。

術後護理

1. 嚴密觀察病情的變化：生命徵象及術後的局部出血情況。
2. 體位。
3. 飲食：必須禁食至肛門排氣之後或結腸造口開放之後，給予靜脈補液。
4. 使用抗生素。
5. 有關術後尿瀦留的觀察及護理術後一般的留置導尿管，要注意導尿管的護理，導尿管大約要留置10天。
6. 會陰部切口的護理：要注意保持切口外敷料的清潔、乾燥，可以採用肛門坐浴，注意前引流管的護理。
7. 結腸造口的護理
   (1) 觀察造口有無異常：在術後使用凡士林或含有生理食鹽水的紗布外敷於結腸造口，結腸造口一般於術後2-3日左右，待腸蠕動恢復之後開放，注意腸段有無回縮、出血、壞死等情況。
   (2) 保護腹部切口：造口開放後取左側臥位，用塑膠薄膜將腹壁切口與造口隔開。
   (3) 保護腸造口周圍皮膚：應注意清洗造口周圍的皮膚，並在造口周圍塗複方氧化鋅軟膏。造口與皮膚癒合後，改用人工肛門袋。
   (4) 併發症的觀察與護理：①造口壞死、感染；②造口狹窄；③便秘。
   (5) 教會病人自我護理結腸造口的知識：學會使用人工肛門袋、提供造瘻病人飲食方面的知識、指導病人學會造口擴張、改善造口病人在日常社交活動中的知識不足。

NOTE

第 20 章
門靜脈高壓症病人的護理

學習目標

1. 掌握門靜脈高壓症的病理、身心狀況和病人的整體性護理。
2. 了解門靜脈系統的解剖特色。
3. 熟悉門靜脈高壓症的病因與治療原則。

20-1 門靜脈高壓症（一）
20-2 門靜脈高壓症（二）
20-3 門靜脈高壓症（三）

20-1 門靜脈高壓症（一）

（一）概論

1. 基本的概念

門靜脈高壓症是指門靜脈血流受阻與血液淤滯，而引起肝門靜脈系統壓力增高的臨床綜合症。

2. 病理生理的變化

(1) 脾腫變大與脾功能亢進；(2) 交通的支節擴張；(3) 腹水。

（二）護理評估

1. **健康史**：可分為肝內型門脈高壓症和肝外型門脈高壓症，其中肝內型門脈高壓症90%以上，由肝炎之後的癌病變所引起。
2. **身心狀況**：(1) 脾腫較大、脾功能亢進：早期即會出現脾腫大，脾功能亢進呈現血液中紅血球、白血球和血小板均會減少。(2) 嘔血和便血：食管、胃底靜脈曲張破裂突發大出血，是門脈高壓症最為凶險的併發症。(3) 腹水：是肝功能嚴重受損的表現。(4) 其他：會伴隨著肝腫大、黃疸、蜘蛛痣、腹壁靜脈曲張與痔等。

（三）診斷檢查

1. 血液常規檢查：全部血球數目會減少，白血球數目會降至3◊109/L以下，血小板數目會減少至70-80◊109/L以下。2. 肝功能檢查：白蛋白水準會降低，而球蛋白會增高；白血球蛋白比例倒置，凝血酶原時間會延長。3. 食管吞鋇X光檢查：可以見到靜脈曲張呈現串珠狀的改變。4. 超音波檢查。5. 纖維胃鏡檢查。6. 磁振造影（MRI）。7. 纖維腹腔鏡檢查。

（四）護理診斷

1. 有出血的危險：與靜脈曲張破裂有關；2. 焦慮：與嘔吐、黑色大便以及對手術治療效果的擔心有關；3. 營養失調（低於身體的需求量）：與肝代謝功能減退、蛋白質攝取受到限制、消化吸收功能障礙有關；4. 體液過多（腹水）：與低蛋白血症、血漿膠體滲透壓降低、醛固酮分泌增加有關；5. 有感染的危險：與身體免疫功能降低和手術等有關；6. 知識缺乏：缺乏對本病症的認識和預防知識；7. 潛在併發症：消化道出血、低血容性休克、肝昏迷。

（五）護理措施

治療原則以外科綜合性治療為重點。制止食管、胃底靜脈曲張破裂所引起的上消化道大出血，解除或改善脾臟腫大、脾功能亢進。

1. 非手術治療適合有黃疸、大量腹水、肝功能嚴重受損的病人，治療的方法為 (1) 輸血、輸液；(2) 使用血管加壓素等藥物；(3) 三腔管壓迫止血；(4) 內視鏡治療：硬化劑注射；(5) 介入放射方法：經頸靜脈肝內門脈與下腔靜脈短路術（TIPS）。
2. 手術治療適合無黃疸、無腹水或少量腹水的病人，手術治療的方法為 (1) 門-奇靜脈斷流術；(2) 門靜脈分流術；(3) 脾切除術；(4) 腹水內引流術。

門靜脈高壓症的解剖概要

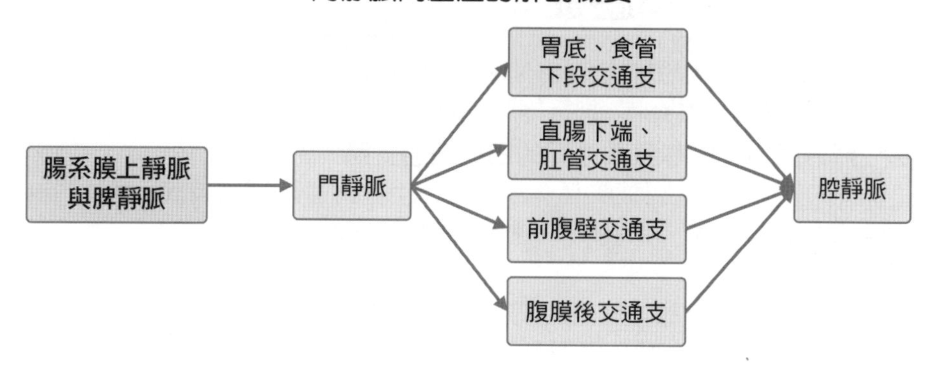

具體的護理措施

1. 觀察出血傾向，防治曲張靜脈破裂急性大出血。
2. 適量供給營養給門靜脈高壓症病人的飲食，應該為高糖、高維生素、高蛋白（肝昏迷病人除外）和低脂易消化的食物。
3. 適當補充液體和電解質，每日鈉的攝取量限制在 500-800 mg（氯化鈉 1.2-2.0 g）之內，進液量大約為 1000 ml。
4. 休息與活動。
5. 三腔管的護理（置管後的一些注意重點）：置管後病人的頭應轉向一側，三腔管壓迫期間要每 15 小時放氣 20-30 分鐘左右，床邊應備剪刀，放置時間不宜超過 3-5 天。
6. 術前的準備：分流要在術前 2-3 天左右執行，要口服腸道不會吸收的抗生素；在術前 1 天的晚上，要做清潔灌腸的動作。
7. 術後護理

(1)嚴密地觀察病情。
(2)保護肝臟：在術後要多吸氧，禁用或少使用嗎啡、巴比妥類、鹽酸異丙嗪等有損肝臟的藥物。
(3)體位與活動：分流術後 48 小時之內，病人採取平臥位或 15 度低坡臥位。在 2-3 天之後改為半臥位，避免體位變動。在術後不宜過早下床活動，一般臥床 1 週。
(4)飲食：分流術後病人要限制蛋白質和肉類的攝取，忌食粗糙和過熱食物；禁菸、酒。
(5)補液的護理。
(6)觀察和預防併發症：①肝昏迷；②胃瘻；③靜脈血栓形成：血小板超過 600◊109/L 要特別注意。

20-2 門靜脈高壓症（二）

正常的門靜脈壓力大約為1.27-2.35 kPa（13-24cm H_2O），當門靜脈血流受阻、血液淤滯、壓力超過24cm H_2O時，則稱為門靜脈高壓症（portal hypertension）。

（六）門靜脈系與腔靜脈系之間的四個交通支節

門靜脈系與腔靜脈系之間的四個交通支節為胃底、食管下段交通支節、直腸下端與肛管交通支節、前腹壁交通支節與腹膜後交通支節。

（七）病因

大約90%以上的門靜脈高壓症由肝硬變所引起。熱帶與亞熱帶地區，主要是血吸蟲病性肝硬化，其他地區主要是肝炎後肝硬化。亦會見於肝外門靜脈阻塞，例如門靜脈主幹的先天性畸形、海綿竇狀的病變、腹腔內感染等所引起的門靜脈內血栓形成和黏連，但是較為少見。

（八）病理生理

依據阻力增加的部位，可以將門靜脈高壓症分為肝前、肝內和肝後三大類型。肝內型又可分為竇前、竇後和竇型。肝炎後肝硬化是引起肝竇和竇後阻塞性門靜脈高壓症的常見病因。

在肝炎之後肝硬化時，所增生的纖維和再生的肝細胞結節擠壓肝小葉內的肝竇，使之變窄或閉塞，導致門靜脈血流受阻，壓力也隨之增高；其次，位於肝小葉間匯管區的肝動脈小分支和門靜脈小分支之間的許多平時並不開放的動靜脈交通支節，在肝竇受到壓迫和阻塞時大量開放，以致於壓力高8-10倍的肝動脈血流直接反注入壓力較低的門靜脈小分支，使得門靜脈壓力更形增加。

（九）臨床表現與診斷的重點

1. 為脾腫大與脾功能亢進、嘔血和黑便、腹水（為肝功能嚴重受損的表現）與其他（會伴隨著肝腫大、黃疸、蜘蛛痣、腹壁靜脈曲張、痔等）。
2. 在門靜脈高壓症形成之後，會發生下列的病理變化：脾臟腫大和脾臟功能亢進、交通支節擴張與腹水的症狀。
3. 肝硬化病史。
4. 症狀和徵象：脾腫大、脾功能亢進、上消化道出血與腹水。
5. 實驗室檢查：全部的血球減少及血漿白球蛋白倒置。

（十）輔助性檢查

有常規檢查、肝功能檢查與影像學檢查〔超音波檢查、食管吞鋇X光檢查與腹腔動脈（靜脈相）或肝靜脈造影〕。

（十一）處理的原則

以內科綜合性治療為重點。要有效地制止食管、胃底靜脈曲張破裂所引起的上消化道大出血，解除或改善脾腫大與脾功能亢進。

食道、胃底靜脈曲張破裂出血的治療

非手術治療	手術治療
1. 緊急處理。 2. 使用血管加壓素 3. 硬化劑治療。 4. 三腔管壓迫止血。 5. 介入式放射性療法：TIPS。	1. 分流術：(1)門腔靜脈分流術；(2)脾腎靜脈分流術；(3)脾腔靜脈分流術；(4)腸系膜上、下腔靜脈分流術。 2. 斷流術：結紮切斷四組血管，即(1)冠狀靜脈；(2)胃短靜脈；(3)胃後靜脈；(4)左橫膈下靜脈，同時結紮切斷同名動脈。 3. 肝移植。

護理評估

術前評估	健康史、身體的狀況： 1. 局部的狀況。 2. 全身的狀況。 3. 輔助性檢查：心理和社會支援的狀況。
術後評估	手術的情況、生命的徵象、體液的平衡情況、胃腸減壓管與腹腔引流管是否暢通、引流液的顏色、性狀和數量是否有所變化。

＋知識補充站

1. 腹水的外科治療

對肝硬化引起的頑固性腹水，有效的治療方法是肝移植，其他的療法包括TIPS和腹腔-靜脈轉流術。該手術是將內部含有單向活瓣的矽膠管之一端置入腹腔之中，另一端經胸壁皮下隧道插入頸內靜脈並達上腔靜脈。利用胸、腹腔間的壓力差，使得腹水隨著呼吸，有節奏的流入上腔靜脈之中。

2. 脾腫大與脾功能亢進的外科治療

明顯的脾功能亢進大多見於晚期血吸蟲病病人，因為其肝功能大多比較好，單純脾切除效果相當良好。該類病人若同時伴隨著食管與胃底靜脈曲張，並曾經有破裂出血史，應考慮在脾切除的同時，做賁門周圍血管離斷術。

20-3 門靜脈高壓症（三）

（十三）護理診斷

有潛在的併發症、體液不足、體液過多、營養失調與知識缺乏等五種。

（十四）預期的目標

1. 病人並未出現出血、肝性腦病、靜脈血栓等併發症。
2. 病人的體液不足會獲得改善。
3. 病人的腹水會減少，體液平衡會得到維持。
4. 病人肝功能和營養狀況會獲得改善。
5. 病人能夠正確地描述預防再度出血的有關知識。

（十五）護理措施

有心理護理、預防上消化道的出血、減少腹水的形成或積聚、改善營養狀況與保護肝臟等四種。

（十六）急性出血期的護理

1. 一般性護理。
2. 恢復血液的容量。
3. 止血：局部灌洗、藥物止血。
4. 嚴密地觀察病情。
5. 放置三腔管並確實做好相關的護理工作。

（十七）置管之後的護理

1. 病人採取頭側位，及時清除口腔、鼻咽腔分泌物，防止吸入性肺炎。
2. 使用液體石蠟滑潤鼻腔，保持黏膜的濕潤。
3. 觀察與記錄胃腸減壓引流液的數量、色澤，判斷出血是否停止。
4. 床邊備剪刀，若氣囊破裂或漏氣，氣囊會上升而阻塞呼吸道。
5. 三腔管放置時間不宜超過 3 天，氣囊在壓迫 48-72 小時左右之後可以考慮拔管。
6. 預防肝性腦病。

（十八）分流之術前準備

除了上述的護理措施之外，在術前 2-3 天左右口服腸道不吸收的抗生素，以減少腸道氨的產生與預防術後肝性腦病。在術前 1 天晚上做清潔灌腸，從而避免術後因為腸脹氣而導致血管吻合口受壓。脾－腎分流在術前，要明確腎功能是否正常。

（十九）術後的護理工作

有病情觀察、保護肝臟、臥位與活動、飲食諮詢與觀察、預防併發症。

（二十）護理評估

即病人是否發生上消化道大出血、肝性腦病或靜脈血栓形成等併發症；體液能否維持平衡、腹水程度有無減輕、肝功能和營養狀況是否得到改善、低蛋白血症是否得到改善或糾正、病人能否正確描述預防再出血的相關知識。

門靜脈的治療

一般性治療

1. 門靜脈高壓病人病情穩定而無明顯其他併發症時，可以根據以下原則綜合治療，以針對病因或相關因素治療為主。
2. 治療包括：休息、飲食、病因治療，支援式治療、護肝、降酶、退黃治療等。

降低門靜脈壓的藥物治療

1. 藥物治療可以降低門靜脈及其曲張靜脈壓力，需要早期、持續和終身治療以減少其併發症，降低死亡率。
2. 用於降低門靜脈壓力的藥物主要有三大類：血管收縮藥物、血管擴張藥物等。

內視鏡治療

1. 隨著胃鏡的廣泛開展，特別是急診內視鏡臨床應用研究的深入，不僅對門靜脈高壓所致的食道、胃底靜脈曲張的診斷及曲張靜脈破裂出血的緊急救治取得了顯著療效，而且由於內視鏡治療技術的不斷發展，可以有效地預防出血。
2. 內視鏡下套紮加小劑量硬化劑合併治療優於單純使用硬化劑，而且副作用較小；再在胃底的曲張靜脈延伸部分注射組織黏合劑，效果更好。

介入治療

主要有：1. 經頸靜脈肝內門體靜脈支架分流術（TIPSS）；2. 經皮肝穿刺門靜脈分支栓塞術（PIE）；3. 經皮經肝門靜脈栓塞術（PTO）；4. 經迴結腸靜脈栓塞術（TIO）；5. 脾動脈栓塞術；6. 經氣囊導管閉塞法逆行性靜脈栓塞術（B-RTO）；7. 雙重氣囊閉塞下栓塞治療術（DBOE）；8. 經腸繫膜上動脈灌注垂體後葉素治療術。

三腔二囊管壓迫止血法

1. 是傳統的治療食道、胃底靜脈曲張破裂出血的壓迫止血法。
2. 由於EVB出血來勢兇猛、出血量大，緊急使用S-B管局部壓迫止血，可以發揮較好的暫時療效，則可以做內視鏡、介入或外科手術治療。

外科治療

1. 對門靜脈高壓的外科治療選擇必須考量到本病的發病原因、病理生理、血流動力、肝臟功能等諸多因素的影響，以選擇合適的外科治療方式。
2. 目前國內的門靜脈高壓仍主要是由肝硬化引起的，其外科治療的目的則主要考慮解決食道、胃底靜脈曲張而引起破裂出血，其次是要解決脾大及脾功能亢進。
3. 對於保守治療失敗者再根據病情選用介入或手術急診減壓治療。
4. 對於預防再出血治療仍以內視鏡治療和藥物治療為主，最後再考慮介入和手術治療。
5. 對於終末期肝硬化門靜脈高壓若可行可以執行肝移植治療。
6. 門靜脈高壓是肝硬化發展至相當程度之後必然出現的結果。
7. 起初可能毫無任何症狀，但是門靜脈高壓發展到相當的階段會因為食道、胃底靜脈曲張破裂，而引起上消化道大出血，促發肝性腦病、肝腎症候群、腹水、水電解質及酸鹼平衡紊亂等一系列併發症，是造成肝硬化病人全身代謝和血流動力學紊亂的重要原因。
8. 對門靜脈高壓進行有效的治療並防治併發症尤為重要。
9. 治療本病症的原則：早期、持續和終身治療。

NOTE

第 21 章
肝癌病人的護理

學習目標

1. 能正確描述肝癌的病因和分類。
2. 能正確描述原發性肝癌的臨床表現和處理原則。
3. 能正確比較原發性和繼發性肝癌的臨床特色。
4. 能運用所學的知識，能正確評估肝癌病人，確認護理診斷和制定相應的護理措施。
5. 了解原發性肝癌的病因與病理。
6. 熟悉原發性肝癌的治療原則。
7. 掌握原發性肝癌的身心狀況和病人的整體性護理。
8. 熟悉原發性肝癌的診斷重點，掌握其護理方法。
9. 了解繼發性肝癌的概念。

21-1 原發性肝癌病人的護理

原發性肝癌是指自肝細胞或肝內膽管細胞發生的癌腫，為國內常見的惡性腫瘤之一，分占男、女惡性腫瘤的第三、四位，以40-50歲左右的男性最為多見。

(一)概論

1. **病理的類型**：大概分為(1)巨塊型：癌塊大於10公分者，容易發生壞死，引起肝破裂。(2)結節型：腫塊直徑在5公分左右，常會伴隨著肝硬化。(3)瀰漫型：常因為肝功能衰竭而死亡。
2. **組織學類型**：(1)肝細胞型；(2)膽管細胞型；(3)混合型。
3. **轉移途徑**：(1)直接蔓延。(2)血液運行轉移：大多為肝內轉移，最早也最常見，亦會出現肝外血液運行轉移至肺、骨、腦。(3)淋巴轉移。(4)種植轉移。

(二)護理評估

1. **健康史**：病因與發病機制尚未十分清楚，可能與病毒性肝炎、肝硬化、化學因素（黃麴黴素、亞硝胺類）、飲水汙染、酒精、微量元素、寄生蟲、遺傳等有關。
2. **身心狀況**：典型症狀為(1)肝區疼痛：多為第一次發生的症狀。(2)全身和消化道症狀。(3)肝腫較大為中、晚期肝癌最主要的病徵。(4)轉移的症狀。(5)特殊的表現。(6)併發症：肝昏迷、上消化道出血、癌腫破裂出血和繼發性感染。

(三)診斷檢查

1.實驗室檢查：(1)A胎蛋白（AFP）：是目前診斷原發性肝癌常用且十分重要的方法，在排除妊娠和生殖腺胚胎瘤的基礎上，AFP檢查診斷肝細胞癌的標準為：① AFP大於500μg/L持續4週；② AFP由低濃度逐漸升高不降；③ AFP在200μg/L以上的中等水準持續8週。(2)血清酶學及其他腫瘤標記物檢查：γ-穀氨醯轉移酶（γ-GT）、鹼性磷酸酶（ALP）、LD等升高。(3)肝功能實驗：AFP和SGPT的絕對值兩曲線呈現分離的關係。2.影像學檢查：(1)超音波檢查；(2)CT檢查；(3)MRI檢查；(4)核素肝掃描；(5)選擇性動脈造影。3.細針肝穿刺細胞學檢查。

(四)護理診斷

1.疼痛：與癌腫進行性腫大、肝包膜張力增加有關。2.恐懼：與擔心疾病預後有關。3.營養失調（低於身體的需求量）：與癌腫的消耗有關。4.體液不足：與肝功能的障礙及腹水有關。5.有感染的危險：與免疫功能低落有關。6.皮膚的完整性受損：與瘙癢、手術、介入治療和放射性治療有關。7.潛在性的併發症：出血、肝昏迷、膽汁瘻、橫膈下面的感染。

(五)治療原則

早期診斷、早期治療。以手術治療為主，以其他綜合性治療為輔。1.手術治療是目前治療肝癌最有效的方法，主要採用肝切除術（肝葉切除、半肝切除、肝三葉切除或局部肝切除等），若不能切除則可以採用肝動脈結紮或肝動脈栓塞。2.其他綜合治療主要有放射治療和化學藥物治療，化療的方法有全身化療、肝動脈插管化療、免疫治療、局部注射無水酒精或抗癌藥物等。

原發性肝癌

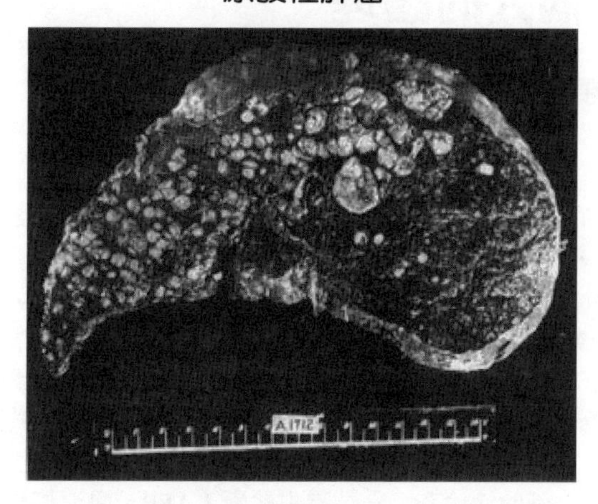

原發性肝癌的護理診斷

疼痛	與癌腫進行性腫大、肝包膜張力增加有關。
恐懼	與擔心疾病預後有關。
營養失調（低於身體的需求量）	與癌腫的消耗有關。
體液不足	與肝功能的障礙及腹水有關。
有感染的危險	與免疫功能低落有關。
皮膚的完整性受損	與瘙癢、手術、介入治療和放射性治療有關。
潛在性的併發症	出血、肝昏迷、膽汁瘻、橫膈下面的感染。

＋知識補充站

原發性肝癌的具體護理措施

1. 疼痛護理；2. 心理護理；3. 提供適當的營養；4. 供給適當的液體和電解質；5. 術前護理；6. 肝切除術後護理；7. 介入療法的護理；8. 化療及放射性療法的護理；9. 健康教育。

原發性肝癌是國內常見的惡性腫瘤之一。國內肝癌病人的平均年齡為40-50歲，男性比女性較為常見，其病因和發病機制尚未確定。隨著原發性肝癌的早期診斷與早期治療，整體的療效已有明顯的提升。

21-2 肝癌病人的護理

(一) 肝癌的分類

肝癌分為原發性肝癌與繼發性肝癌。

1. 原發性肝癌

原發性肝癌之病因和發病機制到目前為止尚不十分清楚。原發性肝癌涵蓋病毒性肝炎、肝硬化、黃麴黴菌、亞銷胺類致癌物質與水土因素。

(1) 原發性肝癌之整體類型分類：分為結節型、巨塊型和瀰漫型。

(2) 組織類型分類：分為肝細胞型（為主要的類型）、膽管細胞型與混合型。

(3) 原發性肝癌之轉移途徑：為直接蔓延、血液運行轉移、淋巴轉移與種植轉移。

(4) 原發性肝癌之臨床表現：分為肝區疼痛、肝臟腫大、消化道症狀、全身症狀、其他症狀與併發症（肝性腦病、上消化道出血及癌腫破裂出來）。

(5) 原發性肝癌之輔助性檢查：分為質化診斷（AFP、血清酶學）、定位診斷（超音波檢查、放射性核素掃描、X 光檢查、電腦斷層掃描（CT）、磁振造影（MRI）、肝臟穿刺活體檢查、腹腔內視鏡檢查）。

(6) 原發性肝癌治療之原則：為手術治療、放射治療、化學藥物治療（全身／肝動脈插管／免疫／基因治療／中醫中藥／局部注射無水酒精或抗癌藥物）。

2. 繼發性肝癌

人體其他部位的惡性腫瘤轉移至肝臟而發生的腫瘤，以多發結節最為多見，其臨床表現與原發性肝癌相類似，但是症狀較輕、發展較為緩慢。繼發性肝癌多屬晚期的症狀，並無手術的徵象，預後較差，根據病情、全身症狀和耐受程度來制定客制化的綜合性治療方案。

(二) 肝癌的護理評估

1. **術前評估**：健康史、身體狀況、心理和社會支援的狀況。
2. **術後評估**：康復狀況、肝功能狀況、心理和認知狀況與預後的判斷。

(三) 肝癌的護理診斷

護理診斷分為預感性悲哀、疼痛、營養失調（低於身體的需求）與潛在性併發症（肝性腦病與上消化道出血等）。

(四) 肝癌的護理措施

1. 術前心理護理。
2. **術後護理**：常規性護理、體液平衡的護理、肝動脈插管化療的護理、解釋工作／導管護理／拔管護理、併發症的預防和護理、癌腫破裂出血、上消化道出血與肝性腦病。
3. **健康教育**：涵蓋休息、營養、訪視與併發症的預防工作。

小博士解說

重點要求學生確實掌握原發性肝癌的診斷和主要護理措施。

原發性肝癌

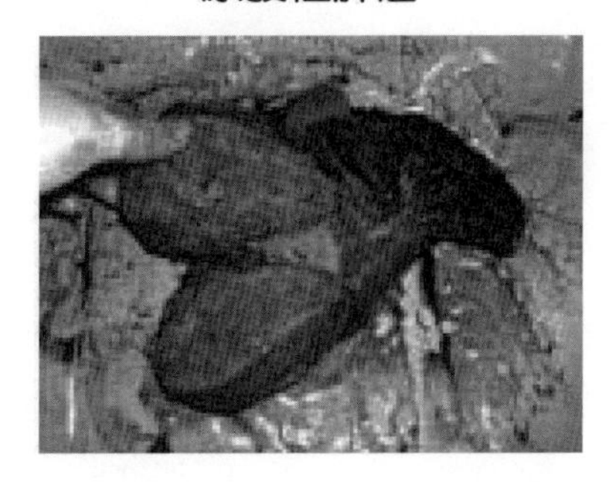

原發性肝癌之轉移途徑

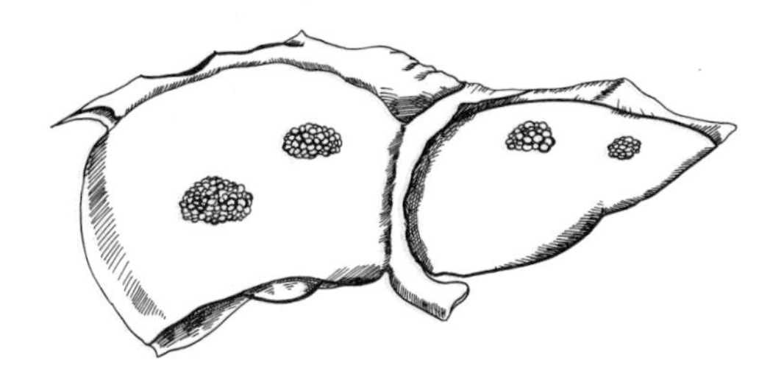

肝癌的護理措施

術前的心理護理	使其充滿信心，保持最佳的心理狀態，以配合手術
術後護理	常規性護理、體液平衡的護理、肝動脈插管化療的護理、解釋工作／導管護理／拔管護理、併發症的預防和護理、癌腫破裂出血、上消化道出血與肝性腦病
健康教育	涵蓋休息、營養、訪視與併發症的預防工作

✚ 知識補充站

肝癌是指發生於肝臟的惡性腫瘤，包括原發性肝癌和繼發性肝癌兩種，人們日常說的肝癌指的大多是原發性肝癌。原發性肝癌是臨床上最常見的惡性腫瘤之一，根據最新的統計證實，全世界每年新發現肝癌患者大約六十萬人，居惡性腫瘤的第五位。原發性肝癌依據細胞的分類，可以分為肝細胞型肝癌、膽管細胞型肝癌及混合型肝癌。

第 22 章
膽道疾病病人的護理

學習目標

1. 熟悉膽道特殊的檢查方法及護理。
2. 掌握膽石症的身心狀況。
3. 了解膽道結石的原因與類型。
4. 了解膽道的解剖、生理概要。
5. 了解膽道蛔蟲病的臨床表現、診斷重點、處理原則，熟悉其護理方法。
6. 了解結石的成因、部位與類型。
7. 熟悉膽囊結石及膽囊炎的病因、病理、臨床表現、診斷重點、處理原則，掌握其護理方法。
8. 熟悉膽管結石、膽管炎的病因、病理、臨床表現、診斷重點、處理原則，掌握其護理方法。
9. 了解膽道腫瘤的病因、病理，熟悉其臨床表現和診斷、處理原則，掌握其護理方法。

22-1 膽道疾病病人的護理（一）

（一）膽道疾病病人的護理評估

1. **健康史**：多數學者認為膽石症主要與膽道感染和代謝異常等因素有關。
   (1) 膽道感染。
   (2) 代謝的因素：膽汁內的主要成分為膽鹽、磷脂醯膽鹼和膽固醇，在正常的情況下，保持相對高的濃度而又呈現溶解的狀態。一旦膽固醇代謝失調，即會使膽固醇呈現過度飽和、析出，稱為膽固醇結石。而依據化學的組成成分之不同，分為膽固醇結石、膽色素結石和混合性結石。
2. **身心的狀況**
   (1) 膽囊結石及膽囊炎：膽囊結石中主要是膽固醇結石或以膽固醇為主的混合性結石。①膽絞痛：疼痛位於上腹部或右上腹部，呈現陣發性，可以向肩胛背部放射。②噁心、嘔吐等消化道症狀。③發燒。④黃疸。⑤墨菲（Murphy）症陽性反應。⑥右上腹局部壓痛和肌肉緊張。
   (2) 肝外膽管結石及膽管炎：①當結石阻塞膽管並繼發感染時，會導致典型的膽管炎症狀，呈現夏柯三聯症（Charcot’s triad）：腹痛、寒顫和發高燒、黃疸的症狀。②在膽道梗塞的基礎上，併發膽道系統的急性化膿性細菌感染，將會出現急性梗塞性化膿性膽管炎（AOSC），或稱為急性重症膽管炎（ACST），呈現雷諾氏（Reynold）五聯症：腹痛、寒顫和發高燒、黃疸、休克和神經精神症狀。③肝內膽管結石：疼痛的症狀並不明顯，會有下胸部、右肩胛下區放射痛，全身症狀較重。

（二）膽道疾病病人的診斷檢查

1. 超音波檢查：是膽道系統疾病檢查的第一選擇，注意在檢查之前15小時要禁食、前4小時要禁飲。
2. 膽囊造影。
3. 經皮穿肝膽道攝影（PTC）。
4. 經皮穿肝膽道攝影及引流術（PTCD）。
5. 內視鏡逆行性膽胰管攝影術（ERCP）。
6. 電腦斷層掃描（CT）檢查。

（三）膽道疾病病人的護理診斷

1. **疼痛**：與膽結石梗塞和急性發炎症有關。
2. **焦慮**：與膽道疾病反覆發作、複雜的檢查和擔心治療效果有關。
3. **營養失調（低於身體的需求量）**：與食慾減退、發高燒、嘔吐和感染中毒有關。
4. **感染**：與細菌及其代謝物和結石梗塞的存在有關。
5. **體液不足**：與T型管引流及併發ACST發生休克有關。
6. **皮膚完整性受損**：與梗塞性黃疸、引流液的刺激及創傷性檢查有關。
7. **潛在併發症**：休克、出血、膽汁瘻與肺炎。

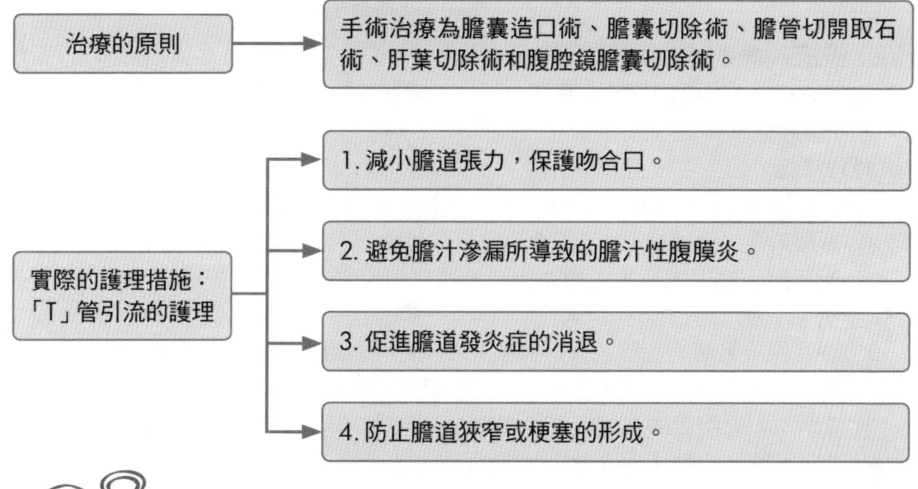

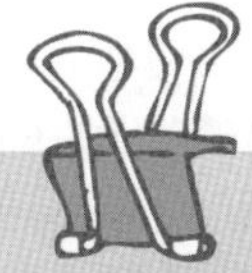

膽囊結石及急性膽囊炎的護理

1. 心理上的護理。
2. 病情觀察：若出現生命徵象的改變，例如體溫明顯增高、呼吸急促、脈搏增快、血壓下降及意識障礙等，應警惕感染性休克；若腥痛加重，伴隨腹膜刺激症，出現黃疸或黃疸加深，顯示感染嚴重；動態監測血液常規及有關生化指標，也有助於病情的判斷。
3. 臥床休息：採取平臥位，有腹膜炎者宜採取半臥位。
4. 解痙止痛：給予阿托品、硝酸甘油等；禁用痲啡，因為痲啡會引起Oddi括約肌收縮，施加膽道內的壓力。
5. 必需的凝血機制：給予維生素K及保肝藥物。
6. 飲食與輸液：能進食者，給予低脂、高熱量、高維生素、易於消化的飲食、肝功能較好者，給予高蛋白飲食；不能進食者，給予靜脈營養。
7. 抗感染：給予抗生素和甲硝唑等。

＋知識補充站

依據衛生署國民健康局所公布的2010年癌症登記資料，肝內膽管癌約占肝臟原發性惡性腫瘤的6%；而膽囊及肝外膽管惡性腫瘤占消化器官及個案數目的2.7%。膽道癌（cholangiocarcinoma）屬於高度惡性的癌症，雖然手術切除提供膽道癌治癒的機會（可以動手術的膽道癌患者，5年之存活率大約為20-50%），但在診斷時大多數的病人已經是局部侵襲性疾病或已經發生轉移，而沒有治療的轉移性病患，其平均的存活期大約僅6個月左右而已。

22-2 膽道疾病病人的護理(二)

(四)膽道疾病病人的護理措施

1. **治療的原則**：手術治療為膽囊造口術、膽囊切除術、膽管切開取石術、肝葉切除術和腹腔鏡膽囊切除術。
2. **護理措施**
   (1) 妥善固定：一般T管除了縫線固定之外，還要在皮膚上添加膠布來加以固定。
   (2) 保持T管引流的暢通：T管要及時接取無菌引流袋，防止引流管的扭曲受壓。若有阻塞的情況發生，要由近向遠擠壓引流管或使用無菌等滲鹽水來緩慢沖洗，不可以用力推注。
   (3) 注意保持無菌的狀態，保持清潔：每天更換引流袋，注意無菌的操作；若有膽汁滲漏，要及時換去濕紗布，局部敷以氧化鋅軟膏來加以保護。

   注意：「T」管引流的護理，其功能為(1)減小膽道張力，保護吻合口。(2)避免膽汁滲漏所導致的膽汁性腹膜炎。(3)促進膽道發炎症的消退。(4)防止膽道狹窄或梗塞的形成。
3. **觀察記錄膽汁的顏色、數量和性狀**：正常成人每天的膽汁分泌量為1000-1500 ml，呈現黃色或黃綠色，明亮而無沉渣。在手術之後24小時之內引流量大約為100-500 ml，在恢復飲食之後，可以增加至每天600-700 ml，以後逐漸減少至每天200 ml左右。在手術之後1-2天左右，膽汁會呈現出混濁的淡黃色，以後會逐漸加深而清晰可見，呈現黃色。
4. **觀察病人的全身情況**：如果病人的體溫下降，食慾增進，大便顏色加深，黃疸消退，則證實膽道發炎症會消退，部分膽汁已進入腸道之中；否則，表示膽管下端尚不十分暢通。
5. **拔管**：(1)一般在術後2週。(2)病人並無腹痛、發燒的症狀，黃疸消退，血液與血清黃疸指數正常。(3)膽汁引流量減少至200 ml、相當清晰。(4)經由T管造影證實膽總管暢通。(5)且執行夾管1-2天，病人並無腹痛、發燒及黃疸等不適的症狀，在拔管之後，引流口使用無菌凡士林紗布來加以覆蓋，在1-2天之內會自行閉合。
6. **在拔管之後的觀察**：在拔管之後，仍需要觀察病人的食慾、大便色澤和黃疸消退的情況，同時要注意有無腹痛和發燒的症狀。

(五)膽囊結石

結石在膽囊內形成之後，會刺激膽囊黏膜，不僅會引起膽囊的慢性發炎症，而且當結石嵌頓在膽囊頸部或膽囊管之後，還會引起繼發性感染，導致膽囊的急性炎症。由於結石對膽囊黏膜的慢性刺激，還可能導致膽囊癌的發生，有報告證實此種膽囊癌的發生率高達1-2%。

膽囊結石

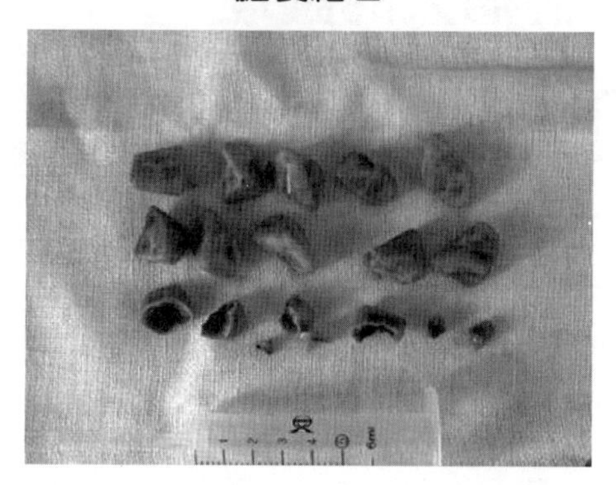

膽道疾病病人的護理措施

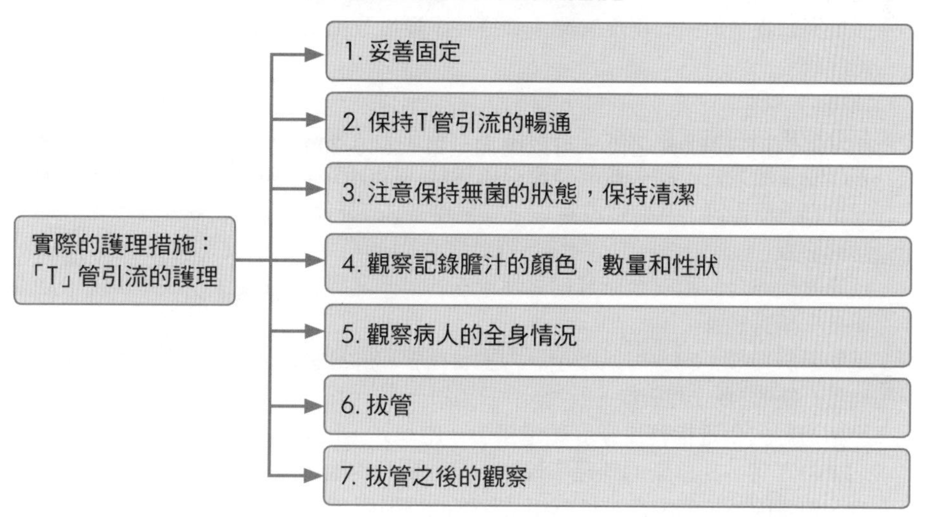

+ 知識補充站

膽囊結石是指發生在膽囊內的結石所引起的疾病，是一種常見的病症。膽囊結石主要見於成人，女性明顯多於男性，在40歲之後發病率會隨著年齡的增長而增高。結石為膽固醇結石或以膽固醇為主的混合性結石和黑色膽色素結石。

隨著生活水準的提高、飲食習慣的改變、衛生條件的改善，國內的膽石症已由以膽管的膽色素結石為主，逐漸轉變為以膽囊膽固醇結石為主。

22-3 膽道疾病病人的護理（三）

（六）膽囊結石的臨床表現

1. 膽石症的症狀、病徵與結石發生部位、大小、有無阻塞及感染等因素有關。
2. 腹痛是膽囊結石的主要臨床表現之一
膽囊結石在發作時大多有典型的膽絞痛，其特色為上腹或右上腹陣發性痙攣性疼痛，伴隨著漸進性加重，常向右肩背放射。腹痛的原因為結石由膽囊腔內移動至膽囊管造成結石嵌阻所引起。由於膽囊管被結石梗塞，使得膽囊的內壓升高，膽囊平滑肌收縮及痙攣，並企圖將膽石排出而發生劇烈的膽絞痛。
3. 胃腸道的症狀
膽囊結石在急性發作時，繼腹痛之後常會有噁心、嘔吐等胃腸道反應。嘔吐物大多為胃內容物，在嘔吐之後腹痛並無明顯的緩解現象。在急性發作之後，常會有厭油膩食物、腹脹和消化不良等症狀。
4. 發燒與寒顫
發燒與膽囊發炎症的程度有關。壞疽性膽囊炎及化膿性膽囊炎會有寒顫與發高燒的症狀。
5. 黃疸
部分膽囊結石患者會出現過性黃疸，大多在劇烈腹痛之後，且黃疸較輕。膽囊結石伴隨著膽管炎，腫大膽囊會壓迫膽總管，而引起部分梗塞，或由於感染引起肝細胞過性損害等，都會造成黃疸，其呈現方式為眼睛鞏膜顏色會變黃。
6. 診斷檢查
超音波檢查是一種安全而無創傷性檢查的第一選擇，但其對肝內膽管結石的診斷準確率相對較低。
電腦斷層掃描（CT）可以顯示肝內膽管擴張和肝實質改變，並獲得一個有關肝內膽管系統的3D立體影像。
膽道造影主要是指經皮穿肝膽道攝影（PTC）、經由內視鏡逆行性膽胰管攝影術（ERCP）等，其診斷的準確率較高，是診斷肝內膽道系統病變最有價值的影像檢查，但是因為有創傷性，具有相當程度的併發症。
核磁共振膽道胰管造影術（MRCP）是近年來開展的膽道系統檢查方法，其特色是無創傷性和具有較高的準確率，對肝內膽管結石和膽管狹窄具有重要的診斷價值。

（七）膽囊結石的治療措施

1. 手術治療
做膽囊切除術，治療效果良好而具有下列徵象時，要在手術之中查探膽總管。絕對探查徵象：(1) 膽總管內觸及結石。(2) 在手術時有膽管炎和黃疸的表現。(3) 在手術之中膽管造影顯示有膽管結石、膽總管擴張，直徑超過12毫米（mm），但很少見到病人膽管有擴張而無結石存在。

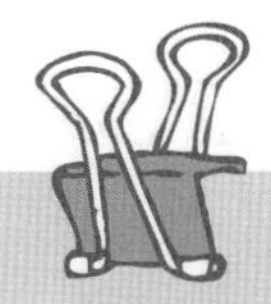

膽囊結石的臨床表現

1. 膽石症的症狀、病徵與結石發生部位、大小、有無阻塞及感染等因素有關。
2. 腹痛是膽囊結石的主要臨床表現之一。
3. 胃腸道的症狀
4. 發燒與寒顫
5. 黃疸
6. 超音波檢查是一種安全而無創傷性的第一選擇，但其對肝內膽管結石的診斷準確率相對較低。

膽囊結石的治療措施

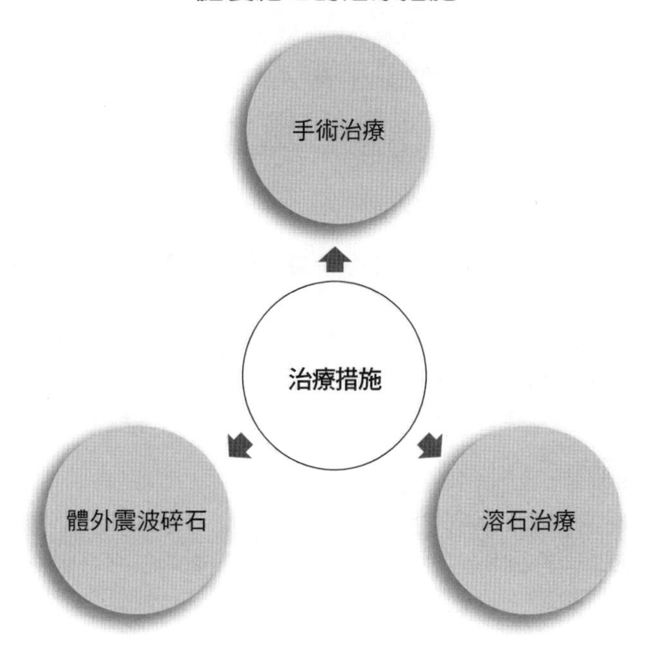

22-4 膽道疾病病人的護理（四）

（七）膽囊結石的治療措施（續）

2. 溶石治療

治療適應症為 (1) 膽囊結石直徑在 2 公分以下；(2) 膽囊結石為含鈣較少而且 X 光能夠透過的結石；(3) 膽囊管暢通，即在口服膽囊的造影片上，能夠顯示具有功能的膽囊；(4) 病人的肝臟功能正常；(5) 並無明顯的慢性腹瀉史。治療劑量為每天 15 mg/g，療程為 6-24 個月。溶解結石的有效率一般為 30-70%。

3. 體外震波碎石

常用的震波碎石機為 EDAP LT-01 型，該震波碎石機為由鑲嵌在一個 物面圓盤上的 320 枚壓電晶體，同步發出震波，形成寬為 4 mm、長為 75 mm 的聚集區，聲壓為 9 ◊ 10^7pz。一般採用 1.25-2.5 次／秒的衝擊頻率，100% 的治療功率，歷時 60-75 分鐘左右，膽囊內之結石便可以將之粉碎。

（八）膽囊炎

可以將膽囊炎分為急性膽囊炎和慢性膽囊炎，其在臨床常見上，尤以肥胖、多產、40 歲左右的女性發病率較高。急性膽囊炎是膽囊的急性發炎症，80% 伴隨著膽囊結石，為臨床常見的急腹症之一。

1. 常見的病因

(1) 結石在膽囊管嵌頓會引起梗塞、膽囊內膽汁鬱積，濃縮的膽鹽損害膽囊黏膜會引起發炎症。(2) 細菌的感染：常見的致病細菌為大腸桿菌、產氣桿菌、綠膿桿菌等，大多從膽道逆行而來。(3) 化學的刺激：高濃度膽汁酸鹽刺激膽囊黏膜，會引起急性發炎症。

2. 臨床表現

(1) 急性膽囊炎：不少患者在進食油膩晚餐之後半夜發病，主要表現為右上腹持續性疼痛、陣發性加劇，會向右肩背放射；常會伴隨著發燒、噁心、嘔吐，但是寒顫症狀卻相當少見，黃疸較輕。腹部檢查會發現右上腹飽滿，膽囊區腹肌緊張、明顯的壓痛與反跳痛。(2) 慢性膽囊炎症狀，並非典型的病徵。多數呈現為膽源性消化不良，厭油膩食物、上腹部悶脹、噯氣、胃部灼熱等症狀。

3. 膽囊炎治療的原則

急、慢性膽囊炎，目前皆以切除膽囊療效最好。

(1) 非手術療法亦可作為術前之準備，其中包括：①要臥床休息、禁食、腹脹者胃管要減壓；②補液，糾正水、電解質與酸鹼平衡的失調；③解痙攣止痛；④靜脈合併使用有效的抗生素，例如慶大黴素、氨　青黴素、氯黴素、先鋒黴素等。

(2) 手術療法：①急性膽囊炎：一般主張經過 12-24 小時積極的內科治療，等待症狀緩解之後再擇期動手術。②慢性膽囊炎：無論有無結石，因為膽囊已喪失功能，且為感染病灶，均要擇期動手術加以切除。

膽囊炎常見的病因

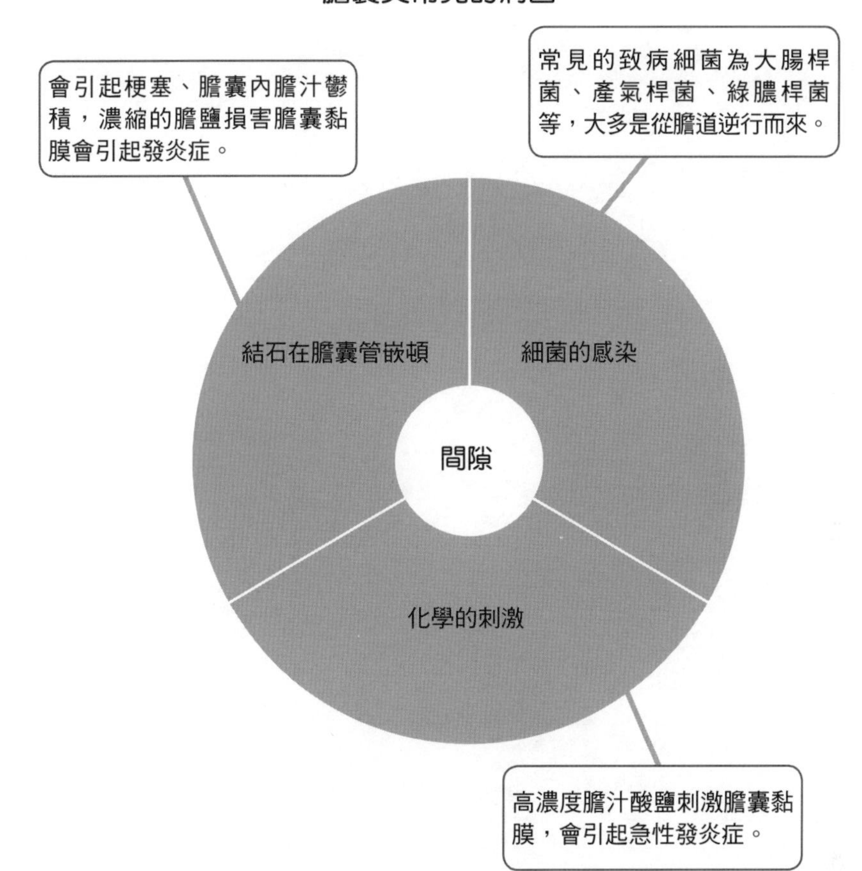

膽囊炎治療的原則

非手術療法	手術療法
1. 要臥床休息、禁食、腹脹者胃管要減壓。 2. 補液，糾正水、電解質與酸鹼平衡的失調。 3. 解痙攣止痛。 4. 靜脈合併使用有效的抗生素，例如慶大黴素、氨　青黴素、氯黴素、先鋒黴素等。	1. 急性膽囊炎：一般主張經過12-24小時做積極的內科治療，等待症狀緩解之後再擇期動手術。 2. 慢性膽囊炎：無論有無結石，因為膽囊已喪失功能，且為感染病灶，均要擇期動手術加以切除。

第 23 章
胰腺疾病病人的護理

學習目標

1. 了解胰腺的解剖生理。
2. 熟悉急性胰腺炎的病因、病理、臨床表現、診斷重點、處理原則，掌握其護理的方法。
3. 了解慢性胰腺炎的病因、病理、臨床表現、診斷重點、處理原則及護理的方法。
4. 熟悉胰腺癌及壺腹部癌的病因、病理、臨床表現、診斷重點、處理原則，掌握其護理的方法。
5. 了解胰島素瘤的臨床表現、診斷重點、治療及護理的方法。

23-1 急性胰腺炎病人的護理（一）

（一）概論

急性胰腺炎是常見的急腹症之一，大多見於青壯年，女性高於男性（大約為2：1左右），其發病率僅次於急性闌尾炎、腸梗塞、急性膽囊炎、膽石症。

1. **基本概念**：急性胰腺炎是指胰腺及其周圍組織被胰腺分泌的消化酶自身消化，而引起的急性化學性發炎症。
2. **病理的分類**：可分為急性水腫性胰腺炎和急性出血壞死性胰腺炎。

（二）病因

其主要的病因為胰管阻塞、胰管內的壓力會驟然增高，以及胰腺血液淋巴循環障礙等所引起的胰腺消化酶，對其自身消化的一種急性發炎症。膽道疾病為常見的原因，尤以膽結石最為常見，其次是酗酒和暴飲暴食。

急性出血壞死性大約占2.4-12%左右，其病死率相當高，高達30-50%左右。本病症之誤診率高達60-90%，急性胰腺炎的病因可能有下列幾種情形：

1. **共同通道的梗塞**：大約70%的人，其膽胰管共同開口於Vater壺腹，由於多種的原因，包括壺腹部結石、蛔蟲或腫瘤壓迫而阻塞，或膽道近段結石下移，造成Oddi括約肌發炎性狹窄，或膽系結石及其炎症引起括約肌痙攣水腫，或十二指腸乳頭炎、開口纖維化，或乳頭旁十二指腸憩室等，均會使膽汁不能暢通流入十二指腸內，而返流至胰管內，由於胰管內壓的升高，導致胰腺腺泡破裂，膽汁、胰液及被啟動的胰酶滲入胰實質中，具有高度活性的胰蛋白酶做「自我消化」，發生胰腺炎。依據相關的統計證實，大約有30-80%為膽囊炎膽石症所引起。
2. **暴飲暴食**：酒精對胰腺有直接的毒化作用及其局部刺激會造成急性十二指腸炎、乳頭水腫、Oddi括約肌痙攣，導致膽汁排出受阻，加上暴食引起胰液大量分泌，會使胰管內壓驟增，從而誘發本病。有人統計，急性胰腺炎大約20-60%發生於大量喝酒之後。
3. **相關的血管因素實驗證實**：向胰腺動脈注入8-12μm顆粒物質堵塞胰腺的終端動脈，會導致急性出血壞死性胰腺炎。可見在胰腺血液運行障礙時，會發生本病症。當被啟動的胰蛋白酶逆流入胰間質中，即會使小動脈高度痙攣、小靜脈和淋巴管栓塞，從而導致胰腺壞死。
4. **感染的因素**：腹腔、骨盆腔器官的發炎症感染，會經由血流、淋巴或局部浸潤等擴散而引起胰腺炎。傷寒、猩紅熱、敗血症，尤其腮腺炎病毒對胰腺具有特殊的親和力，也易於引起胰腺急性發病。

急性胰腺炎的病因

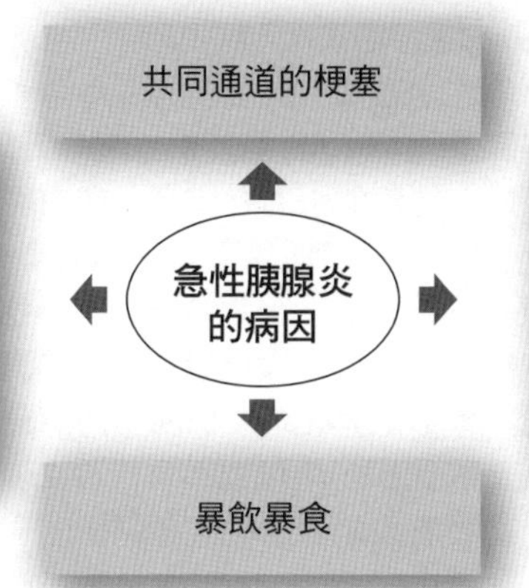

感染的因素：腹腔、骨盆腔器官的發炎症感染，會經由血流、淋巴或局部浸潤等擴散而引起胰腺炎。

相關的血管因素實驗證實：向胰腺動脈注入8-12μm顆粒物質堵塞胰腺的終端動脈，會導致急性出血壞死型胰腺炎。

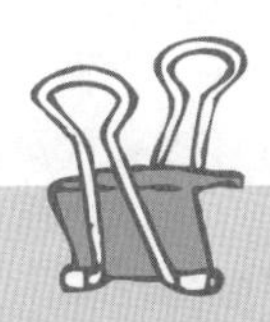

急性胰腺炎的護理措施

1. 一般性護理：
   (1) 休息與體位：要臥床休息，例如彎腰、屈膝側臥，鼓勵病人翻身，因劇痛在床上輾轉反側者，要防止墜床。
   (2) 飲食護理：
   ①急性期禁食、禁飲1～3天，禁食時不能飲水。
   ②每天應靜脈補液。
   ③腹痛和嘔吐症狀基本消失之後可以給予少量的低糖流質食物，忌油脂。
   ④以後逐步恢復正常飲食，但是忌高脂肪，防止再發。
2. 病情觀察 嚴密觀察病人體溫、脈搏、呼吸、血壓及神智變化，血壓下降等低血容量性休克的表現時，要及時報告醫生並積極配合醫生採取搶救措施。
3. 出血壞死性胰腺炎的搶救配合。

23-2 急性胰腺炎病人的護理（二）

（三）急性胰腺炎病人的病理

1. 一般將急性胰腺炎分為急性水腫性（輕型）胰腺炎（大約占88-97%左右）和急性出血壞死性（重型）胰腺炎兩種。(1) 輕型者主要變化為胰腺有侷限或瀰漫性水腫、腫大變硬、表面充血、包膜的張力會增高。在內視鏡下會看到腺泡、間質水腫，發炎性細胞浸潤，少量散在出血壞死灶，血管變化並不明顯，滲液相當清亮。(2) 重型者變化為高度充血水腫，呈現深紅、紫黑色，內視鏡下會見到胰組織結構遭到破壞，有大片出血壞死灶、大量發炎細胞浸潤。繼發感染會見到膿腫，胰周脂肪組織出現壞死，會形成皂化斑（係胰脂肪酶分解脂肪為脂肪酸和甘油，脂肪酸與血液中的鈣結合成此斑，所以血鈣會下降）。腹腔內有混濁惡臭液體，液中含有大量的胰酶，在吸收入血液之後，各種酶的含量會增高，具有診斷的價值。
2. 兩型之間並無根本的差異，僅代表不同的病理階段而已。輕型者則較為平穩、死亡率較低；重型者的經過較為凶險、併發症較多，例如休克、腹膜炎、敗血症等，死亡率較高，甚至會在發病數小時之內死亡。本病症會波及全身的各個系統與器官，尤其以心血管、肺與腎更為明顯。
3. 腫瘤大體標本呈現息肉型或結節型、腫塊型或潰瘍型。壺腹癌大多為腺癌，大部分為分化比較好的腺癌，組織學分類除了腺癌之外，其餘為乳頭狀癌、黏液癌、未分化癌、網織血球肉瘤、平滑肌肉瘤、類癌。轉移的方式有：(1) 直接蔓延至胰頭、門靜脈及腸繫膜血管。(2) 區域淋巴結轉移，例如十二指腸後、肝十二指腸韌帶、胰頭上下等處的淋巴結轉移。(3) 肝轉移。在晚期會有更為廣泛的轉移。

（四）臨床表現

1. **症狀**：(1) 腹痛：為急性胰腺炎最主要的症狀（大約95%的病人），多數會突然發作，常在膽石症發作，疼痛部位大多位於上腹中部，大多為突發性上腹或左上腹持續性劇痛或刀割狀疼痛，上腹腰部呈現束帶感，常會在飽餐或飲酒之後不久發病，伴隨著陣發加劇，會因為進食而增強，波及臍周圍或整個腹部。常向左肩或兩側腰背部呈現帶狀放射，採取彎腰抱膝體位會減輕疼痛感。腹痛範圍大多在胸6－腰1處，有時只使用嗎啡並無效果；若合併膽管結石或膽道蛔蟲，則會有右上腹痛與膽絞痛的症狀，若進食則會使疼痛加劇。水腫型在3-5天後會有所緩解，出血壞死性者病情發展迅速，腹痛持續時間較長，在發生腹膜炎時會有全腹痛。(2) 噁心、嘔吐：三分之二的病人有此症狀，發作相當頻繁。早期為反射性，內容為食物、膽汁。晚期是由麻痺性腸梗塞所引起，嘔吐物為糞狀。例如嘔吐蛔蟲者，大多為併發膽道蛔蟲病的胰腺炎。(3) 腹脹：會由反射性腸麻痺或麻痺性腸梗塞所導致。腹脹在重型者中，由於腹腔內滲出液的刺激和腹膜之後出血所引起；麻痺性腸梗塞導致腸道積氣、積液而引起腹脹。

急性胰腺炎的病理

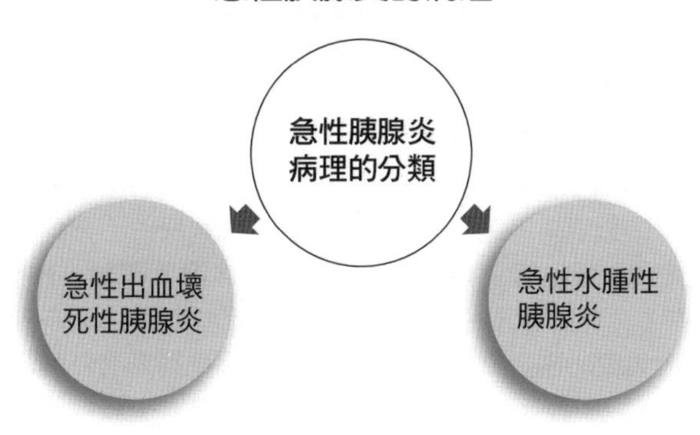

急性胰腺炎病人的症狀

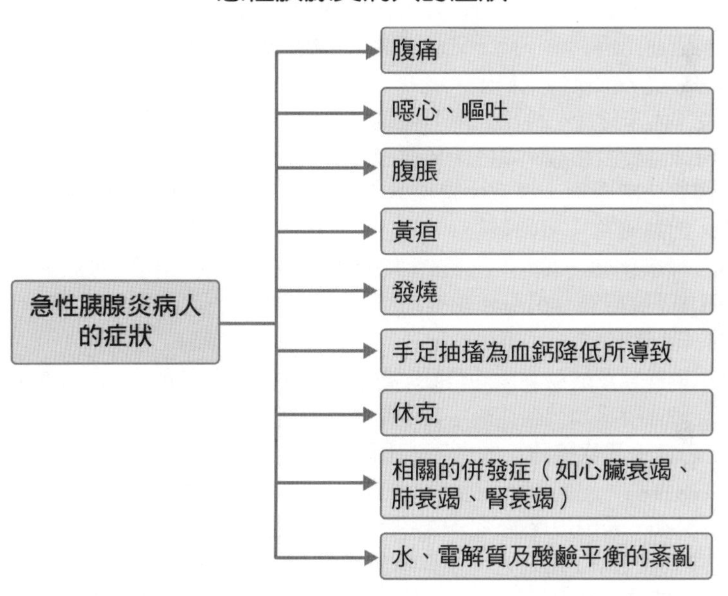

+ 知識補充站

急性胰腺炎是多種病因導致胰酶在胰腺內被啟動之後，引起胰腺組織自身消化、水腫、出血，甚至壞死的發炎症反應。臨床以急性上腹痛、噁心、嘔吐、發燒和血胰酶增高等為特色。病變程度輕重不等，輕者以胰腺水腫為主，在臨床上常見，病情常呈現自限性，預後的情況良好，又稱為輕症急性胰腺炎。少數重症者的胰腺出血壞死，常會繼發感染、腹膜炎和休克等，病死率較高，稱為重症急性胰腺炎。臨床病理上，常將急性胰腺炎分為水腫性和出血壞死性兩種。

23-3 急性胰腺炎病人的護理（三）

（四）臨床表現（續）

(4) 黃疸：大約20%的患者於發病之後1-2天左右，會出現不同程度的黃疸。其原因可能為膽管結石並存，而引起膽管阻塞，或腫大的胰頭壓迫膽總管下端，或肝功能受損出現黃疸，黃疸越重，則顯示病情越嚴重，預後情況不良。

(5) 發燒：大部分水腫型病人有中度發燒，不會伴隨著寒顫，體溫在38°-39℃之間，一般在3-5天之後會逐漸退燒。但是重症者則會持續多日而且不退燒，顯示胰腺感染或膿腫形成，並會出現中毒的症狀，嚴重者會體溫上升。合併膽管炎時，會有寒顫與發高燒的症狀。出血壞死性胰腺炎發燒的機率較高，且會持續不退。

(6) 手足抽搐為血鈣降低所導致，係進入腹腔的脂肪酶作用，使得大網膜、腹膜上的脂肪組織被消化，分解為甘油和脂肪酸，後者與鈣結合為不溶性的脂肪酸鈣，因而血清鈣會下降。若血清鈣值小於1.98 mmol/L（8 mg/dl），則顯示病情相當嚴重，預後情況較差。

(7) 休克：大多見於急性出血壞死性胰腺炎，由於腹腔、腹膜之後大量滲液出血，腸麻痺腸腔內積液、嘔吐，致體液喪失引起低血容量性休克。另外，吸收大量蛋白質分解產物，導致中毒性休克的發生。主要表現為煩躁不安、冷汗、口渴、四肢厥冷、脈搏較細，呼吸淺而快、血壓下降、尿少，嚴重者會出現紫紺、呼吸困難、譫妄、昏迷、脈搏較快、血壓測不到、無尿、血中尿素氮（BUN）值超過100 mg/dl與腎功能衰竭等症狀。

(8) 會有相關的併發症（例如心臟衰竭、肺衰竭、腎衰竭）呈現。

(9) 水、電解質及酸鹼平衡的紊亂：會出現脫水及代謝性鹼中毒。出血壞死性者會出現嚴重脫水和代謝性酸中毒，常會伴隨著低血鉀與低血鈣。

2. **徵象**：急性水腫性胰腺炎的患者，上腹部壓痛但並無肌肉緊張和反跳痛，會有不同程度的腹脹。出血壞死性胰腺炎的患者，若出現腹膜炎時，全腹會顯著的壓痛與腹肌緊張。若出現麻痺性腸梗塞時，會明顯腹脹、腸鳴音減弱或消失。重症胰腺炎會出現Grey-Turner症（左側腹灰紫斑）和Cullen症（臍周青紫斑）。在繼發於膽管疾病時，會出現黃疸。(1)腹部壓痛及腹肌緊張的範圍在上腹或左上腹部，由於胰腺位於腹膜之後，故一般較為輕微，輕症者僅有壓痛，不一定會肌肉緊張，部分病例左肋脊角處有深壓痛。當重症者腹內滲出液較多時，則會有壓痛、反跳痛及肌肉緊張明顯，範圍亦較為廣泛，但並不會像潰瘍穿孔那樣呈現「板狀腹」。(2)腹脹重型者，因為腹膜之後出血會刺激內臟神經而引起麻痺性腸梗塞，使得腹脹相當明顯，腸鳴音會消失，呈現「安靜腹」。在滲出液較多時，則會有移動性的濁音。腹腔穿刺會抽出血性液體，其澱粉酶含量甚高，對診斷相當有價值。(3)腹部包塊部分重型者，由於發炎症包裹黏結，滲出物積聚在小網膜囊，或膿腫形成、或發生假性胰腺囊腫，在上腹可以觸及界限不清的壓痛性包塊。

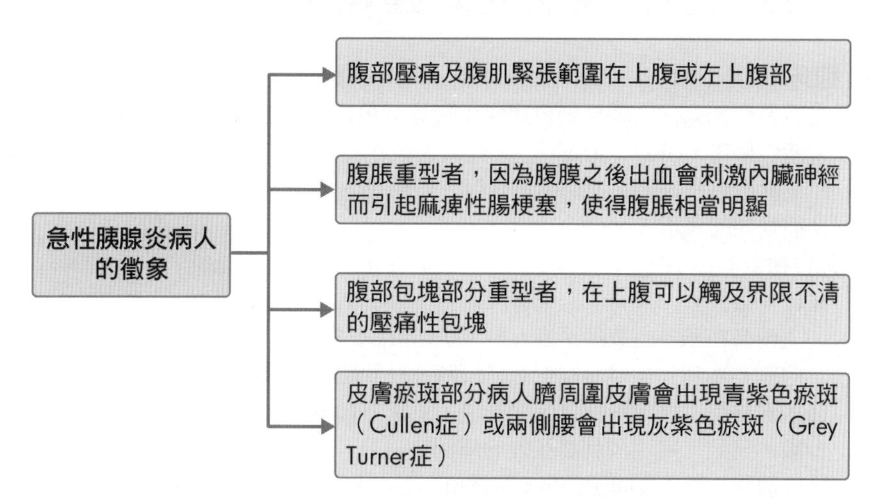

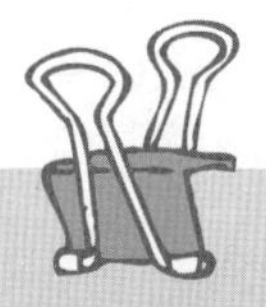

急性胰腺炎病人的症狀

1. 腹部壓痛及腹肌緊張範圍在上腹或左上腹部，由於胰腺位於腹膜之後，故一般較為輕微，輕症者僅有壓痛，不一定會肌肉緊張，部分病例左肋脊角處有深壓痛。當重症者腹內滲出液較多時，則會有壓痛、反跳痛及肌肉緊張明顯，範圍亦較為廣泛，但是並不會像潰瘍穿孔那樣呈現「板狀腹」。
2. 腹部重型者，因為腹膜之後出血會刺激內臟神經而引起麻痺性腸梗塞，使得腹脹相當明顯，腸鳴音會消失，呈現「安靜腹」。在滲出液較多時，有移動性的濁音，腹腔穿刺會抽出血性液體，其澱粉酶含量甚高，對診斷相當有價值。
3. 腹部包塊部分重型者，由於發炎症包裹黏結，滲出物積聚在小網膜囊，或膿腫形成、或發生假性胰腺囊腫，在上腹可以觸及界限不清的壓痛性包塊。

23-4 急性胰腺炎病人的護理（四）

（四）臨床表現（續）

(4) 皮膚瘀斑部分病人臍周圍皮膚會出現青紫色瘀斑（Cullen症）或兩側腰會出現灰紫色瘀斑（Grey Turner症），此種瘀斑在日光下方能見到，故很容易被忽略掉。其發生乃是因為胰酶穿過腹膜、肌層進入皮下而引起脂肪壞死所導致，為一種晚期的表現。

3. 輔助性檢查

(1) 實驗室檢查：

①血清澱粉酶：血清澱粉酶大於500 U/dl（正常值為40-80 U/dl，蘇氏法），即證實為本病，但是其高低並非反映急性胰腺炎的嚴重程度。

②尿澱粉酶：尿澱粉酶會明顯升高（正常值為80-300 U/dl，蘇氏法），具有診斷的意義，適用於就診較遲的病例。

③血清脂肪酶：會明顯升高（正常值為23-300 U/L），適用於就診較遲的病例。

④血清鈣：能夠反映病情的嚴重性和預後。當降至1.75 mmol/L以下時，病人的死亡率較高。

(2) 影像學檢查：超音波檢查、腹部X光片檢查、腹部電腦斷層掃描（CT）。

(3) 腹腔穿刺檢查：穿刺液外觀呈現血性混濁，會見到脂肪小滴，在併發感染時會呈現出膿性。血性腹水的顏色深淺，常會反映胰腺炎的嚴重程度。穿刺液中澱粉酶含量高於血清澱粉酶的水準，表示胰腺炎相當嚴重。

(4) 輔助性檢查的注意事項：

①白血球數目一般在10-20 ◊ 10^9/L之間，若感染較為嚴重則數目會偏高，並出現明顯的核左移現象。部分病人的尿糖值會增高，嚴重者在尿液中會有蛋白、紅血球及管型。

②血液、尿澱粉酶測定具有重要的診斷價值。正常值時，血清值為8-64溫氏（Winslow）單位，或40-180蘇氏（Somogyi）單位；尿液為4-32溫氏單位。血尿澱粉酶大為增加，是診斷本病的重要化驗檢查。血清澱粉酶在發病之後1-2小時左右即會開始增高，在8-12小時之間，標本最富有價值，至24小時達到最高峰，為500-3000 Somogyi氏單位，並會持續24-72小時，2-5日逐漸降至正常。而尿澱粉酶在發病之後12-24小時即會開始增高，在48小時達到高峰，而維持5-7天之後才會緩慢下降。

（五）治療的原則

本病症的治療應根據病變的輕重來加以選擇，原則上，輕症可以採用非手術療法，以內科處理為主；對重症的膽源性胰腺炎及其繼發病變，例如胰腺膿腫、假性胰腺囊腫等，需要積極的支援和做手術處理，以挽救寶貴的生命。

急性胰腺炎病人的輔助性檢查

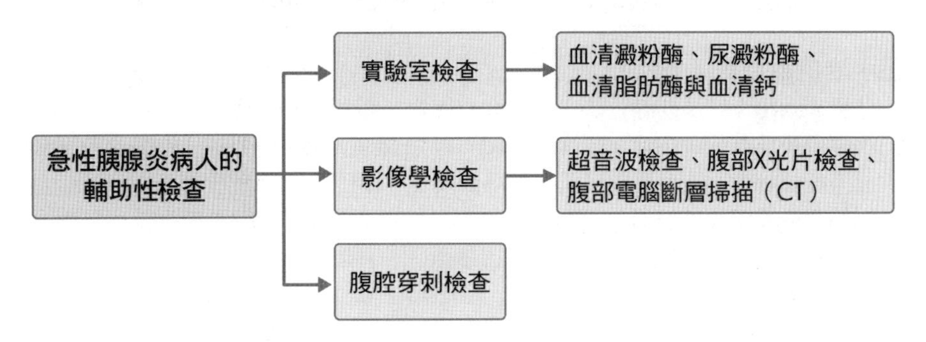

治療的原則

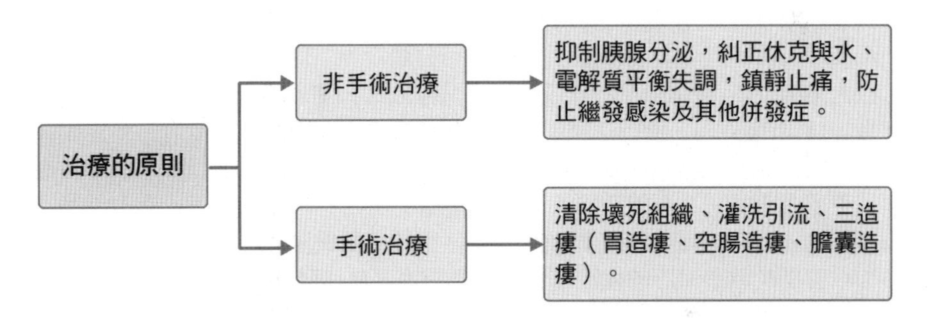

+ 知識補充站

急性胰腺炎病人的健康教育

應向患者及家屬講解本病的主要誘發因素，例如避免酗酒、暴飲暴食，多食低脂、無刺激的食物等，以防止本病症再發。

23-5 急性胰腺炎病人的護理（五）

（五）治療的原則（續）

1. **非手術治療**：抑制胰腺分泌，糾正休克與水、電解質平衡失調，鎮靜止痛，防止繼發感染及其他併發症。(1)解痙攣止痛：杜冷丁、阿托品肌注；針刺治療。劇痛而不能緩解者，要做局部麻醉，做靜脈滴注。(2)控制飲食和胃腸減壓：輕症者可以進食少量清淡的流質，忌食脂肪、刺激性食物；重症者需要嚴格禁止飲食，以減少或抑制胰液的分泌。(3)使用抗生素。(4)胰酶抑制劑常用者：例如抑肽酶（Trasylol）、5-FU為血球毒性藥物。(5)給予抗膽鹼藥物阿托品、山莨菪鹼（654-2）、東莨菪鹼、普魯本辛，以抑制胰液的分泌，最好早期做反覆使用。(6)使用一般的激素，因為其會引起急性胰腺炎，故最好不要使用。但是重症胰腺炎會伴隨著休克，中毒症狀相當明顯、疑似敗血症，或病情會突然惡化；嚴重呼吸困難，尤其在出現ARDS時；或有腎上腺皮質功能不全者，要予以治療。
2. **手術治療**：清除壞死組織、灌洗引流、三造瘻（胃造瘻、空腸造瘻、膽囊造瘻）。適應症為(1)重型胰腺炎會伴隨著嚴重休克，瀰漫性腹膜炎，腹腔內滲液較多，腸麻痺，胰周膿腫及消化道大出血者。(2)膽源性胰腺炎明確者，或合併膽源性敗血症者。(3)病情嚴重，非手術治療並無效果，高燒不退及中毒症狀相當明顯者。(4)上腹外傷，進行性腹痛，澱粉酶會升高，疑有胰腺損傷者，要立即做手術探查。(5)經過多次反覆的發作，證實十二指腸乳頭狹窄或胰管狹窄及結石者。(6)併發膿腫或假性胰腺囊腫者。
3. **手術的方法**：(1)胰包膜切開及引流：適用於胰腺腫脹明顯者，會減輕胰腺的張力，有助於改善胰腺的血液運行和減輕腹痛。(2)病灶清除術：將胰腺壞死組織清除，可防止嚴重感染及壞死病灶的發展。(3)胰腺切除：包括部分或全胰切除。一般只切除壞死部分，以免胰腺壞死繼續發展和感染，減少併發症的發生。(4)持續腹腔灌洗。(5)膽道手術：對膽道結石、蛔蟲等，要做適當的處理，才能提升手術的療效，但是切勿做侵襲性較大的手術。
4. **持續做腹腔灌洗**：可以消除腹腔內對全身有所影響的有毒物質，例如滲出的各種酶、壞死組織、蛋白分解產物、細菌、毒素及滲出液等，有利於本病的預後。可以經由腹壁插入多孔矽塑膠管，將含有肝素、抗生素的平衡鹽液注入腹腔，每次1000-1500 ml，在大約15-20分鐘之後注入完畢，保留20-30分鐘左右，然後放出灌洗液。依據滲出液的改變，每1-2小時重複一次，要注意切勿傷及腸管及在注入數量比較大時，會加重呼吸的困難。

（六）護理的診斷

1. **疼痛**：與胰腺化學性發炎症及腹膜炎有關。
2. **有體液不足的危險**：與嘔吐、禁食、出血有關。
3. **潛在的併發症**：休克與感染多重器官功能障礙症候群。

急性胰腺炎病人的護理診斷

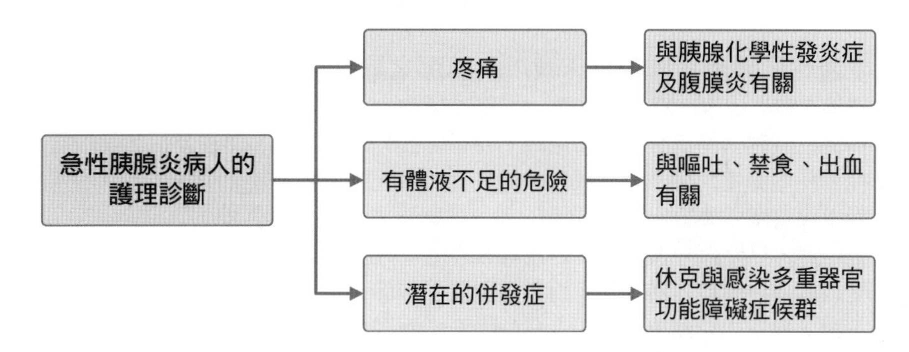

護理的措施

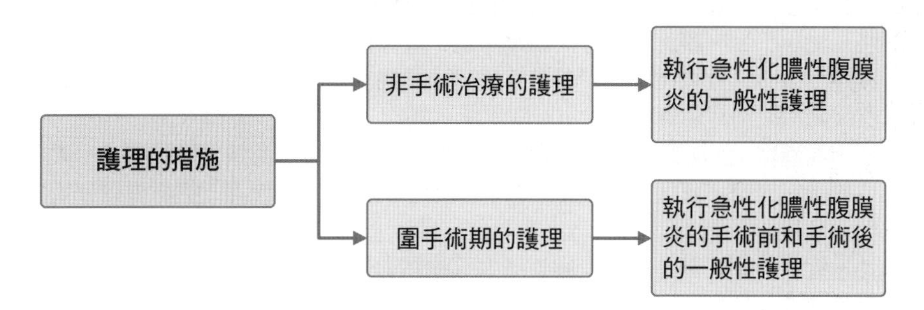

護理的問題

疼痛腹痛	與急性胰腺炎所致的胰腺組織水腫有關。
潛在的併發症	休克、急性腹膜炎、急性腎功能衰竭、急性呼吸窘迫症候群。
有體液不足的危險	與禁食、嘔吐、胰腺的急性出血有關。

23-6 急性胰腺炎病人的護理（六）

（七）急性胰腺炎病人的臨床表現及診斷之綜合性歸納

1. **黃疸**：較早出現，進行性加重，但是少數的病人會因腫瘤壞死，膽管再通而黃疸消退或減輕，但以後會重新加深，而呈現波動性的黃疸，要注意不應誤診為膽石症或肝血球性黃疸。會有尿色較深、糞色較淺及膽鹽在皮下沉著刺激神經末稍，而出現皮膚搔癢的症狀。
2. **上腹痛**：早期部分病人（大約為40%左右）會因為膽總管的擴張或因為胰液排出受阻而導致管腔內壓升高，而產生劍突下鈍痛，會向背部放射。在進食之後較為明顯，經常未受到重視；在後期會因癌腫而浸潤範圍擴大，或伴隨著發炎症而疼痛加重，並出現背脊痛，但是大多不如胰頭癌嚴重。
3. **發燒**：合併膽道感染（大約為20%左右）或鄰近部位的發炎症，會有寒顫、發高燒，甚至出現中毒性休克的症狀。
4. **消化道症狀**：因為膽汁與胰液並不能正常參與消化的過程，病人有食慾不振、飽脹、消化不良、腹瀉、全身乏力及體重下降的症狀。由於壺腹癌部分壞死之後會慢性出血，導致黑色大便。潛血實驗呈現陽性反應，並出現繼發性貧血。胰腺癌腹膜轉移或門靜脈轉移，會出現腹水。
5. **肝、膽囊增大**：為膽管梗塞、膽汁瘀滯所導致，常會觸及腫大的肝臟及膽囊，肝質地硬、光滑。胰頭癌在晚期常會觸到不規則而固定的包塊，少數會聽到因腫塊壓迫胰腺附近動脈而出現的血管雜音。診斷根據上述的症狀及徵象，例如進行性、近乎無痛性黃疸、肝及膽囊腫大等症狀即可以作出初步的診斷。若為確診，還需要進一步地做檢查。

小博士解說

1. 化學療法一般並不敏感，常用5-FU、絲裂黴素或與阿糖胞苷、長春新鹼等合併用藥，在手術之後可以使用1-2個療程。此外，還可以使用相關的中藥治療。
2. 急性胰腺炎病人的臨床表現：急性胰腺炎發病較急，主要表現有腹痛、腹脹、腹膜炎徵象和休克等。因為病變的嚴重程度不同，其實際的表現亦不同。

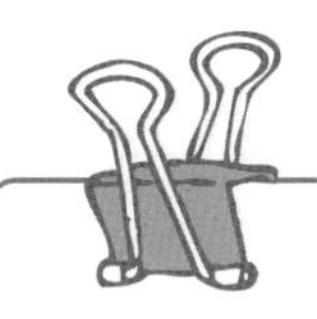

急性胰腺炎病人的臨床表現

1. 腹痛：是主要的臨床症狀。腹痛劇烈，位置與病變部位有關。胰頭部以右上腹為主，向右肩部放射；胰體部以上腹部正中為主；胰尾部以左上腹為主，向左肩部放射；波及全胰臟呈現腰帶狀疼痛，向腰背部放射。腹痛為持續性，並有陣發性加重。
2. 噁心、嘔吐：常與腹痛併發，開始即會出現。嘔吐劇烈而頻繁，在嘔吐之後腹痛不緩解為其特點。嘔吐物為胃、十二指腸內容物。
3. 腹膜炎的徵象：在水腫性胰腺炎時，壓痛只限於上腹部，經常無明顯的肌肉緊張。出血性壞死性胰腺炎壓痛明顯，並有肌肉緊張和反跳痛，範圍較廣泛或蔓延全腹。在嚴重休克時，其徵象反而不明顯。
4. 腹脹：初期為反射性腸麻痺，在嚴重時會由於腹膜炎、麻痺性腸梗塞所導致，排氣、排便停止。在大量腹腔積液時，會加重腹脹。
5. 其他：體溫增高為感染和組織壞死所導致。膽總管下端有結石、膽管炎或胰頭腫脹壓迫膽總管時，會出現輕度黃疸；嚴重患者會出現休克。有的患者以突然休克為主要表現，稱為暴發型急性胰腺炎。少數患者會在腰部出現灰紫色斑（Grey-Turner症）或臍周圍出現青紫色斑（Cullen症），還會因為胃腸出血發生嘔血、便血。在血鈣降低時，會出現手足抽搐。

急性胰腺炎病人治療的重點

治療以解痙止痛、抑制胰液分泌、防止和治療併發症為原則。

1. 抑制或減少胰液分泌

(1)禁食及胃腸減壓：可減少胃酸與食物刺激胰液分泌，減輕嘔吐與腹脹。
(2)藥物治療：①H_2受體拮抗劑：如西咪替丁、雷尼替丁等，可減少胃酸分泌，從而減少對胰腺分泌的刺激。②抗膽鹼能藥：可抑制胃腸分泌，從而減少胃酸分泌。常用阿托品或654—2肌注。有腸麻痹、嚴重腹脹者不宜使用抗膽鹼能藥。③生長抑素類藥物：如施他寧等，常用於重症胰腺炎。

2. 解痙鎮痛

阿托品或654－2肌注，每天2－3次。疼痛劇烈者可以使用度冷丁50－100mg肌內注射。禁用嗎啡，因為嗎啡會引起Oddi括約肌痙攣，加重疼痛。
3. 抗生素的使用。
4. 抗休克治療輸全血、血漿、白蛋白或血漿代用品，補充血液容量。
5. 糾正水電解質平衡失調。

23-7 急性胰腺炎病人的護理（七）

（八）相關的檢查

1. **化驗檢查**：早期的澱粉酶會升高，血清膽紅素一般大多在13.68μmol/L（8 mg）以上。大便潛血實驗大約85-100%患者為陽性反應。內視鏡檢查會見到未消化的肌纖維和脂肪，會有糖尿。
2. **十二指腸引流**：引流液中有時會見到鮮血或潛在血液陽性反應，或會見到脫落的癌血球。
3. **X光檢查**
   (1) 胃、腸鋇劑及低張性十二指腸造影檢查：有時會見到十二指腸外上方有膽囊壓跡，及其第一、二段交界處有增粗的膽總管壓跡，十二指腸乳頭增大。胰頭癌者會見到十二指腸套擴大；十二指腸內側壁「僵硬」呈現「∑」形，胃受壓向前推移。(2)PTC檢查：會顯示膽總管下端的阻塞部位，要注意發生膽漏及膽汁性腹膜炎等併發症。
   (3) ERCP檢查：可以窺視十二指腸內側壁和乳頭的情況，並可以做活體檢查、確診。對壺腹癌及胰頭癌（會有胰管狹窄或不顯影等）的診斷，均有較大的幫助。
   (4) 選擇性腹腔動脈造影（SCA）：對胰頭癌診斷相當有益，從血管位置的改變，可以間接地確定胰腺癌的所在部位。
   (5) 電腦斷層掃描（CT）：對鑑別胰頭癌甚有價值，有助於本病的診斷，會顯示出腫瘤的位置與輪廓。
4. **超音波檢查**：可以確定膽管的擴張，對無黃疸者亦能夠提供早期進一步檢查的線索，有經驗者有時可以觀察到局部的癌塊。
5. **同位素檢查**：可以了解梗塞的部位。^{75}硒-蛋氨酸胰腺掃描，在胰腺癌腫處會出現同位素缺損（冷區）。

（九）治療

本病一旦確診，即要執行胰臟十二指腸切除術，這是目前最有效的治療，其切除範圍，包括胃二分之一遠側的部分、全部的十二指腸、胰頭部、空腸近端約10公分，以及膽管十二指腸球後段以下的部分，之後做各種方式的消化道重建。此手術範圍廣泛，創傷較大，加之患者長期黃疸，肝、腎功能會有所損害，消化吸收功能低落、營養不良，故必須做好術前準備，給予高糖、高蛋白、高維生素飲食，並提供膽鹽、胰酶等助消化藥，強調給予維生素K（肌膚注射或靜滴）。在必要時要做術前輸血、血漿、白蛋白等支援，以糾正貧血及低蛋白血症。若癌腫侵及門靜脈、廣泛腹膜之後轉移、肝轉移等不能切除，則應執行內引流術，以減輕黃疸，例如膽囊空腸吻合術、膽總管空腸或十二指腸吻合術等姑息性旁路手術。若發生十二指腸狹窄則應執行胃空腸吻合術，以解除十二指腸梗塞。

急性胰腺炎病人的護理查房與措施

病歷介紹

患者，男性，48歲，因為暴飲暴食之後，突發上腹部持續性刀割狀疼痛1天，疼痛向左腰背部放射，呈現束帶狀，伴隨著腹脹、頻繁嘔吐，嘔吐物為胃的內容物。

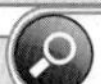

體檢

1. 體溫38.5℃，心跳128次／分鐘，呼吸25次／分鐘，血壓85／55mmHg。
2. 血澱粉酶7230u／L，血清鈣1.9mmol/L，白血球明顯地增高。
3. 病人煩躁不安，痛苦面容，皮膚鞏膜無黃染。
4. 腹部膨隆，上腹壓痛、反跳痛（+）。
5. 診斷性腹腔穿刺抽出渾濁血性液體，移動性濁音陽性反應。
6. 電腦斷層掃瞄(CT)顯示：急性出血壞死性胰腺炎。
7. 住院之後積極地執行抗發炎、對症、支援式治療三天之後，腹痛症狀並未減輕，腹脹加劇，體溫39.5-40.0℃，心跳120次／分鐘，呼吸28次／分鐘，血壓120/70mmHg，白血球21.6×109/L，於9時在全身麻醉下執行胰腺壞死組織清除術，腹腔引流術。

診斷

急性出血壞死性胰腺炎。

護理措施

應及時地減輕患者焦慮、恐懼情緒，做好心理支援的工作：
1. 做好患者和家屬的解釋和安慰工作，穩定患者情緒，允許家屬陪伴給予親情的支援。
2. 觀察患者的情緒反應，了解其對本病症的恐懼焦慮程度，給予同情、關心和了解，積極地影響患者的心理活動。
3. 加強與病人的溝通，耐心解答病人的問題，講解胰腺炎的相關知識，手術的必要性，手術前後的實際配合方法，消除病人對手術的疑慮，增強對疾病治療的信心。
4. 協助病人變換體位，將膝蓋彎曲靠近胸部以緩解疼痛，按摩背部，增加舒適感。

急性胰腺炎病人的相關檢查

血象	血液白血球數目升高，中性粒細胞明顯地增高。
澱粉酶測定	急性胰腺炎時，血清和尿液澱粉酶常會明顯地升高。

急性胰腺炎血、尿澱粉酶的動態變化表

發病後開始	升高時間（h）	高峰	開始下降（h）	持續時間（d）	診斷值
血清澱粉酶	8	12～24	48～72	3～5	>500U
尿液澱粉酶	12～24			1～2周	>256U

23-8 急性胰腺炎病人的護理（八）

（十）護理評估

1. 健康史

膽汁、胰液逆流和胰酶損害胰腺組織，在急性胰腺炎的發病中發揮重要的功能。其原因有梗塞的因素（膽道疾病是最為常見的原因）、酒精中毒、飲食因素、感染因素與損傷或手術等因素。

2. 急性胰腺炎病人的身心狀況

(1) 腹痛：是主要的症狀，大多為全部上腹持續劇烈疼痛伴隨著陣發性加重，在病變波及全部胰臟時，疼痛範圍較寬並會呈現束帶狀向腰背部放射的現象。多數突然發作，常在膽石症發作、大量飲酒或飽餐之後不久就會發病；疼痛部位大多位於上腹中部，疼痛性質為持續性劇烈疼痛、陣發性加劇，常會向腰背部呈現帶狀放射，採取彎腰抱膝體位可以減輕疼痛，進食則會使疼痛加劇。水腫型在3-5天之後就會緩解，出血壞死型者病情發展迅速，腹痛持續時間較長，發生腹膜炎時會有全部腹痛。

(2) 噁心與嘔吐：最初為反射性，之後為腸麻痺。在嘔吐之後腹痛並不會緩解，是其主要特色。

(3) 發燒：與病變程度互相一致，大部分水腫型病人有中度發熱，不伴隨著寒顫，一般大約持續3-5天；出血壞死型胰腺炎發燒程度較高，且持續不退。

(4) 腹脹：與腹痛同時存在，多由反射性腸麻痺或麻痺性腸梗塞所導致。

(5) 黃疸：又稱為黃膽，俗稱為黃病，是一種由於血清中膽紅素升高，致使皮膚、黏膜和鞏膜發黃的症狀和徵象。某些肝病、膽囊病和血液病，經常會引發黃疸的症狀。通常，血液的膽紅素濃度高於2-3 mg/dL時，這些部分便會出現肉眼可以辨別的顏色。

(6) 休克：大多見於重症胰腺炎，一般僅見於出血壞死型胰腺炎。

(7) 皮下瘀血斑：在腰部、季肋部和腹部皮膚出現大片灰紫色瘀斑，將之稱為Grey-Turner症；臍部會出現大片青紫色瘀斑，將稱為Cullen症。

(8) 水、電解質及酸鹼平衡紊亂，會出現脫水及代謝性鹼中毒。出血壞死型者會出現嚴重脫水和代謝性酸中毒，常會伴隨著低血鉀與低血鈣。

3. **徵象**：急性水腫型胰腺炎者，上腹部會壓痛但是並無肌肉緊張和反跳痛，會有不同程度的腹脹。出血壞死型胰腺炎者，在出現腹膜炎時，則全腹會顯著地壓痛與腹肌緊張。在出現麻痺性腸梗塞時，則會明顯地腹脹、腸鳴音減弱或消失。重症胰腺炎會出現Grey-Turner症（左側腹灰紫斑）和Cullen症（臍周青紫斑）。繼發於膽管疾病時，會出現黃疸。

急性胰腺炎病人的身心狀況

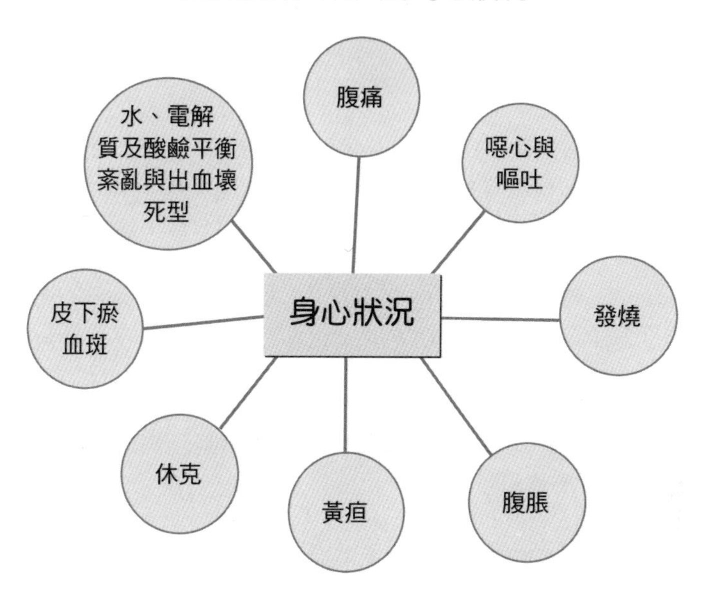

十 知識補充站

胰腺

一般人對位於胃背後的胰腺，不但對它的解剖概念不熟悉，生理功能也知之甚少，至於對它的疾病則更是缺乏認識了。它的大小比不上胃或肝，在成人中其長度為15-15公分、寬3-5公分、厚1.5-2.5公分，重量大約為70-100克，形狀很像一根茄子橫臥在胃囊背後，被後腹膜覆蓋，可說是一個看不見、摸不著的器官，但它卻主宰著我們的重要消化，一旦犯病，體內就會出現諸多病理、生理的表現。

在胰腺的各種疾病中，較為常見的是胰腺的發炎症。但是它不是像胃炎症狀由細菌感染所引起的，而是由於胰腺的「自身消化」所引起。在正常情況下，胰腺會分泌多種消化酶至十二指腸，幫助消化攝取的食物。這些消化酶在胰腺內未被排泄至腸道時是無活動性的，即無消化作用。如果它們在胰腺內被「啟動」，就會消化自身的胰腺組織，破壞它的結構和功能，即稱為「自身消化」，從而引起一系列症狀。近年的研究證實，急性胰腺炎的發病機制是一個比較複雜的流程，特別是在一些重症病人。除了急性發作者之外，還會有反覆發作病程遷延者，即為慢性胰腺炎。

急性胰腺炎病因很多，有十幾種。但在國內最為常見的是膽道結石，包括膽囊結石和膽總管結石，約占病因的60%。與歐美國家很不相同，他們的主要病因是酒精，即酗酒。其他較重要的病因有高脂質血症、感染因素及毒素、腹部外傷（尤其在兒童）等。有相當部分病因不明，可能與胰膽管開口處的括約肌痙攣或發炎症有關。不論是哪一種病因，暴飲、暴食總是最重要的誘因，千萬不可忽視。因此對每位病人在經過治療、病情緩解之後，均要盡可能尋找病因及其誘因，採取相應的治療措施，才能預防該病的復發。

23-9 急性胰腺炎病人的護理（九）

（十一）急性胰腺炎病人的診斷檢查

1. 胰酶的測定
   (1) 血清澱粉酶：血清澱粉酶在發病之後早期即會升高，可以用於早期急性胰腺炎的診斷。血清澱粉酶若大於500 U/dl（正常值為40-80 U/dl，蘇氏法），即顯示為本病症，但其高低並不反映急性胰腺炎的嚴重程度。
   (2) 尿澱粉酶：尿澱粉酶在發病後期才會升高，可以用於晚期急性胰腺炎的診斷，超過1000 U（蘇氏法）或256 U（溫氏法），即顯示為本病症。尿澱粉酶會明顯升高（正常值為80-300 U/dl，蘇氏法），具有診斷的價值，適用於就診較遲的病例。
   (3) 血清脂肪酶：會明顯地升高（正常值23-300 U/L），適用於就診較遲的病例。
   (4) 血清鈣：能夠反映病情的嚴重性和預後情況。當降至1.75 mmol/L以下時，病人的死亡率會較高。
2. 電解質的測定
   血清鈣能夠反映病情的嚴重性和預後情況，血清鈣若低於87 mmol/L，則顯示為重症胰腺炎。
3. 腹腔穿刺
   腹水澱粉酶值比血清澱粉酶值高。穿刺液外觀呈現血性混濁，會見到脂肪小滴，在併發感染時呈現膿性。血性腹水的顏色深淺常能反映胰腺炎的嚴重程度。穿刺液中澱粉酶含量高於血清澱粉酶水準，表示胰腺炎相當嚴重。
4. 影像學檢查
   (1) 超音波檢查；(2) 腹部X光檢查；(3) 腹部電腦斷層掃描（CT）檢查。

（十二）護理診斷

1. **組織灌注不足**：與血液和血漿大量滲出所導致的休克和嘔吐失漏體液有關。
2. **氣體交換受損**：與腹脹及低氧血症有關。
3. **疼痛**：與胰腺化學性發炎性腫脹症及腹膜炎有關。
4. **營養失調（低於身體的需求量）**：與禁食、胰腺壞死、腹膜炎和嘔吐有關。
5. **體溫過高**：與感染有關。
6. **有感染的危險**：與抵抗力下降、免疫功能低落和手術有關。
8. **潛在併發症**：低血容性休克與電解質紊亂。
9. **有體液不足的危險**：與嘔吐、禁食及出血有關。
10. **潛在併發症**：休克、感染多器官功能障礙症候群。

胰酶的測定

血清澱粉酶	尿澱粉酶	血清脂肪酶	血清鈣
血清澱粉酶在發病之後早期即會升高，可以用於早期急性胰腺炎的診斷，血清澱粉酶若大於500 U/dl（正常值為40-80U/dl，蘇氏法），即顯示為本病症，但其高低並不反映急性胰腺炎的嚴重程度。	尿澱粉酶在發病後期才會升高，可以用於晚期急性胰腺炎的診斷，超過1000 U（蘇氏法）或256 U（溫氏法），即顯示為本病症。尿澱粉酶會明顯升高（正常值為80-300 U/dl，蘇氏法），具有診斷的價值，適用於就診較遲的病例。	會明顯地升高（正常值23-300 U/L），適用於就診較遲的病例。	能夠反映病情的嚴重性和預後情況。當降至1.75 mmol/L以下時，病人的死亡率會較高。

急性胰腺炎主要的護理診斷

疼痛	與胰腺及周圍組織發炎症有關，預期目標為患者主述疼痛減輕或無疼痛感。
有體液不足的危險	與嘔吐、禁食及感染性休克有關，預期目標為患者維持正常體液量，尿液量大於30 m1/h，皮膚彈性好，血壓和心率平穩。
營養失調	低於身體的需求量，與禁食、發炎症滲出、身體消耗大有關。預期目標為患者獲得足夠的營養攝取，切口如期癒合。
體溫升高	與感染及壞死組織吸收有關，預期目標為患者感染得到控制，體溫恢復正常。
知識缺乏	缺乏疾病方面的相關知識，預期目標為患者能夠敘述胰腺炎的誘發因素。

急性胰腺炎主要的徵象與併發症

徵象	1. 急性水腫型：僅有上腹部輕度壓痛等。 2. 出血壞死型：併發腹膜炎時全腹明顯壓痛及反跳痛，腹肌緊張，腸麻痹時腹部膨隆，腸鳴音減弱或消失。
併發症	出血壞死型者病後數天會出現急性腎功能衰竭、急性呼吸窘迫症候群、消化道出血、敗血症與瀰散性血管內凝血等，病死率很高。

23-10 急性胰腺炎病人的護理（十）

（十三）護理措施

1. 急性胰腺炎病人的治療原則

減少及抑制胰腺的分泌，抑制胰酶活性，糾正水、電解質的紊亂，維持有效的血液容量、預防和防治併發症。

(1) 非手術治療（執行急性化膿性腹膜炎的一般性護理）：(a) 禁食及胃、腸減壓；(b) 抑制及減少胰腺的分泌；(c) 解痙攣止痛；(d) 抗生素治療；(e) 抗休克、糾正水、電解質的平衡失調；(f) 營養方面的支援；(g) 防治多重器官的功能障礙。(h) 鎮靜止痛，防止繼發感染及其他併發症。

(2) 手術治療（執行急性化膿性腹膜炎的手術前和手術後的一般護理）：(a) 清除壞死的組織；(b) 灌洗引流；(c) 三造瘻（胃造瘻、空腸造瘻、膽囊造瘻）。

2. 實際的護理措施

(1) 嚴密地監測血壓、脈搏、呼吸的狀態。

(2) 維持正常的呼吸功能。

(3) 維護腎臟的功能。

(4) 飲食的護理：病情較輕者可以進食，病情較重者要禁食及胃、腸減壓。

(5) 預防感染。

(6) 營養方面的支援治療與護理。

(7) 防治休克、維持水、電解質的平衡。

(8) 手術之後各種管道的護理。

腹腔雙套管灌洗引流的護理重點：(1) 妥善固定；(2) 保持引流的暢通；(3) 嚴格地做無菌操作及妥善處理汙物；(4) 保護灌洗引流管周圍的皮膚；(5) 觀察及記錄引流物的性狀、色澤和數量；(6) 持續腹腔灌洗；(7) 定期檢查引流液中的澱粉酶和細菌；(8) 臥位；(9) 拔管護理。

3. 併發症的觀察與護理：(1) 胰腺膿腫及腹腔膿腫；(2) 胰瘻；(3) 腸瘻；(4) 假性胰腺囊腫；(5) 糖尿病。

4. 心理護理：其目的在探討急性胰腺炎病人心理護理干預的技巧及臨床效果，其方法為在常規護理的基礎上，加強飲食及心理護理干預，其結果為在心理護理干預之後病人的焦慮、憂鬱程度顯著下降，其結論為心理護理干預有利於減輕急性胰腺炎病人的不良心理情緒而保證治療的效果。

5. 健康教育：生活不規律、暴飲暴食、過度飲酒等原因，導致急性胰腺炎的發病率逐年上升並趨向年輕化。對於住院患者則更需要做必要的健康教育，來改變不良的生活行為。

急性胰腺炎病人的治療原則

非手術治療	手術治療
1. 禁食及胃、腸減壓 2. 抑制及減少胰腺外分泌 3. 解痙攣止痛 4. 抗生素治療 5. 抗休克、糾正水、電解質的平衡失調 6. 營養方面的支援 7. 防治多重器官功能障礙	1. 清除壞死的組織 2. 灌洗引流 3. 三造瘻

急性胰腺炎病人實際的護理措施

1. 嚴密地監測血壓、脈搏、呼吸的狀態	5. 預防感染
2. 維持正常的呼吸功能	6. 營養方面的支援治療與護理
3. 維護腎臟的功能	7. 防治休克、維持水、電解質的平衡
4. 飲食的護理	8. 手術之後各種管道的護理

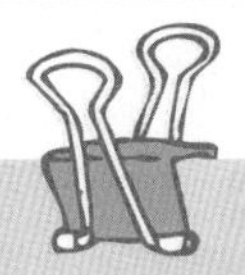

生活中胰腺癌的護理方法

1. 慢性胰腺炎病程遷延，病人要樹立戰勝疾病的信心，要積極配合治療，並持續不斷。
2. 如遇到急性發作，要及時到醫院就診，並依據急性胰腺炎病程作進一步的處理。如無急性發作，也需定期到醫院檢查。
3. 患有糖尿病患者應根據醫囑來控制飲食，並在醫師的指導下使用降糖藥物。
4. 有腹瀉者應採用高糖、高蛋白、低脂肪飲食，或加用胰酶片等藥物，不要濫用抗菌藥物。
5. 若有膽道疾病要積極地治療，在必要時要作外科手術治療，以利於胰腺疾病的康復。
6. 必須禁酒、戒菸。避免吃太飽，以免進一步損傷胰腺的功能。
7. 飲食要適量地搭配，注意碳水化合物、脂肪和蛋白質的比例。要以碳水化合物為主，脂肪和蛋白質的數量要適宜，要食用易於消化的蛋白質，例如瘦肉、雞蛋和魚，要採用適當的烹調方法，才能做到胰腺癌患者的護理滿意度。胰腺癌的發生對患者帶來的危害是不容忽視的，在治療的同時，配合整體性的護理是非常重要的，如此才能促進疾病的康復。

23-11 胰腺炎病人的護理

胰腺癌是消化系統較為常見的惡性腫瘤，本病症90%來源於胰腺導管上皮細胞腺癌，其中胰頭癌是胰腺癌中最為常見的一種。本病早期診斷困難，預後情況較差。

(一)護理評估

1. **健康史**：到目前為止尚不清楚，吸菸被認為是胰腺癌的主要危險因素。高蛋白和高脂肪飲食，會增加胰腺對致癌物質的敏感性。糖尿病、慢性胰腺炎發生癌變的危險性較高。
2. **身心狀況**：(1)腹痛：是最為常見的症狀，大多出現持續且進行性加重的上腹部鈍痛、脹痛，會放射至後腰部。(2)黃疸：梗塞性黃疸是胰頭癌的主要症狀和徵象。(3)消化道症狀。(4)全身乏力和消瘦。(5)發燒。(6)腹部腫塊。(7)腹水。

(二)胰腺炎病人的診斷檢查

1. **實驗室檢查**：(1)癌胚抗原（CEA）；(2)胰腺胚胎抗原（POA）。
2. **影像學檢查**：(1)超音波檢查；(2)內視鏡超音波檢查；(3)電腦斷層掃描（CT）；(4)內視鏡逆行性膽胰管攝影術（ERCP）；(5)腹腔內視鏡檢查。

(三)護理診斷

1. **疼痛**：與膽管、胰管梗塞和癌腫侵入腹膜後神經叢有關。
2. **營養失調(低於身體的需求量)**：與食慾下降及嘔吐有關。
3. **焦慮**：與疼痛、黃疸和擔心預後有關。
4. **活動無耐力**：與營養不良和疼痛有關。
5. **有感染的危險**：與腫瘤壞死和繼發性膽道梗塞有關。
6. **體溫過高**：與腫瘤壞死和繼發性感染有關。
7. **潛在的併發症**：出血、胰瘻、膽瘻與低血糖。

(四)護理措施

1. **治療原則**：爭取手術切除。若不能切除者則執行姑息性手術，而以放射性治療或化療為輔。
2. **實際的護理措施**
   (1) 手術前的護理：術前準備、禁食和胃腸減壓、呼吸通氣的護理、口腔護理與體溫監測的護理。
   (2) 手術後的護理：①觀察生命的徵象；②體位；③飲食；④維持水、電解質和酸鹼的平衡；⑤防治感染；⑥加強營養；⑦手術之後出血的防治與護理；⑧低血糖監測；⑨胰瘻的預防與護理；⑩膽瘻的預防和護理；⑪置泵化療護理。

小博士解說

在我們的腹部深處，有一個非常小而又默默無聞的器官，這就是胰腺。胰腺雖小，但其功能相當重要。當此部位的細胞發生癌變時，就是我們所講的胰腺癌。因其位置隱蔽，早期胰腺癌很難被發現，多數患者被發現時已是晚期，加之其死亡率相當高，所以胰腺癌又被稱為「癌中之王」。

胰腺炎病人的診斷檢查

實驗室檢查	影像學檢查
1. 癌胚抗原（CEA） 2. 胰腺胚胎抗原（POA）	1. 超音波檢查；2. 內視鏡超音波檢查；3. 電腦斷層掃描（CT）；4. 內視鏡逆行性膽胰管攝影術（ERCP）；5. 腹腔內視鏡檢查。

胰腺炎病人的實際護理措施

手術前的護理	手術後的護理
術前準備、禁食和胃腸減壓、呼吸通氣的護理、口腔護理與體溫監測的護理。	1. 觀察生命的徵象。 2. 體位。 3. 飲食。 4. 維持水、電解質和酸鹼的平衡。 5. 防治感染。 6. 加強營養。 7. 手術之後出血的防治與護理。 8. 低血糖監測。 9. 胰瘻的預防與護理。 10. 膽瘻的預防和護理。 11. 置泵化療護理。

＋知識補充站

胰腺癌惡性程度高，不易於早期發現，轉移早而快、預後較差。近年來胰腺癌的發病率在國內、外均有增高的現象。依據相關的統計證實，近十幾年因胰腺癌住院病人，比前十年高3-4倍。在美國胰腺癌的發病率上升了3倍，占腫瘤死亡率的第4位，僅次於肺癌、結直腸癌、乳腺癌，與前列腺癌相仿。在日本增加4倍。英國、德國增加了2倍。1986年美國診斷為胰腺癌的新病例高達25,550例，死於該病為24,000例。胰腺癌以男性最為多見，大多發病於40歲以上者，以胰頭癌的發生率較高，占70-80%，可以是多重性擴散亦可以在胰腺之內直接地擴散。本病症是消化道腫瘤之中難以早期診斷的腫瘤，臨床發現進展期胰腺癌僅有10-30%可以根治，在經過根治之後存活率仍然相當低，5年之存活率僅為0.18-5%。若以胰頭癌而論，其3、5年的存活率為消化道癌中之最低者。為了提高胰腺癌的存活率，最重要的關鍵是提高早期的臨床測出率。

NOTE

第 24 章
急腹症病人的護理

學習目標

1. 能敘述急腹症的病因、分類和病理、生理的變化。
2. 確敘述急腹症的臨床表現和處理原則，能比較內、外科和婦產科急腹症病人的臨床特色。
3. 能對急腹症病人做正確的護理評估、護理診斷和制定相應的護理措施。
4. 了解急腹症的鑑別診斷與處理原則。

24-1 急腹症病人的護理（一）

（一）急腹症

急腹症（acute abdomen）是一種以急性腹痛為主要表現，必須早期診斷和緊急處理的腹部疾病。其特色為發病較急與病情較重，進展較快、變化較多。

（二）急腹症的病因

急腹症的病因有感染性疾病、空腔器官梗塞、出血性疾病與缺血性疾病。部分外科疾病和婦科疾病成為急腹症的病因，例如腹部損傷和腹部內臟病變所導致的急性感染、腹腔內臟破裂、穿孔、梗塞、扭轉、缺血和出血等，但也有少數是由內科疾病所引起、誤服腐蝕性或異物等誘發。

（三）急腹症病人的病理生理變化

1. 急腹症的病理生理變化為與原發疾病相關的病理生理變化。
2. 腹痛所導致的病理生理變化：(1) 內臟性疼痛：定位並不精確，感覺相當特殊（張力性刺激），常會伴隨著消化道的症狀。疼痛的特色是 (a) 痛覺遲鈍，對刺、割、燒灼等刺激並不敏感，但是對較強的張力（例如牽拉、膨脹、痙攣）及缺血、發炎症較敏感。(b) 痛感發散，定位不準確；(c) 疼痛的過程相當緩慢與持續。(2) 牽涉性疼痛：為放射性疼痛，意指某一個內臟病變產生的痛覺訊號，被定位於遠離該內臟的身體其他部位。(3) 軀體性疼痛：相當敏感與定位準確。其特色是對各種疼痛刺激能夠準確地反映病變刺激的部位，常會引起腹膜刺激症表現。

（四）急腹症的臨床表現

1. 腹痛（abdominal pain）。
2. 消化道的症狀（digestive symptoms）。
3. 發燒（fever）。
4. 其他的臨床表現（other manifestations）。

（五）婦產科急腹症的臨床表現

1. 特色：突發性下腹部撕裂狀疼痛，向會陰部放射，常伴隨著噁心、嘔吐和肛門墜脹感，亦會伴隨著陰道不規則出血與出血量較大者會出現休克的症狀。
2. 臨床表現為異位妊娠、巧克力囊腫破裂、急性骨盆腔炎與卵巢囊腫扭轉。

（六）內科急腹症的臨床表現

特色為先發燒後腹痛，腹痛部位並不固定。內科急腹症的臨床表現為急性胃腸炎、大葉性肺炎、腹型過敏性紫癜與心肌梗塞。

（七）急腹症的輔助性檢查

1. **實驗室檢查**：血液常規檢查〔白血球（WBC）、血紅素（Hgb）〕、尿液常規檢查〔紅血球（RBC）、膽紅素〕、糞便常規檢查、血液、尿液澱粉酶、肝功能檢查與尿液HCG值的測定。

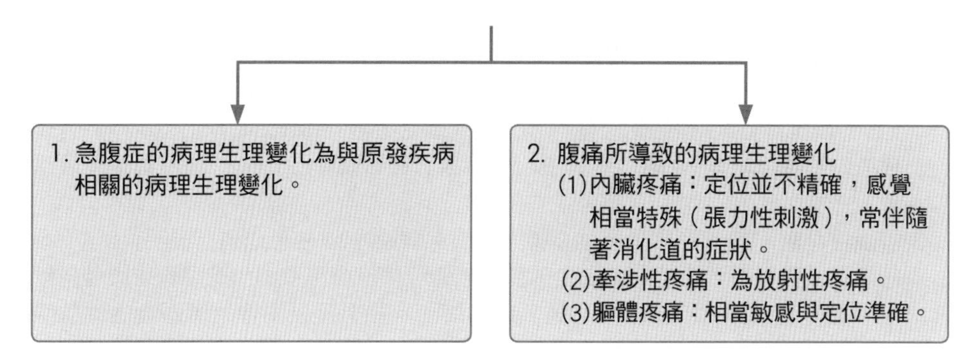

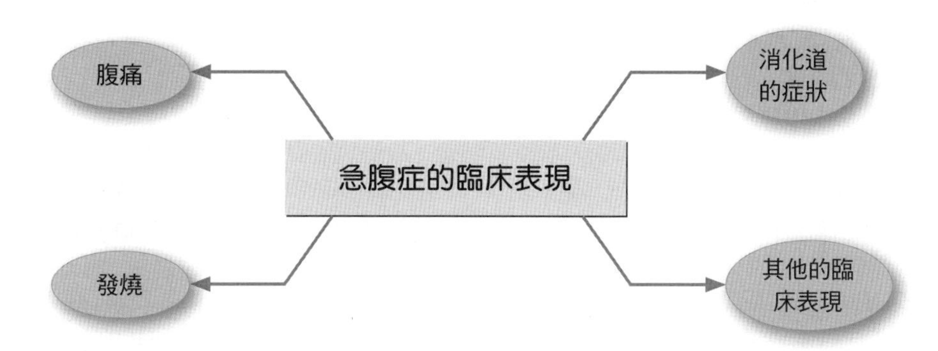

外科急腹症的臨床表現

特色	症狀
會先腹痛、後發燒，常與飲食有關，會伴隨著消化道的症狀。	胃及十二指腸穿孔、膽道系統結石或感染、急性胰腺炎、腸梗塞和腸扭轉、急性闌尾炎、內臟破裂出血、腎或輸尿管結石。

✚ 知識補充站

1. 感染及膽石症、急性胰腺炎、腹部外傷、泌尿系統損傷、結石及子宮外孕破裂等。此外，某些全身性或其他系統的疾病，例如：紫質症、低鉀血症、敗血病、脊柱外傷或脊髓疾病，也會出現類似急腹症的臨床表現。
2. 外科急腹症是指發病較急、進展較快、變化較多、病情重，以急性腹痛為突出表現的腹部外科疾病。經常需要做及時的診斷與處理。

24-2 急腹症病人的護理（二）

（七）急腹症輔助性檢查（續）

2. **影像學**：(1)腹部X光檢查（X光透視或照片、造影與鋇劑灌腸）。(2)超音波檢查（腹部與骨盆腔）、電腦斷層掃描（CT）或磁振造影（MRI）及血管造影。(3)胃鏡檢查（內視鏡檢查）：經內視鏡逆行性膽胰管攝影術（ERCP）、腸鏡與腹腔鏡檢查。
3. **診斷性穿刺**：(1)腹腔穿刺部位為臍與髂前上棘連線的中外三分之一交界處：不凝固血性液體會導致腹腔內臟出血、混濁液體或膿液會導致消化道穿孔或腹腔內感染、膽汁性液體會導致膽囊穿孔、澱粉酶測定結果呈現陽性反應即為急性胰腺炎。(2)後穹隆穿刺：女性病人疑有骨盆腔積液、積血時，有不凝固血性液體即為異位妊娠，有膿性液體即為骨盆腔炎。

（八）急腹症病人的處理原則

處理的原則要及時、準確、有效，分為非手術治療與手術治療。

1. **非手術治療**：(1)適應症診斷明確與病情較輕者、診斷雖然明確，但是病情急重者、不能耐受麻醉和手術者及診斷不明確，但是病情尚為穩定，而無明顯的腹膜炎徵象者。(2)主要的措施為觀察生命的徵象和腹部徵象，禁食、胃腸減壓、補液等，做藥物的治療（緩解痙攣、抗感染、抗休克治療等）及觀察檢查結果的動態性變化。
2. **手術治療**：適應症為診斷明確、需要立即處理者，例如急性闌尾炎、異位妊娠破裂等；診斷並不明確，但是腹痛和腹膜炎徵象加劇，而且全身中毒症狀加重者。

（九）急腹症病人的護理評估

評估腹痛是否有效地緩解、體液是否維持平衡；若發生，糾正與否。情緒是否穩定，能否主動地配合，病人能否做有效的因應措施，是否發生併發症；若發生時，是否能夠及時地發現並加以處理。

1. **術前評估**：(1)健康史及相關因素、一般的情況、腹痛的病因和誘因、腹痛的緩急和發生時間、腹痛的性質與程度、以往史與女性病人的月經史。(2)局部的身體狀況為腹痛部位、腹部形態及腹膜刺激症。全身的身體狀況為生命的徵象、消化道症狀、鞏膜與皮膚。輔助性檢查有實驗室檢查和影像學檢查。(3)（心理和社會的支援狀況）：對疾病的認知程度、心理的承受程度與對治療的期望值。
2. **術後評估**：有無併發症的發生、腹腔殘餘膿腫、瘻與出血的症狀。

（十）常見的護理診斷與問題

1.急性疼痛：與疾病有關。2.有體液不足的危險：與嘔吐、體液喪失有關。3.恐懼與焦慮：與突然發病有關。4.個人應對能力的失調：與缺乏相關的知識有關。5.潛在的併發症：腹腔內殘餘膿腫、瘻與出血。

急腹症腹部的X光檢查

1. 腹部X光檢查（X光透視或照片、造影與鋇劑灌腸）。
2. 超音波檢查（腹部與骨盆腔）、電腦斷層掃描（CT）或磁振造影（MRI）及血管造影。
3. 胃鏡檢查（內視鏡檢查）。
4. 診斷性穿刺。

急腹症病人的處理原則

非手術療法

1. 適應症診斷明確與病情較輕者、診斷雖然明確，但是病情急重者、不能耐受麻醉和手術者及診斷不明確，但是病情尚為穩定，而無明顯腹膜炎徵象者。
2. 主要的措施為觀察生命的徵象和腹部徵象，禁食、胃腸減壓、補液等，做藥物的治療（緩解痙攣、抗感染、抗休克治療等）及觀察檢查結果的動態性變化。

手術療法

適應症為診斷明確、需要立即處理者，例如急性闌尾炎、異位妊娠破裂等；診斷並不明確，但腹痛和腹膜炎徵象加劇，而且全身中毒症狀加重者。

急腹症病人的護理評估

術前的評估

1. 健康史及相關因素、一般的情況、腹痛的病因和誘因、腹痛的緩急和發生時間、腹痛的性質與程度、以往史與女性病人的月經史。
2. 局部的身體狀況為腹痛部位、腹部形態及腹膜刺激症。全身的身體狀況為生命的徵象、消化道症狀、鞏膜與皮膚。輔助性檢查有實驗室檢查和影像學檢查。
3. 心理和社會的支援狀況：對疾病的認知程度、心理的承受程度與對治療的期望值。

術後的評估

有無併發症的發生、腹腔殘餘膿腫、瘻與出血的症狀。

24-3 急腹症病人的護理（三）

（十一）急腹症病人的護理目標

護理目標為疼痛的緩解與控制，要使體液平衡得以維持，減輕或緩解恐懼與焦慮，使病人具備相關的知識，而能正面應對，使併發症得以預防或能及時發現與處理。

（十二）急腹症病人的護理措施

1. **減輕或有效緩解疼痛**：觀察、體位、禁食和胃腸減壓、解痙和鎮痛與非藥物性措施（按摩與分散注意力等）。
2. **維持體液的平衡和有效循環**：消除病因、迅速建立靜脈通路、補充容量（適量輸液與輸血）及準確記錄出入水量。
3. **減輕焦慮和恐懼（術前與術後）**：提供有效的因應措施、併發症的預防和護理、加強觀察並做好記錄、有效控制感染、加強基礎護理與其他（支援治療的護理）。

（十三）急腹症病人的健康教育

飲食和衛生習慣要均衡，主動控制誘因，在發生腹痛時要及早就醫。手術治療者，在手術之後要早期開始活動。

（十四）急腹症病人的臨床表現

1. **特色**：會先腹痛、後發燒，常與飲食有關，會伴隨著消化道的症狀。
2. **症狀**：胃及十二指腸穿孔、膽道系統結石或感染、急性胰腺炎、腸梗塞和腸扭轉、急性闌尾炎、內臟破裂出血、腎或輸尿管結石。
3. **腹痛**：是急腹症的主要症狀。要注意腹痛的：(1) 誘因；(2) 部位及範圍；(3) 性質及過程；(4) 程度。
4. **其他伴隨的症狀**：(1) 嘔吐：在腹痛之初有反射性嘔吐，嘔吐次數較少。機械性腸梗塞嘔吐會相當頻繁而劇烈；腹膜炎會導致腸麻痺，其嘔吐會呈現溢出性。血液性或咖啡色嘔吐物，經常顯示出發生腸絞窄。(2) 腹脹。(3) 排便的改變：肛門停止排便、排氣是腸梗塞的典型症狀之一；腹腔器官發炎症伴隨著大便次數增多或急後重感，要考慮骨盆腔膿腫的形成；果醬狀血便或黏液血便，是腸套疊等腸管絞窄的特徵。(4) 發燒。(5) 黃疸：可能為肝膽疾病或繼發肝病變。(6) 血尿或頻尿、尿急、尿痛；要注意泌尿系統損傷、結石或感染等。

急腹症病人的護理措施

減輕或有效地緩解疼痛	維持體液的平衡和有效循環	減輕焦慮和恐懼（術前與術後）
觀察、體位、禁食和胃腸減壓、解痙和鎮痛與非藥物性措施（按摩與分散注意力等）。	消除病因、迅速建立靜脈通路、補充容量（適量輸液與輸血）及準確記錄出入水量。	提供有效的因應措施、併發症的預防和護理、加強觀察並做好記錄、有效控制感染、加強基礎護理與其他（支援治療的護理）。

急腹症病人的病理生理

內臟性疼痛	軀體性疼痛	牽涉性疼痛
1. 痛覺遲鈍，對刺、割、燒灼等刺激並不敏感，但對較強的張力（例如牽拉、膨脹、痙攣）及缺血、發炎症較敏感。	其特色是對各種疼痛刺激，能準確反映病變刺激的部位，常會引起腹膜刺激症表現。	意指某一個內臟病變產生的痛覺訊號，被定位於遠離該內臟的身體其他部位。
2. 痛感發散，定位不準確。		
3. 疼痛的過程相當緩慢與持續。		

急腹症病人的臨床表現（症狀）

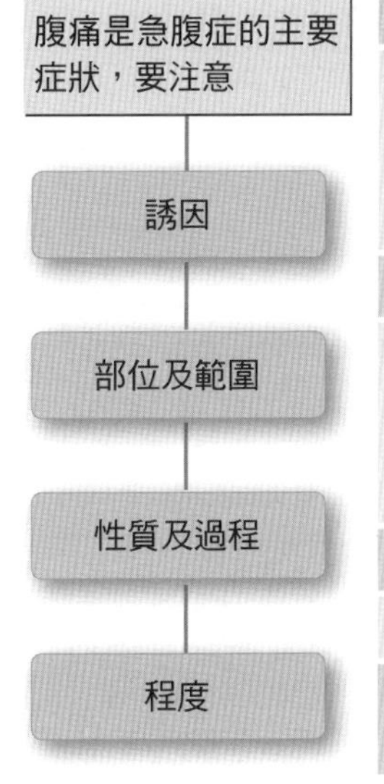

其他伴隨的症狀
1. 嘔吐：在腹痛之初有反射性嘔吐，嘔吐次數少。機械性腸梗塞嘔吐會相當頻繁而劇烈；腹膜炎會導致腸麻痹，其嘔吐會呈現溢出性；血液性或咖啡色嘔吐物，經常會顯示出發生腸絞窄。
2. 腹脹。
3. 排便的改變：肛門停止排便、排氣是腸梗塞的典型症狀之一；腹腔器官發炎症會伴隨著大便次數增多或急後重感，要考量骨盆腔膿腫的形成；果醬狀血便或黏液血便，是腸套疊等腸管絞窄的特徵。
4. 發燒。
5. 黃疸：可能為肝、膽疾病或繼發肝病變。
6. 血尿或頻尿、尿急、尿痛，要注意泌尿系統損傷、結石或感染等。

NOTE

第 25 章 周圍血管疾病病人的護理

學習目標

1. 了解下肢靜脈曲張、血栓閉塞性脈管炎的病因及發病機制。
2. 熟悉周圍血管疾病的治療原則。
3. 掌握周圍血管疾病的身心狀況和病人的整體性護理。
4. 了解原發性下肢靜脈曲張、血栓閉塞性脈管炎的病因和病理生理。
5. 熟悉原發性下肢靜脈曲張、血栓閉塞性脈管炎的臨床表現和診斷、治療原則、護理評估。
6. 針對病例提出護理診斷、制定護理措施，並能對病人做健康教育的工作。
7. 重點要求學生掌握好下肢靜脈曲張以及血栓閉塞性脈管炎病人的診斷和主要護理措施。
8. 了解下肢靜脈的生理解剖。
9. 熟悉下肢靜脈曲張的病因病理、臨床表現、診斷要點、處理原則，並掌握其護理的方法。
10. 了解血栓閉塞性脈管炎的病因病理、臨床表現、診斷重點、處理原則，並掌握其護理的方法；
11. 熟悉靜脈血栓形成的病因、臨床表現、診斷重點、處理原則，並掌握其護理的方法。

25-1 下肢靜脈曲張（一）

（一）概論

下肢靜脈曲張是指下肢淺表靜脈，因為血液回流障礙而引起的靜脈擴張迂曲，此迂曲呈現曲張的狀態。

（二）解剖

1. **交通支靜脈**：位於深淺靜脈之間、大隱靜脈與小隱靜脈間。
2. **瓣膜**：存在於下肢靜脈、交通支的管腔之內，會使下肢靜脈由下至上回流。
3. **下肢靜脈血液回流**：下肢靜脈血液會由淺至深回流。

（三）病因和病理

1. **病因**：(1) 先天性因素：靜脈壁軟弱、靜脈瓣缺陷。(2) 後天性因素：長期站立、負重等，淺靜脈內壓力會升高。
2. **病理生理**：靜脈擴張、血管滲透會增加，皮膚及皮下組織水腫、纖維化，皮膚萎縮、壞死，形成潰瘍。

（四）臨床表現

下肢淺靜脈曲張、蜿蜒擴張迂曲。在早期僅長時間站立之後，小腿會腫脹不適、沉重、發脹、酸痛、疲勞；在後期踝部會輕度腫脹、足靴區皮膚會營養不良而變成乾燥、色素沉著、慢性潰瘍，會併發血栓性靜脈炎，患肢會出現紅腫、熱痛。

（五）輔助性檢查

輔助性檢查涵蓋一般性檢查、大隱靜脈瓣膜功能實驗、深靜脈暢通實驗、交通靜脈瓣膜功能實驗與特殊性檢查。

（六）護理措施

1. **非手術療法**：避免久站與久坐；間歇抬高患肢。適用於病變侷限，症狀較輕者；在妊娠期間發病及症狀雖然相當明顯，但是不能忍耐手術者，可以給予患肢穿穿彈力襪或使用彈性繃帶，彈力襪的壓力應為遠側高與近側低。
2. **硬化劑注射**：常使用 5% 的魚肝油酸鈉與酚甘油液等。
3. **手術療法**：高位結紮大隱或小隱靜脈、大隱或小隱靜脈主幹及靜脈曲張剝脫與結紮功能不全的交通靜脈。
4. **實際的護理措施**：(1) 非手術治療的護理；(2) 術後的護理。

下肢靜脈曲張之解剖概要

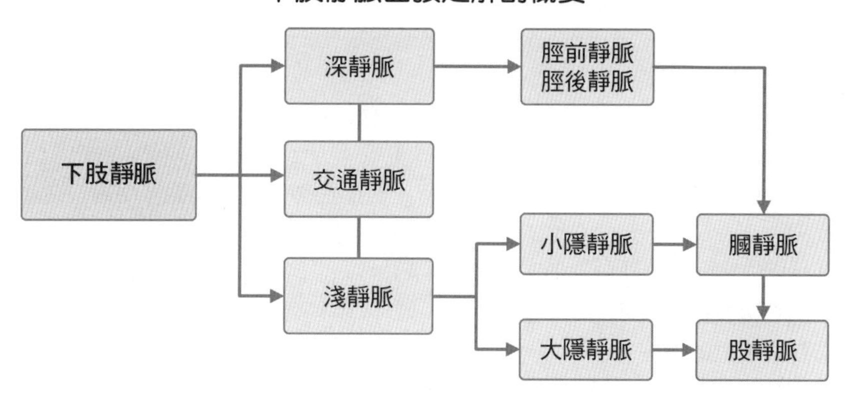

護理評估

術前評估	1. 健康史：先天性或後天性因素所導致的靜脈壁軟弱、靜脈瓣缺陷及淺靜脈內部壓力的升高，它是引起淺靜脈曲張的主要原因。 2. 身心的狀況：單純性下肢靜脈曲張的主要表現，為下肢淺靜脈曲張與蜿蜒擴張迂曲。早期僅表現為下肢沉重、酸脹感，後期會出現踝部輕度腫脹和足靴區皮膚營養不良的改變。 3. 心理和社會的支援狀況。 4. 診斷與檢查：(1)大隱靜脈和交通支瓣膜實驗（Trendelenburg實驗）。(2)深靜脈暢通實驗（Perthes實驗），陽性反應者，不可以執行靜脈剝脫術。(3)下肢靜脈造影。
術後評估	1. 手術情況。 2. 患肢的血液循環。 3. 康復的情況。

＋知識補充站

下肢靜脈曲張是指下肢淺表靜脈發生擴張、延長、彎曲成團狀，晚期會併發慢性潰瘍的病變。本病症大多見於中年男性，或長時間負重或站立工作者。下肢靜脈曲張是靜脈系統最重要的疾病，也是四肢血管疾患中最常見的疾病之一。在一般情況下，曲張患者在症狀早期會出現小腿皮膚癢、酸痛、疲勞、腿部腫脹、腿部有沉重感等症狀。如果處於站立，會見到小腿靜脈隆起，如果把腳抬高就會比較舒服。而且伴隨著下肢靜脈曲張病情越嚴重，疼痛就會表現的越明顯，甚至會發生腳部血液淤積、腳踝發紫等症狀。更嚴重者會發生皮膚色素沉澱，出現濕疹狀皮膚炎、潰瘍、或靜脈破裂出血等。如果出現血栓性靜脈炎，有可能會發生致死的肺栓塞症。

25-2 下肢靜脈曲張（二）

（七）護理診斷

1. **活動毫無耐力**：與下肢靜脈曲張導致血液淤積有關。
2. **皮膚完整性受損**：與皮膚的營養障礙有關。
3. **潛在性的併發症**：小腿慢性潰瘍和濕疹、血栓性靜脈炎、出血、手術後之出血和感染。
4. **知識缺乏**：缺乏下肢靜脈曲張的預防知識。

（八）護理的注意事項

1. **非手術治療的護理**

   一般性護理為在活動時，用彈力繃帶或穿彈力襪，避免長時間站立、雙膝不要交叉。抬高患肢、防止腹內壓增高。

2. **併發症的護理**

   慢性潰瘍（使用抗生素）、血栓性靜脈炎（禁止按摩）、出血（包紮與手術止血）與潰瘍惡性病變（使用病理切片、潰瘍切除，甚至截肢）。

3. **手術治療的護理**

   (1) 術前護理：減少血液的淤積和水腫、保護皮膚，防止破損及皮膚、物品準備。
   (2) 術後護理：臥床休息、使用彈性繃帶、觀察手術傷口、早期活動與有潰瘍者要繼續換藥。

（九）健康教育

要適當地訓練、使用繃帶、保持良好的姿勢、避免過緊的衣物與保持大便的暢通。

小博士解說

1. 單純性下肢靜脈曲張（simplex varicose veins of lower extremity）即下肢淺靜脈瓣膜關閉不全，其病變範圍包括大隱靜脈、小隱靜脈及其分支。病變的淺靜脈表現為伸長、擴張和蜿蜒屈曲，多發生在持久從事站立工作和體力工作的族群。
2. 如果下肢靜脈曲張病情太過嚴重時，則容易產生反覆的潰瘍、感染和出血的現象。誤信偏方與用錯治療方法，反而會加重靜脈曲張的症狀，最好的方式還是請教專科醫師給予適當的建議。當靜脈曲張的早期症狀出現時，應立即到醫院及早接受治療。因為此階段是治療的最佳時機，延誤就醫反而導致病情的惡化。

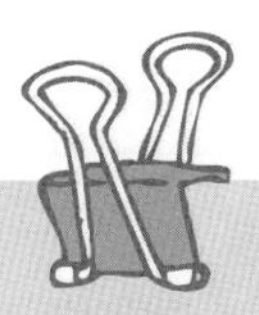

下肢靜脈曲張的預防

1. 避免同一個姿勢長期的站立，如果是工作需要，可以把重心輪流放在兩條腿上，經常踮腳，讓腳後跟起、落活動，或不時下蹲，能使小腿肌肉收縮，避免小腿靜脈內血液淤積。
2. 長期坐著的工作人員，每隔一段時候起來行走一會，不要長時間的坐著，坐著的時候要經常變換姿勢或活動踝關節和足趾。保持正確的坐位姿勢。不要翹二郎腿。
3. 久站人群或早期的靜脈曲張患者，可以穿靜脈曲張彈力襪，幫助靜脈回流，預防和緩解靜脈曲張的症狀。
4. 久坐久站人群在晚上睡覺的時候可將腿抬高，緩解血液對下肢靜脈的壓力。
5. 儘量避免穿高跟鞋，平跟鞋有助於預防靜脈曲張，在條件許可時，赤足或穿拖鞋。
6. 養成健康的飲食習慣，堅持低鹽、低熱量、低膽固醇、低脂、高纖維飲食，積極地戒菸戒酒。
7. 不要穿緊身的衣服，過緊的衣服會影響靜脈的回流，誘發或加重靜脈曲張的症狀，衣服以寬鬆為佳。
8. 每天做適當的運動，不僅能增加身體的抵抗力，還能改善身體的血液循環，預防靜脈曲張的發生。
9. 懷孕也是靜脈曲張的一個誘發因素，因此，懷孕的女性要避免久坐久站等，養成健康生活習慣避免靜脈曲張的發生。

下肢靜脈曲張的護理診斷

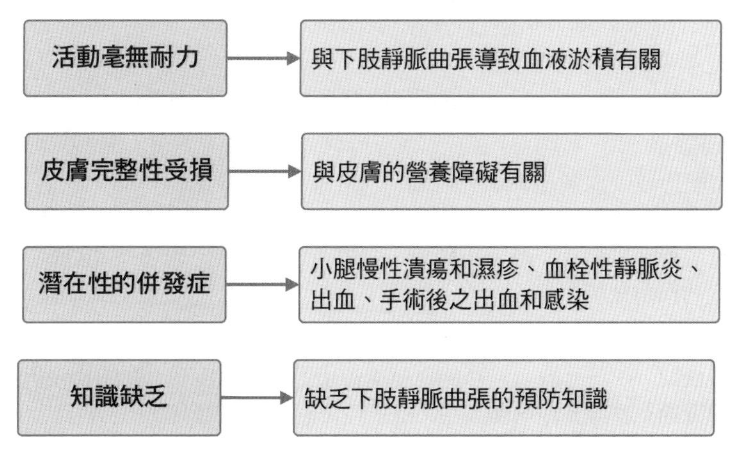

25-3 血栓閉塞性脈管炎病人的護理（一）

（一）定義

血栓閉塞性脈管炎是一種波及周圍中小動、靜脈血管的慢性、進行性、非化膿性發炎症和閉塞性病變的疾病。大多發病在下肢血管與男性青壯年。血栓閉塞性脈管炎，又稱為Buerger病。

（二）病因及發病機制

長期吸菸、寒冷與潮濕、感染和外傷、神經與內分泌紊亂，以及性激素、前列腺素失調。

（三）病理生理

在早期以血管痙攣為主；在中期，於管腔內會形成血栓；在晚期，血管壁和血管周圍廣泛纖維化並有側支循環；在喪失代償時，肢體遠端會有壞疽。

（四）護理評估

1. 術前的評估
   (1) 健康史：如圖頁血栓閉塞性脈管炎之健康史所示。
   (2) 身心的狀況：依據肢體缺血程度和表現，說明如下：
   ①局部缺血期：主要係動脈痙攣與狹窄所導致，以功能性變化為主：(a)肢端發涼、怕冷、酸痛、足趾有麻木感。(b)間歇性跛行。(c)遊走性靜脈炎；(d)足背、脛後動脈搏動減弱。
   ②營養障礙期：動脈完全閉塞，僅依靠側支循環維持肢體的血液供給，以器質性變化為主：(a)在休息時會痛。(b)足背及脛後動脈搏動消失。(c)小腿的皮膚蒼白、乾冷、肌肉萎縮。
   ③壞死期：動脈完全閉塞，側支循環不足以代償下肢的血液供給，會發生乾性壞疽，最先見於拇趾，並波及其他各趾。在繼發感染時，會轉為濕性壞疽，並伴隨著全身中毒的症狀。
   ④心理和社會支援的狀況。
2. **術後的評估**：手術的情況、局部切口的情況與患肢遠端的變化。

（五）護理診斷

1.疼痛：與患肢缺血及組織壞死有關。2.焦慮：與患肢劇烈疼痛、久治不癒有關。3.活動毫無耐力：與患肢遠端供血不足有關。4.皮膚完整性受損：與患肢遠端的供血不足有關。5.潛在併發症：潰瘍與感染。6.知識缺乏：缺乏對患肢的訓練方法的知識及對本病症的預防知識。

（六）臨床表現

1. **局部缺血期**：在局部缺血期功能性痙攣會超過器質性疾病（間隙性跛行）。
2. **營養障礙期**：以器質性病變為主（持續性休息痛）。
3. **組織壞死期**：肢段缺血性潰瘍、壞疽（乾性壞疽與濕性壞疽）。

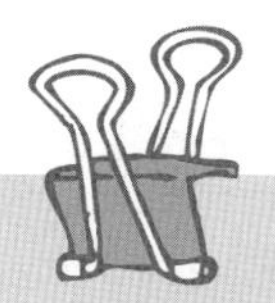

血栓閉塞性脈管炎病人的康復諮詢

1. 保持情緒的穩定，精神愉快，樹立戰勝疾病信心。
2. 注意飲食調養，多吃新鮮蔬菜、水果，少吃或不吃高脂高熱量飲食，宜食高蛋白食物。
3. 適當活動但是不宜過多，避免長時間行走，注意全身。

血栓閉塞性脈管炎之健康史

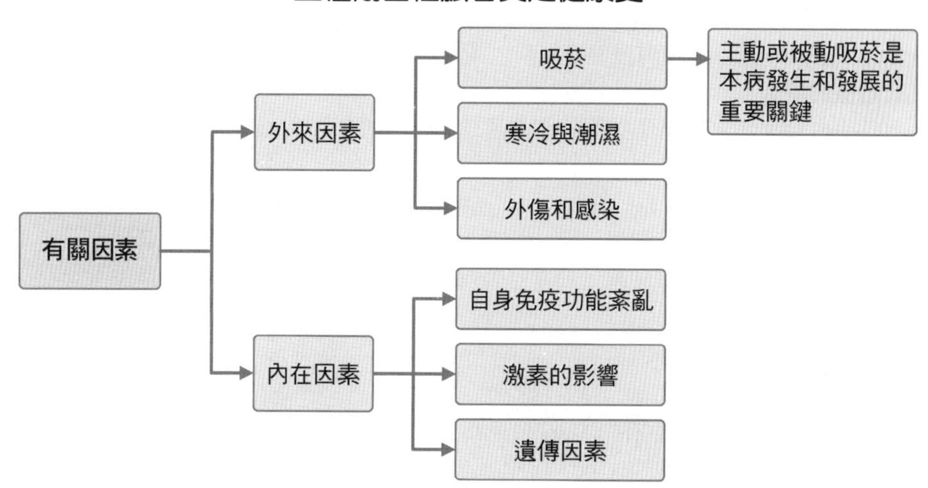

十 知識補充站

血栓閉塞性脈管炎

血栓閉塞性脈管炎大多因為寒濕及外傷血瘀等瘀阻經脈，導致氣血不能到達肢端，肢端失去氣血之濡養所導致。西醫認為本病的主要病理為中、小動靜脈的非化膿性發炎症，瘀阻血液循環，肢端失去血液供應，導致趾（指），乃至肢端冰涼、麻木、疼痛，甚至潰爛、壞死。

血栓閉塞性脈管炎大多發病於青壯年男性，往往有重度的抽菸史。其典型的臨床表現為間歇性跛行、休息痛及遊走性血栓性靜脈炎。該病主要侵犯肢體，尤其是下肢的中、小動脈及其伴隨的靜脈和皮膚淺靜脈，波及的血管呈現血管壁全層的非化膿性炎症，管腔內有血栓形成，管腔呈現進行性狹窄以致於完全閉塞，引起肢體缺血而產生疼痛，嚴重者肢端會發生不易癒合的潰瘍及壞疽。病因至今尚不清楚，可能導致永久性功能障礙或肢體失漏，甚至死亡。血栓閉塞性脈管炎的發病隱匿，進展緩慢，而且週期性發作。

25-4 血栓閉塞性脈管炎病人的護理（二）

（七）輔助性診斷檢查

1. 局部性的檢查

其中最重要的一項檢查是脛後動脈、足背動脈搏動有無減弱或者消失。

2. 一般性的檢查

(1) 皮膚溫度測定：測定跛行的距離和時間、測定皮膚的溫度（若雙側肢體對應部位的皮膚溫度相差2℃以上，則顯示皮膚溫度降低，側動脈血流會減少）；

(2) 肢體抬高實驗（Buerger實驗）與解張實驗。

(3) 特殊性的檢查：肢體血流圖、都普勒超音波檢查與動脈造影檢查。

（八）護理的措施

護理的措施涵蓋心理護理、改善下肢血液循環、預防組織損傷、緩解疼痛、休息和運動（Buerger運動）、皮膚護理與術前／術後護理。

1. 治療的原則

解除血管痙攣，促進側支群循環的建立，改善血液的供應情況，從而減輕疼痛和促進潰瘍的癒合。

(1) 非手術治療

①一般性的處理：禁菸、防止受寒、受潮與外傷、止痛、患肢的訓練。

②藥物治療：中醫中藥、血管擴張劑和抑制血小板聚集的藥物與抗生素。

③高壓氧治療。

④面部創傷的處理。

(2) 手術治療

①腰交感神經切除術。

②動脈重建術。

③游離血管蒂大網膜移植術。

④分期動、靜脈流轉術。

⑤截肢術。

2. 實際的護理措施

(1) 術前護理。

(2) 術後護理。

(3) 健康教育：要完全戒菸、保護患肢與保持良好。

血栓閉塞性脈管炎病人的輔助性診斷檢查

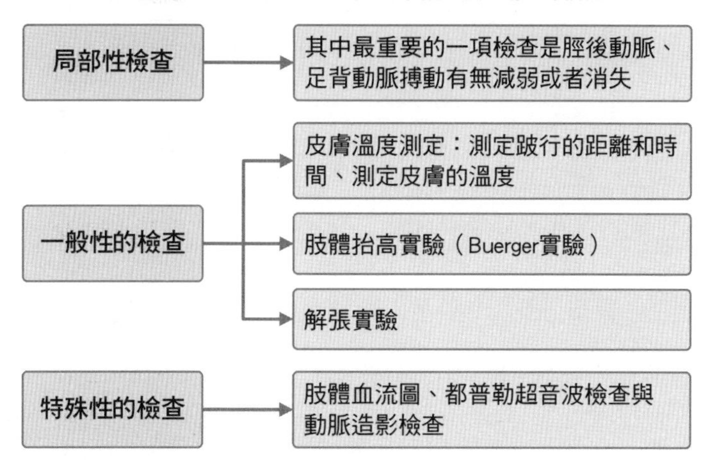

血栓閉塞性脈管炎病人的非手術療法

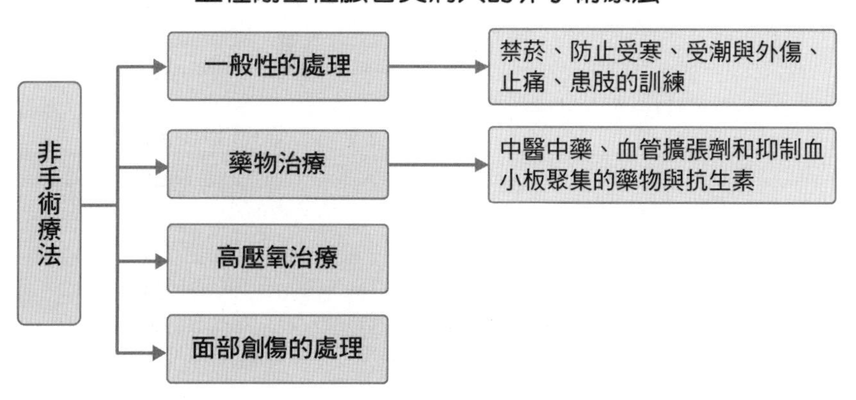

血栓閉塞性脈管炎病人的手術療法

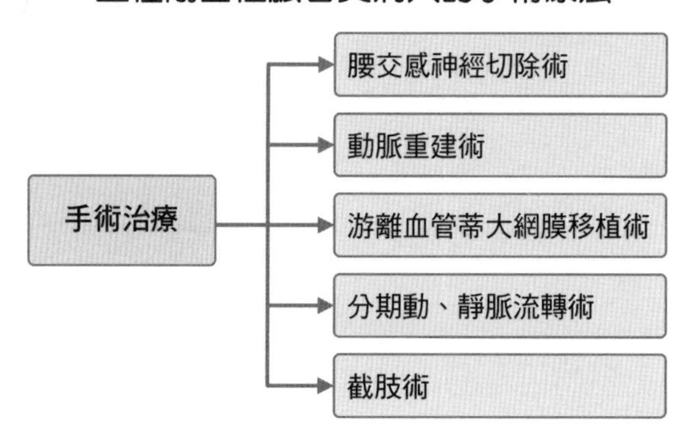

NOTE

第 26 章
顱腦疾病病人的護理

學習目標

1. 熟悉顱內壓增高及頭皮損傷的主要身心狀況。
2. 掌握顱內壓增高病人主要的護理措施。
3. 掌握顱內壓增高及腦疝的臨床表現。
4. 了解引起顱內壓增高的病因、病理和腦疝形成機制。
5. 了解顱內壓增高的診斷和處理原則。
6. 掌握顱內壓增高、冬眠低溫療法的護理。
7. 熟悉冬眠低溫療法的適應症及禁忌症。

26-1 顱腦疾病病人的護理（一）

（一）顱內壓的形成與正常值

1. 顱內壓（intracranial pressure, ICP）是指頭顱內容物對頭顱腔壁所產生的壓力。顱內壓為顱腔容納著腦組織、腦脊液與血液三種內容物。腦組織、腦脊液、血液三者的體積與顱腔容積相互配合，使得頭顱內部保持了穩定的壓力，稱為顱內壓。
2. 顱內壓的正常值在成人為0.7-2.0 kPa（70-200 mmHg），兒童為0.5-1.0k Pa（50-100 mmHg）。顱內壓若持續超過200 mm H_2O 會產生顱內壓增高，導致腦疝的症狀。顱內壓增高（increased intracranial pressure）是顱腦損傷、腦腫瘤、腦出血、腦積水和顱內發炎症等，導致顱內壓持續超過2.0 kPa（200 mm H_2O）以上，從而引起的相應症候群，稱為顱內壓增高。

（二）顱內壓的調節與代償

正常的顱內壓會有小範圍的波動，它與血壓和呼吸關係密切。顱內壓增高代償為顱內的靜脈血液被排擠到顱外血液循環之中，其主要是透過腦脊液量的增減來加以調節。

（三）顱內壓增高的原因

1. **顱腔內容物的體積增大**：例如腦組織體積增大（腦水腫）、腦脊液增多（腦積水）、顱內靜脈血液回流受阻或過度灌注，腦血液流量增加，會使顱內血容量增多。
2. **顱內占位性病變會使顱內的空間相對變小**：例如顱內血腫、腦腫瘤、腦膿腫等。
3. **先天性畸形使顱腔的容積變小**：例如狹顱症、顱底凹陷症、大片凹陷性骨折等。

（四）顱內壓增高的病理生理

影響顱內壓增高的因素為年齡、病變的擴張速度、病變的部位、併發腦水腫的程度與全身系統性疾病（尿毒症、肝昏迷、毒血症、肺部感染、酸鹼平衡失調、發高燒等）。顱內壓增高的後果為腦血液流量降低，腦缺血甚至腦死亡、腦移位和腦疝、腦水腫、庫欣（Cushing）反應、胃腸功能紊亂，以及消化道出血與神經源性肺水腫。

（五）顱內壓增高的類型

1. **根據病因的不同**
   (1) 瀰漫性顱內壓增高：大多是由於顱腔狹小或整體性腦實質的體積增加所引起的。例如：瀰漫性腦膜腦炎、瀰漫性腦水腫與交通性腦積水。
   (2) 局部性顱內壓增高：多是因為顱內有侷限性的擴張性病變所引起。例如：頭顱內腫瘤。
2. **病變發展的快慢**
   (1) 急性顱內壓增高：例如顱內出血與高血壓腦內出血。
   (2) 次急性顱內壓增高：例如顱內惡性腫瘤。
   (3) 慢性顱內壓增高：例如顱內良性腫瘤。

頭顱的內容物

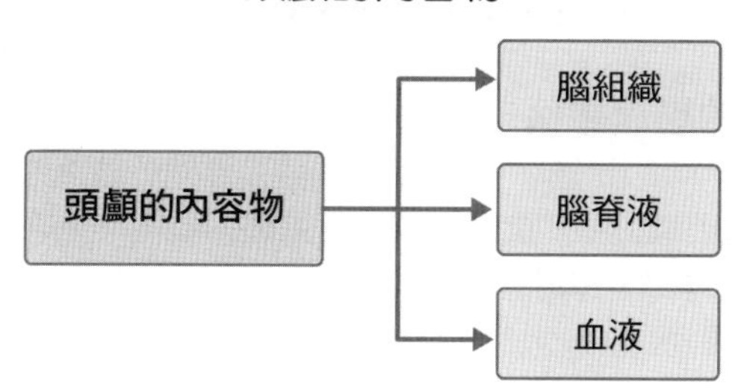

顱內壓的形成與正常值

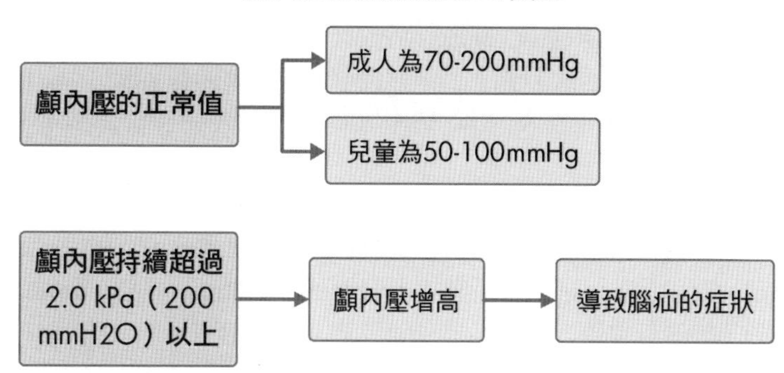

顱內壓增高的病理生理流程圖

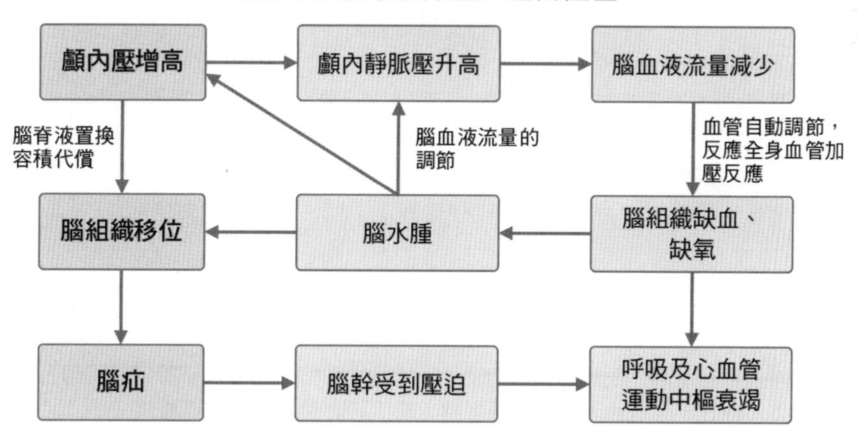

26-2 顱腦疾病病人的護理（二）

（六）顱內壓增高的護理評估

2. 身心的狀況

(1) 頭痛：為最早與最主要的症狀，其原因是顱內壓增高使得腦膜血管和神經受到刺激與牽拉所導致，在清晨和夜間會加重，大多位於前額及顳部。

(2) 嘔吐：呈現噴射狀。

(3) 視神經乳頭水腫：因為視神經受到壓迫、眼底靜脈血液回流受阻而引起。頭痛、嘔吐和視神經乳頭水腫，合稱為顱內壓增高的「三個主要症狀」。

(4) 意識障礙：①急性病人：進行性意識障礙。②慢性病人：神智不清、反應遲鈍。

(5) 生命徵象的變化：庫欣（Cushing）症候群，大多見於急性顱內壓增高。顱內壓增高之後會先出現血壓升高，脈搏緩慢有力與呼吸加深變慢，繼之出現血壓下降、脈搏細速、呼吸較淺、較快與不規則，終於呼吸停止，最後導致心臟停搏而死亡。

（七）腦疝

1. **定義**：腦疝是指當顱內壓增高超過了腦部的自身代償能力，腦組織從壓力高處向低處移位，壓迫腦幹、血管和腦神經，引起腦幹損害及腦脊液循環通道受阻，而產生的一系列嚴重變化。
2. **常見的類型**：小腦幕切跡疝（顳葉鉤回疝）和枕骨大孔疝（小腦扁桃體疝）。
3. **小腦幕切跡疝的臨床表現**：(1) 顱內壓增高：劇烈頭痛，進行性加重，伴隨著煩躁不安、頻繁嘔吐。(2) 進行性意識障礙：嗜睡、淺度昏迷、深度昏迷。(3) 瞳孔的改變：先是患側瞳孔略微縮小，光線反應遲鈍；接著患側瞳孔擴大，直接和間接對光線反應消失，伴隨著上瞼下垂及眼球外斜；最後雙側瞳孔擴大，光線反應消失；(4) 運動障礙：病變對一側肢體肌力減弱或麻痺，繼之波及雙側，會出現去大腦強直；(5) 生命徵象的變化：紊亂，晚期會出現血壓驟降，脈搏快而弱，呼吸較淺而不規則，呼吸心跳相繼停止而死亡。
4. **枕骨大孔疝的臨床表現**：病情變化較快，劇烈頭痛，頻繁嘔吐，頸項強直，生命徵象紊亂出現較早，意識障礙的出現較晚，早期會突發呼吸驟停症。

小博士解說

1. **確定有無顱內壓增高**：顱內壓增高有急性、次急性和慢性之分。一般病程緩慢的疾病大多有頭痛、嘔吐、視神經乳頭水腫等症狀，初步診斷顱內壓增高不難。
2. **確認病因**：根據病史和發病的緩急、外科系統和神經系統檢查的發現、必要的實驗室檢查，初步確定顱內壓增高的病變和病因是可能的。

顱內壓增高的原因

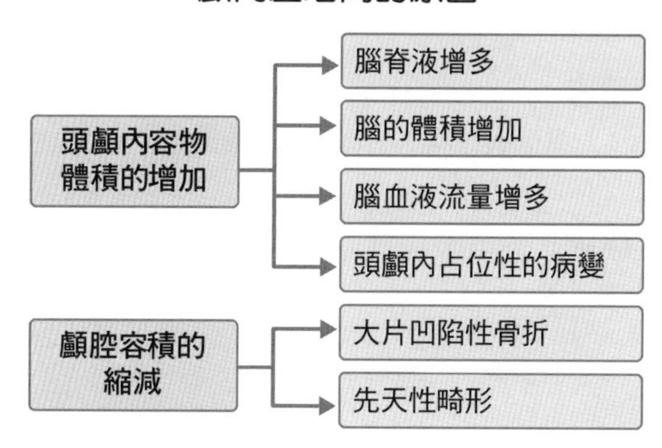

顱內壓增高的「三個主要症狀」

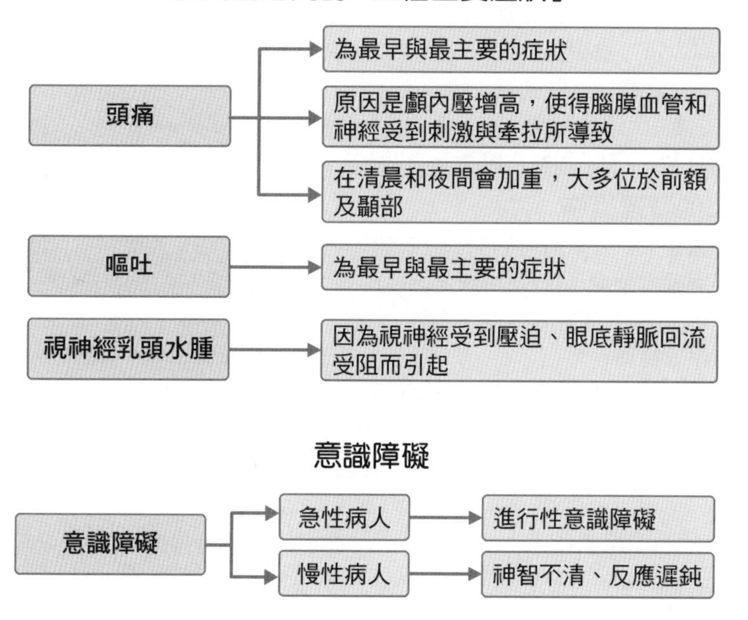

生命徵象的變化

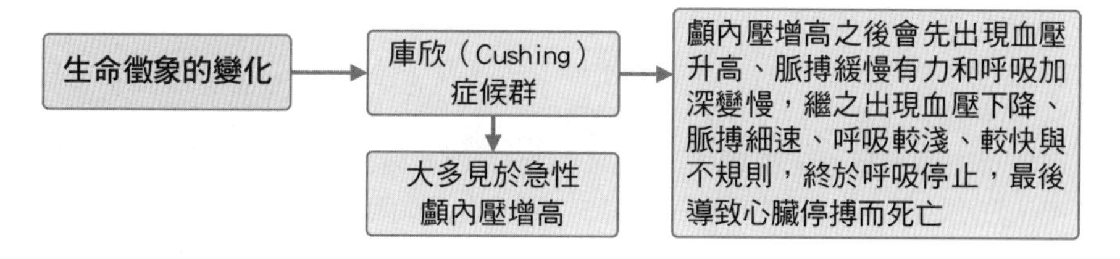

26-3 顱腦疾病病人的護理（三）

（八）腦疝的診斷檢查

1.頭顱X光片檢查；2.無損傷性腦成像檢查；3.腦部造影檢查；4.腰椎穿刺術（有顱內壓增高症狀和徵象明顯的患者禁用）。

（九）腦疝的護理診斷

1. **潛在的併發症**：腦疝。
2. **清理呼吸道無效**：與意識障礙有關。
3. **有誤吸的危險**：與吞咽困難、意識障礙有關。
4. **疼痛**：與顱內壓增高有關。
5. **有體液不足的危險**：與長期不能進食、嘔吐、使用脫水劑有關。
6. **營養失調**：與頻繁嘔吐、長期不能進食等有關。
7. **有外傷的危險**：與意識障礙有關。
8. **便秘**：與大量、長期使用脫水劑及限制水攝取量有關。
9. **排尿異常**：與意識障礙較深，導致排尿反射障礙有關。
10. **排便失禁**：與意識障礙較深，導致排便不能自主有關。
11. **思考流程的改變**：與顱內壓增高有關。

（十）腦疝的護理措施

1. **治療的原則**：1.去除原發的病因。2.對原因不明或一時不能解除者：(1)控制腦水腫，採用脫水治療。(2)運用激素。(3)冬眠低溫治療。(4)巴比妥類藥物治療。(5)過度換氣。(6)腦室引流。
2. **實際的護理措施**
   (1) 密切地觀察病情的變化：①意識狀態：分為意識障礙分級法（意識狀態分為五級）與格拉斯高（Glasgow）昏迷分級評分法，最高分15分（意識清醒）；8分以下為昏迷，最低為3分。②瞳孔的觀察。③生命徵象的變化。④頭痛、嘔吐及視力障礙。⑤肢體活動和癲癇的發作情況。⑥顱內壓的監測。
   (2) 防止呼吸道梗塞。
   (3) 體位：床頭抬高15-30度的斜坡臥位。
   (4) 控制液體輸入量：成人每日輸液量控制在1500-2000 ml，尿液量不少於600 ml。
   (5) 控制發高燒：①使用冬眠藥物之前，可使用鎮靜劑。②冬眠藥物於使用30分鐘後，再加用物理降溫。③降溫以肛溫32-34℃較為適合。④停止冬眠療法，應先停止物理降溫，再停用冬眠藥物。⑤維持營養。
3. **腦疝的急救與護理**：(1)立即脫水治療，快速靜脈輸入20%的甘露醇250 ml（在15-20分鐘之內輸入）。(2)保持呼吸的暢通，給氧。(3)急重症可以執行手術治療。
4. **腦室引流的護理**：要注意(1)引流管的護理原則；(2)引流袋放置位置、引流速度、日引流量；(3)引流一般不超過5-7天，在開頭顱手術之後不超過3-4天；(4)拔管的要求：先夾管或抬高引流袋。

腦疝的診斷檢查

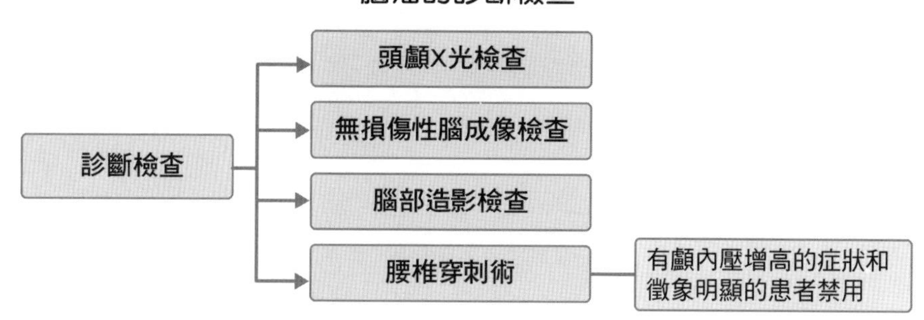

頭顱X光片檢查

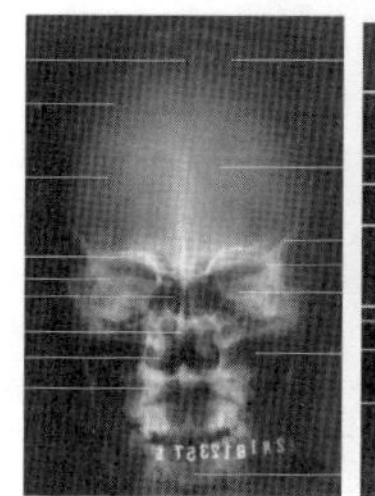

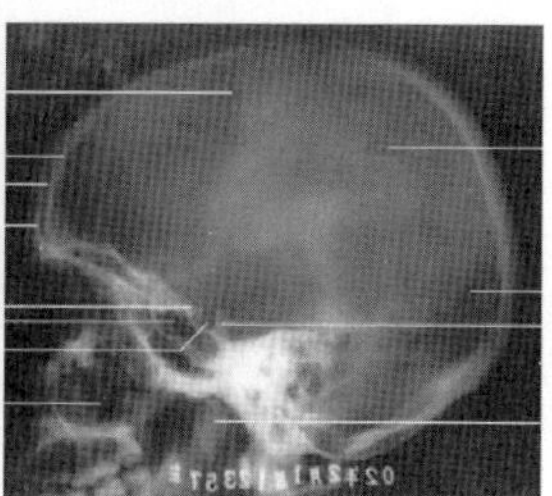

無損傷性腦成像檢查

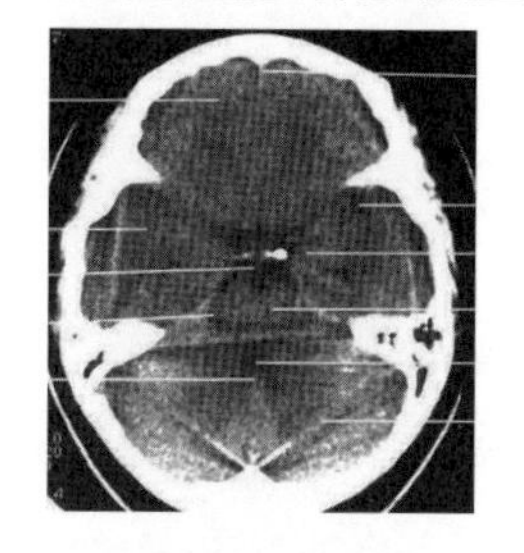

腦部造影檢查

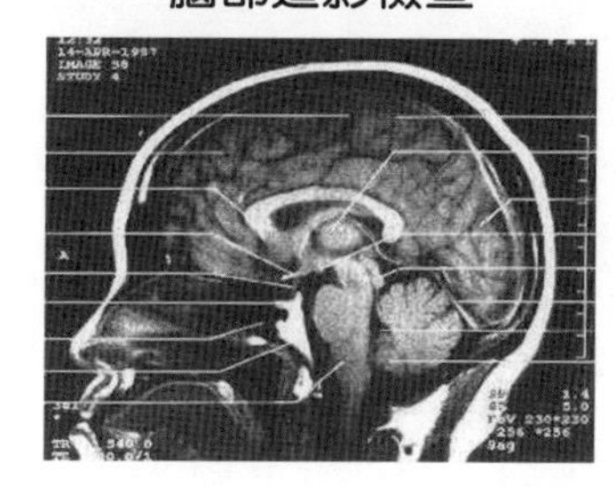

腰椎穿刺術

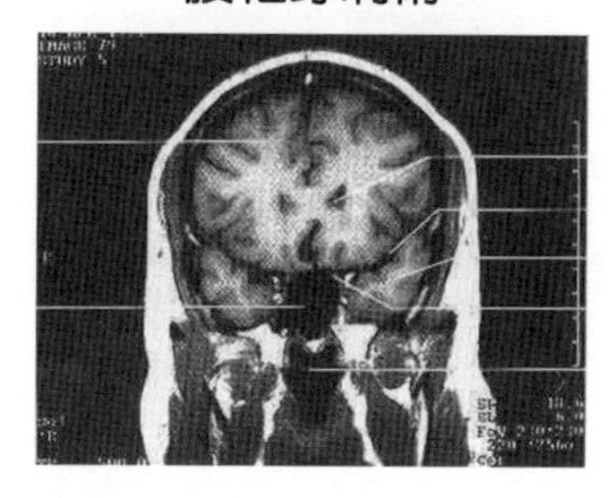

腦疝治療的原則

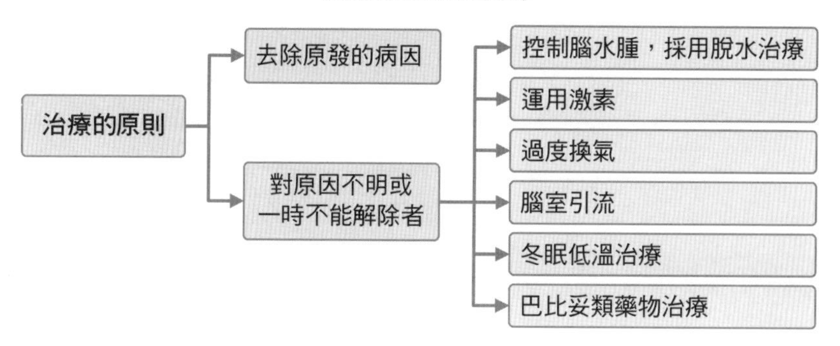

NOTE

第 27 章
顱腦損傷病人的護理

學習目標

1. 了解顱腦損傷的分類。
2. 熟悉顱腦損傷的臨床特色與急救處理。
3. 掌握顱腦損傷的觀察、護理措施。
4. 熟悉顱骨骨折的臨床表現、診斷和處理原則。
5. 掌握顱骨骨折的護理。
6. 熟悉腦挫裂傷的發病機制、臨床表現、處理原則。
7. 了解顱內血腫的特點、治療原則。

27-1 顱腦損傷病人的護理（一）

（一）概論

1. 損傷

(1) 頭皮的解剖：可以將頭皮分為皮膚、皮下組織、帽狀腱膜、帽狀腱膜下層和骨膜層等五層，其中皮膚、皮下組織、帽狀腱膜三層連接緊密，不易分離；帽狀腱膜下層和骨膜層連接疏鬆，較易於分離。

2. 頭皮損傷的分類

(1) 頭皮血腫：皮下血腫、帽狀腱膜下血腫、骨膜下血腫。

(2) 頭皮裂傷。

(3) 頭皮撕脫傷。

3. 護理評估

(1) 健康史：原因為鈍器傷、銳器傷或機械力牽扯。

(2) 身心狀況

①頭皮血腫

(a) 皮下血腫：常見於產傷或碰傷。

(b) 帽狀腱膜下血腫：頭部受到斜向暴力。

(c) 骨膜下血腫：頭顱骨骨折。

②頭皮裂傷。

③頭皮撕脫傷。

4. 護理診斷

(1) 潛在併發症：休克。

(2) 組織完整性受損：與損傷有關。

(3) 有感染的危險：與積血及頭皮完整性破壞有關。

(4) 疼痛：與損傷有關。

(5) 恐懼：與外傷刺激及對疾病知識的缺乏有關。

5. 護理措施

(1) 頭皮血腫：較小的血腫，並不需要做特殊的處理，可以加壓包紮。早期可以冰敷，在24-48小時之後可以熱敷。較大的血腫，加壓包紮，一般不穿刺抽吸血腫液。

(2) 頭皮裂傷：局部加壓包紮止血，爭取在24小時之內清除創傷，加以縫合。

(3) 頭皮撕脫傷：加壓包紮止血、防止休克，要保留撕脫的頭皮，避免汙染，用無菌敷料來包裹，隔水放置於有冰塊的容器內，儘量在6-8小時之內做手術。

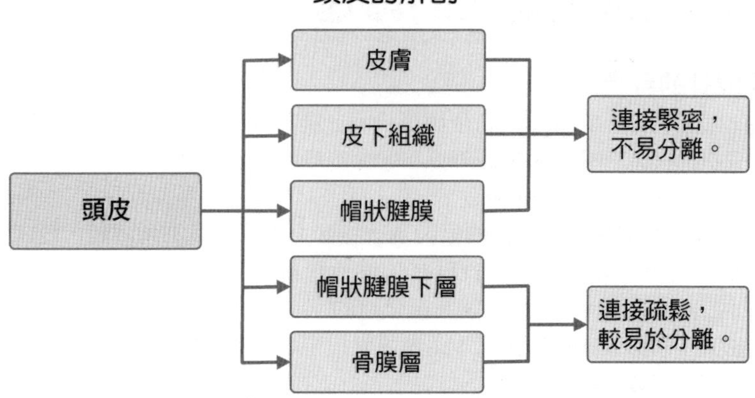
頭皮的解剖
頭皮
皮膚
皮下組織
帽狀腱膜
帽狀腱膜下層
骨膜層
連接緊密，不易分離。
連接疏鬆，較易於分離。

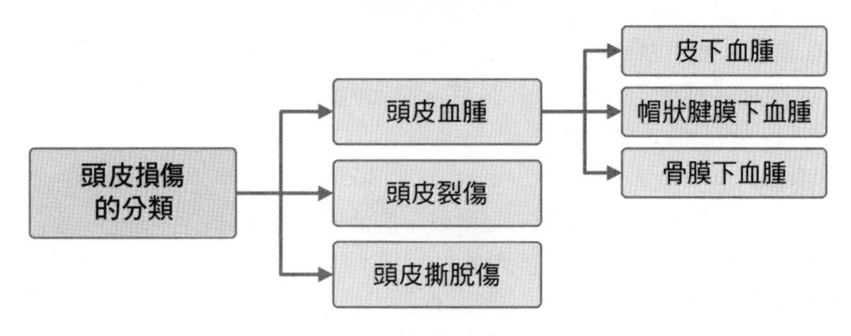
頭皮損傷的分類
頭皮損傷的分類
頭皮血腫
頭皮裂傷
頭皮撕脫傷
皮下血腫
帽狀腱膜下血腫
骨膜下血腫

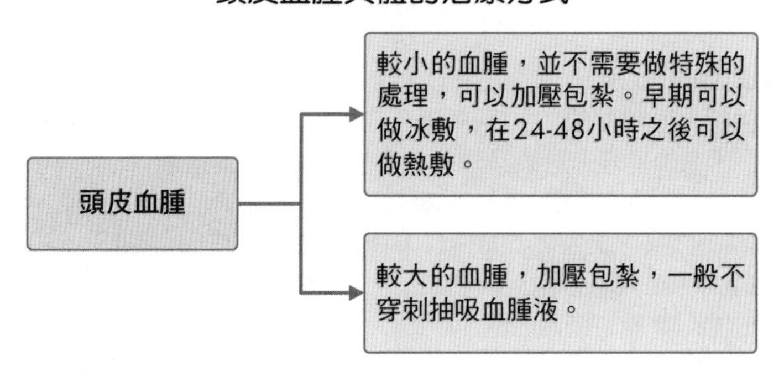
頭皮血腫具體的治療方式
頭皮血腫
較小的血腫，並不需要做特殊的處理，可以加壓包紮。早期可以做冰敷，在24-48小時之後可以做熱敷。
較大的血腫，加壓包紮，一般不穿刺抽吸血腫液。

27-2 顱腦損傷病人的護理（二）

（二）頭顱骨的骨折

1. **概論**：頭顱骨骨折的類型：(1)依據骨折的形態，分為線性骨折和凹陷性骨折。(2)依據骨折的部位，分為頭顱蓋骨折和頭顱底骨折。(3)依據骨折是否與外界相通，分為開放性骨折和閉合性骨折。
2. **護理評估**：(1)健康史：骨折的原因為直接暴力與間接暴力所引起。(2)身心的狀況：頭顱蓋骨折在臨床上的表現有①線性骨折（發生率最高）：局部壓痛、腫脹；②凹陷性骨折：局部可以觸及侷限性的下陷區。
3. **診斷檢查**：頭顱X光攝影檢查：頭顱蓋骨折可以確診，頭顱底骨折一般需要透過臨床表現來加以診斷。
4. **護理診斷**：(1)潛在併發症：顱內壓增高、顱內出血、顱內感染。(2)疼痛：與損傷有關。(3)知覺的改變：與頭顱神經損傷有關。(4)恐懼：與受傷而無心理準備及對疾病知識的缺乏有關。
5. **護理措施**：腦脊液外漏的護理，其護理重點為一抗、二要、三避免、四禁。一抗：使用抗生素來預防感染。二要：要頭高腳低採取斜坡臥位；要保持鼻、耳道外面清潔。三避免：避免擤鼻涕、打噴嚏、劇烈咳嗽。四禁：禁止耳／鼻道填塞、沖洗、藥液滴入和禁腰穿。

（三）腦損傷

1. **基本概念**：腦損傷為反映腦膜、腦組織、腦血管以及腦神經的損傷。
2. **腦損傷的分類**：(1)腦組織是否與外界相通：開放性腦損傷和閉合性腦損傷。(2)腦損傷病理改變的先後次序：①原發性腦損傷：在暴力作用於頭部後，會立即發生的腦損傷。②繼發性腦損傷：頭部受傷一段時間後，所出現的腦受損病變。
3. **腦損傷的病因及發病機制**：(1)直接損傷：①加速性損傷；②減速性損傷；③擠壓傷。(2)間接損傷：①傳遞性損傷；②揮鞭性損傷；③特殊方式的損傷。(3)旋轉損傷。

（四）顱內血腫的分類

1. **依據血腫的來源和部位**：(1)硬腦膜外血腫：硬腦膜外血腫有①原發性腦損傷較輕：先昏迷、後清醒，最後又昏迷，即會出現「中間清醒期」。②原發性腦損傷較重：並無「中間清醒期」。③原發性腦損傷很輕或沒有：早期並無意識障礙。(2)硬腦膜下血腫：硬腦膜下血腫有①急性：並無「中間清醒期」，急性顱內壓增高症狀相當明顯，腦疝症狀出現較快。②慢性：有局部症狀和徵象，顱內壓增高的症狀出現較晚。(3)腦內血腫。
2. 依據時間來分類：(1)急性顱內血腫：3天以內發生。(2)次急性顱內血腫：在3天到3週以內發生。(3)慢性顱內血腫：超過3週。

頭顱骨骨折的類型

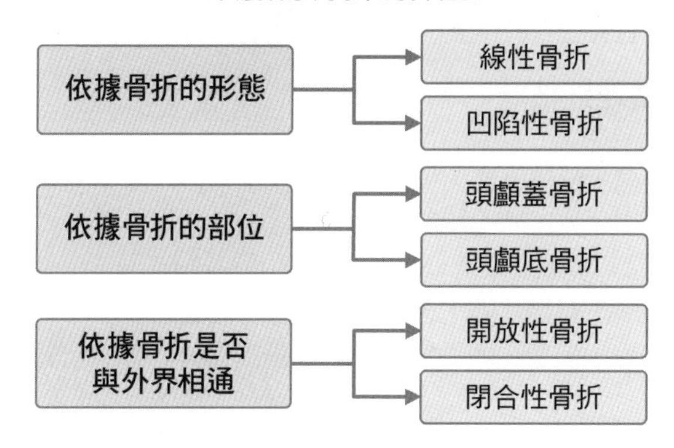

顱底的骨折

骨折部位	瘀斑部位	腦脊液外漏	可能會波及的腦神經
顱前窩	眶周、球結膜下（「熊貓眼」症、「兔眼」症）	鼻漏	嗅神經、視神經
顱中窩	乳突區、顳部	鼻漏或耳漏	面神經、聽神經
顱後窩	乳突部、咽後壁、枕部	無	舌咽神經、迷走神經、副神經、舌下神經與頭顱的解剖

頭顱蓋骨折的臨床表現

腦損傷的種類

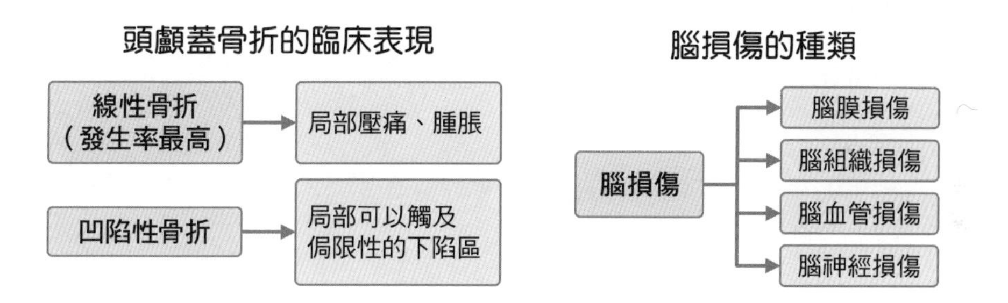

腦損傷的病因及發病機制

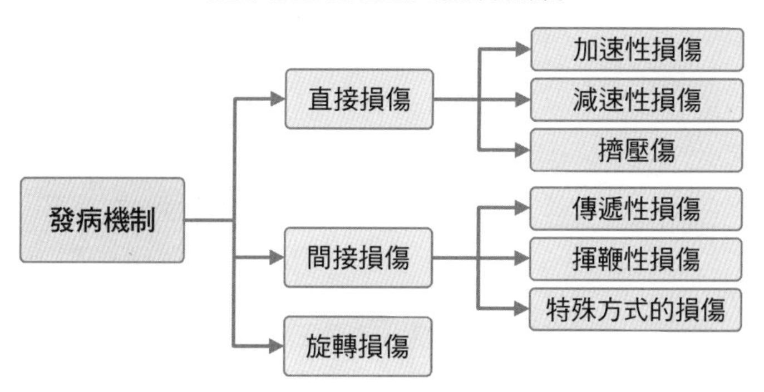

27-3 顱腦損傷病人的護理（三）

（五）腦損傷的護理評估

1. 健康史
   (1) 開放性腦損傷：銳器傷或火器傷所直接造成。
   (2) 閉合性腦損傷：鈍性暴力或間接暴力所造成。
2. 身心狀況
   (1) 腦震盪：是指頭顱腦外傷之後所出現的暫時性腦功能障礙，並無肉眼會見到的神經病理改變，但是在顯微鏡下觀察，會見到神經組織結構紊亂。
   (2) 臨床表現

①會立即出現短暫的意識障礙，一般並不會超過30分鐘。

②逆行性遺忘症。

③神經系統檢查並無陽性反應的徵象，腦脊液中並無紅血球，電腦斷層掃描（CT）檢查亦無陽性反應的發現。

（六）腦挫裂傷

1. 臨床表現
   (1) 意識障礙：在受傷之後會立即出現，一般超過30分鐘。
   (2) 頭痛與噁心、嘔吐。
   (3) 局部症狀與徵象。
   (4) 顱內壓增高與腦疝。
2. 顱腦損傷病人的診斷檢查
   (1) 腦脊液檢查。
   (2) 頭顱X光檢查。
   (3) 電腦斷層掃描（CT）：硬膜外血腫（雙凸鏡形或弓形密度增高影）、硬膜下血腫（新月形或半月形密度增高影）。
   (4) 腦部超音波檢查。
   (5) 腦血管造影。

小博士解說

重點要求學生掌握顱內壓增高病人的診斷、主要護理措施以及頭皮損傷、頭顱骨骨折、腦損傷病人的診斷和主要護理措施。

腦損傷的健康史

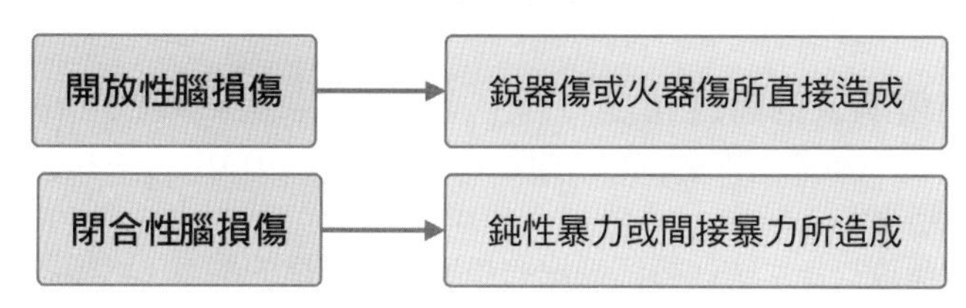

腦震盪的臨床表現

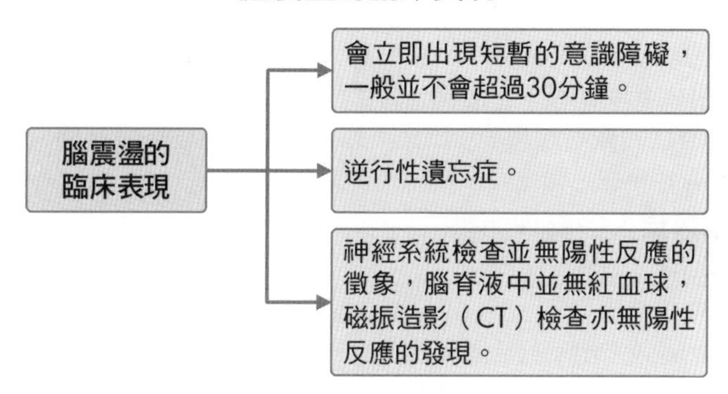

硬腦膜外血腫

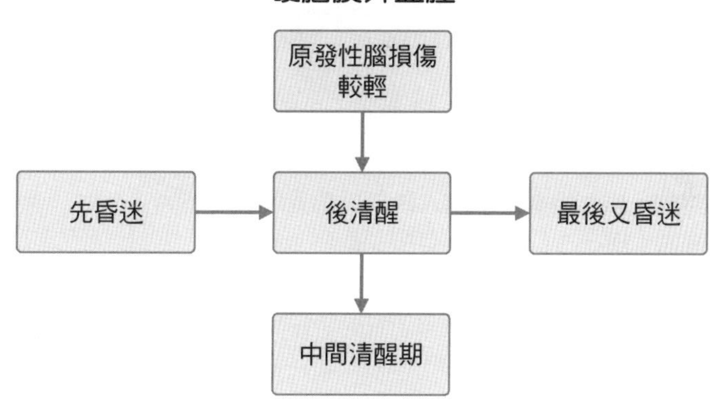

+ 知識補充站

腦損傷

暴力作用於頭部，引起的腦組織損傷，有腦震盪、腦挫傷、腦幹損傷及顱內出血等。頭部受擊時的狀態，對於損傷的程度與後果關係密切。

27-4 顱腦損傷病人的護理（四）

（八）顱腦損傷病人的護理措施

(1) 治療原則：(a) 開放性腦損傷：清除創傷縫合術。(b) 閉合性腦損傷：手術治療顱內壓增高和腦疝。

(2) 實際的護理措施：①保持呼吸道的暢通。②病情的觀察：意識狀態的觀察（分為輕度、中度與重度）、生命徵象的觀察、瞳孔的觀察與神經系統徵象的觀察。③顱內壓的監測。④體位。⑤控制腦水腫。⑥防止水、電解質代謝和酸鹼平衡的失調。⑦預防感染。⑧支援營養。

(3) 對症護理與併發症的處理：排尿異常、便秘、五官及皮膚護理、應激性潰瘍、肺部感染、躁動的護理、發高燒的處理、外傷性癲癇與關節痙攣、肌肉萎縮。

(4) 術後併發症的觀察和護理：出血、感染、中樞神經性發高燒、尿崩症、胃出血、頑固性呃逆、癲癇發作及健康教育。

（九）顱腦損傷病人的護理診斷

(1) 潛在併發症：腦疝、出血。
(2) 清理呼吸道無效：與意識水準降低有關。
(3) 有誤吸的危險：與反射活動降低有關。
(4) 體溫調節無效：與腦幹受損有關。
(5) 低效能性呼吸型態：與嚴重腦挫裂傷或腦幹損傷有關。
(6) 有感染的危險：與損傷、手術和腦室引流有關。
(7) 有體液不足的危險：與嘔吐、發高燒、高滲利尿劑的使用、尿崩症和不能正常進食等有關。
(8) 營養失調：與嘔吐、長期不能正常進食有關。
(9) 疼痛：與顱內壓增高和手術切口有關。
(10) 有外傷的危險：與癲癇抽搐、躁動、感覺障礙等有關。
(11) 排尿異常：與排尿反射障礙有關。
(12) 便秘：與大量、長期使用高滲利尿劑及臥床有關。
(13) 語言溝通障礙：與語言中樞受損有關。

顱腦損傷病人的診斷檢查

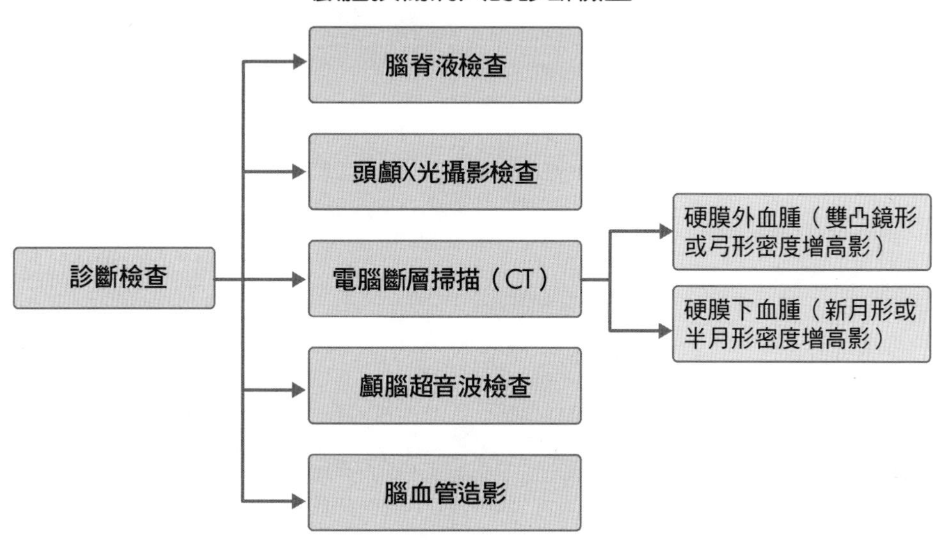

顱腦損傷病人的治療原則

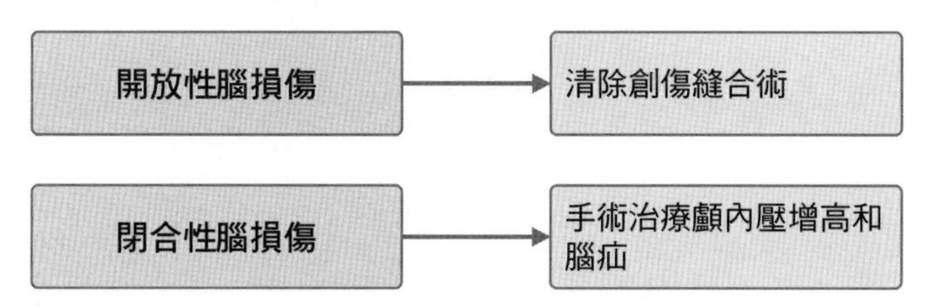

顱腦損傷病人的病情觀察

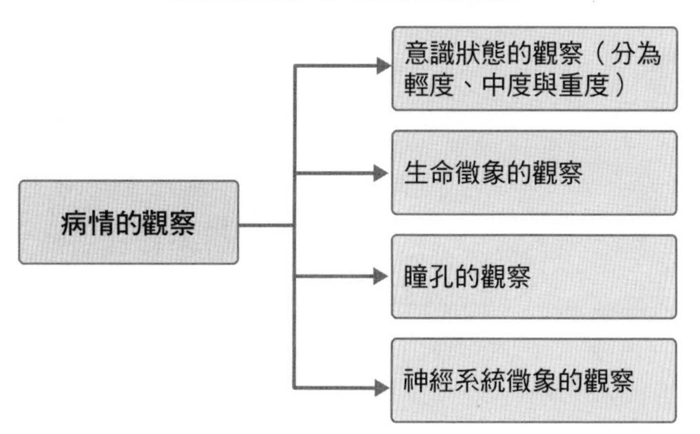

NOTE

第 28 章
常見顱腦疾病病人的護理

學習目標

1. 先天性腦積水疾病病人的護理。
2. 顱骨裂和脊柱裂疾病病人的護理。
3. 腦膿腫疾病病人的護理。
4. 顱內腫瘤疾病病人的護理。
5. 椎管內腫瘤疾病病人的護理。
6. 腦中風疾病病人的護理。
7. 引流管的護理。
8. 了解幾種常見的顱腦和脊髓先天畸形的臨床表現和治療原則。
9. 熟悉腦膿腫、顱內腫瘤的臨床表現、處理原則。
10. 了解腦血管病的外科治療方法。

28-1 常見顱腦疾病病人的護理（一）

（一）先天性腦積水

先天性腦積水（congenital hydrocephalus）又稱為嬰兒腦積水，是嬰幼兒時期腦室系統或蛛網膜下腔積聚大量的腦脊液，導致腦室或蛛網膜下腔擴大，並出現顱內壓增高和腦功能障礙，大多見於2歲以下的嬰兒。

1. 病理生理
   正常腦脊液的循環：腦脊液存在於腦室系統或蛛網膜下腔內，其分泌和吸收處於動態平衡的狀態。腦脊液由腦室內的脈絡叢產生，經過第三與第四腦室而進入大腦半球的蛛網膜下腔，並由上矢狀竇兩旁的蛛網膜顆粒吸收，進入上矢狀竇的靜脈血液之中。
2. 先天性腦積水的分類
   (1) 非交通性梗塞性腦積水：腦室系統內有梗塞，使腦脊液循環通道阻塞，而引起的腦積水。
   (2) 交通性腦積水：腦室和蛛網膜下腔之間並無梗塞，而在腦脊液流出腦室之後的遠端發生梗塞（腦脊液可以流到枕大池與脊髓蛛網膜下腔，但是不能到達幕上的蛛網膜下腔，即大腦半球的表面，梗塞大多在基底池的部位）。
3. 先天性腦積水的病因
   常見的原因：產傷所引起的蛛網膜下腔出血和各種類型感染所導致的腦膜炎，因為血液或發炎性物質所造成的蛛網膜下腔黏結中腦導水管狹窄、四個腦室中孔和側孔閉鎖、小腦扁桃體下疝等畸形症狀。
4. 先天性腦積水的臨床表現及診斷
   (1) 嬰兒頭圍會明顯增大，前囟門隆起、張力增高，頭皮靜脈怒張，面顱明顯小於腦顱，顱縫增寬、顱骨變薄，頭顱叩診「破壺音」，眼球下移呈現落日狀。
   (2) 頭部抬起困難，下肢運動減少，偶而會有癲癇症。繼而視力會減退，雙下肢痙攣、癱瘓與癡呆症。
   (3) X光的顯示：顱腔擴大、顱骨變薄、囟門增大、骨縫分離。
   (4) MRI、CT的顯示：腦室系統會擴大、腦皮質會變薄。
5. 先天性腦積水的處理原則：大多數需要做手術治療。
   (1) 解除梗塞：例如顱後窩減壓術。(2) 建立旁路手術：例如側腦室（枕大池引流術）。(3) 分流術：例如腦室（體腔分流術）。

（二）顱骨裂和脊柱裂

顱骨裂和脊柱裂均係胚胎發育障礙所導致，均可以分為顯性和隱性兩類。

1. 顱骨裂（cranium bifidum）多發生於顱中線的鼻根部及枕部，脊柱裂（spina bifida）多發生於腰骶部。
2. 顯性指缺損處有內容物膨脹，隱性是指僅有缺損而無內容物膨脹。
3. 處理方式：顯性顱骨裂和脊柱裂手術。

先天性腦積水的分類

非交通性梗塞性腦積水

腦室系統內有梗塞，使腦脊液循環通道阻塞，而引起的腦積水。

交通性腦積水

腦室和蛛網膜下腔之間並無梗塞，而在腦脊液流出腦室之後的遠端發生梗塞。（腦脊液可以流到枕大池和脊髓蛛網膜下腔，但不能到達幕上的珠網膜下腔，即大腦半球的表面，梗塞大多在基底池的部位）。

先天性腦積水的臨床表現及診斷

1. 嬰兒頭圍會明顯增大，前囟隆起、張力增高，頭皮靜脈怒張，面顱明顯小於腦顱，顱縫增寬、顱骨變薄，頭顱叩診「破壺音」，眼球下移呈現落日狀。
2. 頭部抬起困難，下肢運動減少，偶而會有癲癇症。繼而視力會減退，雙下肢痙攣、癱瘓與癡呆症。
3. X光的顯示顱腔擴大、顱骨變薄、囟門增大、骨縫分離。
4. MRI、CT的顯示腦室系統會擴大、腦皮質會變薄。

先天性腦積水的處理原則

解除梗塞	例如：顱後窩減壓術。
建立旁路手術	例如：側腦室（枕大池引流術）。
分流術	例如：腦室（體腔分流術）。

28-2 常見顱腦疾病病人的護理（二）

（三）腦膿腫

1. 基本概念

腦膿腫（intracerebral abscess）是指細菌入侵腦組織所引起的化膿性發炎症，並形成侷限性的膿腫。

2. 腦膿腫的分類

(1) 耳源性腦膿腫：最為多見。(2) 血源性腦膿腫。(3) 其他：外傷、鼻源性與原因不明症。

3. 腦膿腫的臨床表現與診斷

(1) 疾病早期：會出現急性化膿性感染的局部和全身症狀、畏寒、發燒、頭痛與血象、腦脊液。

(2) 膿腫的形成：ICP 增高症、局部腦受到壓迫的症狀。電腦斷層掃描（CT）是目前診斷腦膿腫的第一選擇。

4. 處理原則

在急性期使用抗生素；在包膜形成時，使用膿腫穿刺術或切除術。

（四）顱內腫瘤

1. 原發腫瘤：起源於顱內各種組織。
2. 繼發腫瘤：身體其他部位惡性腫瘤的轉移性病變。

發生於任何年齡，發病部位以大腦半球最多，其次為鞍區、腦橋小腦角、小腦、腦室及腦幹。

3. 顱內腫瘤常見的類型：神經膠質瘤（glioma）（來源於神經上皮，多形性膠質母細胞瘤之惡性程度最高，星狀細胞瘤是膠質細胞瘤中最為常見的）、腦膜瘤（meningioma）、腦下垂體腺瘤（pituitary adenoma）（來源於腦下垂體前葉）、聽神經瘤（acoustic neuroma）、顱咽管瘤（craniopharyngioma）與轉移性腫瘤。
4. 臨床表現與診斷：ICP 值會增高，為局部的症狀，使用 CT、MRI 及內分泌激素來診斷。
5. 處理原則：降低 ICP 值，以手術治療最為直接而有效，還可以使用放射性療法、化療與其他療法。

（五）脊椎內腫瘤

脊椎內腫瘤（intraspinal tumor）是指發生於脊髓本身和椎管內與脊髓鄰近組織的原發性或轉移性腫瘤，除了脊膜瘤之外，男性的患者均超過女性，以腫瘤胸部段最多，其次為頸部與腰部段。脊椎內腫瘤可以分為髓外硬脊膜下、硬脊膜外與髓內。

1. 臨床表現：分刺激期（根痛）、脊髓部分受壓期與脊髓癱瘓期。
2. 磁振造影（MRI）為目前最有價值的檢查方法，手術切除腫瘤是目前唯一有效的治療方式。

意識狀態的分級

意識	語言刺激反應	疼痛刺激反應	生理反應	大小便能否自我料理	配合檢查
清醒	靈敏	靈敏	正常	能	能
模糊	遲鈍	不靈敏	正常	有時並不能	尚可
淺度昏迷	無	遲鈍	正常	不能	不能
昏迷	無	毫無防禦	減弱	不能	不能
深度昏迷	無	無	無	不能	不能

注意：依據病情採用相同種類與相同程序的語言和疼痛刺激，在記錄時要動態的分析與判斷意識的狀態。

腦膿腫的臨床表現

1. 耳因性腦膿腫	最為多見
2. 血因性腦膿腫	
3. 其他	外傷、鼻源性與原因不明症

腦膿腫的病因及分類

1. 疾病早期	會出現急性化膿性感染的局部和全身症狀、畏寒、發燒、頭痛與血象、腦脊液。
2. 膿腫的形成	ICP 增高症，局部腦受到壓迫的症狀。

顱內腫瘤常見的類別

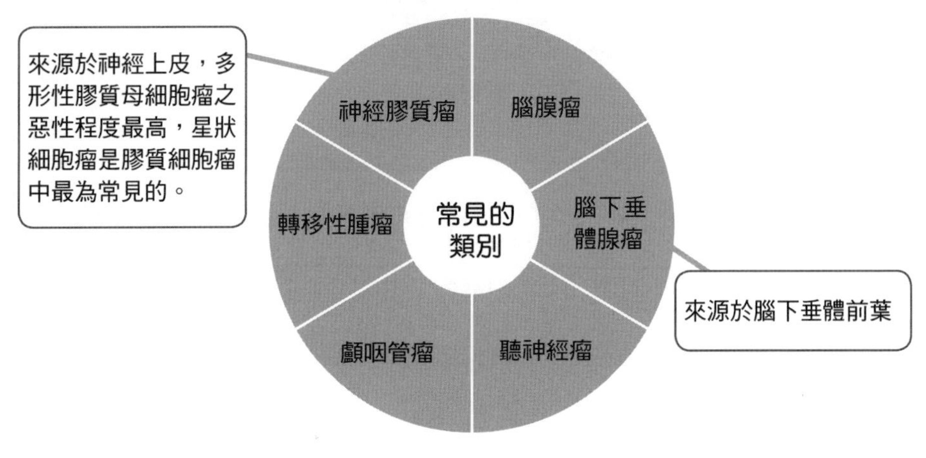

28-3 常見顱腦疾病病人的護理（三）

（六）顱內血管性疾病

腦血管疾病、惡性腫瘤與冠心病為死亡的三大疾病。需要外科治療的腦血管疾病為顱內動脈瘤、顱內動靜脈畸形與腦中風。

1. 顱內動脈瘤（cerebral aneurysm）

顱內動脈瘤是由於顱內局部血管壁異常所產生的囊性膨脹，它是自發性蛛網膜下腔出血的常見原因。腦血管造影是確診顱內動脈瘤必備的檢查方法，開顱動脈瘤夾閉是治療的第一選擇。

2. 顱內動靜脈畸形（AVM）

顱內動靜脈畸形是由一團動脈、靜脈及動脈化的靜脈樣血管所組成。動脈直接與靜脈溝通，其間並無微血管網，畸形周圍的腦組織會因為缺血而萎縮。出血是最常見的首次發病症狀。癲癇是較為常見的首次發病症狀。腦血管造影是確診本病的必要方式，手術切除是最根本的治療方法。

3. 腦中風

各種原因所引起的腦血管疾病急性發作，而造成腦的供應動脈比較狹窄或閉塞，以及非外傷性的腦實質性出血，從而引起相關的臨床症狀，稱為腦中風。腦中風包括缺血性腦中風和出血性腦中風。

缺血性腦中風可以分為TIA（短暫性腦缺血，發作不超過24小時）、RIND（可逆性缺血性神經功能障礙超過24小時）與CS（完全性腦中風）。

（七）病情的觀察

動態病情觀察是鑑別原發性與繼發性腦損傷的主要方式，其觀察內容包括意識、生命徵象、神經系統徵象等。

意識障礙出現的遲早與有無繼續加重，可以作為原發性與繼發性腦損傷的重要根據。

（八）神經系統的徵象

1. 瞳孔的變化：正常為一樣大、圓形，在自然的光線下，直徑大約為3-4毫米（mm），對直接與間接的光線反射靈敏。
2. 錐體束的徵象：腦疝之中的腦受壓與錐體束受損。

（九）引流管的護理

腦室引流的重點：位置為10-15公分、引流速度與數量小於500 ml/天、暢通與否、CSF顏色、數量、性狀、無菌觀念及拔管與否。

1. 創傷腔引流：引流瓶的位置、速度與數量。
2. 膿腔引流：引流瓶與引流袋要低於膿腔30公分。
3. 硬膜下引流：引流瓶與引流袋要低於創傷腔30公分。

腦中風的分類

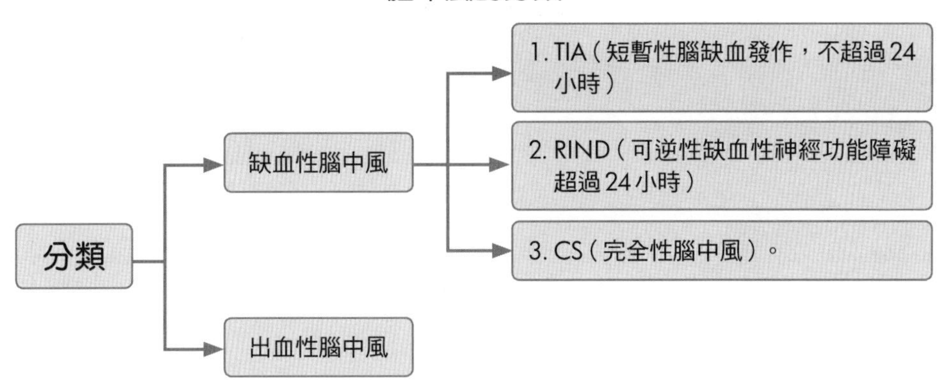

神經系統的徵象

瞳孔的變化	正常為一樣大、圓形，在自然的光線下直徑大約為 3-4 公釐，對直接與間接的光線反射靈敏。
錐體束的徵象	腦疝中腦受壓與錐體束受損。

引流管的護理

創傷腔引流	引流瓶的位置、速度與數量。
膿腔引流	引流瓶與引流袋要低於膿腔 30 公分。
硬膜下引流	引流瓶與引流袋要低於創傷腔 30 公分。

引流管的護理

腦室引流的重點：位置為 10-15 公分、引流速度與數量小於 500 ml/天、暢通與否、CSF 顏色、數量、性狀、無菌觀念及拔管與否。

創傷腔引流	注意引流瓶的位置、速度與數量。
膿腔引流	引流瓶與引流袋要低於膿腔 30 公分。
硬膜下引流	引流瓶與引流袋要低於創傷腔 30 公分。

NOTE

第 29 章
胸部損傷病人的護理

學習目標

1. 了解胸部損傷的病因、病理和急救處理原則。。
2. 熟悉胸部損傷的病理生理變化與治療原則。
3. 掌握胸部損傷的身心狀況和病人的護理措施。
4. 掌握胸腔閉式引流的護理。
5. 重點要求學生掌握好肋骨骨折、閉合性氣胸、開放性氣胸、張力性氣胸和血胸病人的診斷和主要護理措施。
6. 了解胸部損傷的概述及護理。
7. 掌握肋骨骨折、氣胸、血胸、心臟損傷的臨床表現、診斷和治療。

29-1 胸部損傷疾病病人的護理（一）

(一)胸部的解剖與生理

胸部由胸壁、胸膜和胸內器官所組成，胸骨上緣和第一肋骨構成胸部上口，橫膈封閉下口。

1. 特色一：胸膜腔的密閉性
   完整的胸廓是支架，支架具有支援與保護、參與呼吸及調整負壓的功能。其完整的意義即完好性與密閉性（胸膜腔），重要的解剖指標為胸骨角。
2. 特色二：胸膜腔內呈現負壓力
   胸膜腔內呈現負壓力，負壓力產生的原因取決於肺的回收力，其中彈性回收力為三分之一，表面張力為三分之二（在胸膜腔完整、胸廓擴張與肺膨脹的條件下）。負壓力存在的意義為負壓力的存在是肺擴張與促進靜脈回流的必要條件。
   負壓力的正常值為在平靜呼吸時，吸氣時的波動在－8至－10 cm H_2O之間，於呼氣時的波動在－3至－6 cm H_2O之間。

(二)胸部損傷

胸部損傷根據胸膜腔是否與外界相通，可以分為閉合性損傷和開放性損傷（涵蓋穿入傷與貫通傷）兩大類。閉合性或開放性損傷會發生膈肌破裂，並造成胸腔和腹腔器官同時損傷，稱為胸腹合併損傷。

(三)創傷性窒息

創傷性窒息由胸部擠壓傷所導致，胸部擠壓之瞬間患者聲門會緊閉，氣道和肺內空氣不能外溢，胸腔內的壓力驟升，迫使靜脈血擠回上半身，引起頭部、肩部、上胸組織微血管破裂、血液外溢，而造成點狀出血。重者會發生腦水腫、窒息及心跳停止。

(四)肺爆震傷

爆炸產生的高壓氣浪或水波浪衝擊在胸部時，會使胸壁撞擊肺組織，緊隨著高壓後的負壓波亦會使肺撞擊胸壁，導致肺挫傷、肺微血管出血、小支氣管及肺泡破裂，肺組織廣泛性滲出而產生肺水腫，會出現肺裂傷與血氣胸。

(五)臨床表現

1. 疼痛與呼吸困難：氣管／支氣管堵塞、肺挫傷所引起的肺出血、淤血、水腫、血胸、氣胸壓迫、疼痛與反常的呼吸運動。
2. 咯血、休克：失血性、胸膜肺休克（過度神經反射、血管擴張）與心包填塞、皮下氣腫（支氣管或氣管及食道損傷所引起）、張力性皮下氣腫（縱膈及皮下氣腫範圍相當廣泛）。

(六)診斷

一是問和看，二是觸、聽、穿，若加上X光檢查，則診斷就不難。其他的檢查包括胸部電腦斷層掃描（CT）與支氣管纖維內視鏡。

多根多處肋骨骨折的病理生理

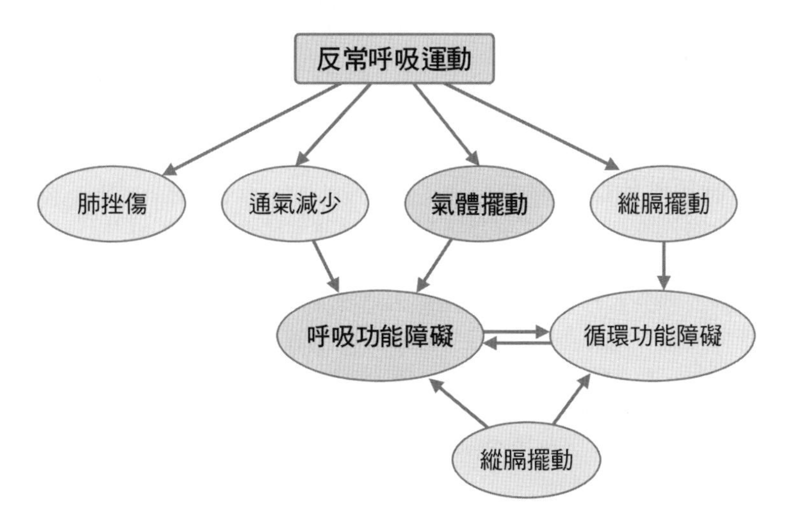

單根及多根骨折臨床表現及處理

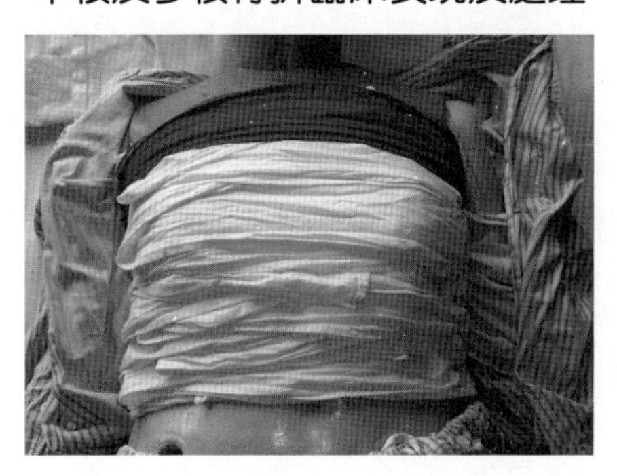

胸部的解剖與生理特色

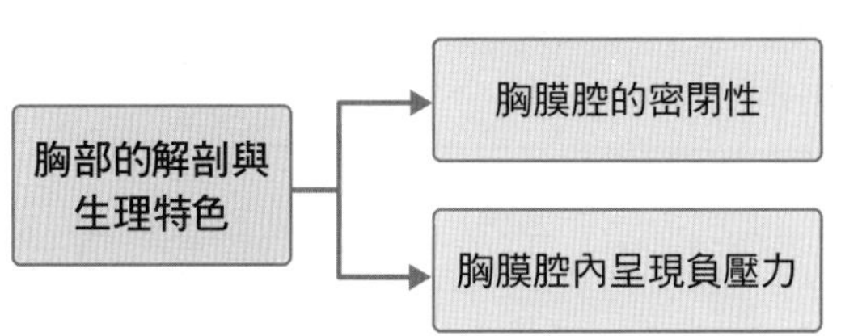

29-2 胸部損傷疾病病人的護理（二）

（七）剖胸探查指針

剖胸探查指針可以偵測出心臟損傷、廣泛性肺裂傷及支氣管斷裂、進行性出血、食管破裂、胸腹合併傷、大塊胸壁缺損與胸內異物的存留。

（八）肋骨骨折的治療原則

1. 肋骨骨折的分類：肋骨骨折在胸部損傷中最為常見，可以分為單根肋骨骨折、多根肋骨骨折與多根多段肋骨骨折三種。
2. 肋骨骨折的特色：老年人比年輕人較為多見，其中以4-7肋骨骨折最為常見。肋軟骨骨折X光無法顯示出來，且疼痛更甚。肋骨的骨折在後肋最為常見。
3. 肋骨骨折的病因：有外來暴力（分為直接暴力、間接暴力）與病理骨折兩種。
4. 閉合性單根單處肋骨骨折的病理生理：呼吸影響不大，會刺破內臟組織並惡化。(a)固定胸廓：使用多頭胸帶或膠布來加以固定。(b)止痛：消炎痛、芬必得、肋間神經封閉。(c)防治併發症。
5. 多根多處肋骨骨折的病理生理（反常呼吸）：在吸氣時，胸內負壓會上升，軟化區的胸壁內陷，而不會隨著其胸廓而向外延伸。在呼氣時，則會反其道而行，胸內壓會相對降低，軟化區向外鼓出。傷側肺受壓與縱膈撲動，導致缺氧和二氧化碳蓄積，在嚴重時會影響呼吸及循環的功能。多根多處肋骨骨折會出現反常呼吸運動，會有多根、多處肋骨骨折，特別是前側局部胸壁會因為失去完整肋骨的支撐而軟化，而產生反常呼吸運動（在吸氣時，軟化區的胸壁會內陷）；在呼氣時，該區胸壁向外鼓出，此類胸廓稱為連枷胸。
6. 單根及多根骨折臨床表現及處理：(1)臨床表現：主要是疼痛及呼吸困難。(2)治療：固定、止痛與預防併發症。(3)實際的方法：包紮固定、神經阻滯、鼓勵有效的咳嗽、早期的下床活動、適量地使用抗生素。
7. 閉合性多根多處的多根多處肋骨骨折：(1)臨床表現：呼吸困難更為明顯。(2)處理方式：急救的重點為及早控制反常呼吸運動和改善呼吸的功能。(3)反常呼吸運動的處理方式：固定（包紮、牽引、內部固定等）。(4)止痛、局部固定或加壓包紮。(5)處理合併症：反常呼吸運動急救用厚敷料加壓包紮。(6)建立人工氣管。(7)預防感染。
8. 開放性肋骨骨折：(1)要儘早執行清理創口術與固定，使之成為閉合性骨折，(2)胸膜穿破者，要執行胸腔閉式引流術。做胸腔閉式引流與使用抗生素。

治療注意事項

治療的原則	保持呼吸道的暢通、防止休克、控制感染、維持正常的胸廓運動（制止反常的呼吸運動，閉合開放性傷口）與胸部損傷的進一步處理。
傷口的處理	從傷口大小並不能估計損傷的嚴重程度。清理創口的時間要在12-24小時之內完成，並做破傷風抗毒素(TAT)注射與使用抗菌藥物。
注意合併創傷的可能性	第4根肋骨以下的胸部外傷(右側可合併有肝、膽、腎，左側可併有胃、胰等)、神智與瞳孔的變化(腦外傷)、肢體活動的障礙(肢體骨折與脊髓損傷)。

肋骨骨折的分類

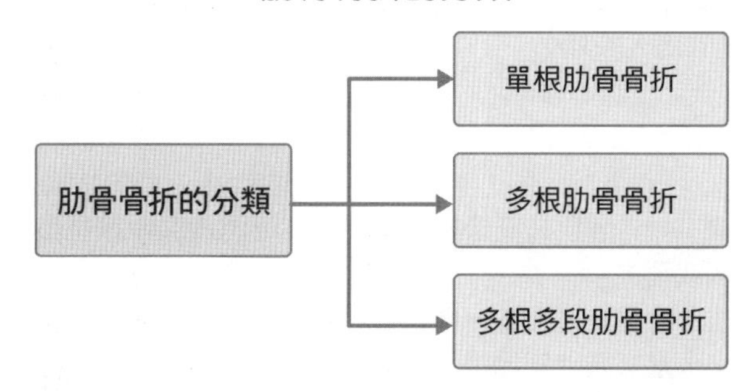

肋骨骨折的病因

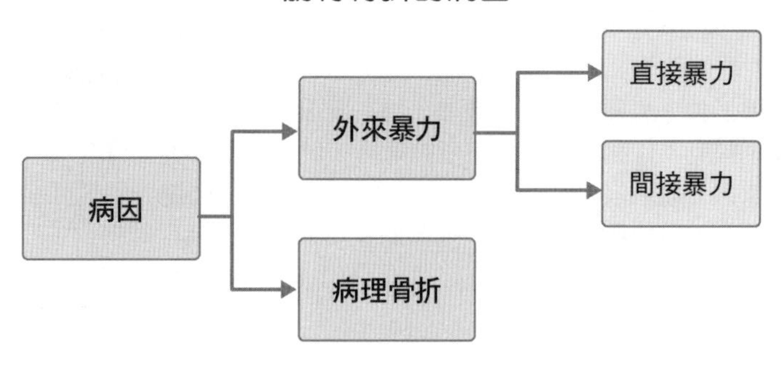

29-3 胸部損傷疾病病人的護理（三）

（九）肋骨骨折的護理評估（續）

2. 身心的狀況：(1) 症狀：局部疼痛，多根多處肋骨骨折會有氣促、呼吸困難、發紺、休克等症狀。(2) 病徵：傷處胸壁壓痛、腫脹，會觸及骨擦感，胸廓擠壓症呈現陽性反應與反常呼吸運動。
3. 診斷檢查：胸部X光攝影檢查會對肋骨骨折加以確診，但並不能顯示肋軟骨骨折的徵兆。

（十）氣胸

氣胸分為閉合性氣胸（closed pneumothorax）、開放性氣胸（open pneumothorax）與張力性氣胸（tension pneumothorax）三種。

1. 閉合性氣胸：若為小量氣胸，在1-2週之內要自行吸收。若為大量氣胸，則要做胸腔穿刺或胸腔閉式引流，服用抗生素。在氣胸形成之後，胸膜腔的內積氣會壓迫肺裂口而使之封閉，不再繼續漏氣，大多為肋骨骨折的併發症。胸內負壓會消失，患側部肺會部分萎陷，處理之臨界值大於29%（慢性支氣管炎與肺氣腫等肺功能嚴重受損的病人除外）。
   (1) 護理評估：
      ①健康史。
      ②身心狀況：(a) 小量氣胸（本病並無明顯的症狀）。(b) 大量氣胸（胸悶、氣促、胸痛）。其徵象為氣管向健側移位，傷側胸部叩診呈現鼓音，聽診呼吸音會減弱或消失。
      ③診斷檢查：胸部X光檢查，會見到胸膜腔積氣和肺萎縮。
   (2) 治療原則：小量氣胸無需治療，若為大量氣胸需要執行胸膜腔穿刺抽氣。在必要時需執行胸膜腔閉式引流術，並適當使用抗生素。
2. 開放性氣胸：開放性氣胸是由於刀刃銳器或彈片、火器造成胸部穿透傷，胸膜腔與外界大氣相通，空氣會隨著呼吸自由進出胸膜腔。急救處理（使開放性變為閉合性氣胸）與進一步的處理。
   (1) 病理生理的改變
      ①負壓消失、患側肺會完全萎縮、擺動氣壓與V/Q失調。。
      ②縱膈撲動：在開放性氣胸患者吸氣時，健側胸膜腔負壓會升高，與傷側壓力差增大，縱膈向健側移位；在呼氣時，兩側胸膜腔壓力差會減小，縱膈移回傷側，導致縱膈位置隨呼吸運動而左右擺動，稱為縱膈撲動。
      ③吸入氣體的含氧量不足。

張力性氣胸

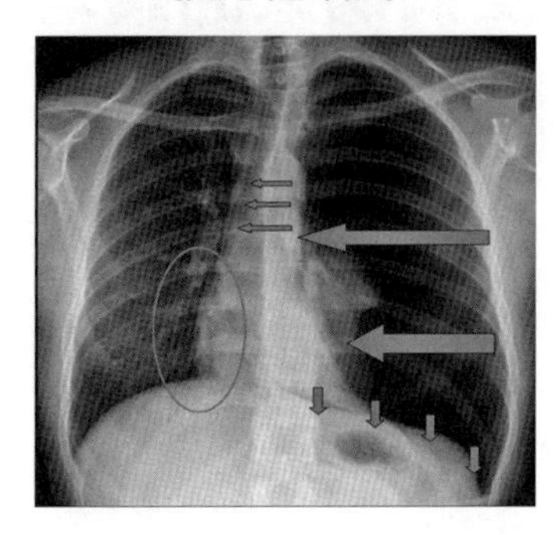

開放性氣胸傷口的包紮

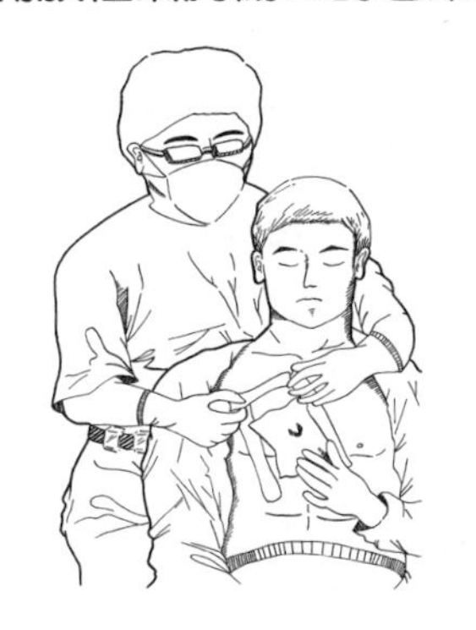

閉式胸膜腔引流

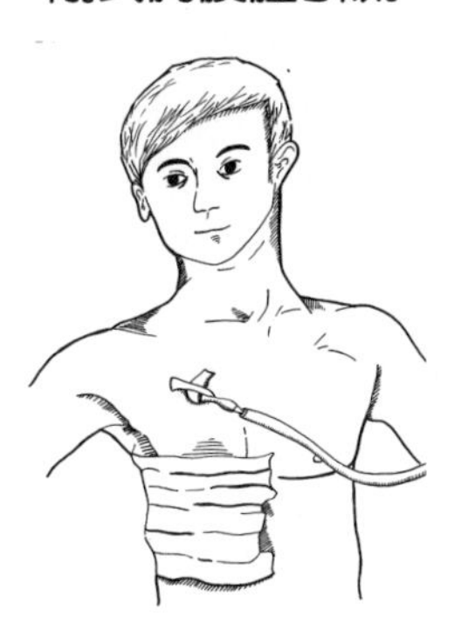

肋骨骨折的治療原則

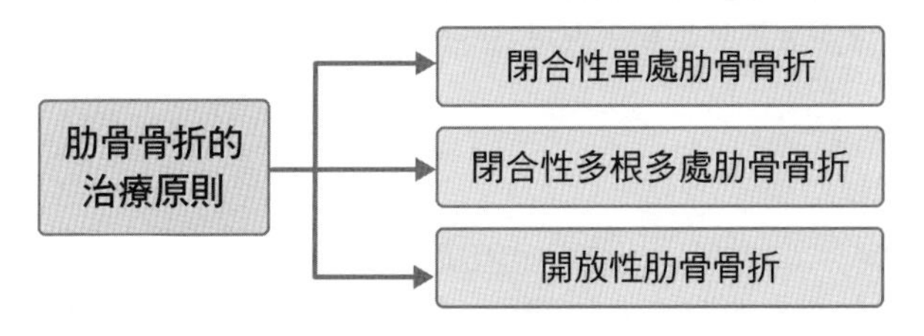

氣胸的分類

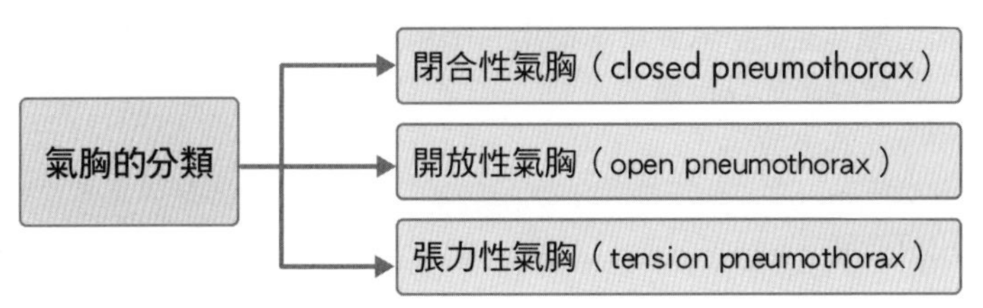

29-4 胸部損傷疾病病人的護理（四）

2. 開放性氣胸（續）

(2) 護理評估

①健康史。

②身心狀況：有氣促、呼吸困難、發紺與休克症狀。其徵象徵象為胸壁傷口、氣管向健側移位、傷側胸部叩診呈現鼓音、聽診呼吸音會減弱或消失。

(3) 治療的原則：①急救措施為緊急封閉傷口，使開放性氣胸變為閉合性氣胸。②抽氣減壓，執行胸膜腔穿刺抽氣。③進一步清理創傷、縫合胸壁傷口，作胸膜腔閉式引流術。④剖胸檢查。⑤預防及處理併發症。

3. 張力性氣胸：急救處理為將高壓變為低壓，使用粗針頭穿刺。針頭要帶指套，用小刀切開來。進一步處理使用閉式引流。在胸部損傷之後，胸膜腔裂口處會呈現活瓣，進入胸膜腔的空氣會不斷地增多，壓力逐漸升高，超過大氣壓，導致患側肺萎縮，將縱膈推向健側，擠壓健側肺，產生呼吸與循環功能的嚴重障礙，多見於較大肺泡的破裂或較大、較深的肺裂傷或支氣管破裂。其症狀及徵象徵象會有加重的呼吸困難及休克、明顯的缺氧及紫紺，氣管與心臟會明顯移位，傷側之間隙飽滿。傷側高度鼓音，呼吸音會消失，嚴重縱膈及皮下氣腫。在穿刺之後，呼吸困難會有所改善，但卻很快地又加重。在試穿時，會有高壓氣體衝出來。

在氣胸形成之後，胸膜腔內積氣會壓迫肺裂口而使之封閉，使之不再繼續漏氣，大多為肋骨骨折的併發症。肋骨骨折在胸部傷中大約占61-90%左右。不同的外界暴力作用方式所造成的肋骨骨折病變，會具有不同的特色：作用於胸部侷限部位的直接暴力所引起的肋骨骨折，斷端向內移位，會刺破肋間血管、胸膜和肺，產生血胸或氣胸。間接暴力如胸部受到前後擠壓時，骨折多在肋骨中段，斷端向外移位，刺傷胸壁的軟性組織，而產生胸壁血腫。槍彈傷或彈片傷所致肋骨骨折，常為粉碎性骨折。在兒童，肋骨富有彈性，不易折斷；在成人，尤其是老年人，肋骨彈性會減弱，容易發生骨折。

(1) 護理評估

①健康史。

②身心狀況：(a) 症狀：極度呼吸困難、盜汗、發紺、煩躁不安、昏迷、休克，甚至發生窒息的症狀。(b) 徵象：傷側胸部飽滿，肋間隙增寬，呼吸動度減小，氣管向健側移位，會及於皮下氣腫，叩診鼓音，聽診呼吸音會消失。

(2) 治療原則

①急救措施為立即排氣減壓，使用一個粗針頭在傷側第2肋間鎖骨中點連線處刺入胸膜腔來加以排氣。

②胸膜腔閉式引流術。

③剖胸檢查。

④使用抗生素。

張力性氣胸的護理評估

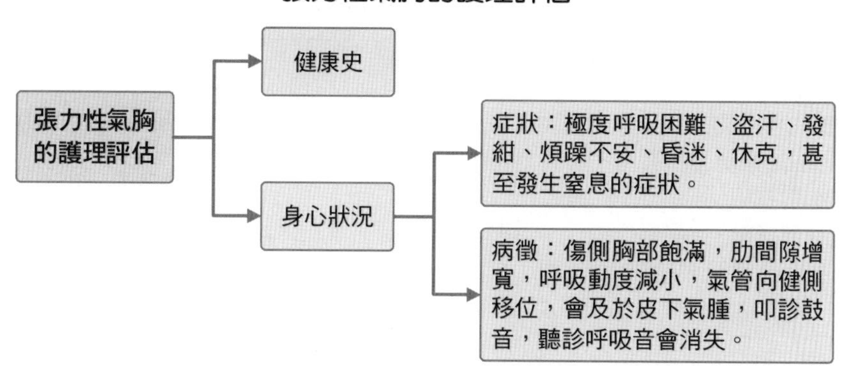

張力性氣胸的治療原則

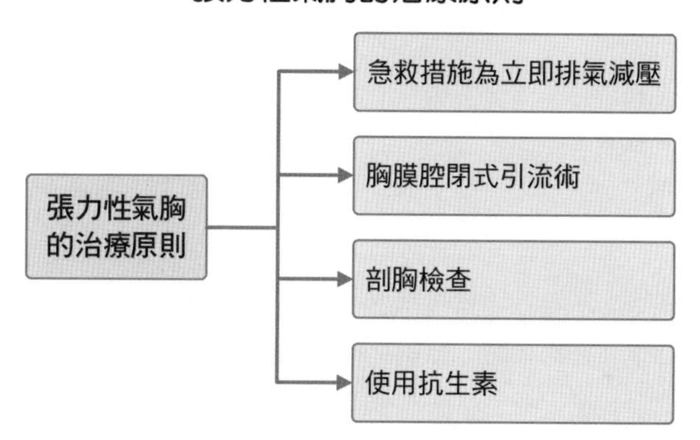

✚ 知識補充站

氣胸

顧名思義，即胸腔中有多餘的氣體堆積。氣胸產生的原因很多，若胸腔內肺臟或其他中空器官產生破洞，則氣體就會漏入胸腔中產生氣胸；也可能因為外部胸廓有破洞，空氣從外界吸入胸腔中而產生。可能因為外力介入（各種外傷），也可能因為內部疾病（例如肺病）所導致。對於肺部有病的人，蹲馬桶（其運氣方式與氣功的訓練雷同），甚至從事激烈活動之後發生，有些是打球，甚至情緒變化也會發生。氣胸因為外力因素與內在原因，大致分為創傷性及自發性氣胸。

29-5 胸部損傷疾病病人的護理（五）

（十一）血胸

胸腔內血液的來源為肺組織裂傷、肋間血管或胸廓內血管損傷與心臟和大血管的損傷。出血的來源為肺裂傷、肋間及乳內血管與心臟大血管。

1. 護理評估
   (1) 健康史。
   (2) 身心狀況（胸腔的積血量）：
      ①小量血胸（成人為0.5公升以下）：並無明顯的症狀，胸部X光檢查會顯示肋膈角會消失、液面不會高過膈頂。
      ②中量血胸（0.5-1公升）和大量血胸（1公升以上）：會出現休克的症狀和胸膜腔積液的徵象。
      ③大量血胸：血液量在1000毫升以上，X光檢查上界會達到肺野的上部，而嚴重地壓縮肺臟。
   (3) 診斷檢查
      ①血液常規檢查：失血的改變。
      ②胸部X光檢查。
      ③超音波檢查。
      ④胸膜腔穿刺：抽出不凝固的血液。
2. 治療原則
   (1) 非進行性血胸：小量積血可以不必穿刺抽吸。若積血量較多者，在早期即要執行胸膜腔穿刺；在必要時，要執行胸腔閉式引流術。
   (2) 進行性血胸：要立即剖胸止血，來防止休克。
   (3) 凝固性血胸：要剖胸清除積血和血塊，並做纖維組織剝除術。
5. 用X光片來判斷出血量（成人）

平肋膈角大約為290 ml（小於0.5公升），平肺門大約為1000 ml（0.5-1公升），第2肋大約為1500-2900 ml。

6. 胸膜腔進行性出血的徵象
   (1) 脈搏會逐漸增快，血壓會持續下降。
   (2) 在輸血補液之後血壓並不會回升或在升高之後又迅速下降。
   (3) 血紅蛋白、紅血球數目和血球細胞會積壓及紅血球呈現進行性下降。
   (4) 胸膜腔穿刺因為血液凝固而抽不出血液，但是胸部X光檢查顯示胸膜腔陰影會持續地擴大。
   (5) 閉式胸膜腔引流血液每小時超過200ml，而連續3小時左右。

血胸（Hemothorax）

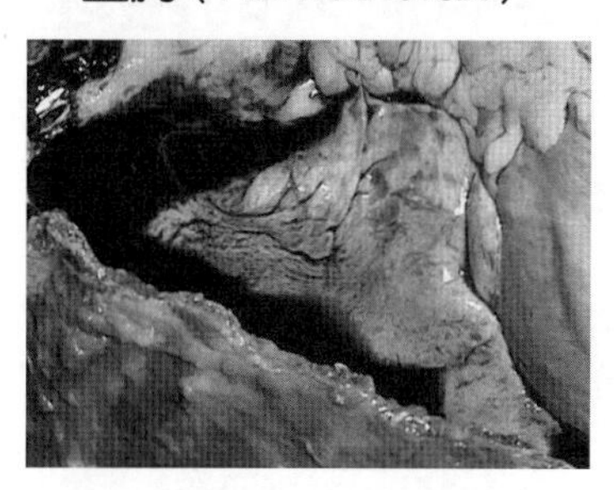

血胸的護理評估

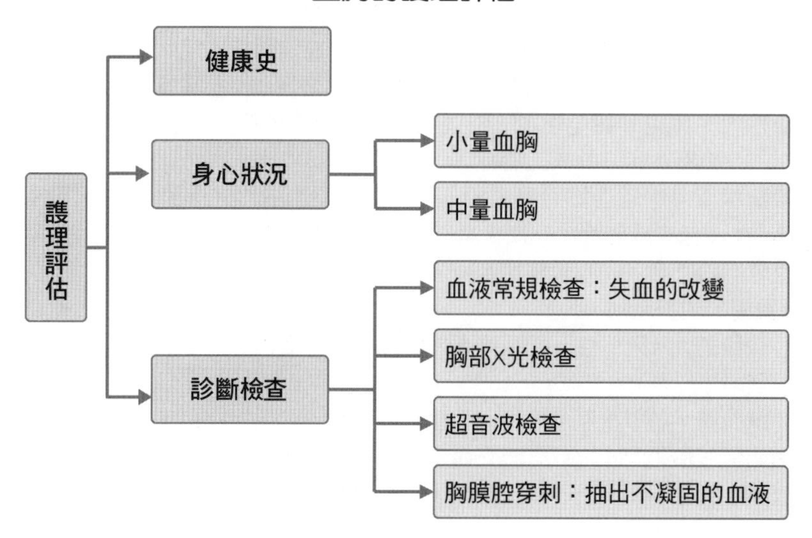

血胸的治療原則

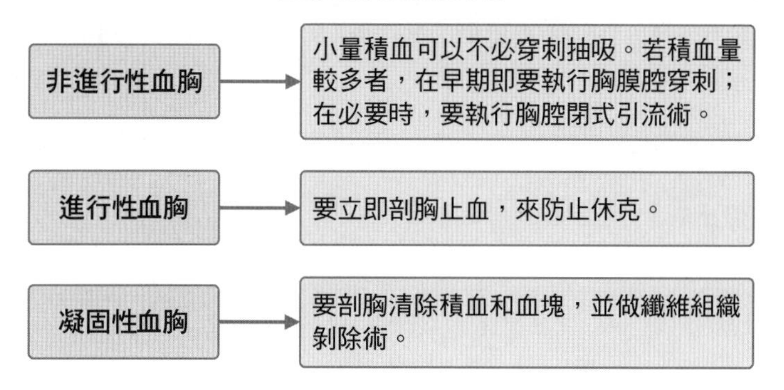

29-6 胸部損傷疾病病人的護理（六）

（十二）心臟損傷

心臟損傷包括心臟挫傷和心臟裂傷兩種。

1. 心臟壓塞（心包填塞）

心包腔迅速積血而不能排出，導致心包腔壓力驟升，從而對心臟產生壓迫作用，特別是擴張受阻，進而引起急性循環衰竭的嚴重徵候群。

2. Beck 三聯症

靜脈壓升高、動脈壓降低、心搏微弱、心音遙遠。

3. 心臟損傷的護理評估

(1) 健康史。

(2) 身心的狀況：情況一：心臟挫傷較輕者大多並無明顯的症狀；較重者會出現心前區疼痛、心悸、呼吸困難、休克等症狀。情況二：心臟裂傷會伴隨著心包裂口變大、休克，甚至死亡。情況三：心臟裂傷會伴隨著心包裂口變小或無裂口：心臟壓塞症、Beck 三聯症。

(3) 診斷檢查：①超音波心動圖檢查。②心電圖檢查：心肌損傷會出現 ST 段抬高，T 波低平或倒置、心律失常。③血液生化檢查：CPK-MB、LDH1 和 LDH2 值會明顯升高。④心包腔穿刺術。

4. 心臟損傷的治療原則

(1) 心臟挫傷：臥床休息、心臟監護、給氧、補足血液的容量、控制心律失常和心力衰竭。

(2) 心臟裂傷：立即做手術搶救。急性心包壓塞，可以先做心包腔穿刺減壓術。

5. 心臟損傷的護理診斷：(1) 氣體交換受損：與呼吸道梗塞、肺部萎縮、肺部損傷及胸廓活動受限有關。(2) 心輸出量減少：與大量失血、心律失常、心臟衰竭、心臟壓塞有關。(3) 體液不足：與外傷之後失血、攝取量減少有關。(4) 組織灌注量改變：與損傷、失血性休克、心律功能紊亂有關。(5) 疼痛：與損傷、穿刺或放置引流管有關。(6) 恐懼：與突然強大的外傷打擊與害怕手術有關。(7) 潛在併發症：肺不張、肺內感染。

6. 心臟損傷的護理措施：(1) 嚴密地觀察徵象。(2) 保持呼吸道的暢通。(3) 維持正常的換氣功能。(4) 維持心血管的功能。

心臟損傷的護理評估

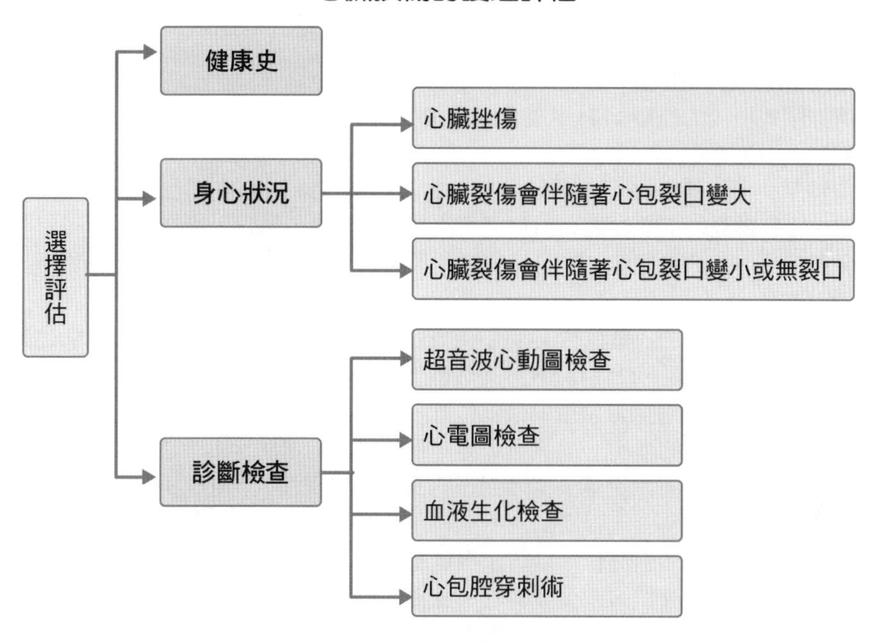

心臟損傷的治療原則

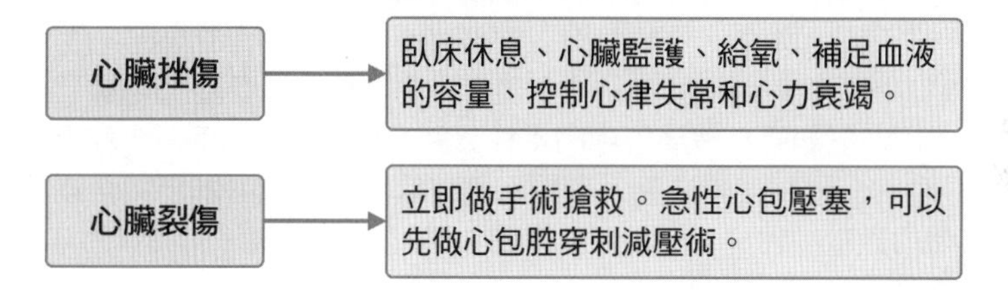

+ 知識補充站

心臟損傷大多是因為前腳受到重物、駕駛盤等撞擊，或從高處墜落，猛烈震盪心臟所致。直接或間接暴力猛將心臟推壓於腳骨和脊柱之間因而受損。突然的加速或減速，亦可使懸垂的心臟碰撞胸骨或脊柱遭受損傷。右心室由於緊貼胸骨，最容易挫傷。心臟挫傷的程度和範圍，可以從小片心外膜或心內膜出血，直至大片心肌層出血壞死。

29-7 胸部損傷疾病病人的護理（七）

（十三）胸腔閉式引流

1. 胸腔閉式引流的種類：(1) 單瓶水封閉式引流；(2) 雙瓶水封閉式引流；(3) 三瓶水封閉式引流。
2. 胸腔閉式引流的目的：(1) 排除胸腔內的液體與氣體；(2) 恢復和保持胸膜腔的負壓，維持縱膈的正常位置；(3) 促使術側肺迅速膨脹，以防止感染。
3. 胸腔閉式引流的適應症：使用於外傷性和自發性氣胸、血胸、膿胸及心胸手術後的引流等。
4. 胸腔閉式引流管的放置位置：(1) 引流氣體一般放置在患側鎖骨中線第 2 肋之間或腋中線第 3 肋之間。(2) 引流液體一般放置在患側腋中線和腋後線之間的第 6-8 肋間。(3) 膿液常選在膿液積聚的最低位置。
5. 胸腔閉式引流管的護理：(1) 妥善固定，保持管道的密閉：①隨時檢查引流裝置是否密閉及引流管有無脫落。②水封瓶內長玻璃管沉沒入水中 3-4 公分，並始終保持直立的狀態。③引流管周圍使用油紗布包蓋嚴密。④在搬動病人或更換引流瓶時，需要雙重關閉引流管，以防止空氣進入。⑤若引流管連接處脫落或引流瓶損壞，要立即雙鉗夾閉胸壁引流導管，並更換引流裝置。⑥若引流管從胸腔滑脫，立即用手捏閉傷口處皮膚。在消毒處理之後，使用凡士林紗布來封閉傷口，並協助醫師做進一步的處理。(2) 做嚴格的無菌操作，防止逆行感染：①引流裝置應保持無菌的狀態。②保持胸壁引流口處敷料清潔乾燥，一旦滲濕，要及時更換。③引流瓶應低於胸壁引流口平面 60-100 公分，以防止瓶內液體逆流入胸膜腔。④按照規定時間更換引流瓶，在更換時，要嚴格遵守無菌操作的規程。(3) 維持引流的暢通：定時擠壓胸腔引流管，防止引流管阻塞、扭曲、受壓。(4) 胸腔引流的觀察與記錄：①注意觀察長玻璃管中的水柱波動：在一般情況下，水柱上下波動大約 4-6 公分左右。水柱若無波動，則顯示引流管不暢通或者肺已完全擴張。②觀察引流液體的數量、性質、顏色，並準確加以記錄。(6) 拔除引流管的注意事項：①拔除徵象：在引流 48-72 小時之後，24 小時引流液會小於 50 ml，膿液會小於 10 ml，並無氣體的溢出，病人無呼吸困難的症狀。在聽診時呼吸聲音恢復，X 光檢查肺膨脹良好，即可以拔除胸管。②拔管的方法：先囑咐病人深吸一口氣，在吸氣末期要迅速拔管，並立即使用凡士林紗布和厚的敷料來封閉胸壁傷口，外加的包紮要固定。③在拔管之後，要注意觀察病人有無胸悶、呼吸困難、引流管口處滲液／漏氣、管口周圍皮下氣腫等，並給予適度的處理。
6. 病人的體位與活動：最常採用的體位是半坐臥位。在病情穩定時，病人可以在床上或下床活動，要注意引流管脫落或引流瓶打破的處理。鼓勵病人作咳嗽、深呼吸運動及變換體位，以利於胸腔內液體、氣體的排出，促進肺部的擴張。

小博士解說

重點要求學生掌握好肋骨骨折、閉合性氣胸、開放性氣胸、張力性氣胸和血胸病人的診斷和主要護理措施、胸腔閉式引流的護理措施。

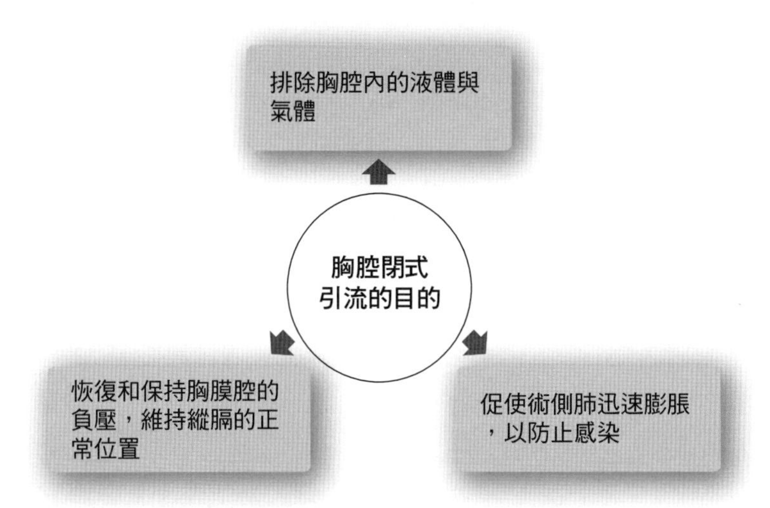

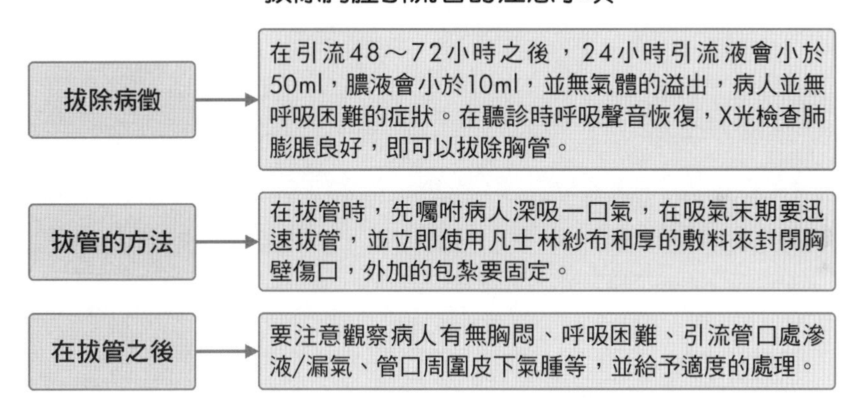

十 知識補充站

胸腔閉式引流

是治療膿胸、外傷性血胸、氣胸、自發性氣胸的有效方法，為胸外科應用較為廣泛的技術。以重力引流為原理，是開胸手術之後重建、維持胸腔負壓、引流胸腔內積氣／積液，促進肺擴張的重要措施。其目的在改善胸腔負壓，使氣、血、液從胸膜腔內排出，並預防其反流，促進肺部復張，胸膜腔閉合；平衡壓力，預防縱膈移位及肺受壓。對膿胸病人，要儘快引流、排除膿液、消滅膿腔，使肺部及早復張與恢復肺部的功能。

NOTE

第 30 章
肺癌病人的護理

學習目標

1. 掌握肺癌的病因、病理、臨床表現及處理原則。
2. 熟悉肺癌早期診斷的方法及其重要意義。
3. 掌握肺癌病人手術期的護理。
4. 肺癌的護理評估、身心狀況。
5. 肺癌的護理措施。
6. 肺癌的診斷檢查。
7. 依據解剖學部位之分類。
8. 依據組織學之分類。
9. 肺外部的表現。
10. 肺癌的鑑別診斷。

30-1 肺癌病人的護理（一）

（一）概論

肺癌大多起源於支氣管黏膜上皮的癌腫，因此亦稱為支氣管肺癌。近50年來，全世界肺癌的發病率明顯增高，為男性的首發腫瘤。男女比例大約為3-5：1，發病年齡大多在40歲以上。

1. 病因和發病機制

肺癌的病因至今尚未十分清楚，但是長期而大量的吸菸是原發性肺癌的一個重要致病因素，其次工業粉塵、大氣汙染及肺部慢性疾病與原發性肺癌的發生也有密切的關係。(1) 化學致癌因素：長期接觸石棉、砷、鉻、鎳、放射性物質等皆會誘發肺癌，工業部門和礦區工人的肺癌發病率較高。(2) 大氣汙染：城市居民比農村居民發病率高2倍，與工業廢氣和煙塵中致癌物質汙染大氣有關。(3) 其他的因素：人體內在因素為免疫狀態、代謝活動、肺部慢性感染、基因表現的變化與基因突變有關。

2. 病理

肺癌的分布情況，右肺多於左肺，上葉多於下葉。

3. 依據解剖學部位來分類

依據解剖學部位來分類：①起源於主支氣管、肺葉支氣管的肺癌，位置靠近肺門者稱為中心型肺癌。②起源於肺段支氣管以下的肺癌，位置在肺的周圍部分者稱為周圍型肺癌。

(1) 中央型肺癌：發生在段支氣管至主支氣管者，占3/4，大多見於鱗狀細胞癌（squamous cell carcinoma）與小細胞癌（small cell carcinoma）。右上肺中央型鱗癌，右主支氣管幾乎被完全堵塞，腫塊質地較硬，切面呈現魚肉狀。肺門不規則腫塊與肺不張下緣呈現倒S影像。右肺上葉中心型肺癌為右肺上葉支氣管，其起始部分會見到不規則的軟性組織塊影，病灶邊緣毛糙，右主支氣管腔狹窄。右肺下葉中心型肺癌為右肺門下方會見到不規則的軟性組織塊影，病灶邊緣毛糙，右胸腔可以看到少量的積液。

(2) 周圍型肺癌：發生在段支氣管及其分支以下者，占1/4，大多見於denocarcinoma。左下肺周圍型腺癌，質地較硬，分葉狀。右上葉周圍型肺癌，呈現分葉狀，有毛刺。周圍型肺癌有孤立性圓形塊陰影與厚壁偏心空洞。

4. 依據組織學來分類

(1) 非小細胞肺癌（NSCLC）

①鱗狀細胞癌（鱗癌）（squamous-cell carcinoma）為最常見的類型，以中央型肺癌最為多見，分化情況較好、預後較佳。鱗狀細胞癌最常見於男性與吸菸密切相關（劑量依賴性），生長速度較為緩慢、病程較長。對放射性治療與化療較為敏感，手術切除率較高。一般淋巴結轉移在先、血液運行轉移較晚，存活率高達5年。鱗狀細胞癌更容易從痰中，檢驗出編碼解毒蛋白質與抗氧化劑效應蛋白質的基因表現。

中央型肺癌

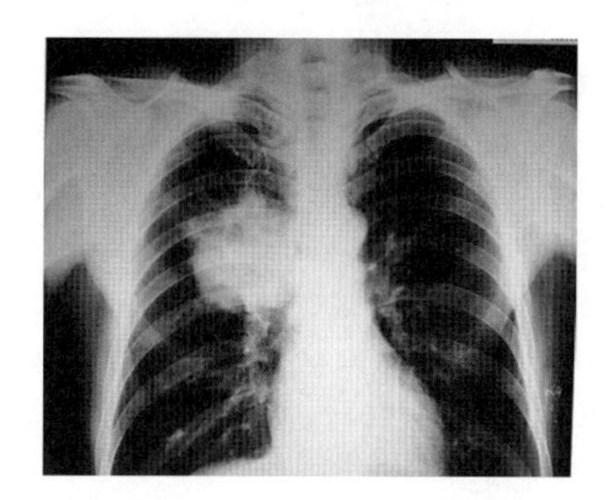

右上肺中央型鱗癌，右主支氣管幾乎被完全堵塞，腫塊質地較硬，切面呈現魚肉狀。

依據解剖學部位來分類

中央型肺癌	中央型發生在段支氣管至主支氣管者，占3/4，大多見於鱗狀細胞癌與小細胞癌。右上肺中央型鱗癌，右主支氣管幾乎被完全堵塞，腫塊質地較硬，切面呈現魚肉狀。
周圍型肺癌	發生在段支氣管及其分支以下者，占1/4，大多見於腺癌。左下肺周圍型腺癌，質地較硬，分葉狀。右上葉周圍型肺癌，呈現分葉狀，有毛刺。

依據組織學來分類

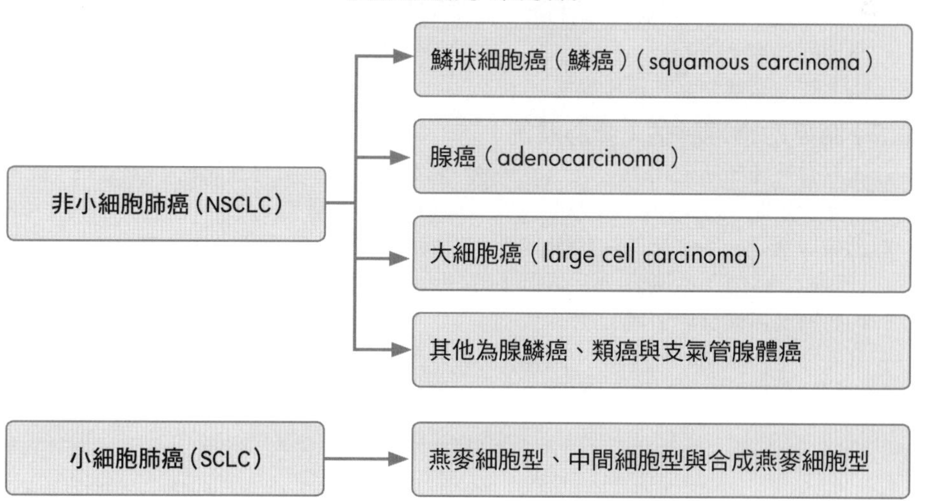

30-2 肺癌病人的護理（二）

(1) 非小細胞癌（NSCLC）（續）

②腺癌（adenocarcinoma）：是婦女和非吸菸者最常見的肺癌類型，大多為周圍型肺癌，早期並沒有任何症狀，大多於X光發現（球型病變），生長較為緩慢。早期會發生血液運行轉移，淋巴轉移較晚；對於放射性治療與化療的敏感性較低，可以編碼與小氣管相關和與免疫相關蛋白質的基因表現。K-ras基因突變，支氣管肺泡癌是腺癌的一種子型，局部浸潤和血液運行轉移較鱗癌早。腺癌之癌巢呈現腺管樣結構，癌細胞呈現柱狀、高度異形性，核大、濃染，沿著肺泡間隔增殖。

③大細胞癌（large cell carcinoma）：比較少見，大多為中央型，其分化程度較低，預後情況較差。大細胞癌為很原始的未分化細胞，通常為中央型病變，有高度的轉移傾向。

(2) 小細胞肺癌（SCLC）

為肺癌中惡性程度最高的一種，在各類肺癌中預後情況最差，涵蓋燕麥細胞型、中間細胞型與合成燕麥細胞型。小細胞肺癌大約占所有肺癌的20%左右，幾乎全部發生於吸菸者中，女性比男性多見；病變最多開始於肺中央部，惡性程度較高、生長較快，較早出現淋巴（以淋巴為主）、血液運行會廣泛轉移。初期會對化療相當敏感，之後則會產生抗藥性，預後情況最差。

5. 轉移的途徑：(1) 直接擴散。(2) 淋巴轉移：先侵入鄰近的肺段或肺葉支氣管周圍淋巴結，再到達肺門或氣管隆突下淋巴結，或侵入縱膈和氣管旁淋巴結，最後累計鎖骨上前斜角肌淋巴結和頸部淋巴結。(3) 血液運行轉移：是肺癌的晚期表現。
6. 肺上溝癌（Pancoast癌或肺尖癌）：上葉頂部肺癌，侵入和壓迫位於胸廓上口的器官或組織，例如第1肋、鎖骨下動脈和靜脈、臂叢神經、頸交感神經等。壓迫頸交感神經的症狀為導致同側的瞳孔縮小、上瞼下垂、眼球內陷、額部少汗：為霍納氏症候群（Horner syndrome）。在壓迫臂叢神經時，會壓迫到同側的肩關節，則上肢內側會劇痛和感覺異常。

（二）肺癌的護理評估（身心狀況）

1. 由原發性腫瘤所引起的症狀：(1) 咳嗽：刺激性咳嗽或阻塞性咳嗽。(2) 血痰：痰中帶血或咳血。(3) 喘鳴。(4) 胸悶、氣急。(5) 體重下降。(6) 發燒。
2. 腫瘤局部延伸所引起的症狀與徵象：(1) 胸痛。(2) 呼吸困難。(3) 吞嚥困難。(4) 聲音嘶啞。(5) 上腔靜脈阻塞症候群。(6)Horner症候群。
3. 由癌腫遠處轉移所引起的症狀。
4. 肺外轉移的症狀和徵象：中樞神經系統、骨骼、肝與淋巴結。
5. 癌腫運作於其他系統所引起的肺外部表現。

由原發性腫瘤所引起的症狀

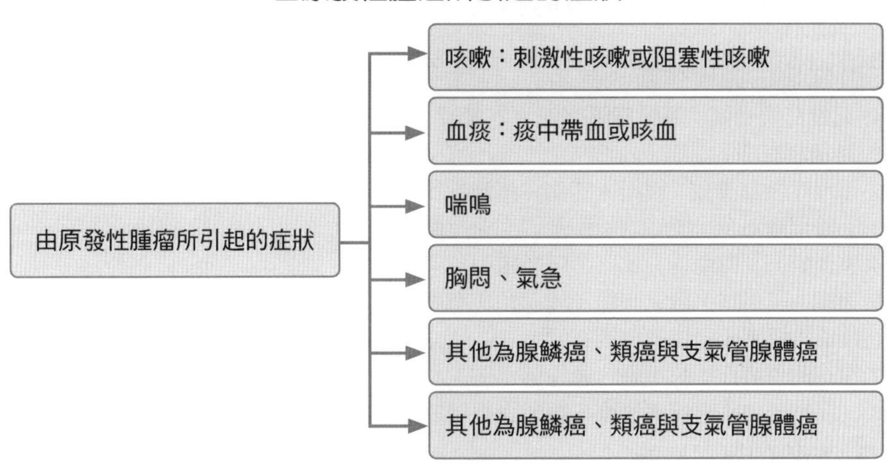

腫瘤局部延伸所引起的症狀

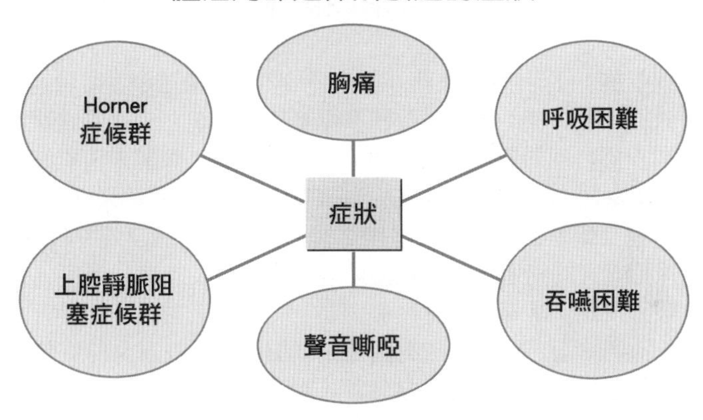

肺癌的診斷檢查

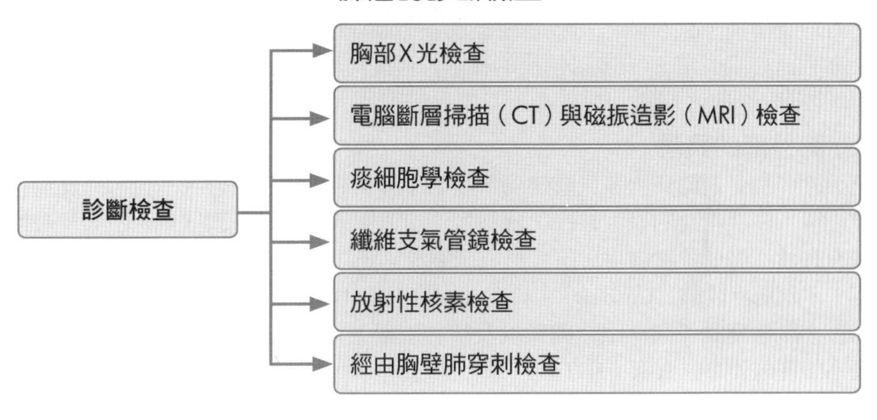

30-3 肺癌病人的護理（三）

（三）肺癌的護理診斷

1. 氣體交換受損：與腫瘤阻塞較大支氣管、肺交換面積減少、手術切除肺組織、胸腔積液有關。
2. 清理呼吸道無效：與術後疼痛、痰液黏稠不易咳出有關。
3. 心輸出量減少：與心功能不全或出血有關。
4. 體溫過高：與免疫力低落、呼吸道引流不暢有關。
5. 焦慮：與久咳不癒、咳血及擔心預後有關。
6. 疼痛：與手術、癌症晚期有關。
7. 潛在的併發症：肺不張、急性肺水腫、心律失常。
8. 知識缺乏：缺乏疾病治療、護理與復健的知識。

（四）肺癌的護理措施

1. 治療原則：主要有手術療法、放射療法和化學療法。治療的合併方式是：小細胞肺癌大多選擇化療加放療與手術；非小細胞肺癌則首先選擇做手術，然後是放療與化療。
2. 實際的護理措施：(1) 手術前護理：①戒菸；②抗感染治療；③穩定情緒；④腹式呼吸與有效的咳嗽訓練；⑤協助做好手術前各種檢查。(2) 手術後護理：①觀察生命徵象。②安排合適的體位：在肺切除術後，而病人麻醉未清醒時採取平臥位，頭偏向一側；當病人麻醉清醒且在生命徵象平穩之後採取半臥位。肺葉切除術之後可以採取完全側臥位，全肺切除術之後一般採取平臥位或 1/4 側臥位。③呼吸道護理：保持氣管的暢通，鼓勵並協助病人深呼吸及咳嗽、吸痰，痰液黏稠可以採用霧化吸入療法；常規鼻導管吸氧，甚至使用呼吸器來輔助呼吸。④胸腔閉式引流護理：肺切除術之後一般放置胸腔閉式引流，要注意全肺切除術後所置的胸腔引流管一般呈現鉗閉的狀態，當氣管、縱膈向健側移位時，應開放引流管，每次放液量不超過 100 ml，速度宜慢一些。⑤術後上肢功能康復訓練。⑥術後併發症預防及護理：(a) 肺不張與肺部感染；(b) 急性肺水腫：全肺切除病人術後應該控制鈉鹽輸入，24 小時之補液量要控制在 2000 ml 之內，速度以 20-29 滴／分鐘為宜；(c) 心率失常。(3) 放射治療的肺部併發症護理。(4) 肺癌末期病人護理。(5) 健康教育。

（五）肺外部的表現

肥大性肺性骨關節病大多見於鱗癌，在切除肺癌後症狀會減輕或消失，而腫瘤復發又會出現。杵狀指趾的發生較快、會劇烈疼痛，甲床周圍會出現紅暈。肥大性骨關節病會有長骨疼痛、骨膜增生、新骨形成或關節疼痛，產生促性腺激素、促腎上腺皮質激素（庫欣氏症候群，Cushing’s syndrome）、SIADHS、神經肌肉症候群（重症肌肉無力、小腦性運動失調、眼球震顫以及精神改變）、高鈣血症與類癌症候群（燕麥細胞癌、腺癌改變為血清素（5HT）。

肺門不規則腫塊陰影

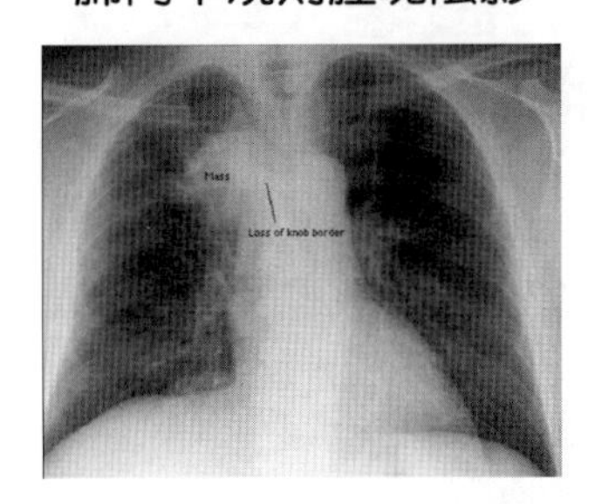

中央型肺癌

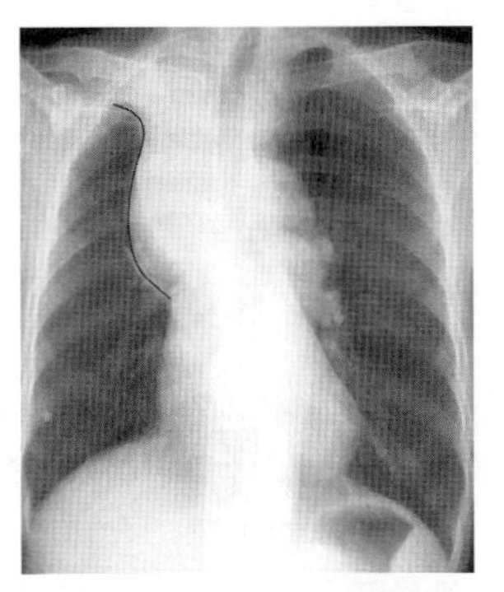

肺不張下緣為倒S形陰影

痰細胞學檢查

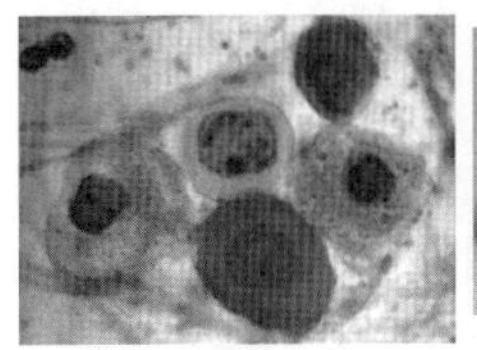
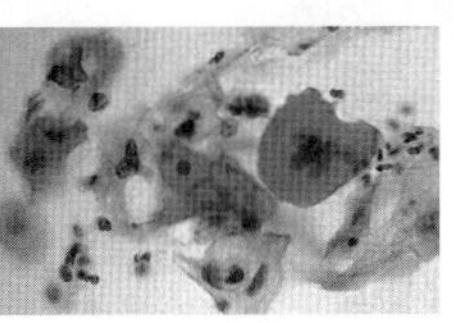
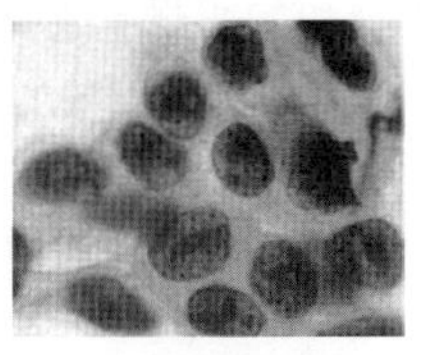
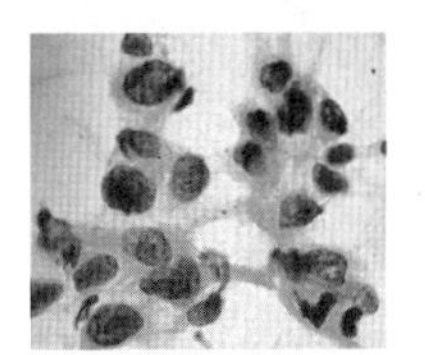

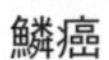

鱗癌　腺癌　大細胞癌　小細胞癌

電腦斷層掃描（CT）

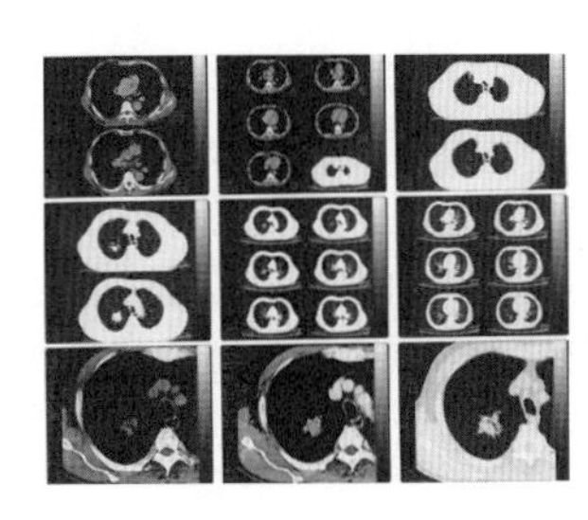
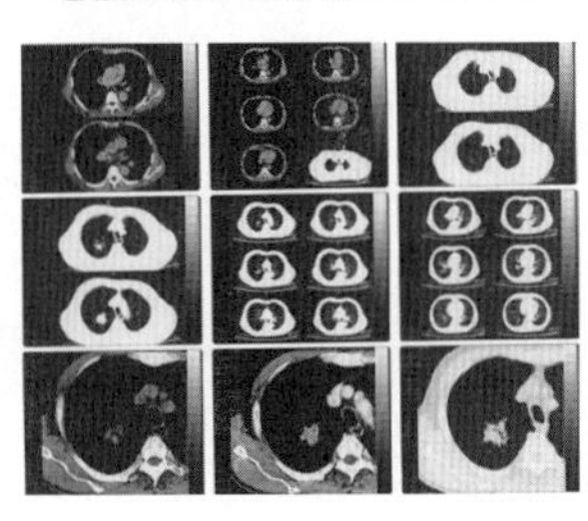
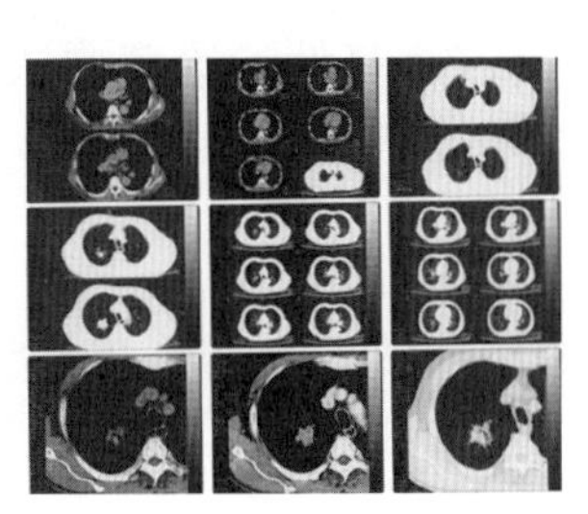

30-4 肺癌病人的護理（四）：治療方法的綜合歸納

（六）肺癌的鑑別診斷

鑑別診斷涵蓋肺結核、肺炎、結核性胸膜炎、肺部的其他腫瘤與縱膈淋巴肉瘤。

（七）治療的方法

治療的方法主要有外科手術、放射治療、化學藥物治療以及這幾種方法的綜合性應用。手術治療仍然是肺癌最重要與最有效的治療方式，必須做綜合性的治療，以提升治療的效果。

（八）肺癌的手術治療

1. 目的：手術治療的目的是徹底切除肺部原發癌腫病灶與局部及縱膈淋巴結，並盡可能保留健康的肺部組織。
2. 預後：I期病例在手術後5年的存活率高達70%以上，總共的5年存活率為30-40%左右。

（九）小細胞肺癌：治療的選擇

1. **侷限期腫瘤**：標準性治療為手術、以鉑類為基礎的合併化療、胸部放射性治療與預防性腦內放射性治療（PCI）（對治療有效者）。新藥為泰素類（例如紫杉醇和多西紫杉醇）與拓撲異構酶I抑制劑（例如托泊替康和伊立替康）。
2. **廣泛期肺癌**：合併化療 +/- PCI、放射性治療加合併化療，或依據相反順序的治療。

（十）放射性治療

主要設備為^{60}Co治療器和加速器。敏感性以小細胞癌最為敏感，鱗癌次之，腺癌和細支氣管肺泡癌最低。效果為單獨使用放射性療法，3年的存活率為10%。

（十一）化療

小細胞癌的療效較好，單純為緩解症狀。綜合性手術與放射性治療為防止腫瘤再發，提高治癒率。

化療的方案有：

1. SCLC：EP、EC、CAV、VIP。
2. NSCLC：EP、GP、TP、MVP。

（十二）其他的治療方法

有中醫中藥治療與免疫治療。

非小細胞肺癌——治療的選擇

Ⅰ期 1. 肺葉切除、肺段切除、楔形切除。 2. 如果不能動手術，則執行根治性放射性治療。 3. 輔助性化療。 4. 輔助性放射性治療。	Ⅱ期 1. 根據軀體情況選擇肺葉切除、全肺切除、肺段切除、楔形切除。 2. 如果手術有禁忌症，則要做根治性放射性治療。 3. 輔助性化療。 4. 輔助性放射性治療。
Ⅲ A期 1. 單純性手術。 2. 化療＋放射性治療／新輔助性治療。 3. 術後放射性治療。 4. 單純放射性治療。 Ⅲ B期 1. 單純化療。 2. 化療＋放射性治療。 3. 單純放射性治療。	Ⅳ期 1. 化療（以鉑類為基礎）有稍微能使病人受益的新型化療藥物。 2. 外射線放射性治療（姑息性緩解）。 3. 使用支氣管內視鏡雷射治療或近距離放射性治療來治療梗塞的症狀。

支氣管鏡檢查（bronchoscopy）

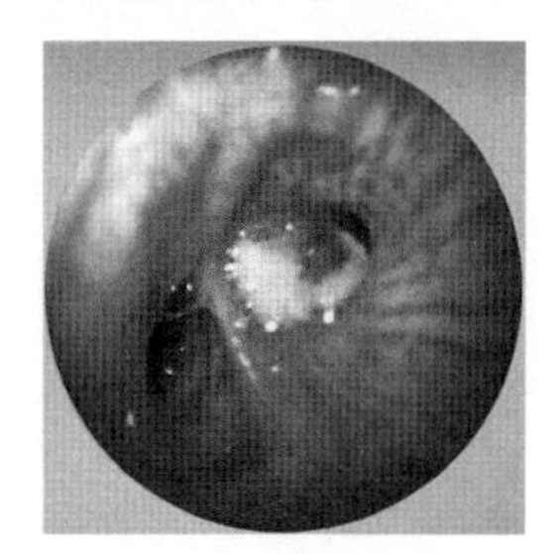

肺癌的其他檢查
縱膈鏡檢查或胸腔鏡檢查
放射性同位素肺掃描檢查
經由胸壁穿刺活體組織檢查
轉移病灶活體檢查
胸水檢查
開胸檢查
腫瘤標記物檢查

肺癌的鑑別診斷
肺結核
肺炎
結核性胸膜炎
肺部的其他腫瘤
縱膈淋巴肉瘤

NOTE

第 31 章
食道癌病人的護理

學習目標

1. 了解食道癌的病因與病理。
2. 熟悉食道癌的治療原則。
3. 掌握食道癌的身心狀況和病人的整體性護理。
4. 重點要求學生掌握好食道癌病人的診斷重點和主要護理措施。
5. 了解食道的解剖生理。
7. 熟悉食道癌的臨床表現及處理原則。
8. 掌握食道癌病人圍手術期的護理。

31-1 食道癌病人的護理（一）

1. 食道癌（esophageal carcinoma）是常見的一種消化道癌腫，全世界每年大約有30萬人死於食道癌。食道臨床的解剖分段，在胸部分為上段、中段與下段（包含腹段）共三段。
2. 男性多於女性，發病的年齡大多在40歲以上。

（一）概論

1. **病因**：食道癌病人的病因至今尚未十分清楚，可能與慢性刺激、口腔衛生不良、食物不潔、食物中缺少某些元素與食道自身的疾病等因素有關。化學的病因為亞硝胺所導致，生物病因為黴菌所導致，以及缺乏某些微量元素（鉬、鐵、鋅、氟、錫等）、維生素A、B_2、C等有關。與菸、酒、熱食熱飲、食道慢性炎症等因素有關，而食道癌遺傳為易於感染的因素。
2. **病理**：以胸中段食道癌較為多見，下段次之，上段較少。大多為鱗癌，賁門部腺癌會向上延伸而波及食道下段。依據形態來分類，可以分為髓質型、蕈傘型、潰瘍型與縮窄型。
   (1) 髓質型占70%，管壁會增厚，並會波及全部的周圍，惡性程度較高。
   (2) 蕈傘型占10%，呈現蘑菇狀突出腔內。
   (3) 潰瘍型占2.8%，潰瘍會深入肌層。
   (4) 縮窄型（硬化型）。
3. **擴散與轉移**：轉移的方式為癌腫最先向黏膜的下層直接擴散，繼而向上、下及全層侵潤，很容易穿過疏鬆的外膜而侵及鄰近的器官。癌轉移主要經由淋巴轉移的途徑，血液運行轉移的發生較晚。

（二）臨床表現與護理評估

1. **早期**：在早期症狀並不十分明顯，但是在吞嚥粗硬的食物時，可能會有不同程度的不適感，包括嚥下食物的哽噎感、胸骨後針刺狀疼痛或燒灼感（在不進食時）、針刺狀或牽拉摩擦狀疼痛、胸骨後燒灼、食道內異物感。
2. **進展期**：進行性吞嚥困難。
3. **中晚期**：在中晚期典型的症狀為進行性嚥下困難症，先是難嚥乾的食物，繼而半流質，最後水和唾液也不能嚥下。若持續胸痛或背痛，則顯示為晚期症狀，此時癌已經侵犯了食道的外圍組織。當癌腫梗阻所引起的發炎症水腫暫時消退，或部分癌腫脫落之後，梗塞症狀會暫時減輕，但是常會被誤認為病情已經好轉。
4. **晚期**：體重減輕、貧血、惡病質以及癌腫侵犯食道外圍組織及器官的症狀。
5. **外侵與壓迫的症狀**：當癌腫侵犯喉返回神經，會出現聲音嘶啞症。若壓迫頸交感神經節，則會產生Horner症候群。若侵入氣管、支氣管，會形成食道、氣管或支氣管瘻。在出現吞嚥水或食物時，則會劇烈嗆咳，並發生呼吸道感染。

食道癌

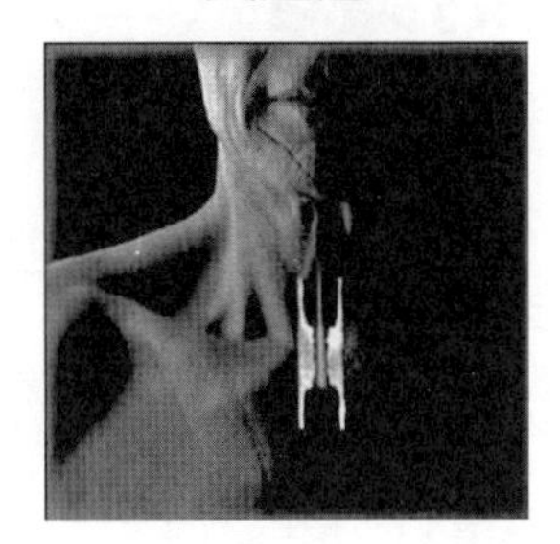

正常食道的黏膜

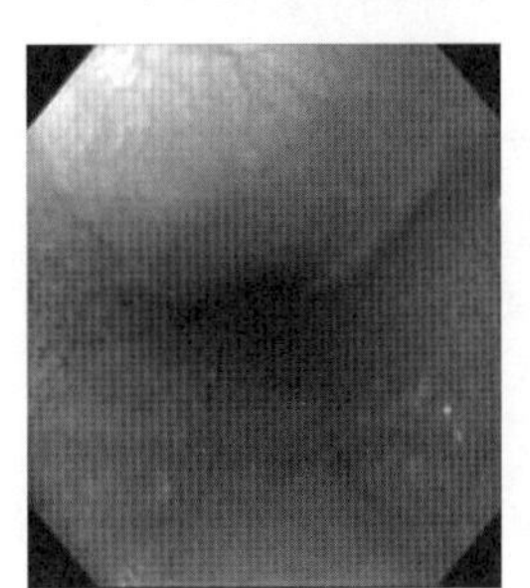

髓質型

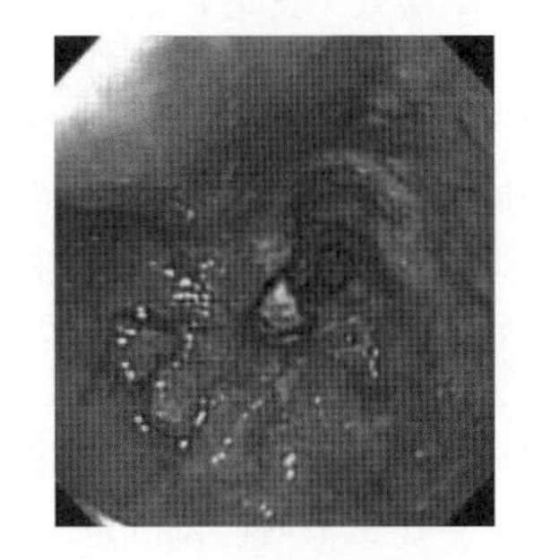

蕈傘型

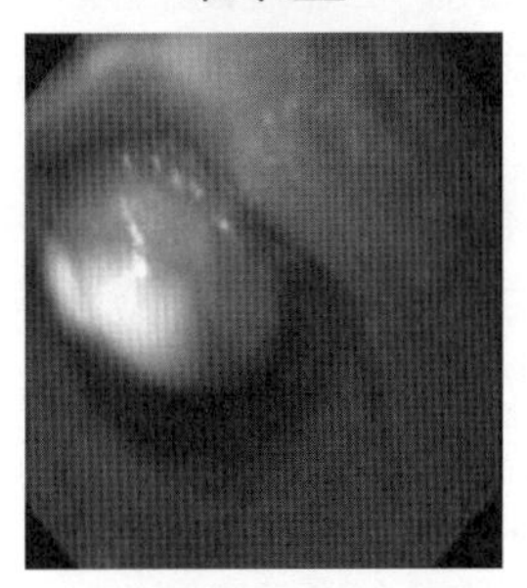

潰瘍型

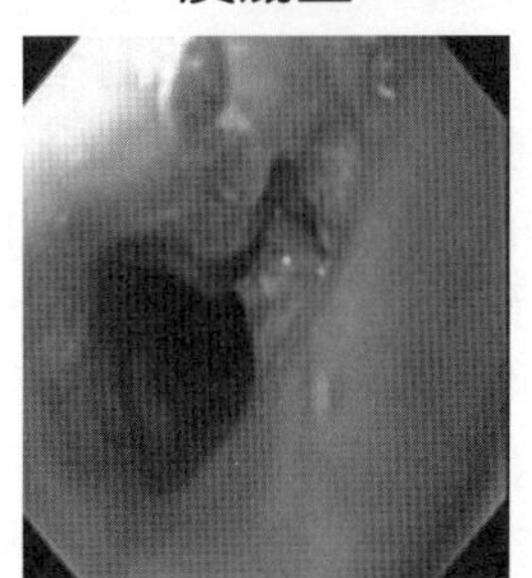

✚ 知識補充站

食道癌是發生在食道上皮組織的惡性腫瘤，占所有惡性腫瘤的2%。食道癌早中期有治癒可能、晚期難度較大。治療方法有手術治療（姑息手術與根治手術）、化學治療（根治性放射性治療與姑息性放射性治療）。食道癌飲食以營養豐富、易於消化的食物為主。食道癌的發生與亞硝胺慢性刺激、發炎症與創傷、遺傳因素以及飲水、糧食和蔬菜中的微量元素含量有關。

31-2 食道癌病人的護理（二）

（四）徵象

其徵象為左鎖骨上淋巴結（Virchow's node）、肝腫塊與腹水、胸水等惡病質的徵象。

（五）診斷（食道吞稀鋇X光雙重對比造影）

1. **早期**：(1) 侷限性食道黏膜紊亂或中斷；(2) 小的充盈缺損；(3) 侷限性管壁僵硬；(4) 蠕動中斷；(5) 小龕影等。
2. **中晚期**：(1) 充盈缺損；(2) 狹窄；(3) 梗塞。

（六）診斷檢查

1. **X光鋇劑檢查**：食道吞鋇片檢查食道下段癌，會見到食道狹窄、充盈缺損，黏膜皺襞中斷與狹窄上方食道擴張。
2. **食道內視鏡檢查**：纖維食道內視鏡檢查可以確認腫塊的位置、大小、波及的長度與腫塊的形狀。病理檢查會顯示出隆起形的腫塊，有潰瘍出血。
3. **電腦斷層掃描（CT）檢查與磁振造影（MRI）檢查**：電腦斷層掃描（CT）檢查與磁振造影（MRI）檢查可以了解食道癌的外侵程度，有無縱膈、淋巴結或腹內器官轉移等症狀。
4. **食道拉網脫落細胞檢查**：早期病變的陽性反應率較高，為簡便易行的普查篩選診斷方法，可以檢查脫落的細胞。

（七）鑑別診斷

1. **早期**：應與食道炎、食道憩室和食道靜脈曲張相鑑別。2. **中晚期**：應與食道良性腫瘤、賁門失弛緩症和食道良性狹窄鑑別。3. **方法**：食道吞鋇X光檢查和纖維食道鏡檢查。

（八）預防

1. **病因的預防**：改良飲水，防黴去毒，改變不良的生活習慣，使用化學藥物等。2. **發病的預防**：使用預防的藥物，積極處理癌前的病變。3. 做好防癌的宣導工作，高度發生區的普查與篩檢。

（九）治療

提倡早期發現、早期診斷與早期治療。治療分為外科治療、放射性治療、化學治療和綜合性治療，以綜合性治療的效果較好。以手術治療為為主，輔以放射性、化學藥物等綜合性治療。手術治療適用於全身情況和心肺功能儲備良好，並無明顯的遠處轉移徵象的病人，晚期食道癌可以做姑息性手術。

1. **手術的徵象**：全身的情況良好，有較好的心肺功能儲備，並無明顯的遠處轉移徵象者，都可以考慮做手術治療。一般以頸段長度小於3公分，胸上段長度小於4公分，胸下段長度小於5公分的切除機會比較大。對較大的鱗癌估計切除可能性不大，而病人全身情況良好者，可以先採用術前放療，等待瘤體縮小之後再動手術。2. **手術禁忌症**：(1) 全身情況較差，不能耐受手術。(2) 會廣泛侵犯，有明顯外侵及穿孔的徵象，例如聲音嘶啞、食道氣管瘻等。(3) 有遠處轉移的徵象。

食道吞鋇片檢查

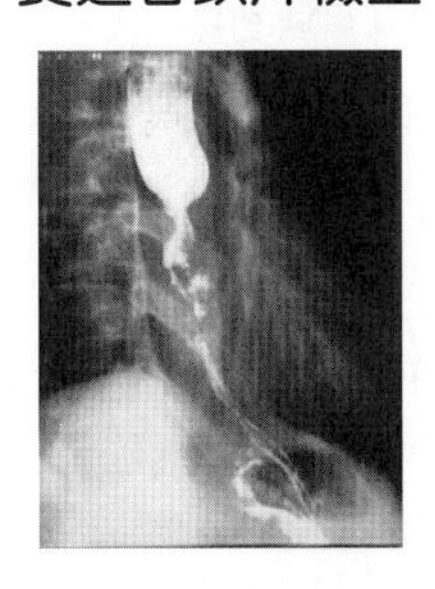

纖維食道內視鏡檢查

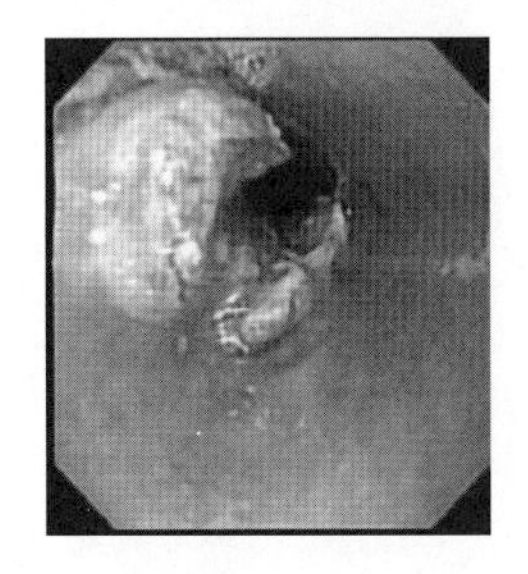

電腦斷層掃描（CT）檢查

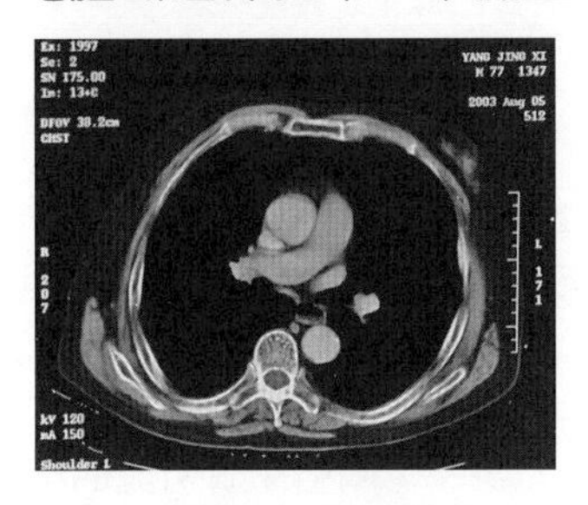

食道癌的分期

分期	分　期	病變的長度	病變的範圍	轉移的情況
早期	0	不一定	只限於黏膜層	無
早期	I	小於3公分	只會侵及黏膜下層	無
中期	II	3-5公分	只會侵及部分的肌層	無
中期	III	大於5公分	侵及全層的肌層或有外侵	有局部的淋巴結轉移
晚期	IV	大於5公分	有明顯的外侵	有遠處的淋巴結轉移 或有其他的器官轉移

31-3 食道癌病人的護理（三）

（九）治療（續）

3. 根治手術：

常使用左胸切口，尚有右胸切口及合併切口，在原則上要切除食道的大部分。切除的長度應在距癌瘤上、下 5-8 公分以上。切除的幅度應包括腫瘤周圍的纖維組織及所有淋巴結的清除。常用的代食道器官是胃，有時使用結腸或空腸。常有的術後併發症是吻合口瘻和吻合口狹窄。

食道癌的切除率為 58-92%，手術併發症發生率為 6.3-20.5%。在切除手術之後 5 年存活率為 8-30%，10 年存活率為 5.2-24%。

4. 放射性治療：

放射性治療分為術前放射、術後放射與根治放射。會增加手術的切除率，提高遠期的存活率。在術前執行放射性治療之後，要休息 2-3 週再做手術，在術後 3-6 週左右開始做術後放射性治療。單純放射性治療，大多用於頸段與胸上段食道癌。

5. 化學治療及中醫治療：

化學治療及中醫治療，有時可以提高療效，或者緩解症狀，而延長存活期。

（十）護理措施

2. 實際的護理措施：

(1) 心理上的支援。

(2) 改善營養的狀況。

(3) 口腔護理。

(4) 術前準備：

①呼吸道準備：戒菸 2 週以上，深呼吸，有效咳嗽，使用抗生素等治療。②胃腸道準備：(a) 在術前 3 天流質飲食，在術前 1 天禁食，可以執行食道沖洗。(b) 結腸代食道手術，應注意腸道準備。(c) 術前放置胃管。(d) 配合食道內視鏡檢查。

(5) 手術之後的護理：

①嚴密地觀察生命的徵象。②胸腔閉式引流的護理。③維持水與電解質的平衡。④胃腸減壓護理，要注意引流管妥善固定，保持引流的暢通，始終保持無菌的原則，注意觀察引流的顏色、數量和性狀。胃腸減壓管一般在肛門排氣後拔除。⑤飲食護理，一般應在肛門排氣之後才可以進食，且要注意少量多餐的原則。⑥術後併發症的預防與護理：(a) 肺不張、肺內感染；(b) 吻合口瘻是最嚴重的術後併發症，呈現症狀為呼吸困難、胸腔積氣／積液、發高燒、畏寒，甚至休克。治療要立即禁飲食，執行胸腔閉式引流，抗感染及營養支援治療。

(6) 放射性治療與化療的護理。

(7) 胃造瘻病人的護理。

(8) 健康教育。

吻合口狹窄

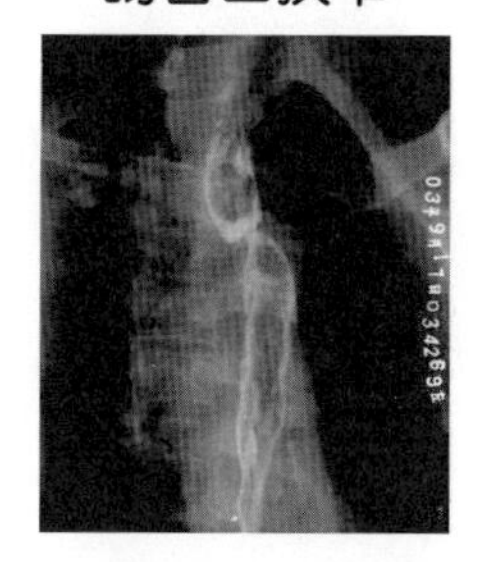

食道支架

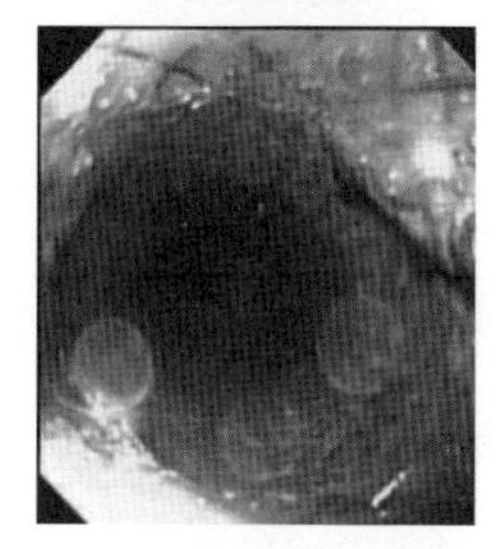

食道癌的護理診斷

1. 組織灌注量的改變	與手術失血有關。
2. 清理呼吸道無效	與手術麻醉有關。
3. 營養失調（低於身體的需求量）	與進食減少和癌腫消耗有關。
4. 體液不足	與進食困難、攝取不足有關。
5. 焦慮	對疾病的進展與術後能否正常進食表示擔憂。
6. 有感染的危險	與食物返流及手術汙染有關。
7. 口腔黏膜受損	與食物返流、術後在一段時間之內不能進食有關。
8. 潛在的併發症	水、電解質紊亂，肺內感染，吻合口瘻。

＋知識補充站

食道癌其實比我們想像當中的還要恐怖，只不過沒有接觸的人會產生一種錯覺，覺得它很平常。食道癌是國內最常見的惡性腫瘤之一 ，在我國其發病率居各類腫瘤的首位，每年大約有17萬人死於食道癌，幾乎接近全部惡性腫瘤死亡人數的1/4，且每年新增2萬名以上食道癌病人，食道癌確實是一種嚴重威脅人民身體健康的疾病。食道癌會發生於任何年齡，但是以60～75歲較為多見，男多於女，大約為2：1。

第 32 章 心臟疾病病人的護理

學習目標

1. 了解人工心肺機的主要裝置。
2. 了解開放性動脈導管。
3. 了解房間隔缺損症。
4. 了解 Eisenmenger 症候群。
5. 了解法洛四聯症。
6. 了解二尖瓣狹窄症。
7. 了解二尖瓣關閉不全症。
8. 了解主動脈瓣狹窄的病因。
9. 了解主動脈瓣關閉不全。
10. 了解冠狀動脈粥狀硬化性心臟病。
11. 了解冠狀動脈搭橋術（CABG）。
12. 了解心臟的解剖生理概要、體外循環及人工心肺機的應用。
13. 了解常見先天性心臟病的病理生理、臨床表現、診斷及處理原則。
14. 了解瓣膜病變的臨床表現及處理原則。
15. 了解冠心病的病因病理，熟悉其臨床表現及治療原則。

32-1 心臟疾病病人的護理（一）

心臟系統分為心包、心腔、瓣膜、血液供給、神經、傳導與心音。

（一）心臟檢查

心臟檢查分為心導管檢查術與心血管造影術。

（二）體外循環

將回到心臟的靜脈血液，由上、下腔靜脈或右心房插管引入。人工肺內會進行氧合和排出二氧化碳，再由人工心將氧合血經由動脈提供血管輸入主動脈。這樣，血液不經過病人心肺，就可以進行氧合和全身循環，切開心臟，做心內直視手術。

1. 體外循環的執行：抗凝、插管，建立體外循環，轉流、灌注停搏液、動手術、電擊除顫、停機與在手術完畢之後，會停住而停止。
2. 體外循環的病理生理：會破壞RBC、PLT會減少，纖維蛋白原會減少，代謝性酸中毒，肺與腎功能會減退，會有低鉀血症。
3. 體外循環後的處理：血流動力學穩定、血液容量平衡、機械通氣、維持體液的平衡與預防感染。

（三）人工心肺機的主要裝置

人工心肺機的主要裝置為血泵、氧合器、變溫器與過濾器共四種。而以血泵與氧合器為主。

1. 血泵：血泵分為滾壓泵和離心泵兩種。離心泵會產生搏動性血流，合乎生理的需求，在國外時常使用。離心泵與滾壓泵相比，血液損傷較小，壓力緩衝較大，安全性較高。
2. 氧合器：氧合器分為鼓泡式與膜式兩種。
   (1) 鼓泡式氧合器：血氣泡會進行氣體交換，在去除微泡之後輸回體內。有操作方式相當簡單、氣體交換能力較強、預充量較少、價格便宜與具有一次性使用等優點。
   (2) 膜式氧合器：氣體交換部分由許多根中空纖維所組成。膜式氧合器的功能接近於生理狀態，其氧合方式與生物肺的呼吸方式相類似，具有氣體交換性能較好、操作相當簡便、血液破壞較輕，可以做較長時間的灌注等特色。

（八）先天性心臟病

1. 左向右分流型心臟病（非紫紺型）：PDA、ASD、VSD。
2. 右向左分流型心臟病（紫紺型）：F4。

（四）開放性動脈導管

開放性動脈導管（patent ductus arteriosus, PDA）為主動脈和肺動脈之間的先天性異常通道，位於降主動脈峽部與肺動脈根部之間。大約85%的正常嬰兒，在出生之後2個月內動脈導管會閉合，而成為動脈韌帶；逾期不閉合者即成為開放性動脈導管，其發病率占先天性心臟病的9-12%左右。

鼓泡式氧合器

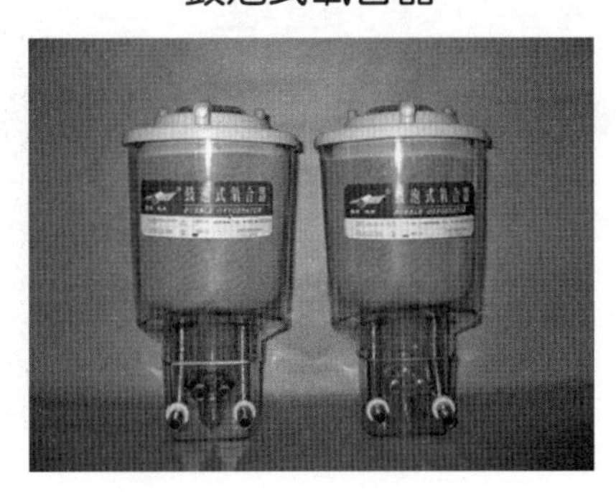

PDA的病理生理

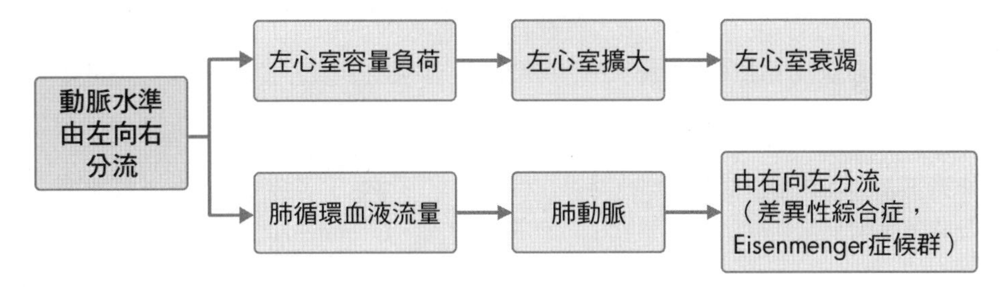

心臟病病人的注意事項

一般心臟病病人在經過住院治療病情得到穩定後，還應在家休養2~3個月，在休養這段時間，要注意下列的問題：

飲食要合理	1. 一日三餐，主副食搭配要均衡合理，不宜吃得過飽，從心臟病的防治角度來看營養因素十分重要。 2. 原則上應做到「三低」，即：低熱量、低脂肪、低膽固醇。
避免緊張情緒刺激	心臟病人要避免過度興奮、緊張，要節制情緒變化，切忌大喜、大怒、大悲等情緒，並積極地治療可能引起猝死的心臟病。
避免擁擠	1. 要避免到群眾擁擠的地方去。 2. 無論是病毒性心肌炎、擴張型心肌病，還是冠心病、風心病，都與病毒感染有關，即便是心臟衰竭也常常由於上呼吸道感染而引起急性加重。
遵從醫囑服藥，並定期回診	1. 有異樣的感覺(例如頭暈、胸悶、氣短、胸骨後或心前區疼痛、心慌、心跳快、極度乏力等症狀)，應及時去詢問醫生。 2. 養成健康的生活習慣。 3. 生活有規律，心情愉快，避免精神和身體過度勞累。

32-2 心臟疾病病人的護理（二）

（四）開放性動脈導管（續）

1. 臨床表現和病徵

導管口徑較細、分流量較小者，常無明顯的症狀，嚴重者會有進食困難與發育不良的症狀。其病徵為胸骨左緣第2肋之間，粗糙的連續性機器狀雜音。可以觸及震顫，常會有脈壓增寬、甲床微血管搏動、水衝脈和股動脈槍擊音等周圍血管症。在肺動脈壓超過主動脈壓所導致由右向左分流時，會出現下半身發紺和杵狀趾，稱為差異性發紺。

2. 輔助性檢查

(1) 心電圖（ECG）檢查：正常或左心室肥大。在肺動脈高壓時，則左、右心室會肥大。

(2) X光檢查：心影會增大，左心緣會向左下延長。

(3) 心臟超音波（UCG）檢查：左心房和左心室內徑會增大，二維（2D）切面會顯示出動脈導管未閉的長度和粗細。

3. 手術適應症

手術適應症為早產兒與嬰幼兒反覆發生肺炎、呼吸窘迫、心力衰竭或進食困難者，要及時做手術。無症狀者多主張在學齡前擇期手術。Eisenmenger症候群是手術的禁忌症。

4. 開放性動脈導管（PDA）治療方法

在1歲之前，要密切觀察及口服消炎劑，做PDA結紮、PDA切斷縫合、體外循環下的PDA直視縫閉與PDA圍堵。

5. 護理

預防感染、呼吸道護理、併發症、高血壓與喉返神經損傷。

（五）房間隔缺損症

房間隔缺損（atrial septal defect, ASD）為心房間隔先天性發育不全，所導致的左右心房間異常交通。可以將ASD分為原發孔（第一孔）未閉型缺損和繼發孔（第二孔）未閉型缺損，其發病率占先天性心臟病的7-10%左右。

1. 臨床表現：兒童期繼發孔房間隔缺損大多並無明顯的症狀。一般到青年期，才會逐漸出現勞力性氣促、心悸、全身乏力等症狀。原發孔ASD症狀出現的較早，表現較重。
2. 體格檢查：胸骨左緣第2-3肋之間會聞及II - III級吹風狀收縮期雜音，肺動脈瓣第二音亢進、固定分裂。分流量較大者，心尖區尚會聽到柔和的舒張期雜音。
3. 輔助性檢查：(1)ECG檢查：繼發孔房間隔缺損心電軸右偏，不完全性或完全性右束支傳導阻滯。(2)X光檢查：主要表現為右心增大，肺動脈段突出，主動脈結較小，呈現典型的梨形心。(3)UCG檢查：會顯示出缺損的位置、大小、心房水準分流的血流訊號，右心房、右心室會擴大。

動脈導管未閉症的輔助性檢查

ECG檢查	正常或左心室肥大，在肺動脈高壓時，則左、右心室會肥大。
X光檢查	心影會增大，左心緣會向左下延長。
UCG檢查	左心房和左心室內徑會增大，2維切面會顯示出動脈導管未閉的長度和粗細。

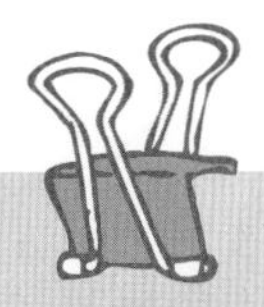

心臟病護理的七個禁忌

心臟病重在預防，一旦犯病隨時都有生命危險。那麼，在日常生活中注意下列七個禁忌，能就有效得預防心臟病的發生。

1. 忌急劇減肥：體重過快下降，致使大量蛋白質消耗與肌肉組織減少，造成心肌組織的衰退，誘發心力衰竭。
2. 忌飽食：三餐進食過飽，胃壁擴張，會使肺內壓力升高，導致心臟代謝增加，容易誘發致命性的心肌梗塞。
3. 忌頻繁夜間起來：心臟病人半夜起來有危險。
4. 忌拒絕脂肪：相關的研究證實，如果心臟病人每週食用兩次魚、肉、脂肪，其死亡率比限制全部脂肪，只食纖維素較高食物的病人還低30%。故心臟病人在一日三餐中適當安排魚、禽食品，有助於心臟康復。
5. 忌菜籽油：菜籽油中含有40%的芥酸，心臟病人食後會使血管壁增厚，心臟脂肪堆積，加重病情。
6. 忌晨跑：清晨慢跑對心臟會造成壓力，故應採取散步、練氣功等方式。
7. 忌喝酒：包括含有酒精的飲料，有引起心肌梗塞的危險。

＋知識補充站

心臟病護理的注意事項

心臟病是心臟類疾病整體上說法，許多人都是死於心臟病。心臟病發病之後往往與生命息息相關，對付心臟病最好的措施就是預防。在日常生活中注意七項禁忌，能就有效預防心臟病的發生。

32-3 心臟疾病病人的護理（三）

（五）房間隔缺損（續）

4. 手術適應症：有右心室擴大的病人要做手術治療，適宜的手術年齡為3-5歲。Eisenmenger症候群為手術禁忌症。
5. 手術的方法：房間隔缺損直接縫合、房間隔缺損補片修補與房間隔缺損圍堵。
6. 房間隔缺損修補術：護理方法為休息、呼吸道管理、併發症、左心室衰竭與肺功能不全。

（六）室間隔缺損（ventricular septal defect,VSD）

胎兒期室間隔發育不全所導致的心室間異常交通，引起血液自左向右分流，導致血流動力學異常，其發病率占先天性心臟病的20%。

（七）Eisenmenger症候群

Eisenmenger症候群為左向右分流型心臟病病人。肺小動脈承受大量分流血液，在初期會發生反應性痙攣，形成功能性肺動脈高壓（可逆階段）；在一定時期之後，小動脈內膜會增厚和纖維化，在肺動脈壓力超過主動脈壓力時，會出現由右向左分流，從而導致Eisenmenger症候群（不可逆階段）。若病人發紺，會死於右心衰竭。

1. 臨床表現：分流量大者，在出生之後即會出現症狀，會有反覆呼吸道感染、充血性心臟衰竭與進食困難的症狀。
2. 徵象：在胸骨左緣3-4肋的間隙可以聽到Ⅲ級以上，粗糙響亮的全收縮期雜音，常會伴隨著收縮期震顫。
3. 輔助性檢查：(1)ECG檢查：缺損小者，會顯示出正常心電圖或有電軸左偏。缺損大者，會顯示出左室高電壓，左心室肥大。(2)X光檢查：左心房、左心室內徑會擴大，或雙室會擴大。(3)UCG檢查：會顯示出缺損部位和大小。
4. 手術適應症：可以觀察到小缺損。若反覆肺部感染及心臟衰竭，要盡早做手術。房室擴大者，需要在學齡前做手術。肺動脈瓣下缺損易發生主動脈瓣關閉不全，應及時動手術。

（八）法洛四聯症（Tetralogy of Fallot）

法洛四聯症為室間隔缺損、肺動脈狹窄、右心室肥厚與主動脈騎跨。

1. 病理生理：肺動脈狹窄會使右心室排血障礙，右心室壓力升高，右心室肥大。肺動脈狹窄程度會決定右心室壓力的高低。右心室壓力高低、室間隔缺損部位與大小，決定由右向左分流量的大小；由右向左分流量的多少與主動脈騎跨的程度，決定動脈血氧的飽和度與發紺的程度。
2. 臨床表現：大多數法洛四聯症病人在出生之時即有呼吸困難、在出生之後3-6個月會出現發紺，並隨著年齡的增大而逐漸加重，蹲踞是特徵性姿態。缺氧發作表現為發紺加重、昏厥與抽搐死亡。
3. 徵象：口唇紫紺、杵狀指（趾）、發育較差、L2-4收縮期雜音、P2會減弱或消失。

房間隔缺損症(atrial septal defect, ASD)

臨床表現	兒童期繼發孔房間隔缺損，多無明顯的症狀。一般到青年期，才會逐漸出現勞力性氣促、心悸、全身乏力等症狀。原發孔ASD症狀的出現較早，表現較重。
體格檢查	胸骨左緣第2-3肋之間會聞及II - III級吹風狀收縮期雜音，肺動脈瓣第二音亢進、固定分裂。分流量較大者，心尖區尚會聽到柔和的舒張期雜音。
輔助性檢查	1. ECG檢查：繼發孔房間隔缺損心電軸右偏，不完全性或完全性右束支傳導阻滯。 2. X光檢查：主要表現為右心增大，肺動脈段突出，主動脈結較小，呈現出典型的梨形心。 3. UCG檢查：會顯示出缺損的位置、大小、心房水準分流的血流訊號，右心房、右心室會擴大。
手術適應症	有右心室擴大的病人要做手術治療，適宜的手術年齡為3-5歲。Eisenmenger症候群為手術禁忌症。
手術的方法	房間隔缺損直接縫合、房間隔缺損補片修補與房間隔缺損圍堵。

VSD的病理生理

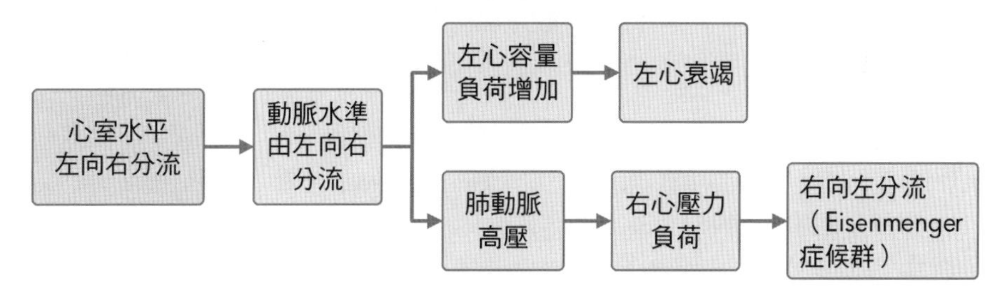

32-4 心臟疾病病人的護理（四）

（八）法洛四聯症（Tetralogy of Fallot）（續）

4. 輔助性檢查：(1)ECG檢查：電軸右偏，右心室肥大。(2)X光檢查：心影正常或稍大，肺血會減少，肺血管紋理纖細，呈現「靴形心」。(3)UCG檢查：右室流出道、肺動脈瓣或肺動脈主幹狹窄，右心室會增大，室壁增厚，室間隔連續中斷，主動脈騎跨。(4)實驗室檢查：紅血球數目、紅血球壓積與血紅蛋白會增高。
5. 手術的方法：(1)根治手術：疏通肺動脈狹窄，修補室間隔缺損。(2)分流術：其目的是使肺部血流增多，促進左心室和肺動脈發育，為根治術做鋪路的工作，可以執行鎖骨下動脈、主動脈與肺動脈吻合術。
6. 護理：休息、呼吸道護理與低心排量症候群。

（九）後天性心臟病的外科治療

後天性心臟病的外科治療，涵蓋心臟瓣膜病、冠心病、心臟黏液瘤與慢性縮窄性心包炎。

（十）心臟瓣膜病

風濕性心臟瓣膜病二尖瓣的損害最為多見，主動脈次之，三尖瓣較為少見，肺動脈瓣相當罕見。可以單獨損害一個瓣，也會同時波及幾個瓣，常見為二尖瓣合併主動脈瓣病變。

（十一）二尖瓣狹窄症

風心病為最常見的原因，風濕熱在兩年或兩年以上發生，其中2/3為女性。其基本病變為瓣膜粘連及攣縮，會波及腱索並關閉不全。

1. 症狀：呼吸困難（類似於急慢性左心力衰竭）、咳血（滲出：血痰；血管破裂：大咳血；肺水腫：粉紅色泡沫痰）、咳嗽與聲嘶（擴大的左房和肺動脈壓迫左喉返回神經）。
2. 徵象
   (1) 二尖瓣面容。
   (2) 特徵性雜音：舒張中期隆隆狀雜音、Graham Steell雜音（肺動脈擴張的歎氣狀舒張早期雜音）與S1亢進及開瓣音。
3. 檢查
   (1) X光胸片檢查：左房較大、肺淤血的徵象。
   (2) ECG檢查：二尖瓣型P波。
   (3) 心臟超音波檢查：為確診的方法。M型為「城垛狀」的改變、前後瓣為「同向運動」，而切面圖形比較直覺化。
   (4) 心導管：測壓—腔室壓、跨瓣壓、肺微血管嵌入壓。
4. 治療：為一般性治療，經由皮球囊二尖瓣之成形術為第一選擇。外科二尖瓣分離術為直視與閉視分離術，可以根治的方法為瓣膜置換術。
5. 護理：改善缺氧狀態、維持血液容量與處理併發症事宜。

法洛四聯症

病理生理	肺動脈狹窄會使右心室排血障礙，右心室壓力升高，右心室肥大。肺動脈狹窄程度，會決定右心室壓力的高低。右心室壓力高低、室間隔缺損部位與大小，決定由右向左分流量的大小。由右向左分流量的多少與主動脈騎跨的程度，決定動脈血氧的飽和度與發紺的程度。
臨床表現	大多數法洛四聯症的病人在出生之時，即有呼吸困難、在出生之後3-6個月會出現發紺，並隨著年齡的增大而逐漸加重，蹲踞是特徵性姿態。缺氧發作表現，為發紺加重、昏厥與抽搐死亡。
徵象	口唇紫紺、杵狀指（趾）、發育較差、L2-4收縮期雜音、P2會減弱或消失。
輔助性檢查	1. 心電圖（ECG）檢查：電軸右偏，右心室肥大。 2. X光檢查：心影正常或稍大，肺血會減少，肺血管紋理纖細，呈現「靴形心」。 3. 超音波心動圖（UCG）檢查：右室流出道、肺動脈瓣或肺動脈主幹狹窄，右心室會增大，室壁增厚，室間隔連續中斷，主動脈騎跨。 4. 實驗室檢查：紅血球數目、紅血球壓積與血紅蛋白會增高。
手術的方法	1. 根治手術：疏通肺動脈狹窄，修補室間隔缺損。 2. 分流術：其目的是使肺部血流增多，促進左心室和肺動脈發育，為根治術做鋪路的工作，可以執行鎖骨下動脈、主動脈與肺動脈吻合術。
護理	休息、呼吸道護理與低心排量症候群。

X光胸片檢查

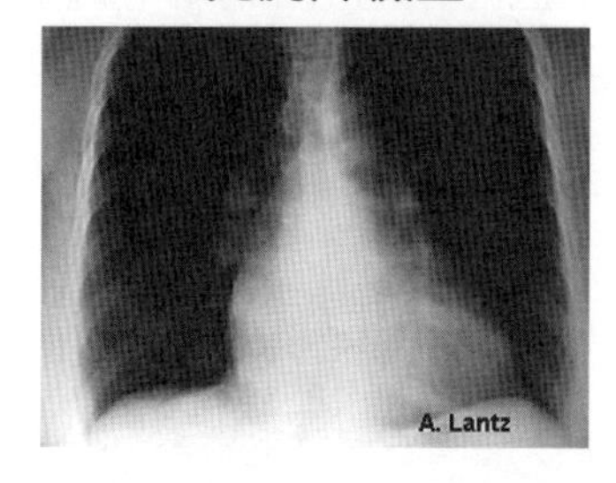

二尖瓣狹窄

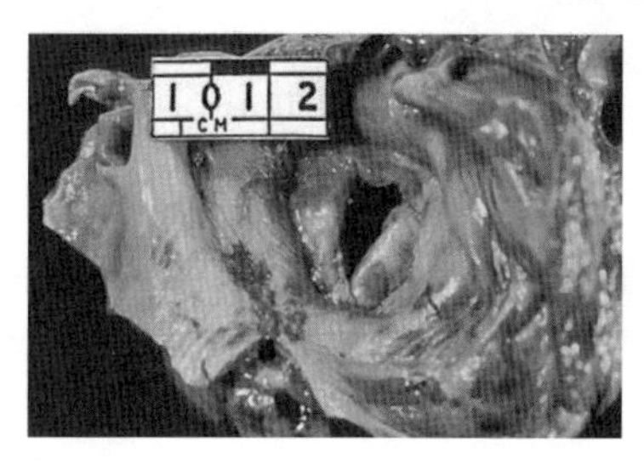

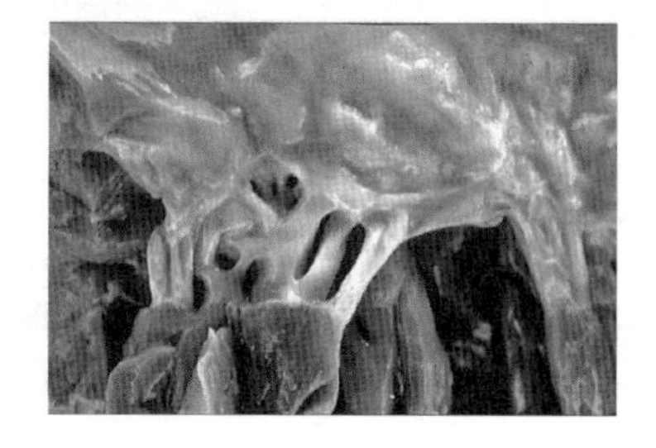

32-5 心臟疾病病人的護理（五）

（十二）二尖瓣關閉不全症

其病因相當多，其中包括器質性及相對性關閉不全。根據其急慢性的常見原因為慢性急性症。

1. 病理生理：為單純性關閉的肺淤血、肺動脈高壓，發生較晚。左心力衰竭發生亦較晚，但是在發生之後則會進展迅速。
2. 臨床表現：(1) 症狀：病變較輕並無明顯的症狀。病變較重或病程較長，會出現全身乏力、心悸，在勞累之後會氣喘。(2) 徵象：心尖區會聽到全收縮期的雜音，並向左側腋中線傳導，會出現肺動脈瓣區第二音亢進、第一音減弱或消失。晚期病人會出現心臟衰竭等徵象。
3. 檢查：(1)X 光檢查：隨著病程的進展會有各個腔室擴大、肺淤血表現。(2) 心臟超音波為確診的方法：輕度反流之最大射流面積小於 4 cm^2，中度反流之最大射流面積等於 4-8 cm^2，重度反流之最大射流面積大於 8 cm^2。
4. 治療：治療方式分為一般性治療、二尖瓣置換術與瓣膜置換術三種。

（十三）主動脈瓣狹窄的病因

主動脈瓣狹窄的病因為風心病、先天性畸形（二葉式主動脈瓣與先天性主動脈瓣狹窄）及老年退行性鈣化的主動脈瓣狹窄。

1. 病理生理

正常成人主動脈瓣口面積大於或等於 3.0 cm^2。當主動脈瓣口面積減少一半時，仍會無跨瓣壓差。當主動脈瓣口面積小於或等於 1.0 cm^2 時，跨瓣壓差相當顯著。嚴重主動脈瓣狹窄會引起下列的心肌缺血機制：室壁肥厚、收縮壓增高及射血時間延長，心肌微血管密度會相對減少。在舒張期，腔內壓會增高而壓迫心內膜下冠脈，左心室舒張末壓會增高、冠脈灌注壓會下降。

2. 臨床表現

症狀為下列的「三聯症」：呼吸困難、心絞痛與暈厥，其徵象為噴射性收縮期雜音與收縮期震顫。

3. 檢查

(1) X 光：隨著病程的進展，會有各個腔室擴大、肺淤血表現與升主動脈狹窄後擴張。(2) 心臟超音波檢查：為確診的方法。

5. 治療：分為一般性治療、臨床根治術與瓣膜置換術。
6. 護理：限制活動、呼吸道管理、觀察與併發症。

小博士解說

原發性心臟停搏是一種突發事件，由於心電不穩定所引起，並沒有其他診斷可作為依據。如果未做復甦或復甦失敗，原發性心臟停搏會導致猝死症。以往缺血性心臟病的證據可有可無，若在發生死亡當時並無任何人見到的跡象，則此診斷是具有臆測性的。

主動脈瓣關閉不全

病理生理	1. 急性：急劇主動脈血液反流入左心室，容易導致肺水腫。 2. 慢性：左室擴張，左心力衰竭。
臨床表現	臨床表現有呼吸困難、心絞痛、左心排血量降低、左心力衰竭、歎息狀舒張期特徵性雜音與周圍血管症。
檢查	1. X光檢查：隨著病程的進展，會有各個腔室擴大與肺淤血的表現。 2. 心臟超音波檢查：為確診的方法。
治療	分為一般性治療、臨床根治術與瓣膜置換術。

冠狀動脈粥狀硬化性心臟病

冠心病是人類死亡的主要原因之一。冠心病的治療方法為內科藥物治療、介入性治療與外科手術治療。CABG是國際上公認治療冠心病的最有效方法。手術適應症如下：

1. 心絞痛在經過內科治療之後並不能緩解，會影響工作和生活。
2. 左冠狀動脈主幹和前降支狹窄者容易發生猝死症，要及早動手術。即使心絞痛並不嚴重，但是冠狀動脈的主要分支，例如前降支、迴旋支和右冠狀動脈有兩支以上且明顯狹窄者。
3. 在介入治療之後，發生在狹窄的病人。

冠狀動脈搭橋術（CABG）

1. 將人體自身的動脈、靜脈或其他血管代用品作為旁道。
2. 將主動脈的血流引向與冠狀動脈之狹窄處較遠的缺血心肌。
3. 改善心肌血液供應，進而達到改善心絞痛狀、心臟的功能，提高患者的生活品質及延長壽命的目的。
4. 冠狀動脈搭橋術之護理涵蓋相關知識、併發症與其他。

＋知識補充站

冠脈搭橋術

冠脈搭橋術手術過程搭橋手術顧名思義，是取病人本身的血管（例如胸廓內動脈、下肢的大隱靜脈等）或者血管的替代品，將狹窄冠狀動脈的遠端和主動脈連接起來，讓血液饒過狹窄的部分，到達缺血的部位，改善心肌血液的供應，進而達到緩解心絞痛症狀，改善心臟功能，提昇患者生活品質及延長壽命的目的。此種手術稱為冠狀動脈旁路移植術，是在充滿動脈血的主動脈根部和缺血心肌之間建立起一條暢通的路徑，因此，有人具體地將其稱為在心臟上架起了「橋樑」，俗稱為「搭橋術」。

NOTE

第 33 章
泌尿系統損傷病人的護理

學習目標

1. 了解泌尿系統損傷的病理與護理診斷。
2. 熟悉泌尿系統損傷的病因及治療重點。
3. 掌握泌尿系統損傷的護理評估、護理措施，各種導尿管的護理、膀胱沖洗的方法。
4. 了解腎、膀胱與尿道損傷的特色與病因。
5. 熟悉腎、膀胱與尿道損傷的身心狀況和治療原則。
6. 掌握腎、膀胱與尿道損傷病人的護理。
7. 了解泌尿系統各部位損傷的病因、病理、臨床表現、診斷要點及處理原則。

33-1 泌尿系統損傷病人的護理（一）

（一）尿道損傷的病例

1. **病史**：患者，男，48歲，因為車禍半小時被送住院。患者在半小時之前發生車禍，被小汽車壓過骨盆部，隨即會感到下腹部疼痛，想要排尿，但是並無尿液排出，之後被送至醫院急診部，給予住院治療。患者在以往身體相當健康，並無心腦血管病史，亦無糖尿病與高血壓的病史。
2. **體格檢查**：體溫為37℃、心律（P）100次／分鐘、呼吸（R）24次／分鐘、血壓（BP）100/65 mmHg。神智清楚、急性痛苦面容，體型偏廋，心、肺（－）、下腹壓痛（+）、反跳痛（－）、腸鳴音會消失、骨盆分離擠壓實驗（+）。
3. **輔助性檢查**：血液常規性檢查白血球（WBC）6.7 ◊ 10^9/L，血紅蛋白（HB）113 g/L。腹部超音波檢查，顯示肝、膽、脾、胰腺相當正常。骨盆X光片檢查，顯示骨盆左側恥骨的上、下肢發生骨折。
4. **醫學診斷**：骨盆骨折或後尿道損傷。

（二）住院的經過

病人在急診給予輸液之後住院治療。此時，病人心理較為焦慮，對疾病及治療的相關知識了解不多。在住院之後院方給予熱情的接待，並使用通俗易懂的語言來介紹相關的知識，並繼續輸液，密切地觀察病情的變化，積極地做術前的準備工作。在執行導尿失敗之後，於住院後3小時，在連續硬膜外部麻醉之下執行尿道會診術。

在術後密切觀察病人的生命表徵變化與傷口滲血的情況，給予靜脈輸液使用抗生素及保持水與電解質的平衡，提供腸外營養支援。保持留置導尿管的暢通，並做好導管護理的工作。保持骨盆懸吊牽引，給予心理護理、協助生活護理，指導病人術後的早期活動，同時加強併發症的預防和觀察。病人在術後的生命徵象相當平穩，恢復的情況相當良好。在術後第二天腸蠕動恢復，於進食流質之後並無不適。在術後第六天起開始進食半流質，導尿管於術後第二十八天拔除，病人能夠自行解尿。病人各項實驗室檢查相當正常，傷口癒合甚佳，心情愉快。在接受復健指導之後，於住院後四十天出院。

（三）腎、膀胱與尿道損傷

泌尿系統損傷以尿道損傷最為常見，其次是腎與膀胱。在損傷之後常會出現血尿、尿外部滲透、排尿障礙與感染，若處理不當會產生管腔狹窄和尿瘻。

（四）腎損傷病人的護理

腎損傷病理類型有腎挫傷、腎部分裂傷、腎全層裂傷與腎蒂損傷四種。

1. **臨床表現**：休克、血尿、疼痛、腰部腫塊及發燒。
2. **治療的原則**：(1) 分為保守性治療與手術治療。(2) 輕微腎挫傷若經過短期的休息可以康復，多數腎挫裂傷可以使用保守性治療，僅有少數需要做手術治療。

泌尿系統損傷病理類型

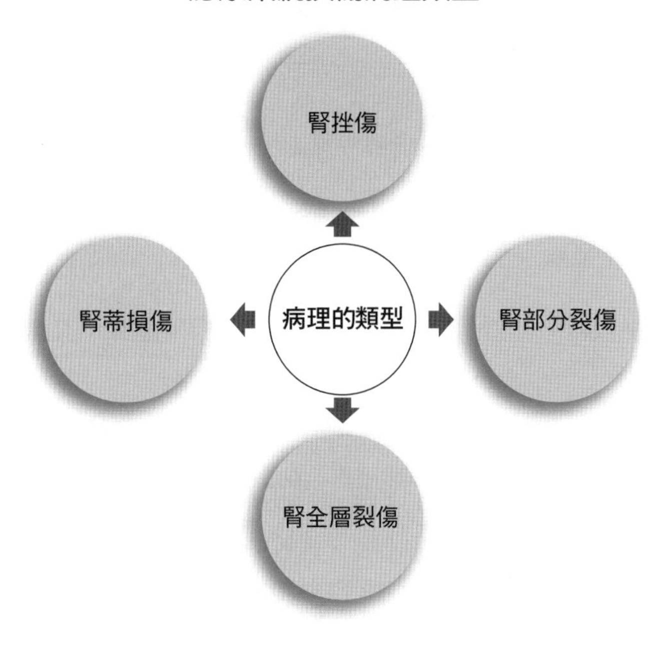

腎損傷的健康教育

前、後尿道損傷經過手術治療修復之後，病人常會出現尿道狹窄，需要定期地做尿道擴張，以避免尿道狹窄導致的排尿困難。

繼發性功能障礙的病人應訓練心理性勃起加上輔助性治療。

＋知識補充站

泌尿系統

泌尿系統包括上尿道和下尿道。上尿道含括腎與輸尿管，下尿道涵蓋膀胱及尿道。泌尿系統損傷以男性尿道損傷最為多見，腎、膀胱次之，輸尿管損傷比較少見。

33-2 泌尿系統損傷病人的護理（二）

3. 護理的措施（續）
   (2) 腎損傷非手術治療的護理措施：(1) 觀察生命的徵象，注意休克的發生。(2) 出血、血尿、滲血、滲尿情況的觀察與護理，要臥床休息 2-3 週，在病情穩定、血尿消失後，才允許病人離床活動。(3) 觀察與預防感染的發生。(4) 健康教育，在出院後 2-3 個月之內，不宜參加體力活動或競技運動。
4. 致病因素：依據暴力方式和損傷程度，分為開放性損傷與閉合性損傷（最為多見）兩種。
5. 身心的狀況：(1) 休克。(2) 血尿：為肉眼或內視鏡下的血尿，但是血尿與損傷的程度不一定成比例。(3) 疼痛。(4) 腰部腫塊。(5) 發高燒。
6. 實驗室及其他的檢查
   (1) 實驗室檢查：尿液常規檢查會看到紅血球，其中每一個高倍的內視鏡視野紅血球大於三個，即為內視鏡下的血尿。1000 ml 尿液含有 1 ml 的血液，即為肉眼血尿。
   (2) 影像檢查：①腎 - 輸尿管 - 膀胱 X 光檢查（Kidney, Ureter, Bladder；KUB）（KUB）；②電腦斷層掃描（CT）；③靜脈尿路造影（IVP）④腹主動脈造影；⑤超音波檢查。
7. 護理診斷：(1) 血尿：與腎損傷有關。(2) 疼痛：與損傷之後的局部腫脹及尿外部滲透有關。(3) 組織灌注量的改變：與重度腎損傷出血有關。(4) 活動毫無耐力：與損傷之後活動受到限制有關。(5) 有感染的危險：與損傷之後免疫能力低落有關。(6) 焦慮：與損傷後的心態變化有關。

（五）膀胱損傷病人的護理

1. 致病因素：膀胱損傷分為開放性損傷、閉合性損傷與醫源性損傷三種，其中閉合性損傷又分為腹膜內型（膀胱充盈，下腹部受到打擊）與腹膜外型（骨盆骨折）兩種。
2. 臨床表現：休克；排尿困難、血尿；腹痛及腹膜刺激症；尿瘻（尿外部滲透）。
3. 治療的原則：分為非手術治療與手術治療。
4. 護理措施：(1) 留置導尿管的護理：固定、暢通、觀察、無菌，每天二次在尿道口及尿管周圍消毒，預防泌尿系統感染。在拔管之前要執行夾管實驗，訓練膀胱的伸縮功能。(2) 膀胱挫傷或早期較小的膀胱破裂處理原則，可採用非手術治療，留置導尿管持續暢通引流尿液 7-10 天左右。(3) 較嚴重的膀胱破裂處理原則：①尿流改道（恥骨上膀胱造瘻術）；②修補膀胱裂口；③引流尿做外部滲透；④防止休克及感染。
6. 實驗室及其他檢查：(1) 導尿及測漏實驗，測漏實驗是從導尿管注入無菌生理食鹽水 200 ml，在片刻之後吸出。如果吸出量明顯減少或明顯增多，則證實為膀胱破裂。(2) 腎 - 輸尿管 - 膀胱 X 光檢查（Kidney, Ureter, Bladder；KUB）(3) 超音波檢查。

尿道損傷病人的護理評估

致病因素	男性尿道分為前尿道損傷與後尿道損傷。前尿道分為懸垂部與球部(最易受損)。後尿道分為膜部(最易受損)與前列腺部。球部尿道損傷多發生在騎跨傷，膜部尿道損傷多發生在骨盆骨折。而尿道損傷分為尿道挫傷、尿道部分斷裂與尿道完全斷裂三種。
身心的狀況	休克、尿道滴血和血尿、疼痛、排尿困難與尿瀦留、血腫與瘀斑、尿外部滲透。

若尿道球部斷裂，則尿液會外部滲透至會陰、陰莖、陰囊和下腹壁。若尿道膜部斷裂時，則尿液會外部滲透至恥骨後間隙與膀胱的周圍。

尿道損傷病人的護理診斷

組織灌注不足	與骨盆骨折，尿道損傷失血有關。
排尿模式的改變	與尿道損傷之後，尿道的連續性與完整性破壞有關。
有感染的危險	與受傷之後免疫力的低落有關。
有尿道出血的可能	與外傷有關。
疼痛	與損傷及尿外部滲透有關。
軀體移動的障礙	與合併骨盆骨折有關。
硬膜下引流	與長期臥床有關。

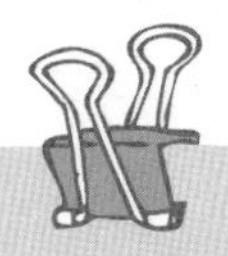

膀胱損傷病人的護理重點

1. 觀察生命的徵象。
2. 觀察腹痛及腹膜刺激症狀，判斷有無出血的發生。
3. 觀察與預防感染。
4. 術後的護理。
5. 健康教育。

33-3 泌尿系統損傷病人的護理（三）

（六）膀胱沖洗的護理

留置導尿管或恥骨上膀胱造瘻管，將一定數量的藥液注入膀胱之後，再由導管排出，如此反覆數次，稱為膀胱沖洗。膀胱沖洗的護理分為密閉式沖洗與開放式沖洗兩種。

（七）手術之前的護理

1. **焦慮感**：與疼痛、對疾病擔憂及第一次住院，不適應醫院的環境與制度有關。
   (1) 護理目標：病人對疾病有相當程度的了解後，使焦慮感減輕。
   (2) 護理措施：①熱情接待病人，妥善安置床位，保持輸液的暢通，使病人有安全感。②適時介紹醫院環境和制度，例如床頭鈴的使用，介紹主治的醫生、護理人員及同室病友，讓病人儘快適應環境。③加強與病人及家屬的溝通協調工作，使用通俗易懂的語言來介紹與疾病相關的知識。在各項檢查之前，要做好向病人解釋的工作，取得病人與家屬的了解及配合。④準確測量病人的體溫、脈搏、呼吸和血壓，若有異常的情況要及時與醫生聯絡。⑤及時了解病人各項實驗室檢查和輔助性檢查的結果。
   (3) 護理評估：病人在基本上完成了角色的改變後，焦慮的情緒會減輕。對疾病要有相當程度的了解，並積極配合治療。
2. **知識缺乏**：與病人從未經歷過手術，對手術的相關知識了解較少有關。
   (1) 護理目標：病人對手術過程有相當程度的了解，能夠配合術前的準備。
   (2) 護理措施：①講解手術的必要性，取得病人的了解。②做好手術之前的準備工作，例如皮膚準備、血液標本採集、取下假牙、更換清潔衣褲等。③介紹麻醉的方式、手術的大致過程與手術之後可能出現的不適和併發症。④教會病人有效咳嗽與咳痰的方法，注意口腔衛生和早期功能的訓練等。
   (3) 護理評估：病人對手術的相關知識有所了解，並積極配合來完成術前的準備工作。在住院之後3小時，要做手術。

（八）手術之後的護理

健康維護能力下降，與手術創傷、術後留置靜脈插管、胃管、導尿管有關。

1. 護理目標：病人的生命徵象相當平穩，體位合適，皮膚完整，各個導管並無滑脫的狀況。
2. 護理措施：(1) 每30分鐘測量一次血壓、脈搏、呼吸，直至平穩為止。(2) 密切地觀察傷口的滲血情況，若有異常時要及時與醫生聯絡。(3) 觀察病人的神智、體溫，並及時加以記錄。告知病人及家屬手術之後，因為創傷等反應會出現發燒的症狀，避免不必要的緊張情緒。(4) 準備好平整舒適的床位，給病人安置合適的體位，以免遭到局部性的受壓。(5) 觀察靜脈輸液處有無紅腫、滲出，並保持暢通。(6) 妥善固定好各個導管，以免滑脫。
3. 護理評估：病人的神智清楚，生命徵象平穩，體溫呈現下降的趨勢，傷口並無滲血的症狀。病人能夠自動改變體位。皮膚完整，各個引流管都固定妥當。

手術之後的護理

體液不足的危險：與手術及創傷有關	1. 護理目標：病人出入水量的平衡，尿量正常並無脫水的症狀，各項檢驗皆在正常範圍之內。 2. 護理措施：(1)保持靜脈輸液的暢通，及時補充身體所需的液體量。(2)準確記錄24小時的出入水量，若胃腸引流量較多要及時處理。(3)監測病人血壓和心律，注意出汗情況，觀察有無口乾舌燥、皮膚彈性較差與眼窩凹陷等脫水症狀。(4)正確採集血液標本，注意病人的血液細胞容量比與電解質等。 3. 護理評估：病人血壓和心律穩定，並無脫水的症狀。出入水量在基本上保持平衡，並無體液不足的發生。
有引流失效的可能性：與導尿管堵塞及扭曲有關	1. 護理目標：病人導尿管暢通，疼痛減輕或者消失。 2. 護理措施：(1)經常巡視病房，保持導尿管的暢通。(2)注意引流的色澤、性質和引流量，並正確加以記錄。(3)密切觀察病人肛門的排氣情況。(4)膀胱沖洗（一天兩次（Bid）），並將沖洗液在膀胱之內保存半小時之後排出。 3. 護理評估：病人放置導尿管期間引流暢通。在術後第28天拔除導尿管而能夠自行排尿，尿色相當清澈。
舒適狀態改變：與留置尿管、傷口疼痛、腸蠕動並未恢復，略感腹脹有關	1. 護理目標：病人下腹疼痛會減輕，休息與睡眠正常。 2. 護理措施：(1)鼓勵病人多做深呼吸，及時清除呼吸道的分泌物，按時給予超音波霧化吸入，使痰液稀釋易於吸出。(2)使用止痛泵，使病人有充分的休息來恢復體力。觀察止痛劑的效果和可能發生的副作用。(3)做好晨間與晚間的護理，為病人營造安靜、舒適的環境，主動關心病人，減輕心理壓力。(4)鼓勵病人早期床上的功能性訓練。 3. 護理評估：在經過上述護理措施之後，病人並無明顯咽喉部疼痛，傷口疼痛會減輕。在術後第4天起能下床活動，腹脹會緩解。
有感染的危險：與腹部傷口、留置尿管有關	1. 護理目標：在手術之後72小時體溫會逐步恢復正常，傷口並無紅、腫、熱、痛的症狀。在導尿管拔除之後，排尿會恢復正常。 2. 護理措施：要密切觀察病人的體溫變化。遵照醫囑，適量使用抗生素。及時更換傷口敷料，觀察傷口的癒合情況。每天二次做好導尿管護理，在再度更換引流袋時，要注意無菌的操作。 3. 護理評估：病人的體溫會逐步恢復正常。
復健的知識缺乏：與病人未經歷過手術，沒有獲得相關的知識有關	1. 護理目標：病人能說出相關復健知識的內容。 2. 護理措施：(1)指導病人注意休息與適當的功能性訓練，取得工作與休閒的平衡點，逐漸恢復體力，同時保持良好的心理狀態。(2)指導病人適量進食，攝取足夠的蛋白質和豐富維生素的飲食，有利於傷口的癒合。在初期要少量多餐，從流質、半流質再轉換到正常飲食。(3)在擦浴時要注意傷口的局部保護，如果再次出現小便異常等情況要及時就診。 3. 護理評估：病人能夠接受上述的指導，並有效加以掌握。

NOTE

第 34 章
尿石症病人的護理

學習目標

1. 了解腎與輸尿管結石形成概況及其病理生理改變。
2. 掌握腎與輸尿管結石的身心狀況、預防和病人的護理。
3. 熟悉腎與輸尿管結石的治療原則。
4. 熟悉膀胱結石的治療原則。
5. 掌握膀胱結石的身心狀況、預防及病人的護理。
6. 熟悉腎、輸尿管、膀胱結石的臨床表現、診斷重點、處理原則。
7. 了解泌尿系統結石的病因、病理生理及預防。
8. 掌握泌尿系統結石的護理。

34-1 尿石症病人的護理（一）

（一）概論

1. 病因

(1) 流行病學的因素：年齡、職業、飲食、水分的攝取、代謝與遺傳因素。

(2) 尿液的因素：造成結石的物質排出過多、尿液pH值的改變、尿液的濃縮、抑制晶體形成的物質不足。

(3) 泌尿系統的局部因素：①泌尿道梗塞：晶體或基質在引流較差的部位沉積。②泌尿道感染：細菌、感染產物、壞死組織形成結石的核心。③泌尿道異物：不能夠吸收的縫線與留置的導管，使得尿液中的基質和晶體黏附。

2. 病理

泌尿道結石在腎和膀胱內形成，會直接損傷泌尿系統，引起梗塞、感染和惡性病變，損傷黏膜而引起出血。急性上泌尿道梗塞平滑肌痙攣，會引起腎絞痛。慢性不全梗塞，會導致腎積水，影響腎臟的功能。梗塞會引起感染，感染與梗塞又促使結石長大或再形成結石。長期的結石刺激，會發生惡性病變。

（二）上泌尿道結石

1. 腎與輸尿管結石的臨床表現

(1) 疼痛：較大的結石會移動較小的腎盂腎盞結石，而引起上腹和腰部鈍痛。結石活動或輸尿管完全梗塞，會出現腎絞痛、出汗與噁心、嘔吐。疼痛會沿著輸尿管路徑向下腹與外陰放射，腎區叩擊痛伴隨著感染，會有尿急、頻尿與尿痛的症狀。

(2) 血尿：活動或絞痛之後，會有肉眼或內視鏡下的血尿症狀。

(3) 其他：在腎積水時，會觸及增大的腎。急性腎盂腎炎或腎積膿，會導致畏寒、發燒、膿尿，與雙側上泌尿道完全梗塞而無尿的症狀。

2. 輔助性檢查

(1) 實驗室檢查

①尿液常規檢查有內視鏡下的血尿、白血球與結晶。②測量腎功能、血鈣、磷、肌酐、尿酸、蛋白、尿鈣、尿磷、尿酸、肌酐與草酸。

(2) 影像學檢查

①X光片：顯示出多數的結石。②排泄性泌尿道造影：顯示結石所導致的泌尿道形態與腎功能，有無引起結石的局部因素。③超音波檢查：顯示出小結石和透視X光結石、腎結構改變與腎積水。④逆行性腎盂造影：其他的方法並不能確診時才使用。⑤腎照片圖：可以判斷泌尿系統梗塞的程度及雙腎的功能。

(3) 輸尿管腎臟內視鏡檢查。

3. 診斷的重點

症狀與徵象（與活動有關的血尿和疼痛），根據實驗室和影像學檢查來加以確診。

上泌尿道結石處理原則

非手術治療	1. 止痛：阿托品、哌替啶、鈣離子阻滯劑。2. 大量飲水。3. 控制感染。4. 調節尿液的pH值：口服枸櫞酸鉀、碳酸氫鈉，使得尿液的pH值控制在7-7.5以上。5. 飲食調節。6. 整合中西醫：解痙、利尿、針刺，促進排石。7. 影響代謝的藥物：別嘌呤醇會降低血液、尿液的尿酸、D-青黴胺、α-巰丙醯甘氨酸、乙醯半胱氨酸等降低的尿胱氨酸。
體外衝擊波碎石	在X光和超音波的定位下，衝擊波在聚焦之後會使結石粉碎。
手術治療	1. 非開放手術：輸尿管腎鏡取石或碎石、經由皮腎內視鏡取石或碎石。2. 開放手術：輸尿管切開取石術、腎盂切開或腎竇切開取石術、腎部分切除術與腎切除術。

膀胱結石

臨床表現和診斷	1. 症狀和徵象：膀胱刺激症，排尿會突然中斷、疼痛、放射至陰莖頭部與遠端泌尿道；改變體位又能繼續排尿，在終末期會有血尿，若遭到感染會有膿尿的症狀。2. 輔助性檢查：X光片檢查和超音波檢查會顯示出結石，膀胱內視鏡會直接觀察到結石。
處理的原則	手術來去除結石。多數的結石可以經由膀胱鏡機械、液電效應、超音波或彈道氣來壓碎石，過大而硬結石採用恥骨上膀胱來切開取石。
致病因素	膀胱結石分為原發性膀胱結石與繼發性膀胱結石兩種。原發性與營養不良和低蛋白飲食有關；繼發性與膀胱病變、異物存留等有關。
身心狀況	其典型症狀為排尿突然中斷，並感到疼痛，放射至陰莖頭部和遠端泌尿道，在變換體位之後又能繼續排尿。
實驗室及其他檢查	1. 腎-輸尿管-膀胱X光檢查（Kidney, Ureter, Bladder；KUB）；2. 超音波檢查；3. 膀胱鏡檢查。
護理診療	1. 排尿異常為尿流中斷、尿痛，與結石阻塞有關；2. 有感染的危險，與結石刺激有關；3. 與血尿與結石會損傷膀胱黏膜有關。
護理措施	小的結石要多喝水，服用促進排石的藥物。結石直徑在2公分左右，採用膀胱鏡機械、液電效應、超音波、雷射碎石等方法；若結石直徑大於2公分，可以採用恥骨上膀胱切開來取石。

泌尿道結石

臨床表現和診斷	排尿困難、點滴狀及尿痛，急性尿瀦留。前泌尿道結石可沿著泌尿道觸及，後泌尿道結石經由直腸則會觸及，使用超音波和腎－輸尿管－膀胱X光檢查（Kidney, Ureter, Bladder；KUB）X光來加以確診。
處理原則	前泌尿道結石在麻醉下會壓迫結石近端的泌尿道，可以注入石蠟油來推擠與鉗出碎石。後泌尿道結石在麻醉下使用泌尿道探條，將結石推入膀胱之中，而依據膀胱結石來加以處理。

34-2 尿石症病人的護理（二）

(三) 泌尿道結石

健康教育：(1) 大量喝水：增加尿量，減少尿液中的晶體。每天尿液量應在 2000 ml 以上，在睡前及半夜飲水更好。(2) 解除局部的因素：解除梗塞、感染與異物。(3) 飲食諮詢：含鈣的結石要食用纖維豐富的食物，限制鈣、草酸較多的食物，避免食用大量的動物蛋白、脂肪、精製糖、濃茶、菠菜等含草酸高，以及牛奶、豆製品等含鈣高的食物。尿酸結石者不宜食用嘌呤較高的食物，例如動物的內臟。(4) 藥物的預防：維生素 B_6 能夠減少尿液中的草酸與氧化鎂，增加尿液中草酸的溶解度。枸櫞酸鉀、碳酸氫鈉，能使尿液的 pH 值保持在 6.5-7 以上。別嘌呤醇會減少尿酸的形成，氯化氨會使尿液酸化。(5) 預防骨脫鈣：副甲狀腺功能亢進者要動手術來加以治療，而長期臥床者要做功能性訓練。(6) 回診：定期做尿液化驗檢查、X 光檢查或超音波檢查，觀察症狀有無再發；若有殘餘結石、腰痛與血尿的症狀，要及時就診。

(四) 腎與輸尿管結石

1. 護理的評估：致病的因素為尿中形成結石的鹽類呈現超飽和狀態，尿液中抑制晶體形成的物質不足和核基質的存在，是形成結石的主要因素。致病的因素為代謝因素、飲食因素、長期臥床、細菌感染、異物與梗塞、藥物因素、環境因素共七種因素。
2. 身心的狀況：腎與輸尿管結石的主要症狀為與活動有關的疼痛和血尿，輸尿管結石會引起腎絞痛，陣發性發作位於腰部或上腹部，並會向下腹和會陰部放射，要注意中段輸尿管結石疼痛放射至中下腹部，需要與急性闌尾炎鑑別。
3. 實驗室及其他檢查：影像檢查（腎－輸尿管－膀胱 X 光檢查（Kidney, Ureter, Bladder；KUB）、排泄性泌尿道造影（IVP）、超音波檢查、電腦斷層掃描（CT）、輸尿管腎臟鏡檢查。
4. 護理診斷：(1) 疼痛：與結石阻塞及刺激輸尿管壁有關。(2) 噁心、嘔吐：與結石疼痛所引起的反射作用有關。(3) 血尿：由於結石粗糙損傷腎及輸尿管黏膜所導致。(4) 泌尿道感染：與泌尿道梗塞有關。(5) 焦慮：與結石引起的絞痛及腎功能的減退有關。
5. 護理措施：(1) 非手術治療與護理：適於結石小於 0.6 公分、光滑，並無尿道梗塞，為純尿酸或胱氨酸結石的病人。①解除疼痛方式有 654- II 10 mg im；阿托品 0.5 mg im；哌替啶 50-100 mg im。②給予適當的液體，每天飲水量在 300 ml 以上，保持每天尿液量在 2000 ml 以上。③做適當的活動。④控制感染。⑤尿液的觀察：對尿酸和胱氨酸結石應給予鹼化尿液（5% 碳酸氫鈉）；對感染性結石應給予酸化尿液。⑥飲食調節。(2) 體外震波碎石術（ESWL）的護理：在 X 光、超音波定位下，將衝擊波聚焦之後作用於結石使之粉碎，然後隨著尿流排出，最適合小於 2.5 公分的上泌尿道結石。(3) 非開放性手術的護理：分為輸尿管腎鏡取石或碎石術，與經皮腎鏡取石術或碎石術兩種。(4) 開放性手術護理。

尿石症病人的護理

護理評估

1. 術前的護理：(1)健康史：①一般性資料：流行病學資料；②過去史：泌尿系統梗塞、感染與異物史、副甲狀腺機能亢進、痛風、腎小管酸中毒與長期臥病在床。(2)身體的狀況：①局部的狀況：疼痛的性質、叩痛的部位、血尿、膀胱刺激症、泌尿道感染；②全身的狀況：腎功能及營養狀況；③輔助性檢查：實驗室、影像學和手術耐受力檢查。(3)心理與社會支援的狀況：病人及家屬對結石的危害、治療與復健、併發症的認知程度、心理的承受力與經濟的承受力。
2. 術後評估：(1)康復狀況：結石排出、尿液引流、切口癒合的情況，有無泌尿道的感染。(2)腎功能狀況：梗塞解除、腎積水與功能的恢復情況，結石的影響。
3. 心理與認知狀況：病人及家屬的心理狀況，術後配合及健康知識的掌握情況。
4. 預後的判斷。

護理診斷

疼痛、有感染的危險、體液不足與缺乏知識。預期的目標為上述的護理問題都得以解決。

護理措施

1. 非手術治療：腎絞痛的護理（臥床休息、止痛、輸液）、促進排石（大量飲水、跳躍運動、改變體位）與病情觀察（尿液內是否排出結石，使用抗生素、輸液）。
2. 體外衝擊波碎石：(1)術前的護理：①心理護理；②術前的準備：忌進食產氣食物3天，在前1天要服用緩瀉劑，在手術時早晨嚴禁飲水。(2)術後的護理：①飲食：無藥物反應要正常進食，多飲水；②體位：適當活動、變換體位、下腎盞結石頭低位、碎石後患側臥位。
3. 病情觀察：觀察和記錄碎石及排尿情況。淡紅色的血尿會自行消失，腹部片能觀察結石的排出情況，再次治療之間隔時間不能少於7天。
4. 手術治療：(1)術前的護理（消除恐懼的心理）。(2)術前的準備：輸尿管結石再攝取腹部片，繼發性結石或老年病人要注意全身情況與原發病的護理。(3)術後護理：①體位：上泌尿道結石採側臥位或半臥位。腎實質切開者要臥床兩週。在膀胱鏡鉗夾碎石之後要變換體位；②輸液和飲食：在腸蠕動恢復之後進食，輸液、多喝水，使用利尿劑；③病情觀察：尿液顏色、數量與腎功能；④引流管護理。

NOTE

第35章
泌尿與男性生殖系統腫瘤病人的護理

學習目標

1. 了解前列腺增生的病因。
2. 掌握前列腺增生的身心狀況和病人的整體性護理。
3. 熟悉前列腺增生的治療原則。
4. 了解膀胱癌病因、病理、臨床表現、診斷重點、處理原則。
5. 掌握膀胱癌病人的護理。
6. 掌握膀胱癌的身心狀況與整體膀胱切除術、尿流改道術病人的整體性護理。
7. 了解腎上腺疾病的病因。
8. 掌握腎上腺疾病的身心狀況以及病人的護理重點。
9. 熟悉腎上腺疾病的常見類型與治療原則。
10. 熟悉腎結核的身心狀況、治療原則和護理重點。
11. 了解腎癌病理、臨床表現、診斷重點、處理原則。
12. 熟悉腎癌病人的護理。

35-1 泌尿與男性生殖系統腫瘤病人的護理(一)

(一)腎癌

1. **病理**：在腎小管上皮細胞發生，為透明的細胞癌、顆粒細胞癌與梭形細胞癌（惡性程度較高）。淋巴結會導致腎蒂L結，血液會擴散至肺、腦、肝與骨，並直接擴散至腎靜脈、腔靜脈而形成癌栓。
2. **臨床表現**：以50-60歲最多，男與女之比例大約為2：1。臨床表現的三大症狀為(1)血尿：間歇、無痛性、肉眼可以看到。(2)疼痛。(3)腫塊：腎外的表現為低度發燒、血沉較快與高血壓等，有精索靜脈曲張、晚期惡液質與轉移的表現。
3. **診斷**：(1)病史。(2)X光檢查：腎-輸尿管-膀胱攝影（KUB）與靜脈腎盂造影（IVP），表示腎盂及腎盞的不規則變形、狹窄、拉長、充盈缺損，腎功能會下降。(3)超音波檢查：非常簡單易行，在做常規身體檢查時，會發現毫無症狀的腎癌。(4)電腦斷層掃描（CT）、磁振造影（MRI）與腎造影。
4. **治療**：腎癌根治術、放射性治療、化療與免疫療法。

(二)膀胱腫瘤(泌尿系統)

泌尿系統的膀胱腫瘤，為泌尿系統最為常見的腫瘤。

1. **病因**：(1)環境和職業：β-萘胺、聯苯胺等致癌物，橡膠工業中的中間產物。(2)其他：色氨酸和菸酸代謝異常為膀胱癌的病因，而膀胱埃及血吸蟲病、膀胱白斑、腺性膀胱炎與結石等為膀胱腫瘤的誘因。
2. **病理**：與下列因素有關，其中以細胞分化、浸潤深度最為重要。(1)組織的類型：上皮性腫瘤95%；非上皮性腫瘤。(2)分化程度：I級為低度、II級為中度、III級為高度。(3)生長方式：涵蓋原位癌（在黏膜之內）、乳頭狀癌與浸潤性癌。(4)浸潤深度：Tis：原位癌，在黏膜之內；Ta：乳頭狀，並無浸潤的現象；T1：固有層；T2：淺肌層；T3：深肌層或穿透膀胱壁；T4：前列腺或膀胱的鄰近組織。
   膀胱腫瘤可以多次發生，其擴散的方式以深部浸潤為主，其中L轉移的淺肌層者為50%淋巴轉移，深肌層者為100%淋巴轉移，血液運行的擴散在晚期發生。
3. **臨床表現**：以50-70歲最多，男與女之比例大約為4：1。
   (1)無痛性血尿：間歇性、全程性，在末期會加重。
   (2)頻尿、尿痛（腫瘤壞死潰瘍與合併感染）。
   (3)排尿困難、尿瀦留（腫瘤較大時，會阻塞膀胱的出口）。
   (4)腎積水、惡液質鱗癌、腺癌：惡性程度較高、病程較短。
4. **診斷**：(1)為無痛性血尿。(2)尿液脫落細胞檢查。(3)膀胱內視鏡活體檢查：有助於確定診斷與治療方案，其中Ta、T1（表淺乳頭狀癌）似在水中飄蕩；T2、T3（浸潤性乳頭狀癌）為團塊狀、活動較小；T3、T4（浸潤性癌）似團塊狀，表面壞死。

膀胱腫瘤

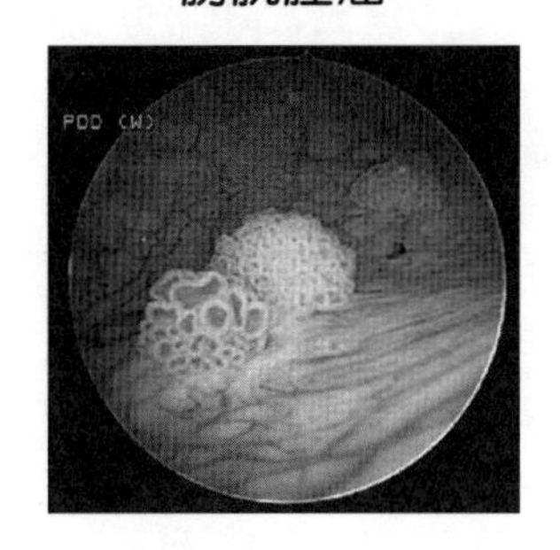

腎癌臨床表現的三大症狀

血尿	間歇、無痛性、肉眼可以看到。
疼痛	1. 腰痛是因為腫瘤長大後腎包膜張力增加或侵犯周圍組織而發生，表現為持續性鈍痛。 2. 腫瘤出血致腎被膜下血腫也會出現鈍痛或隱痛。 3. 腫瘤侵犯臨近組織器官，例如腰大肌或神經會引起持續而嚴重的腰背部疼痛。 4. 疼痛發生率為20%－40%。
腫塊	腎外的表現為低度發燒、血沉較快與高血壓等，有精索靜脈曲張、晚期惡液質與轉移的表現。

腎癌的診斷

病史	
X光檢查	KUB與IVP表示腎盂、腎盞的不規則變形、狹窄、拉長、充盈缺損，腎功能會下降。
超音波檢查	非常簡單易行，在做常規身體檢查時，會發現毫無症狀的腎癌。
電腦斷層掃描（CT）、磁振造影（MRI）與腎造影	

腎癌的臨床表現

1. 無痛性血尿：間歇性、全程性，在末期會加重。
2. 頻尿、尿痛（腫瘤壞死潰瘍與合併感染）。
3. 排尿困難、尿瀦留（腫瘤較大時，會阻塞膀胱的出口）。
4. 腎積水、惡液質鱗癌、腺癌：惡性程度較高、病程較短。

35-2 泌尿與男性生殖系統腫瘤病人的護理(二)

(二)膀胱腫瘤(泌尿系統)(續)

5. **處理原則**:以手術治療為主的綜合性治療。(1)手術治療:經由尿道膀胱腫瘤切除手術(TURBT)、膀胱切開腫瘤切除、膀胱部分切除術、膀胱全切除術。Ta、T1與侷限性T2為保留膀胱手術;T2、T3為膀胱部分切除或全切除術。(2)放射性與化學治療:為姑息性的治療方式。(3)預防再發:在2年內有50%的機率會再發,且會多處再發。有10-15%的機率惡性程度會增加,要定期回診。在術後每3個月回診膀胱內視鏡一次,若在1年之後並無再發者,可以延長回診的時間。
6. **護理診斷/問題**:營養失調(低於身體的需求量)、恐懼與焦慮、自我形象紊亂、有感染的危險與潛在的併發症(出血)。
7. **護理措施**:(1)術前的護理:心理護理、病情觀察、飲食與術前的準備。(2)術後護理:觀察生命徵象、體位、飲食、腎功能、預防感染與引流管的護理。
8. **健康教育**:(1)復健諮詢:訓練與營養、防護、飲食。(2)用藥諮詢:每週灌注1次,共6次,以後每月1次,持續2年。(3)定期回診:①腎癌和浸潤性膀胱癌在術後要定期複查肝、腎與肺等功能,及早發現轉移灶。②放射性治療與化療期間,要定期驗血、做尿液常規性檢查,一旦出現骨髓抑制,要暫停治療。③膀胱癌保留膀胱的病人,需要定期複查膀胱內視鏡,反覆強調回診的重要性。(4)自我護理:保持清潔,定時更換尿袋。

(三)腎結核

1. **致病因素**

   原發病灶透過血液循環與淋巴途徑,會使結核桿菌侵入腎臟,而產生腎臟病理腎結核與臨床腎結核。臨床腎結核分為膀胱攣縮與對側腎積水,為晚期的兩大併發症。

2. **身心狀況**

   (1)膀胱刺激症:表現為頻尿、尿急、尿痛,其中頻尿最早出現。

   (2)血尿:血尿是腎結核的重要症狀,以終末血尿居多,也會見到全程血尿。

   (3)膿尿:常見的症狀,嚴重者如同洗米水狀。

   (4)腎區腫物、膿竇及腎區疼痛:會有腰痛和腫塊。

   (5)男性生殖系統結核:最早表現為附睪結核。

   (6)全身的症狀:會有發高燒、盜汗、消瘦、貧血、虛弱、食慾不振和血沉較快等典型的結核症狀,一般並不明顯。若結核中毒症狀明顯時,常會顯示結核活動期。

3. **實驗室及其他檢查**

   (1)尿液常規檢查:尿液呈現酸性,有膿細胞、少量蛋白及紅血球,可連續檢查三次晨尿來找出抗酸桿菌。(2)膀胱內視鏡檢查。(3)X光檢查。(4)超音波檢查。

X光檢查

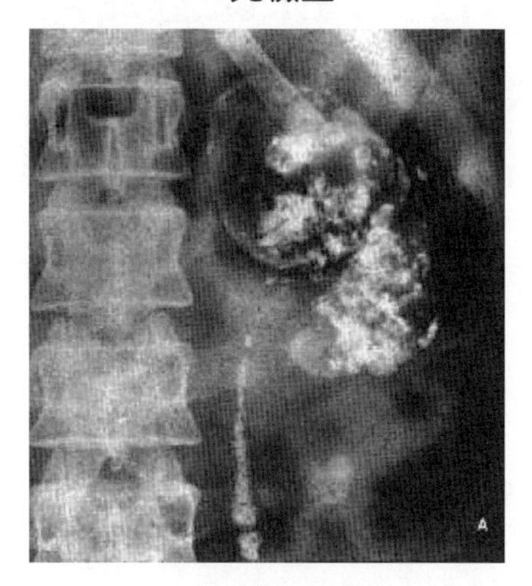

腎結核的臨床表現

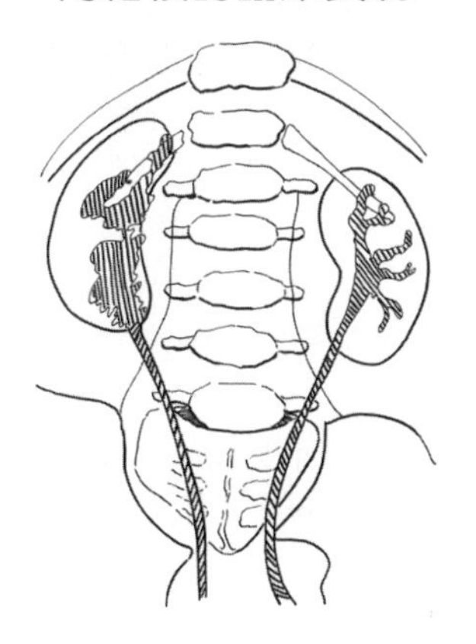

膀胱腫瘤處理的原則

手術治療	經尿道膀胱腫瘤切除手術（TURBT）、膀胱切開腫瘤切除、膀胱部分切除術、膀胱全切除術。Ta、T1與侷限性T2為保留膀胱手術，T2、T3為膀胱部分切除或全切除術。
放射性與化學治療	為姑息性的治療方式。
預防再發	在2年內有50%的機率會再發，且會多處再發。有10-15%的機率惡性程度會增加，要定期複查。在術後每3個月回診膀胱內視鏡一次，若在1年後並無再發者，可以延長回診的時間。

35-3 泌尿與男性生殖系統腫瘤病人的護理(三)

4. 考量腎結核的可能性

有下列三種情況時，應考量腎結核的可能性：

(1) 有慢性膀胱刺激症，經由抗菌藥物治療並無明顯效果者。

(2) 尿液呈現酸性反應，有膿細胞，而且普通的細菌培養並無細菌生長者；有腎外結核的病灶，尿液呈現酸性反應，蛋白呈現陽性反應，而有紅血球、白血球者。

(3) 附睾發現硬結，陰囊有慢性竇道者。

5. 護理診斷

(1) 排尿異常（頻尿、尿急）：與結核桿菌的膿尿刺激有關。

(2) 血尿：與結核病灶浸潤有關。

(3) 膿尿：與結核病灶形成膿腫有關。

(4) 營養失調、低於身體的需求量：與結核病變消耗有關。

(5) 腹脹：與結核病灶的刺激有關。

(6) 潛在的併發症：腎功能不全與繼發性感染。

(7) 焦慮：與疾病久治不癒，而需要手術治療有關。

6. 護理措施（治療的原則）

腎結核的治療主要有藥物治療和手術治療兩種。

(1) 藥物治療適用於早期腎結核，病變較輕或有限制，並無空洞性破壞及結核性膿腫，常使用異煙肼、利福平、吡嗪醯胺或乙胺丁醇合併使用抗結核治療6-9個月左右。凡是藥物治療6-9個月左右無效，而腎結核遭到破壞嚴重者，要在藥物治療的配合下，動手術治療。

(2) 腎切除手術之前的抗結核治療不應少於2週，常使用的手術有腎切除術、保留腎組織的腎結核手術及晚期膀胱攣縮手術。

7. 護理重點

(1) 觀察健側腎的功能：要連續3天準確記錄24小時的尿液量，且觀察第一次排尿的時間、尿液量與顏色。

(2) 術後的活動：一般在術後24小時之後即可以離床活動。保留腎組織的手術病人，要臥床7-14天。

(3) 體位：在血壓平穩之後，即可以採取半臥位。

(4) 飲食：在肛門排氣之後開始進食，攝取易於消化與營養素完全的食物。

(5) 觀察術後的出血情況：若術後引流管引流液每小時超過100 ml，達到300-500 ml左右，則顯示有出血的可能性。

(6) 術後做抗結核的治療3-6個月左右。

(7) 止痛。

(8) 預防感染。

腎結核的超音波檢查

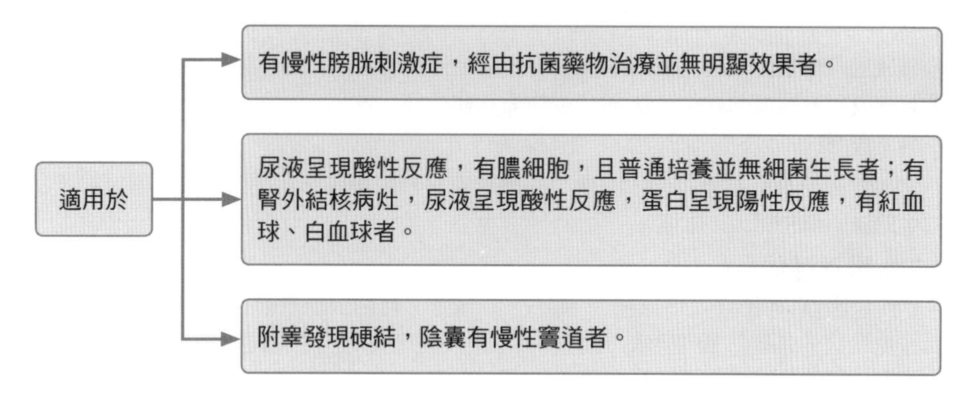

泌尿、男性生殖系統疾病病人的護理：泌尿系統腫瘤

腎腫瘤

1. 臨床表現：間歇性、無痛性全程血尿，腰腹部腫塊，疼痛。
2. 治療的原則：早期根治性腎切除是最主要的治療方法。

膀胱腫瘤

1. 病因及病理：染料、橡膠、塑膠工業的中間產物有致癌的作用；體內某些代謝產物及局部慢性刺激也可致癌。移行上皮癌最為多見，淋巴轉移最常見。膀胱腫瘤治療之後大多有再發，應將回診作為治療的一部分。
2. 臨床表現：主要症狀為間歇性無痛性血尿，並會有膀胱刺激症和排尿困難。
3. 治療的原則：早期手術治療為主，配合化療及放療。

35-4 前列腺增生

良性前列腺增生簡稱為前列腺增生，是老年男性的常見病症。男性自35歲以後，前列腺會有不同程度的增生，在50歲以後會出現臨床症狀。

(一)病理

增生結節分為基質型結節（由增生的纖維與平滑肌細胞所組成）與腺泡型結節（由增生的腺組織所組成）兩種。

(二)護理評估

1. **致病因素**：病因到目前為止，尚不十分清楚，目前公認老齡化與具有功能的睾丸是發病的基礎。隨著年齡的成長，睾酮、雙氫睾酮以及雌激素的改變與失去平衡，是前列腺增生的重要病因。
2. **身心狀況**：(1)頻尿是最初的症狀，以夜間較為明顯。(2)進行性排尿困難是最重要的症狀，典型表現為排尿遲緩、斷續、尿流細小而無力、射程較短，終末滴瀝，排尿時間會延長。(3)尿瀦留：病程較長者會出現尿瀦留的症狀，並會出現充溢性尿失禁。
3. **實驗室及其他檢查**：(1)直腸指診：為重要的檢查方法，每位前列腺增生的病人均需要做此項檢查。(2)超音波檢查：會經由腹壁或直腸途徑來進行。(3)尿流動力學檢查：尿流率測定可以初步判斷梗塞的程度，若最大尿流率小於15 ml/s，則證實排尿不暢；若小於10 ml/s，則梗塞相當嚴重必須加以治療。(4)血清前列腺特異抗原（PSA）測定：可以用於排除前列腺癌，其正常值為4 ng/ml。

(三)護理診斷

1. **組織灌注量的改變**：與手術有關。
2. **排尿異常**：與前列腺增生而導致尿道梗塞有關。
3. **舒適的改變**：與尿瀦留下腹脹痛有關。
4. **有感染的可能**：與年齡及術後免疫能力低落有關。
5. **有出血的可能**：與手術及前列腺增生充血有關。
6. **尿瀦留**：與梗塞加重，膀胱肌收縮無力有關。

(四)護理措施

1. **治療的原則**：治療的原則共有無需治療、藥物治療與手術治療三種。
2. **非手術治療**：常用的藥物有 α 受體阻滯劑和5 α 還原酶抑制劑，例如：鹽酸特拉唑嗪（高特靈）每晚（qn）口服（po）2 mg、哈樂每晚（qn）口服（po）0.2 mg或保列治一天一次（qd）口服（po）5 mg。
3. **手術治療**：殘餘尿量超過50 ml或曾經出現過急性尿瀦留，以及合併膀胱結石等併發症者，要做手術治療。護理措施分為術前護理、術後護理與術後併發症的預防及護理共三種。
4. 膀胱沖洗分為開放式沖洗法、密閉式沖洗法與潮式沖洗法共三種。術後常見的併發症為出血、血栓和栓塞與膀胱痙攣症。

前列腺增生的手術治療

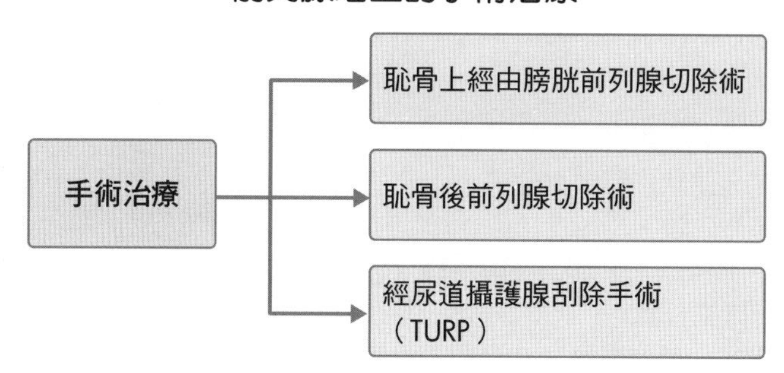

前列腺增生（肥大）症的併發症

感染	前列腺增生導致的尿道梗塞是引起感染的前提，故容易反覆發生後尿道、膀胱頸及膀胱炎等泌尿系統發炎症。
血尿	此種血尿常常是間歇性的，可以為內視鏡下的血尿，也可以為肉眼的血尿，多數出現在排尿之後。
膀胱結石	因為尿流梗塞，存在膀胱殘餘尿，容易繼發感染而形成膀胱結石。
急性尿瀦留	前列腺增生所引起的尿道梗塞加重，造成不能自行排尿。
尿毒症	梗塞程度在逐漸加重時，容易發生腎積水、腎功能不全，以致於在臨床上會出現尿毒症的症狀。此外，還會出現腎性高血壓。
疝氣、痔瘡、脫肛（因為排尿困難，腹壓長期增加所引起。）	1. 有高血壓病史的患者由於經常需要用力排尿，而容易併發心腦血管意外及心力衰竭等症狀。 2. 有些老年人就是由於排尿費力，在排尿時使勁增加腹壓，而出現心肌梗塞、中風，甚至猝死的症狀。
其他	前列腺增生出現長期排尿困難時，經常會增加腹壓，易於出現膀胱壁小梁、小房及膀胱憩室，會導致膀胱、尿道括約肌收縮無力，甚至會出現充溢性尿失禁的症狀。

＋知識補充站

老年人應當高度認知並正視疾病的發生、發展流程，為了避免前列腺增生症出現併發症而對身體產生嚴重的危害，除了平時要注意前列腺的預防保健之外，還應該及早到大型醫院或泌尿科醫院定期檢查，尋求正統的諮詢和治療方案。

35-5 膀胱癌

（一）病理

1. 依據生長方式來分類

分為原位癌、乳頭狀癌與浸潤性癌。

2. 依據組織學來分類

上皮性腫瘤占95%以上，其中多數為移行性細胞癌，鱗癌和腺癌各占2-3%左右。

3. 依據分化程度來分類

Ⅰ級為分化良好，低度惡性。Ⅱ級的分化居於Ⅰ級與Ⅲ級之間，屬於中度惡性。Ⅲ級為分化不良，高度惡性。

（二）護理評估

1. **健康史**。
2. **身心的狀況**：(1) 血尿為最早出現的症狀，常為間歇、無痛性的肉眼血尿，多為全程血尿，終末期會加重。(2) 頻尿、尿痛（屬於晚期的症狀）；排尿困難和尿瀦留（屬於晚期的症狀）。(3) 其他：例如腎積水、貧血、浮腫、腹部腫塊等症狀。

（三）診斷檢查

1. **實驗室檢查**：尿液常規檢查及尿液脫落細胞檢查，由尿液之中找出癌細胞，每天1次，連續3天。
2. **膀胱內視鏡檢查**。
3. **影像檢查**：(1) 超音波檢查；(2) 電腦斷層掃描（CT）；(3) 膀胱造影。

（四）護理診斷

1. **血尿**：與腫瘤壞死有關。
2. **排尿異常**：與腫瘤浸潤的膀胱壞死組織、血塊、瘤體、刺激有關。
3. **體液不足**：與失血及攝取不足有關。
4. **營養失調（低於身體的需求量）**：與腫瘤消耗有關。
5. **有感染的危險**：與下泌尿道梗塞及腫瘤壞死脫落有關。
6. **焦慮**：與腫瘤及手術治療有關。
7. **疼痛**：與癌腫晚期及手術有關。
8. **尿瀦留**：與組織、血塊及瘤體阻塞有關。

（五）護理措施

以手術為主，放射性治療與化療為輔。

1. **手術治療**：(1) 經尿道膀胱腫瘤切除手術（TURBT）；(2) 膀胱切開腫瘤切除術；(3) 膀胱部分切除術；(4) 膀胱全切除術。
2. **放射性治療和化療**。
3. **預防再發**：在手術之後1週，開始使用絲裂黴素做膀胱灌注，每週1次，連續8週，之後改為每月1次至一年2次，且每3個月做1次膀胱內視鏡回診。

膀胱癌超音波檢查

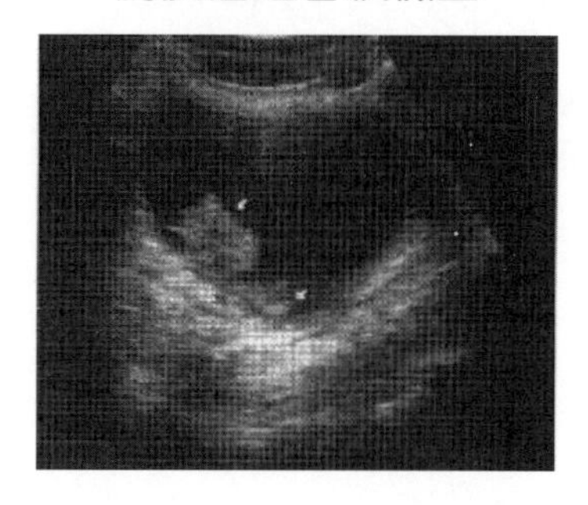

膀胱癌電腦斷層掃描（CT）

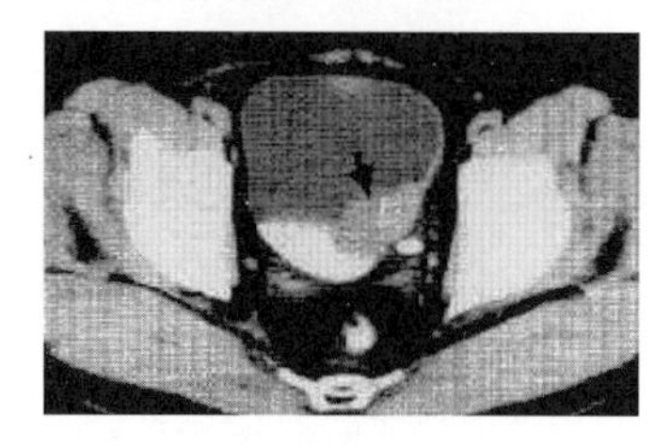

膀胱造影

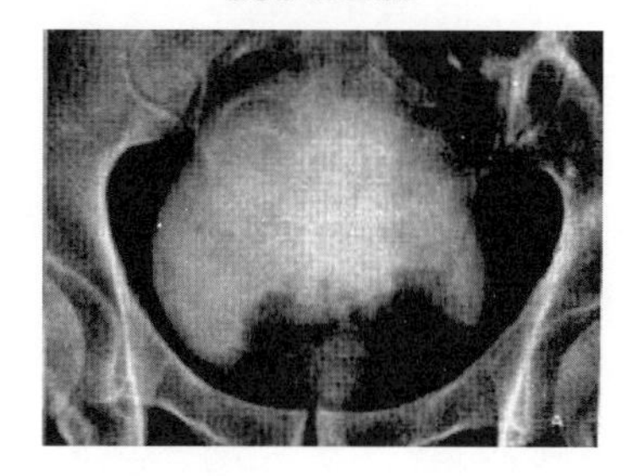

＋知識補充站

膀胱癌的預後與腫瘤侵犯的分期有相當大的關聯。早期的患者經由簡單的經尿道腫瘤切除術之後，即有30%不會再復發；其他的患者經由仔細的追蹤檢查治療之後，成效也非常好。經由尿液檢查、尿液細胞檢查、流動細胞分析檢查、放射性檢查、超音波檢查、膀胱內視鏡檢查、電腦斷層掃描及核磁共振，皆有助於早期的診斷。

如果出現血尿，尤其是年齡大於40歲者，需要做詳細的檢查。另外，對於經常接觸染色、印刷、皮革之化學物品的人，則每半年要接受一次尿液檢查及尿液細胞檢查，並禁止抽菸。只要能夠提高警覺並與醫師充分地合作，必能得到早期的診斷、早期的治療、良好預後的治療效果。

NOTE

第 36 章
腎上腺疾病病人的護理

學習目標

1. 了解腎上腺的疾病。
2. 了解腎上腺的解剖。
3. 了解兒茶酚胺症。
4. 了解皮質醇增多症、原發性醛固酮增多症、兒茶酚胺症的臨床表現及診斷重點、處理的原則。
5. 熟悉皮質醇增多症、原發性醛固酮增多症、兒茶酚胺症病人的護理。

36-1 腎上腺疾病病人的護理（一）

需要外科治療的腎上腺疾病，以皮質醇增多症、原發性醛固酮增多症和兒茶酚胺症最為常見。

（一）皮質醇增多症

皮質醇增多症亦稱為庫欣氏症候群，它是一組由腎上腺皮質激素（Glucocorticoid），分泌過多，所導致的症候群。本病症以女性最為多見。

1. 護理評估

(1) 健康史：根據導致皮質醇增多症的原因不同，分為血漿抗糜蛋白酶（ACT）依賴性病變和ACT非依賴性病變兩種。ACT依賴性皮質醇增多症的病變在腦下垂體或丘腦，為異位性ACT症候群，而非ACT依賴性皮質醇增多症為腎上腺自身的病變。

(2) 身心狀況

①典型的向心性肥胖：滿月臉、水牛背、懸垂腹、頸短、四肢肌肉萎縮相對消瘦。②多血質：紅血球（RBC）數目、血紅素（Hb）值會增高、皮膚會變薄。③紫紋：下腹壁、大腿內側、腋下、臀部會見到紫紋。④肌肉萎縮、四肢疲乏無力，以四肢肌最為明顯。⑤糖代謝紊亂：血糖和尿糖會增高。⑥高血壓病人：輕度或中度高血壓。⑦電解質紊亂：高血鈉、低血鉀。⑧骨質疏鬆導致腰背酸痛及易於發生病理性骨折，免疫力低落易於發生感染。⑨男性化症狀。⑩精神、情緒改變。

2. 診斷檢查

(1) 實驗室檢查：血漿游離皮質醇測定於8：00與16：00分別抽血測定，血漿皮質醇會增高，且晝夜分泌節奏會消失。在24小時之後，尿液17羥和尿液17酮的含量會升高。血漿抗糜蛋白酶（ACT）以每小時為單位來加以測定，其正常值為4-22 pmol/L，若超過50 pmol/L，則會顯示為ACT依賴性病變。

(2) 影像學檢查：頭顱X光檢查、頭顱電腦斷層掃描（CT）、腎上腺超音波檢查。

3. 護理診斷

(1) 組織灌注量的改變與手術有關。(2) 高血壓與水鈉瀦留有關。(3) 活動毫無耐力與肌肉組織缺乏胺基酸有關。(4) 與焦慮與性徵的改變、病人自覺容貌難看笨拙、缺乏自信有關。(5) 代謝紊亂與糖的耐受量減低、糖的代謝異常有關。(6) 疼痛與手術切口有關。(7) 有感染的危險與免疫能力低落有關。(8) 有外傷的危險與肥胖及骨質疏鬆症有關。

4. 護理措施

實際的治療方式為(1) 藥物治療：皮質醇合成抑制劑與直接作用於下丘腦-垂體的藥物。(2) 庫欣氏症候群：經由鼻腔經蝶竇腦下垂體腫瘤切除術。(3) 腎上腺腫瘤：腎上腺腫瘤摘除術。(4) 異位促腎上腺皮質激素（ACTH）瘤：手術切除腫瘤。

腎上腺的解剖概論

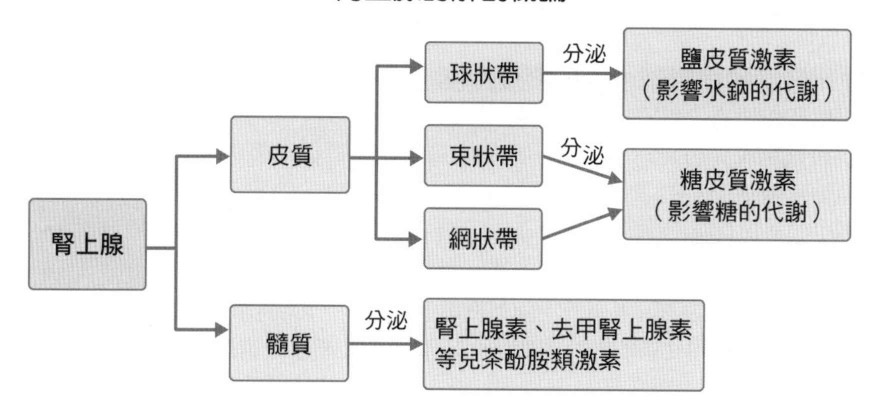

腎上腺疾病實際的治療方式

藥物治療	皮質醇合成抑制劑和直接作用於下丘腦-垂體的藥物。
庫欣病	經由鼻經蝶竇垂體瘤切除術。
腎上腺腫瘤	腎上腺腫瘤摘除術。
異位ACTH瘤	手術切除腫瘤。

＋知識補充站

腎上腺疾病（disease of adrenal gland，又名腎上腺偶發瘤），是常見的一種內分泌疾病。腎上腺髓質幾乎完全由嗜鉻細胞所組成，呈現棕色，重量大約為1公克，主要分泌腎上腺素和去甲腎上腺素，其功能主要是調節糖、脂肪的代謝以及加強心血管的收縮。腎上腺疾病的特徵與中醫之腎陽、腎陰的偏盛偏衰相類似，所以，中醫治療此類疾病大多以調節陰陽為主。

36-2 腎上腺疾病病人的護理（二）

（二）原發性醛固酮增多症的護理措施

醛固酮腫瘤的第一選擇為手術切除，可以治癒，但是一般在高血壓、低血鉀、鹽中毒得到糾正之後，方可以動手術。藥物治療適用於術前準備、特發性腎上腺皮質增生、拒絕手術或有手術禁忌症、不能切除的皮質腺癌、糖皮質激素可以抑制性原醛症。常用的藥物有螺內酯（安體舒通）、氨苯蝶啶等。

（三）兒茶酚胺症

兒茶酚胺症是嗜鉻細胞瘤與腎上腺髓質增生的總稱，其共同特色是腫瘤或腎上腺增生的髓質分泌大量的兒茶酚胺，引起病人以高血壓、高代謝、高血糖為主要臨床表現的疾病。

1. 護理評估：(1) 健康史：嗜鉻細胞瘤的來源為腎上腺髓質及交感神經系統的嗜鉻組織，腎上腺嗜鉻細胞瘤約占 85% 左右，10% 以上為腎上腺外的嗜鉻細胞瘤。(2) 身心的狀況： 高血壓是本病症的主要症狀，有陣發性、持續性及持續性伴隨著陣發性加劇。 代謝紊亂：(a) 基礎代謝增高；(b) 高血糖、糖尿和糖耐量異常；(c) 消瘦，血中游離脂肪酸和膽固醇濃度增高；(d) 低鉀血症。 改變心臟病的發作徵象。 低血壓、休克。⑥便秘。⑦腹部腫塊。
2. 診斷檢查：(1) 腎上腺髓質激素及其代謝產物的測定，24 小時尿內兒茶酚胺含量升高 2 倍以上。24 小時尿 VMA（香草扁桃酸）測定，測定值會升高。血液兒茶酚胺測定，會明顯升高。在高血壓發作時，測定相當重要。(2) 胰高糖素激發實驗：在血壓正常時進行。(3) 影像檢查：超音波檢查、電腦斷層掃描（CT）、磁振造影（MRI）及放射性核素 131-I 間位碘　胍腎上腺髓質顯影。
3. 護理診斷：(1) 組織灌注量的改變：與疾病和手術有關。(2) 潛在併發症：肺水腫，與高血壓致心肺功能不全有關。心力衰竭，與高血壓導致心肌肥厚、心功能不全有關。(3) 清理呼吸道無效：與手術麻醉有關。(4) 心輸出量減少：與心力衰竭有關。(5) 氣體交換受損：與麻醉有關。(6) 疼痛：與手術切口有關。(7) 有受傷的危險：與疾病陣發性發作有關。(8) 有感染的危險：與免疫能力低落有關。(9) 發燒：與代謝增高有關。(10) 營養失調（低於身體的需求量）：與脂肪代謝紊亂有關。(11) 焦慮：與疾病頻繁發作有關。(12) 便秘：與兒茶酚胺使得腸蠕動減弱有關。(13) 皮膚完整性受損：與疾病有關。
4. 護理措施：儘早做手術切除腫瘤或增生的腎上腺，在治療流程中要注意圍手術期護理的術前準備。(1) 藥物治療：藥物常使用腎上腺素受體阻滯劑（酚　明）或鈣離子通道阻斷劑（硝苯地平），術前的準備一般需要 2 週以上。(2) 擴充血液的容量。(3) 改善的三大指標：血壓控制在正常範圍之內，心律小於 90 次／分鐘，血液細胞的容量比小於 45%。

兒茶酚胺症的護理措施

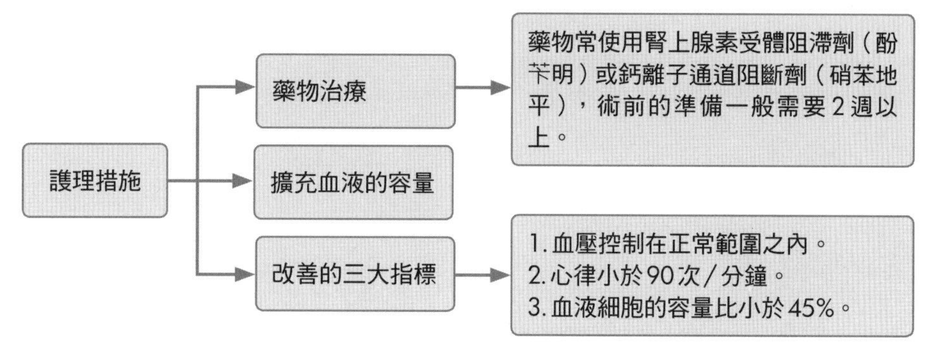

儘早做手術切除腫瘤或增生的腎上腺，在治療流程中要注意手術期護理的術前準備。

腎上腺腫瘤治療後的護理方法

心理護理	1. 經常與病人溝通，耐心傾聽病人的訴求，並詳細介紹腹腔內視鏡的特色及手術的關鍵性流程。 2. 做術前與術後的健康教育，增強病人對手術的信心，同時營造一個安靜、整潔與舒適的環境，避免一切不良的刺激。
活動與飲食的諮詢	1. 一般在術後24小時鼓勵病人適當下床活動，以減輕腹脹，改善呼吸功能。 2. 在做整體性麻醉，而在甦醒之後即可以進食流質，而直至普通的食物，以高熱量、高維生素、適量的碳水化合物飲食為主。在手術的後期要建立正確的飲食和起居習慣，從而加速術後的康復。
出院後的照料	1. 注意休息，預防感冒。 2. 引導病人多喝水，進食高蛋白、高碳水化合物、豐富維生素及低脂等易於消化的食物。 3. 定期地回診，若有發燒、腹痛、腹脹、噁心、嘔吐、納差等症狀，要及時回診檢查。

＋知識補充站

腎上腺腫瘤

腎上腺是體內重要的內分泌器官。腎上腺腫瘤主要分為功能性和非功能性兩大類，前者指瘤體具有內分泌功能。腎上腺皮質和髓質均會發生腫瘤，會引起內分泌功能改變者稱為功能性腫瘤，不會引起內分泌功能的改變者稱為非功能性腫瘤，所以應該做及時的治療。

NOTE

第 37 章
骨與關節疾病病人的護理

學習目標

1. 了解骨折的定義、病因、分類、診斷、處理原則、移位、骨折的癒合過程，以及熟悉骨折早、後期的併發症。
2. 了解脊柱骨折、脊髓損傷的病因、分類、臨床表現、診斷要點、處理原則。
3. 掌握高位截癱病人的護理問題、護理措施。
4. 了解手外傷的處理原則、護理措施。
5. 了解關節脫位的分類、診斷、治療原則、護理問題、護理措施，以及肩關節、肘關節、髖關節脫位的臨床表現、診斷重點、處理原則。
6. 了解化膿性骨髓炎、關節炎的臨床表現、診斷重點。
7. 了解化膿性骨與關節感染病人的護理問題、護理措施、護理評估、健康教育。
8. 了解脊柱結核、膝關節、髖關節結核的臨床表現、處理原則。
9. 熟悉骨與關節結核術前護理重點、術後護理原則。
10. 了解急性血源性骨髓炎、慢性骨髓炎的臨床表現、處理原則。

37-1 常見的四肢骨折（一）

（一）骨關節介紹

骨頭共有206塊，分為中軸骨與四肢骨，而中軸骨又分為顱骨與驅幹骨。骨頭有長骨、短骨、扁骨與不規則骨之分。骨與骨之間藉著纖維組織、軟骨或骨相連，稱為關節或骨連接。

關節分為關節面關節；與關節腔關節；又分為纖維膜與滑膜。關節分為不動關節、微動關節與可動關節三種。

（二）四肢骨折

1. **基本概念**：骨折是骨的完整性或連續性的中斷。
2. **分類**
   (1) 根據骨折端是否與外界相通，分為閉合性骨折和開放性骨折。
   (2) 根據骨折的程度和形態，分為不完全骨折和完全骨折。不完全骨折可以分為青枝骨折、裂縫骨折，完全骨折可以分為橫斷骨折、斜形骨折、螺旋骨折、粉碎骨折、嵌插骨折、壓縮骨折、凹陷骨折、骨骺分離。
   (3) 根據骨折的穩定程度：分為穩定骨折和不穩定骨折。
   (4) 依據骨折發生之後時間的長短，分為新鮮骨折和陳舊骨折。新鮮骨折指骨折發生之後1-2週之內，陳舊骨折指骨折發生之後2-3週左右。
3. **骨折癒合的流程**
   (1) 血腫機化演進期：在傷後6-8小時至傷後2-3週左右。
   (2) 原始骨痂形成期：大約需要3個月。
4. **影響骨折癒合的因素**：全身的因素、局部的因素、心因性因素、病因性因素。

（三）護理評估

1. 健康史。
2. 直接的暴力因素。
3. 間接的暴力因素。
4. 肌肉牽引力的因素。
5. 勞力累積的損失因素。
6. 骨骼病損傷的因素。
7. 身心的狀況
   (1) 全身的表現：①休克。②體溫升高：一般不超過38℃，若超過39℃時要注意感染的發生。
   (2) 局部的表現：一般症狀為疼痛、壓痛、局部腫脹與瘀斑、功能障礙（一般軟組織損傷所具有的表現）。骨折的專有徵象為畸形、反常活動（假關節活動）、骨擦音，只要發現其中一項徵象，即可以確診。

骨折

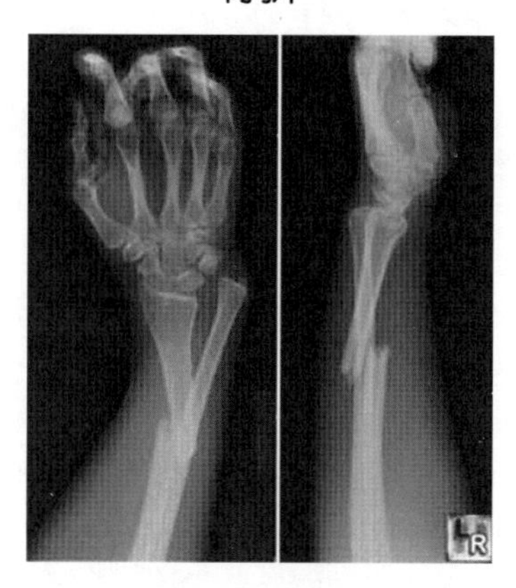

骨折注意事項

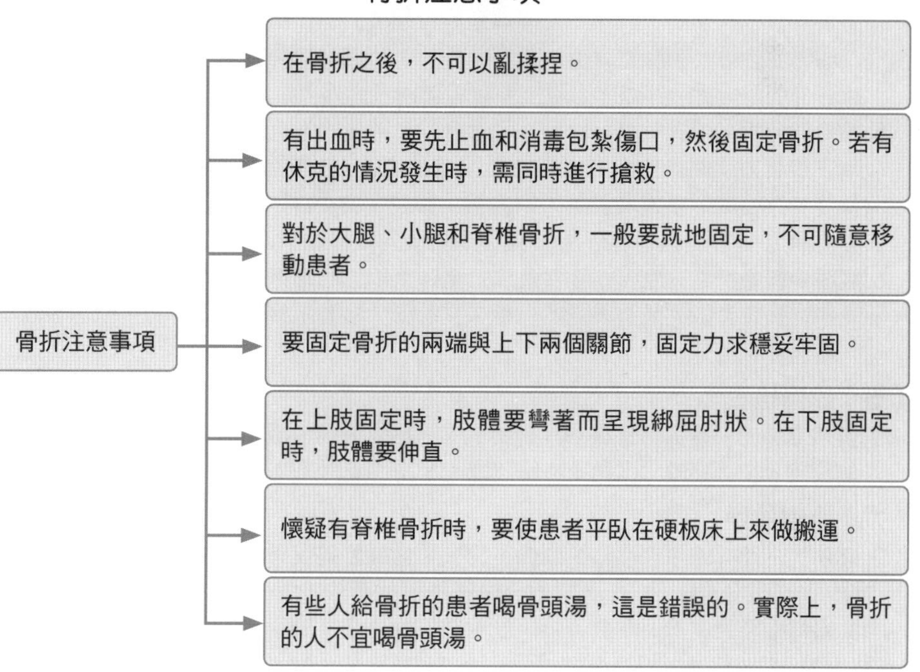

十 知識補充站

1. 身體的各個部位都可能發生骨折。在發生骨折之後，局部有疼痛、壓痛、腫脹、畸形與功能喪失。在骨折處有時會觸到骨磨擦音，藉由X光片檢查，一般可以確診。
2. 骨關節炎大多發生在中年的族群，尤其在夜間、陰天或是梅雨季節，患者都會有疼痛的症狀。天氣越冷，疼痛越劇烈。

37-2 常見的四肢骨折（二）

（四）主要的臨床表現

1. **肱骨髁上骨折**：為肱骨遠端內外髁上方的骨折，其病因分為伸直型骨折與屈曲型骨折。在臨床上的表現同一般骨折，肘後三點關係維持正常。
2. **尺橈骨幹雙骨折**：尺橈骨幹雙骨折約占全身骨折的6%，以青少年最為多見；其病因為直接暴力（即兩骨折線在同一個平面）與間接暴力（即兩骨折線不在同一個平面），臨床表現與一般骨折相同。
3. **橈骨下端骨折**：指橈骨下端2-3公分範圍內的骨折，以中、老年人最為多見。病因為伸直型（Colles骨折）（即骨折遠端向背側及橈側移位）與屈曲型（Smith骨折）（即骨折遠端向掌側及橈側移位）。臨床表現為Colles骨折具有典型的畸形，側面觀呈現「餐叉狀」畸形，正面觀呈現「槍刺狀」畸形。
4. **股骨頸骨折**：是發生於老年人的常見骨折，以女性最為多見。其病因是在絆倒時，骨會扭轉傷肢，而暴力會傳導至股骨頸，而引起斷裂。依據骨折的部位，分為頭下型骨折、經頸型骨折、基底部骨折。依據骨折角度的大小，分為內收型骨折和外展型骨折。其臨床表現主要有患肢縮短、外旋、屈曲畸形。
5. **股骨幹骨折**：指股骨轉子以下、股骨髁以上部位的骨折，多見於青壯年。其病因為直接暴力或間接暴力。臨床表現：(1)股骨上1/3骨折：近段骨折段呈現屈曲、外旋、外展畸形，遠段骨折段則向後上移位。(2)股骨中1/3骨折：移位視暴力的方向而定。(3)股骨下1/3骨折：遠段骨折段向後移位，近段內收向前移位。
6. **脛腓骨幹骨折**：發生於脛骨平臺以下至踝上部位的骨折，以青壯年和兒童最為多見，為長骨骨折中最為多見的一種。其病因大多為直接暴力所導致，臨床表現與一般的骨折相同。

（五）診斷檢查

骨折依靠X光檢查即可以確診。骨折的X光檢查，應拍攝包括接近一個關節在內的正、側位片。在必要時，應拍攝特殊位置的X光片及對側肢體相應部位的X光片。

（六）護理診斷

1.疼痛：與骨折局部軟性組織創傷、腫脹、血腫壓迫、骨折端移動刺激、肌肉緊張及牽引固定不當有關。2.有周圍神經血管損傷的危險：與骨折及骨折未及時處理有關。3.軀體移動障礙：與肢體骨折、制動或石膏固定、牽引等有關。4.活動無耐力：與肢體骨折長時間缺乏活動有關。5.感染或有感染的危險：與皮膚受損、開放性骨折及外部固定有關。6.知識的缺乏：缺乏骨折的診治、預後、護理及術後功能訓練等知識。7.焦慮：與肢體活動受到限制、生活不能自理、擔心殘疾有關。8.潛在的併發症：脂肪栓塞症候群、關節僵硬、損傷性骨化（骨化性肌炎）、創傷性關節炎、缺血性骨壞死、缺血性肌攣縮及骨筋膜室症候群。

常見四肢骨折的分類

股骨幹骨折

大多見於青壯年。大多由強大的直接或間接暴力所引起。其表現的特點：1.畸形：上1/3骨折，近折端屈曲、外旋、外展，遠折端向上、向後、向內移位；中1/3骨折，骨折端移位視暴力方向而異；下1/3骨折，遠折端向後移位，近折端內收向前移位，可合併股動脈或坐骨神經損傷。2.出血量高達500-1000毫升，容易發生休克。

脛腓骨幹骨折

常見，以青壯年和兒童居多。大多由直接暴力引起，以脛骨前內側緊貼皮膚，易於形成開放性骨折。表現特點：有反常活動和畸形。併發症：

1. 脛骨上1/3骨折，下骨折端向上移位，會壓迫股動脈，會造成小腿缺血或壞疽；中1/3骨折，會導致骨筋膜室症候群；下1/3骨折，血液運行較差，會發生骨折延遲癒合，甚至不癒合。
2. 腓骨頸骨折，會合併腓總神經損傷。

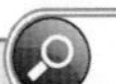

肱骨髁上骨折

常見於5-12歲小兒。伸直型多見，大多由跌倒時，手掌著地，暴力向上傳導引起。表現特點：肘部畸形，肘後三角關係正常；會合併正中、橈或尺神經損傷；肱動脈損傷或受壓可引起前臂肌缺血，出現劇痛、蒼白、發涼、麻木、被動伸指疼痛及橈動脈搏動消失，若不及時處理，以後會出現缺血性肌痙攣。

尺橈骨幹雙骨折

較為多見，青少年占多數。因導致傷暴力不同，使兩骨骨折線平面和畸形程度有所差異。表現特點：以旋轉活動障礙明顯，有畸形、骨擦音及反常活動；可以與前臂骨筋膜室症候群合併。

Colles骨折

是指發生在橈骨下端3公分以內的伸直型骨折，見於中老年有辜質疏鬆者。由於跌倒時前臂旋前，腕關節背伸，手掌著地，暴力向上傳導引起。表現特點：典型的Colles骨折，骨折遠端向背側、橈側移位，側面觀察呈現「餐叉」樣畸形，正面觀察呈現「槍刺刀」畸形。

股骨頸骨折

常發生於老年人，以女性為多。由於跌倒時下肢遭受扭轉暴力引起。頭下型和經頸型，由於股骨頭的血液循環大多中斷。易於出現骨折不癒合或股骨頭缺血性壞死；基底型，因為骨折端血液運行良好，骨折較易於癒合。表現的特點：患肢有縮短、外旋，大轉子明顯突出，患髖壓痛，軸位扣擊時有痛感，但是嵌插骨折病人仍能行走。病人年齡較大，臥床時間較長，容易出現褥瘡、墜積性肺炎及泌尿系統病人等併發症。

37-3 常見的四肢骨折（三）

（七）治療的原則

骨折的治療原則為復位、固定和功能性訓練。

1. **復位**：將移位的骨折段恢復正常或接近正常的解剖關係，重建骨骼的支架作用。(1) 復位方法：有手法復位、牽引復位與手術復位。(2) 復位標準：有解剖復位與功能復位。解剖復位指骨折段透過復位，恢復正常的解剖關係，對位和對光完全良好。功能復位指經過復位之後，兩骨折段雖然未恢復至正常的解剖關係，但在骨折癒合後對肢體功能並無明顯的影響（註：對位指兩骨折端的接觸面；對光指兩骨折段在縱軸上的關係）。
2. **固定**：外部固定和內部固定。
3. **功能性訓練**：防止發生肌肉萎縮、骨質疏鬆、肌腱攣縮、關節僵硬等併發症的實際訓練方式。(1) 骨折早期：訓練患肢肌肉的等長舒張／收縮運動；(2) 骨折中期：繼續增強患肢肌肉的等長舒縮運動，並逐步恢復骨折部上、下關節的活動；(3) 骨折後期：加強患肢關節的活動與負重的訓練。
4. **骨折的急救原則**：(1) 一般性處理，首先搶救生命。(2) 傷口包紮。(3) 妥善固定。(4) 迅速轉運。

（八）骨折併發症的預防及護理

早期的併發症為休克、血管損傷、周圍神經損傷、脊髓損傷、內臟損傷、脂肪栓塞症候群、骨筋膜室症候群。

1. **基本的概念**：由骨、骨間膜、肌間膈和深筋膜所形成的骨筋膜室內肌肉與神經，因為急性缺血而產生的一系列早期症候群。大多發生於前臂掌側和小腿，其病因主要是骨筋膜室內壓力增高所導致，主要是骨筋膜室容積驟減和骨筋膜室內容物體積劇增。
2. **臨床表現**：患側肢體持續性劇烈疼痛且進行性加劇，此為最早期的症狀。患肢麻木、手指或足趾呈現屈曲狀，肌力減退，被動牽伸會引起劇痛，嚴重者會出現休克、腎功能衰竭，甚至死亡的症狀。
3. **處理的方式**：一旦確診，則要立即切開來減壓。
4. **四肢骨折晚期的併發症**：(1) 關節僵硬受傷肢體長時間固定、缺乏功能鍛鍊，關節囊和周圍肌肉攣縮，使關節內外發生纖維黏結，造成關節僵硬。(2) 損傷性骨化：損傷性骨化又稱為骨化性肌發炎，是指關節附近的骨折導致骨膜剝離後形成骨膜下血腫，若處理不當，大的血腫經過機化與骨化之後，在關節附近的軟組織內形成骨化狀組織，引起疼痛，影響關節活動功能。(3) 創傷性關節炎：關節內骨折未準確復位導致畸形癒合後，因為關節面不平整會引起創傷性關節炎。(4) 缺血性骨壞死：是指骨折段的血液供應被切斷而致骨組織遠端壞死，經常見於股骨頸骨折。(5) 缺血性肌痙攣：上、下肢的重要動脈損傷後，肢體血液供應不足或因肢體腫脹、包紮過緊，造成前臂或小腿的肌肉群缺血、壞死、機化，而發生攣縮。(6) 壓瘡。(7) 墜積性肺炎。

骨折的急救原則

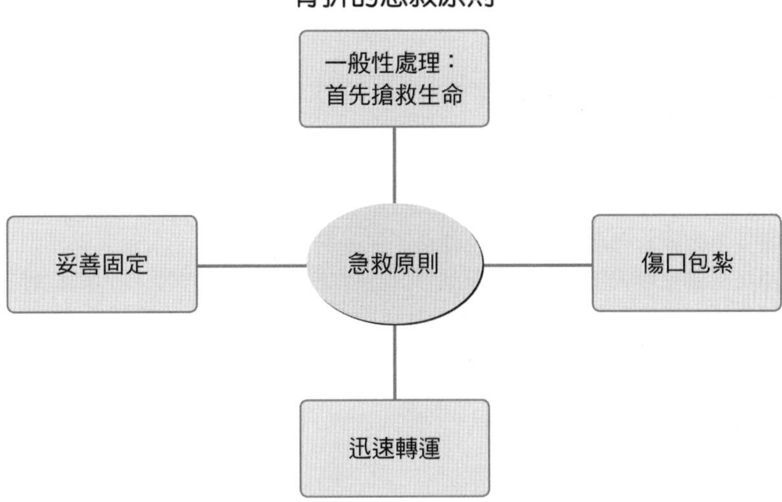

骨折併發症的預防及護理

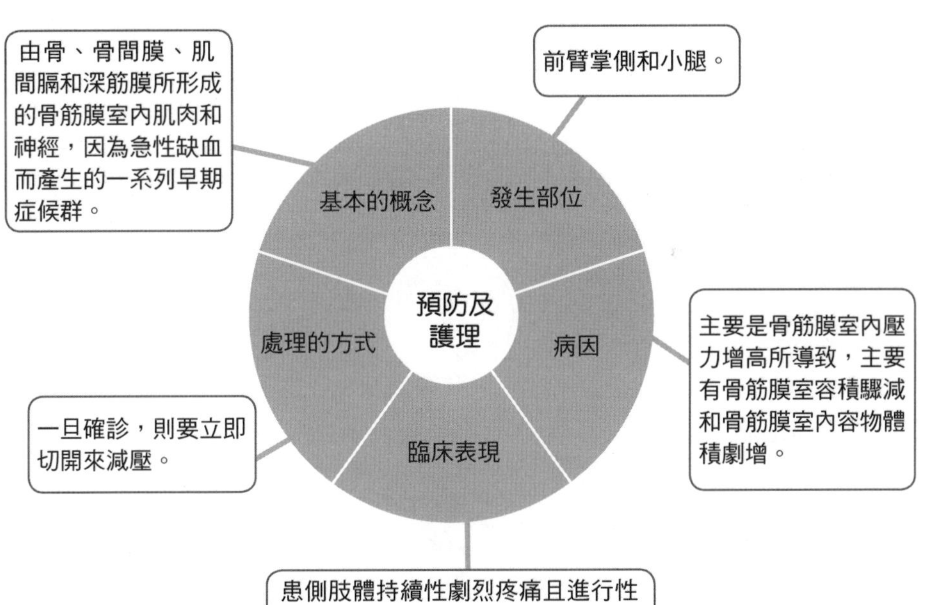

37-4 脊柱骨折

(一) 脊柱骨折

脊柱骨折又稱為脊椎骨折，大約占全身骨折的5-6%左右，最常見的合併症是脊髓損傷，常會造成截癱。

(二) 脊柱骨折的分類

1. **根據受傷時暴力作用的方向**：屈曲型、伸直型、屈曲旋轉型、垂直壓縮型。
2. **根據損傷的程度與部位**：胸、腰椎骨折與脫位、頸椎骨折與脫位、附件骨折。
3. **根據骨折的穩定程度**：(1) 穩定型骨折指單純壓縮性骨折，椎體壓縮不超過原來高度的1/3。(2) 不穩定型骨折：為椎體壓縮超過原有高度1/3以上的壓縮性骨折、椎體粉碎性骨折，與椎體骨折合併脫位。

(三) 護理評估

1. **健康史**：病因為間接暴力和直接暴力，其中間接暴力占絕大多數。
2. **身心狀況**：(1) 受傷局部疼痛與活動受到限制。(2) 損傷部位的棘突明顯壓痛；在胸部與腰段損傷時，常會有局部腫脹與後突畸形的症狀。(3) 有脊髓損傷的相應症狀和徵象。(4) 若嚴重損傷會有休克與併發症。

(四) 診斷檢查

影像檢查有助於明確診斷，確定損傷部位、類型和移位的情況，X光片是檢查方法的第一選擇。

(五) 護理診斷

1. **軀體移動障礙**：與疼痛及神經損傷有關。
2. **有引起或加重脊髓損傷的危險**：與脊柱骨折可能壓迫脊髓有關。
3. **疼痛**：與脊柱骨折、軟組織損傷及手術有關。
4. **知識缺乏**：缺乏有關功能訓練的知識。
5. **恐懼**：與擔心疾病預後的可能致殘有關。
6. **潛在的併發症**：壓瘡、肺部感染、泌尿系統感染與下肢靜脈血栓的形成。

(六) 護理措施

1. 治療原則
   (1) 胸腰椎骨折的治療：單純性壓縮性骨折以非手術治療為主。爆破型骨折如有神經症狀和有骨折塊擠入椎管內者，宜執行手術治療。
   (2) 頸椎骨折的治療：穩定型頸椎骨折執行非手術治療。爆破型骨折如有神經症狀者，或有骨折脫位、復位困難者，都應該做早期的手術治療。
2. 實際的護理措施
   (1) 脊柱骨折的急救搬運應採用平托法與滾動法，對疑有頸椎損傷的病人，在搬運時需有一人固定頭部，沿縱軸向上略加牽引，使得頭、頸隨軀幹一起緩慢移動。在移至木板上之後，頭部使用沙袋或衣物加以固定。
   (2) 功能訓練。

脊柱骨折與脊髓損傷

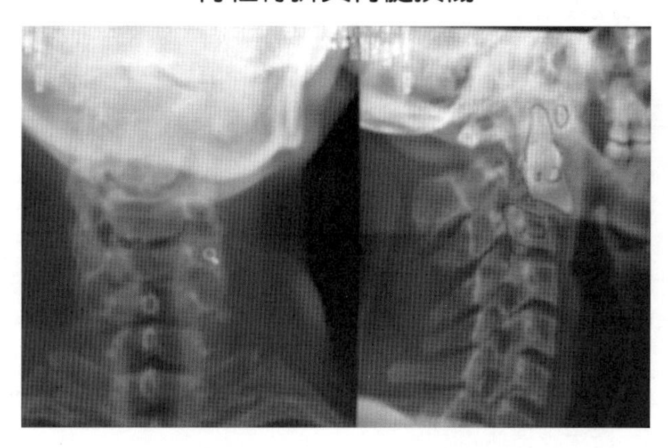

脊柱骨折

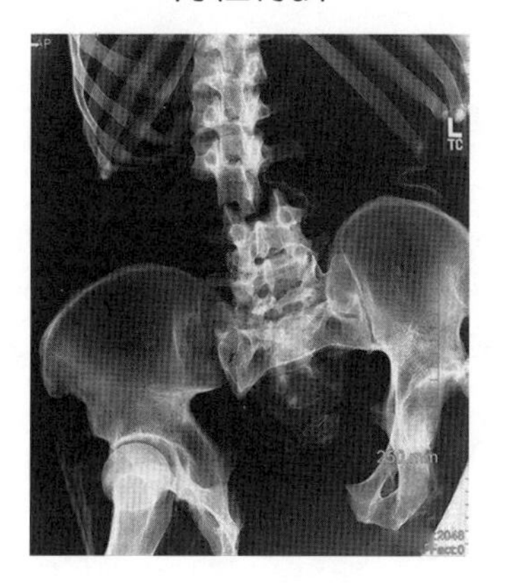

+ 知識補充站

脊柱骨折大多見於男性青壯年。發生的原因是由間接外力所引起，為高處跌落時臀部或足著地、衝擊性外力向上傳至胸腰段而發生骨折；少數是由直接外力所引起，例如房子倒塌壓傷、汽車壓撞傷或火器傷。病情嚴重者會導致截癱，甚至危及生命。單純性壓縮性骨折若治療不當，會遺留慢性腰痛的後遺症。

37-5 脊髓損傷

脊髓損傷是脊柱損傷的嚴重併發症。受傷平面以下的肢體感覺、運動與反射、括約肌的功能會完全喪失，稱為完全性截癱；在部分喪失時，稱為不完全性截癱。

(一) 導致脊髓損傷的發病機制

1. 脊髓缺血和中央出血性壞死脊髓的微血管破裂、血管的痙攣或血栓形成，均會導致脊髓的缺血性損害，產生液化壞死，靜脈的回流受阻還會導致脊髓水腫。近來的研究證實，在脊髓損傷時，兒茶酚胺類神經傳導物質的過度釋放易於導致脊髓血管的痙攣阻塞，出現中央出血性壞死症。對於脊髓損傷的病因，患者還是要多加注意。
2. 脊髓受壓突入椎管內的骨折片、脫位的椎骨、撕裂的韌帶及脊髓外的血腫等，均會壓迫脊髓，產生神經功能障礙。
3. 脊髓挫裂傷時，脊髓呈現部分或完全斷裂，有碎爛、出血、水腫和液化壞死，腦脊液呈現血性。導致脊髓損傷的病因有哪些呢？血管的刺激痙攣會使得上下數個脊髓節段的血液供給發生障礙，以致於損傷平面更為廣泛。在後期，損傷局部會有脊髓液化壞死形成的大小不等空泡，周圍膠質瘢痕和纖維組織增生，蛛網膜黏連增厚，形成囊腫。
4. 脊髓震盪又稱為脊髓休克，在受傷之後會立即發生的短暫性脊髓功能喪失，並無肉眼可見的損傷。

(二) 發病的原因

重物衝擊腰背部、後仰跌倒背部撞擊於凸起的石塊上，或腰背部的擠壓傷等直接暴力，會造成與外力作用部位一致的脊髓損傷。在成人，常見的損傷部位是胸腰移行段，其次是頸椎；而在兒童，最常見的脊髓損傷是頸髓，其次是腰段。胸段脊髓受到肋骨和骨性胸廓的保護支撐，受傷的機會較少。

(三) 概論

依據脊髓與馬尾損傷程度分類如下：

1. **脊髓休克**：脊髓休克又稱為脊髓震盪，意指損傷之後脊髓有暫時性功能抑制，呈現遲緩性癱瘓。損傷平面以下肢體的感覺、運動與反射及括約肌的功能會喪失，可以為不完全性脊髓休克。經常在數小時或數日之內會逐漸恢復，最後會完全恢復。
2. **脊髓損傷**：脊髓損傷可以是部分挫裂，也可以是完全橫斷。
3. **馬尾損傷**：腰部以下的椎體骨折脫位會引起馬尾損傷，導致損傷平面以下的肢體感覺、運動與反射功能會消失。

 脊髓損傷的併發症預防及護理

1. 預防壓瘡要定時翻身。
2. 泌尿系統感染要注意尿管護理的原則，尿管在留置 2-3 週之後，要開始訓練膀胱括約肌的功能，並給予膀胱沖洗。
3. 肺部感染要注意做深呼吸及有效咳嗽，定時翻身、拍背，痰液黏稠者給予霧化吸入。

 護理身心狀況的評估

1. 神經系統損傷：損傷平面以下，單側或雙側感覺、運動、反射及括約肌功能部分或全部喪失。
2. 脊髓震盪。
3. 營養狀況的改變。
4. 其他系統的改變。
5. 心理的狀況。

護理診斷

低效能性呼吸型態或清理呼吸道無效	與呼吸肌肉神經損傷及活動受到限制有關。
身體移動障礙	與神經肌肉損傷、肌無力及制動等有關。
自理能力障礙	與肢體癱瘓有關。
排便失禁與便秘	與括約肌功能障礙及腸麻痺有關。
排尿異常	與膀胱功能障礙有關。
體溫調節無效	與自主神經功能的紊亂有關。
營養失調（低於身體的需求量）	與消化功能降低、病人心理的影響有關。
知識的缺乏	缺乏有關功能性訓練的知識。
潛在的併發症	壓瘡、泌尿系統感染、呼吸道感染。
自我形象的紊亂	與脊髓損傷所導致的截癱有關。

護理措施

治療的原則	處理的原則為儘早解除脊髓壓迫、穩定脊柱及加強功能性訓練，預防各種併發症。
實際的護理措施	併發症的預防及護理措施有： 1. 壓瘡。 2. 泌尿系統感染要注意尿管護理的原則，尿管在留置 2-3 週之後，要開始訓練膀胱括約肌的功能，並給予膀胱沖洗。 3. 肺部感染要注意做深呼吸及有效咳嗽，定時翻身、拍背，痰液黏稠者給予霧化吸入。

37-6 關節脫位

關節面失去正常的對合關係，稱為關節脫位，俗稱為脫臼。以損傷性脫位最為多見，常見的有肩關節脫位、肘關節脫位及髖關節脫位。

(一) 分類

1. 依據發生脫位的原因
   損傷性脫位、先天性脫位、病理性脫位、習慣性脫位。
2. 依據脫位之後的時間
   (1) 新鮮脫位：脫位時間未滿3週。(2) 陳舊脫位：脫位時間超過3週。
3. 依據關節腔是否與外界相通
   閉合性脫位、開放性脫位。

(二) 護理評估

身心狀況的評估如下：

1. 一般的表現為關節疼痛、腫脹、局部壓痛及關節功能障礙。
2. 特有的徵象為畸形、彈性固定、關節盂空虛。
3. 血管、神經損傷。

(三) 診斷檢查

X光檢查可以確認脫位的類型、方向、程度，以及有無合併骨折。

(四) 護理診斷

1. **疼痛**：與局部組織損傷及神經受壓有關。
2. **軀體移動障礙**：與疼痛、制動有關。
3. **有血管、神經受損的危險**：與移位的關節壓迫血管及神經有關。
4. **有皮膚完整性受損的危險**：與外部固定有關。
5. **知識的缺乏**：缺乏有關復位之後繼續治療及正確功能性訓練的知識。
6. **恐懼**：與創傷、疼痛、制動及神經血管受到壓迫有關。
7. **自我形象紊亂**：與制動有關。

(五) 護理措施

1. **治療的原則**
   治療的原則為復位、固定和功能性訓練。
2. **實際的護理措施**
   妥善復位與固定、緩解疼痛、局部性病情觀察、功能性訓練、心理上的支援、健康教育。

肘關節脫位

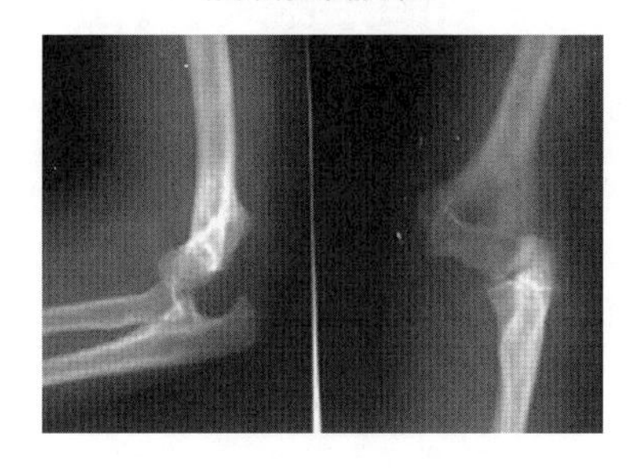

關節脫位測量的方法

檢查脈搏

在傷側距離心臟的遠處摸脈搏，例如手肘脫臼檢查橈動脈，肩部脫臼檢查肱動脈，足踝脫臼檢查足背動脈等，並在病患傷肢的指甲上施壓之後放鬆，測量其恢復正常顏色的時間，正常值應小於兩秒，若摸不到脈搏或指甲顏色恢復很慢，表示受傷嚴重或固定包紮的力度太緊，必須加以放鬆。

檢查遠端運動及感覺功能

1. 要求患者自行擺動上，下肢體，觸摸病患手指或腳趾，視其是否能辨識清楚，若患者意識不清，則輕輕掐患者觀察其疼痛反應情形。
2. 肩部關節就如同一個球在手套中的感覺一樣，比較不穩固。若受到打擊，跌跤，抽筋，用力丟球等，都極有可能會造成肩部脫臼。
3. 百分之九十六的患者，其肱骨頭會被迫向前，肩關節脫臼還會合併上肢骨折，兼韌帶裂傷或血管及神經受傷。
4. 患者除無法動彈外，有時會因為劇烈疼痛而昏倒，若僅有肩部痛而沒有任何外傷的情況下，就必須先將病患發生的原因來評估，例如疼痛的位置、感覺、傷側與健側運動功能之比較，衰弱的情形與無力感等。

＋知識補充站

急救處理方式

首先為避免患者再度跌倒受傷，應幫助其坐下或躺下，檢查是否有其他傷處，並檢查遠端脈搏，讓患者安靜，溫暖並防止休克，通常以坐姿最為舒服。固定脫臼部位是減輕疼痛最佳的方法，自救的方法可用雜誌、厚報紙或紙板托住手肘，另外使用三角巾，將手肘固定在胸部，就可以避免肩關節的活動，減少疼痛。禁止進食，因為可能需要全身麻痺治療，可以聊天的方式來分散患者的注意力，以減少其痛覺，另外使用冰敷減少患者疼痛及腫脹，若要移動病患，儘量讓他自己動，若其無法自動，則以托手肘及腕部來幫忙他，同時可用一個小枕頭或軟墊，置放在患者傷側上肢內側及胸部之間。如在患者可以忍痛下，立即給予復位是非常好的。就肩部脫臼而言，可以考慮雙手緊握患者傷肢手肘，呈現九十度，施救者另一隻腳採著患部腋下，用力向前，向下拉，有時就可以使它恢復原狀。

37-7 腰腿痛與腰椎間盤突出症

(一) 腰腿痛

腰腿痛是臨床常見的一組症狀，指下腰、腰骶、骶骼、臀部等處的疼痛，會伴隨著一側或雙側下肢放射痛和馬尾神經症狀。病因為1.急、慢性損傷；2.感染性疾病；3.非感染性疾病；4.退行性疾病：5.功能性缺陷；6.結構性缺陷；7.腫瘤；8.內臟疾病；9.其他。

(二) 腰椎間盤突出症

腰椎間盤突出症是指腰椎間盤變性、纖維環破裂，髓核組織突出，刺激或壓迫馬尾神經根所引起的一種症候群。根據病理變化、電腦斷層掃描（CT）與磁振造影（MRI）檢查的結果，可以分為1.膨隆型；2.突出型；3.脫垂游離型；4.薛門氏節點（Schmorl's node）及5.經骨突出型。

1. 護理評估
   (1) 健康史：①椎間盤退行性病變是腰椎間盤突出症的基本病因。②損傷。③遺傳因素。④妊娠。
   (2) 身心狀況：①腰痛是最常見的症狀，也是最早的症狀。坐骨神經痛見於腰4-5、腰5-骶1椎間盤突出者；典型從下腰部向臀部再向下肢、足背或足外側放射，會伴隨著麻木感。馬尾神經受壓。②徵象：(a)腰椎側突：當髓核突出於神經根內側時，腰椎突向健側可緩解疼痛；當髓核突出於神經根外側時，腰椎突向患側可以緩解疼痛。(b)腰部活動受到限制：以前曲受到限制最為明顯。(c)壓痛、叩痛：病變間隙的棘突間深壓痛，伴隨著向下肢的放射痛。(d)直腿抬高實驗及加強實驗陽性反應。(e)神經系統表現：主要為感覺減退、肌力下降及腱反射改變。
2. 診斷檢查
   (1) X光檢查，可以顯示脊柱側凸，椎體邊緣增生及椎間隙變窄等退行性變化。(2) CT和MRI檢查。(3)脊髓造影。
3. 護理診斷
   (1) 疼痛與椎間盤突出、肌肉痙攣、不舒適的體位有關。(2)活動無耐力與疼痛、肌肉痙攣有關。(3)個人應對無效與疼痛影響日常生活有關。(4)知識缺乏：缺乏有關減輕疼痛、疾病、治療等方面知識。(5)潛在的併發症：肌肉萎縮，神經根粘連。
4. 護理措施
   (1) 非手術治療的護理：①要臥床休息，一般臥床3週，或至症狀緩解之後穿戴腰束腹下床活動；在3個月之內不能作彎腰持重物的動作。②持續牽引：牽引重量一般為7-15公斤，持續大約2週左右。③硬膜外注射皮質激素：常使用醋酸潑尼鬆龍及利多卡因硬膜外封閉。④理療、推拿和按摩。
   (2) 手術治療的護理：可以採用腰椎間盤突出物摘除術或經皮穿刺髓核摘除術。

腰椎間盤突出症的治療

非手術療法

腰椎間盤突出症大多數病人可以經非手術治療緩解或治癒。其治療原理並非將退變突出的椎間盤組織回復原位，而是改變椎間盤組織與受壓神經根的相對位置或部分回納，減輕對神經根的壓迫，鬆解神經根的黏連，消除神經根的發炎症，從而緩解症狀。非手術治療主要適用於：年輕、初次發作或療程較短者；症狀較輕，休息之後症狀會自行緩解者；影像學檢查病並無明顯的椎管狹窄。

1. 臥床休息：初次發作時，應嚴格臥床休息，強調大、小便均不應下床或坐起來，這樣才能有比較好的效果。臥床休息3週之後可以佩戴護腰起床活動，3個月內不做彎腰持物的動作。此方法簡單有效，但是較難持續下去。在緩解之後，應加強腰背肌鍛煉，以減少再發的機率
2. 牽引治療：採用骨盆牽引，可以增加椎間隙寬度，減少椎間盤內壓，使椎間盤突出部分回納，減輕對神經根的刺激和壓迫；需要專業醫生的指導下來進行。
3. 理療和推拿、按摩 可以緩解肌肉痙攣，減輕椎間盤內的壓力，但是注意暴力推拿按摩會導致病情加重，應慎重。
4. 支援式治療：可以嘗試使用硫酸氨基葡萄糖和硫酸軟骨素來做支援式持治療。硫酸氨基葡萄糖與硫酸軟骨素在臨床上用於治療全身各個部位的骨關節炎，這些軟骨保護劑具有相當程度的抗發炎抗軟骨分解的功能。基礎研究顯示氨基葡萄糖能抑制脊柱髓核細胞產生發炎性因子，並促進椎間盤軟骨基質成分糖胺聚糖的合成。臨床研究發現，向椎間盤內注射氨基葡萄糖可以顯著地減輕椎間盤退行性疾病導致的下腰痛，同時改善脊柱的功能。有病歷報告顯示口服硫酸氨基葡萄糖和硫酸軟骨素能夠在相當程度上逆轉椎間盤退行性改變。
5. 皮質激素硬膜外注射 皮質激素是一種長效的抗發炎劑，可以減輕神經根周圍發炎症和黏連。一般採用長效皮質類固醇製劑+2%利多卡因執行硬膜外注射，每週一次，3次為一個療程，2-4週之後可以再使用一個療程。
6. 髓核化學溶解法 利用膠原蛋白酶或木瓜蛋白酶，注入椎間盤內或硬脊膜與突出的髓核之間，選擇性溶解髓核和纖維環，而不損害神經根，以降低椎間盤內壓力或使突出的髓核變小從而緩解症狀。但是該方法有產生過敏反應的風險。

經皮髓核切吸術／髓核鐳射氣化術

透過特殊儀器在X光監視下進入椎間隙，將部分髓核絞碎吸出或雷射氣化，從而減輕椎間盤內壓力達到緩解症狀目的，適合於膨出或輕度突出的病人，不適合於合併側隱窩狹窄或者已有明顯突出的患者及髓核已經脫入椎管內者。

手術治療

1. 手術適應症：(1)病史超過三個月，嚴格保守治療無效或保守治療有效，但經常復發且疼痛較重者；(2)首次發作，但是疼痛劇烈，尤以下肢症狀相當明顯，患者難以行動和入眠，處於強迫體位者；(3)合併馬尾神經受壓表現；(4)出現單根神經根麻痹，伴有肌肉萎縮、肌力下降；(5)合併椎管狹窄者。
2. 手術方法 經由後路腰背部切口，部分椎板和關節突切除，或經椎板間隙行椎間盤切除。中央型椎間盤突出，執行椎板切除之後，經由硬脊膜外或硬脊膜內椎間盤切除。合併腰椎不穩、腰椎管狹窄者，需要同時執行脊柱融合術。近年來，顯微椎間盤摘除、顯微內視鏡下椎間盤摘除、經皮椎間孔鏡下椎間盤摘除等微創外科技術使手術損傷減小，而取得了良好的效果。

37-8 頸椎病

頸椎病是指頸椎間盤退行性病變相當積極，其繼發性椎間關節退行性病變所導致的脊髓、神經與血管損害，而表現出的相應症狀與徵象。

(一)護理評估

1. **健康史**：(1) 頸椎間盤退行性病變是頸椎病的發生和發展的最基本原因。(2) 先天性或發育性頸椎管狹窄。(3) 損傷。
2. **身心的狀況**
   (1) 神經根型頸椎病：發病率最高，在臨床上大多有頸肩痛，並向上肢放射；皮膚會有麻木、過敏等感覺改變，上肢肌力下降，手指動作不靈活，檢查會見到患側頸部肌肉痙攣。上肢牽拉實驗呈現陽性反應，壓頭實驗呈現陽性反應。
   (2) 脊髓型頸椎病：在臨床上，以側束、錐體束受損最為明顯，以四肢症狀表現為主，而表現為四肢癱瘓。
   (3) 交感神經型頸椎病：表現為一系列交感神經症狀。
   (4) 椎動脈型頸椎病：引起椎動脈供血不足的症狀。

頸椎病的眩暈表現為旋轉性、浮動性或搖晃性；頭痛為發作性脹痛，以枕部、頂部為主，有時會放射至顳部；而視覺障礙是指突發性弱視、複視或失明，在短期之內會恢復；會猝倒。

(二)診斷檢查

頸椎的X光片可以見到頸椎退行性病變；CT或MRI檢查可以顯示出椎間盤突出、椎管與神經根管狹窄程度，以及脊髓、脊神經的受壓情況。

(三)護理診斷

1. **疼痛**：與神經、血管受壓或刺激有關。
2. **活動無耐力**：與神經受壓有關。
3. **知覺的改變**：與脊髓或神經根受壓有關。
4. **有受傷的危險**：與腦缺血有關。
5. **組織灌注量的改變**：與椎動脈供血不足有關。
6. **潛在的併發症**：術後出血、呼吸困難等。
7. **有感染的可能**：與手術有關。

(四)護理措施

1. **非手術治療的護理**：(1) 頜枕帶牽引：牽引重量2-6公斤，每天1-2次，每次1小時；持續牽引，每天6-8小時，2週為一個療程，要注意脊髓型頸椎病一般不宜採用此法。(2) 頸托和圍領。(3) 推拿按摩：①理療；②自我保健；③藥物治療：一般使用非甾體類抗發炎藥（NSAID）、肌肉鬆弛藥及鎮靜劑類藥物對症治療，要注意脊髓型頸椎病忌用此法。
2. **手術治療的護理**：切除突出的椎間盤、椎體後方及鉤椎關節骨贅、椎板，或做椎板成形術。

頸椎病的治療

藥物治療

可以選擇性地使用止痛劑、鎮靜劑、維生素（例如B_1、B_{12}），對症狀的緩解有相當程度的效果。可以嘗試使用硫酸氨基葡萄糖和硫酸軟骨素來做支援式治療。硫酸氨基葡萄糖與硫酸軟骨素在臨床上，用於治療全身各個部位的骨關節炎，這些軟骨保護劑具有相當程度的抗發炎抗軟骨分解的功能。基礎研究證實氨基葡萄糖能夠抑制脊柱髓核細胞產生發炎性因子，並促進椎間盤軟骨基質成分糖胺聚糖的合成。臨床研究發現，向椎間盤內注射氨基葡萄糖可以顯著地減輕椎間盤退行性疾病導致的下腰痛，同時改善脊柱的功能。有病歷報告顯示口服硫酸氨基葡萄糖和硫酸軟骨素能夠在相當程度上，逆轉椎間盤退行性改變。

運動療法

各型頸椎病症狀基本緩解或呈現慢性狀態時，可以開始醫療體操以促進症狀的進一步消除及鞏固療效。症狀急性發作期宜做局部的休息，不宜增加運動刺激。有較明顯或進行性脊髓受壓症狀時禁忌運動，特別是頸椎後仰運動應禁忌。椎動脈型頸椎病時，頸部旋轉運動宜輕柔緩慢，幅度要適當地加以控制。

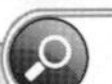

牽引治療

「牽引」在過去是治療頸椎病的首選方法之一，但是近年來發現，許多頸椎病患者在使用「牽引」之後，特別是那種長時間使用「牽引」的患者，頸椎病不但沒有減輕，反而加重。牽引不但不能促進頸椎生理曲度的恢復，相反牽引拉直了頸椎，反而減弱了頸椎生理曲度，故頸椎病應該謹慎使用牽引療法。

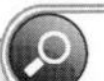

手法按摩推拿療法

是頸椎病較為有效的治療措施。它的治療功能是能夠緩解頸肩肌群的緊張及痙攣，恢復頸椎活動，鬆解神經根及軟組織黏連來緩解症狀，脊髓型頸椎病一般禁止重力按摩和復位，否則極易加重症狀，甚至會導致截癱，即使早期症狀不明顯，一般也推薦手術治療。

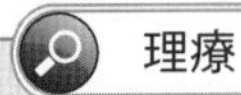

理療

在頸椎病的治療中，理療可以發揮多種功能。一般認為，急性期可以執行離子透入、超音波，紫外線或間動電流等；疼痛減輕之後使用超音波、碘離子透入、感應電或其他的熱療。

溫熱敷

此種治療可改善血循環，緩解肌肉痙攣，消除腫脹以減輕症狀，有助於手法治療後使患椎穩定。本法可以使用熱毛巾和熱水袋來做局部外敷，急性期患者在疼痛症狀較重時，不宜做溫熱敷治療。

手術治療

嚴重有神經根或脊髓壓迫者，在必要時可以做手術治療。

37-9 急性血因性骨髓炎

(一) 概論

1. **定義**：化膿性骨髓炎是由化膿性致病菌所引起的骨膜、骨、骨髓的急性化膿性感染。
2. 分類
(1) 以急性血因性骨髓炎最為常見。
(2) 創傷之後的骨髓炎。
(3) 外因性急性骨髓炎。
3. 容易發生的部位
股骨下段、脛骨上段及肱骨的幹骺端是急性血因性骨髓炎常見的易發部位。

(二) 護理評估

1. 健康史
在發病之前，大多有身體其他部位的原發性化膿性感染病灶。此外，外傷也可能是本病的誘因。急性血因性骨髓炎最為常見的致病菌是溶血性金黃色葡萄球菌，其次為B型溶血性鏈球菌。
2. 身心的狀況
(1) 全身的症狀：表現為寒顫、發高燒等全身中毒症狀。
(2) 局部的徵象：①患肢局部持續性疼痛及壓痛，當骨膜下膿腫形成或已破侵入軟組織中，才會出現明顯的局部紅、腫、熱、痛。②膿腫穿破組織會形成竇道。
3. 診斷檢查
血液常規檢查、血沉檢查、血液培養、局部分層穿刺、X光檢查。

(三) 護理診斷

1. 體溫過高與急性感染有關。
2. 疼痛與局部發炎症有關。
3. 活動無耐力與局部感染和疼痛有關。
4. 皮膚完整性受損與膿腫穿破皮膚，形成竇道有關。
5. 營養失調與感染中毒，體溫過高消耗有關。
6. 有外傷的危險與發生病理性骨折有關。
7. 組織灌注量的改變與感染性休克有關。

(四) 護理措施

1. 治療的原則
全身支援式治療、抗生素控制感染、患肢制動、要儘早執行開窗引流術。
2. 實際的護理措施
病情觀察；維持營養及體液平衡；局部護理；術後護理；恢復期要注意病人全身體溫和局部症狀的變化，以防止發炎症的復發；健康教育。

急性血因性骨髓炎的治療

全身支援式療法

包括充分休息與良好護理，注意水、電解質平衡，少量多次輸血，預防發生壓瘡及口腔感染等，給予易於消化的飽含蛋白質和維生素的飲食，使用鎮痛劑，使患者會得到較好的休息。

藥物治療

1. 及時採用足量而有效的抗生素藥物，開始可以選擇使用廣譜抗生素，經常兩種以上藥物合併使用，以後再依據細菌培養和藥物敏感實驗的結果及治療效果來加以調整。
2. 抗生素應繼續使用至體溫正常、症狀消退之後2週左右。
3. 大多可以逐漸控制毒血症，少數可以不用手術治療。若經過治療之後體溫不退，或已經形成膿腫，則藥物使用必須與手術治療配合來進行。

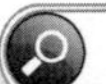

局部治療

1. 使用夾板或石膏托限制活動，抬高患肢，以防止畸形，減少疼痛和避免病理性骨折。
2. 若早期經藥物治療症狀消退，可以延緩手術，或無需手術治療。
3. 但是若已形成膿腫，應及時切開引流。若膿腫不明顯，症狀嚴重，藥物在24-48小時內不能控制，患骨局部明顯壓痛，則應該及早切開引流，以免膿液自行擴散，造成廣泛骨質破壞。
4. 手術除切開軟組織膿腫之外，還需要在患骨處鑽洞開窗，去除部分的骨質，暴露髓腔感染部分，以求充分地減壓引流。
5. 早期可以執行閉式滴注引流，則傷口癒合較快。

鑑別診斷

蜂窩性組織炎	全身中毒症狀較輕，局部發炎症較為廣泛，壓痛範圍也較大。
急性化膿性關節炎	腫脹、壓痛在關節間隙而不在骨端，關節動幾乎會完全消失，關節腔穿刺抽液檢查可以確診。
風濕性關節炎	一般病情較輕，發燒較低，局部症狀亦較輕，病變部位在關節，而且常有多個關節受到牽連。

37-10 化膿性關節炎

(一) 概論（病理）

根據病變發展流程，可以分為漿液性滲出期、漿液纖維素性滲出期、膿性滲出期。

(二) 護理評估

1. **健康史**：身體其他部位或鄰近關節部位存在化膿性病灶。在開放性關節損傷之後發生感染也是致病的因素之一，常見的致病細菌為金黃色葡萄球菌，其次為白色葡萄球菌。
2. **身心的狀況**
   (1) 症狀：出現寒顫、發高燒等全身症狀，小兒多見驚厥，病變關節處疼痛劇烈。
   (2) 徵象：淺表關節為局部紅、腫、熱、痛、功能障礙及關節積液的表現，浮髕實驗呈現陽性反應，關節處於半屈曲位。深部關節則以局部疼痛與功能障礙表現明顯，紅、腫、熱不明顯，關節常處於屈曲、外展、外旋位。

(三) 診斷檢查

血液常規檢查、血沉檢查、關節穿刺、X 光檢查。

(四) 護理診斷

1. **疼痛**：與發炎症有關。
2. **體溫過高**：與局部感染或者細菌、病毒進入血液有關。
3. **活動無耐力**：與關節腫脹、疼痛有關。
4. **有關節功能喪失的危險**：與關節黏結、骨性強直有關。

(五) 護理措施

治療的原則如下：

1. 全身早期使用有效的抗生素。
2. 關節腔內注射抗生素。
3. 關節腔灌洗。
4. 關節切開清創引流術。
5. 固定石膏。

小博士解說

化膿性關節炎

1. 化膿性關節炎是一種由化膿性細菌直接感染，並引起關節破壞及功能喪失的關節炎，又稱為細菌性關節炎或敗血症性關節炎。
2. 任何的年齡層均會發病，但是好發於兒童、老年體弱和慢性關節病患者，以男性居多，男女之比例為2～3：1。
3. 受到波及的大多為單一的肢體大關節，例如髖關節，膝關節及肘關節等。
4. 若為火器損傷，則根據受傷的部位而定，一般膝、肘關節的發生率較高。

化膿性關節炎的治療

一般性治療

1. 補液以糾正水、電解質紊亂。
2. 採用皮膚牽引或石膏托板將患肢固定於功能位。
3. 積極鍛鍊。
4. 關節穿刺引流，使用生理鹽水來沖洗。

藥物治療

1. 使用有效抗生素：急性期，需靜脈給藥，感染控制後，改為口服。
2. 關節穿刺：抽液、沖洗、注入有效抗生素，至關節無滲液為止。

手術治療

1. 應做好初期外科處理：預防關節感染。
2. 局部治療：包括關節穿刺，患肢固定及手術切開引流等。如為閉合性者，應儘量抽出關節液，再注入抗生素，每日進行一次。若為膿汁或傷後感染，應及早切開引流，傷口也可以使用抗菌藥物滴注引流法處理，或局部濕敷，儘快控制感染。患肢應予以適當固定或牽引，避免感染擴散，並保持功能位置。防止攣縮畸形，或糾正已有的畸形，一旦急性炎症消退或傷口癒合，即開始關節的自動及輕度的被動活動，以恢復關節的活動度。但也不可活動過早或過多，以免症狀再發。患者恢復期應該注意的是：注意休息，適量工作，調適工作與休閒。保持皮膚的清潔衛生，防止感染。遵照醫囑，按時服藥。定期門診訪視。

化膿性關節炎

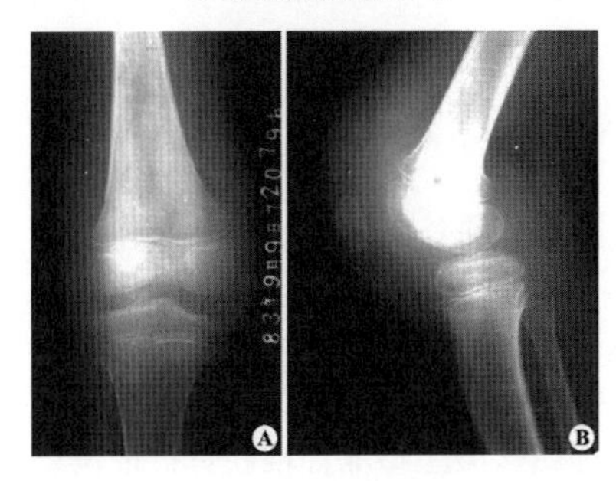

✚ 知識補充站

注意事項

患者恢復期應該注意的是：1. 注意休息，適量地運動，工作與休閒並重。2. 保持皮膚的清潔衛生，防止感染。3. 遵照醫囑，按時服藥。定期門診訪視。

37-11 骨與關節結核

骨與關節結核是骨與關節的特異性感染，大多發生於青少年及兒童，以脊柱最為多見。

(一)概論

分類如下：

1. **脊柱結核**：中心型、邊緣型。
2. **髖關節結核**：骨型、滑膜型、全部關節型。
3. **膝關節結核**：骨型、滑膜型、全部關節型。

(二)護理評估

1. **健康史**
   結核桿菌由原發病灶經過血液循環或淋巴管到達骨與關節，屬於繼發病變。
2. **身心的狀況**
   (1) 全身的症狀：出現結核中毒症狀，顯示結核處於活動期。
   (2) 疼痛：兒童的髖關節和膝關節結核時，常會出現「夜啼」。
   (3) 局部的徵象：①脊柱結核：後突畸形（駝背）。②髖關節結核：早期患肢外旋、外展、屈曲，相對變長；後期患肢內旋、內收、屈曲，相對變短。③膝關節結核：「鶴膝」畸形。
   (4) 寒性膿腫與竇道。
   (5) 功能障礙：①腰椎結核：拾物實驗陽性反應；②髖關節結核：跛行；③「4」字實驗陽性反應；④湯瑪斯症陽性反應。

(三)診斷檢查

1. X光檢查是骨與關節結核診斷檢查的主要方式。
2. CT檢查。

(四)護理診斷

1. **營養失調**：與結核病慢性消耗有關。
2. **疼痛**：與局部病灶有關。
3. **活動無耐力**：與疼痛及骨與關節結構破壞有關。
4. **皮膚完整性受損**：與寒性膿腫破潰形成竇道有關。
5. **有受傷的危險**：與脊柱結核發生壓縮性椎體骨折損傷脊髓，或關節結核因骨質破壞而發生病理性關節脫位有關。
6. **感染**：與結核感染和混合性感染有關。
7. **知識缺乏**：對疾病的治療缺乏應有的知識。

(五)護理措施

治療原則為適量使用抗結核藥物；支援式療法，局部制動；根據病情執行病灶清除及關節融合術。

骨關節結核 —
膝關節結核的X光表現

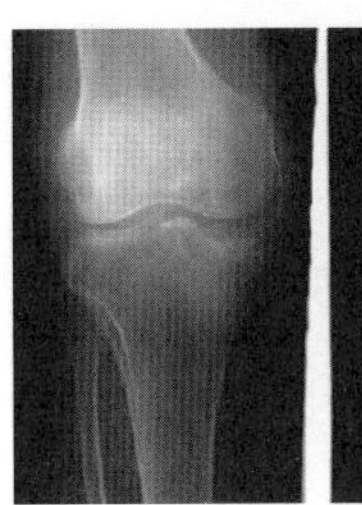
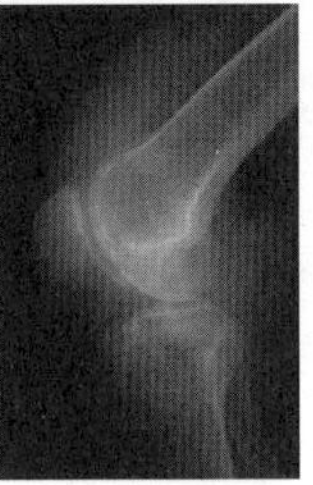

骨關節結核 —
幹骺端結核的X光表現

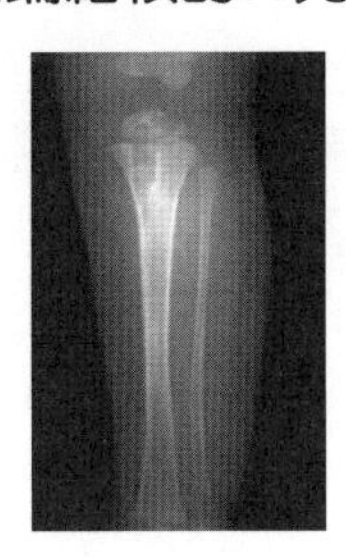

病因及發病率與病理及分類

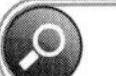

病因及發病率

1. 骨與關節結核是常見的疾病，大多繼發於肺或腸結核，結核桿菌由原發病灶經血液侵入關節或骨骼。
2. 當身體抵抗力較強時，病菌被控制或消滅；若身體抵抗力降低時，病菌繁殖會形成病灶，而出現臨床症狀。
3. 一般病程緩慢，偶而有急性發作。
4. 骨與關節結核是全身性疾病的局部表現，檢查時應注意有無呼吸系統、消化系統及淋巴腺等結核。
5. 治療時需注意全身與局部的情況。
6. 骨與關節結核在兒童與青少年發病率最高，但成人也會發生。
7. 發生在脊柱者約占50%，髖關節、膝關節、踝關節等也較多，上肢如肩、肘和腕關節較少。

病理及分類

骨與關節結核的病理和其他結核一般，可分為三期：第一期為滲出期、第二期為繁殖期、第三期為乾酪狀變性期。之後出現下列三種情況：
1. 病灶纖維化、鈣化或骨化而痊癒。
2. 病灶被纖維組織包圍，長期處於靜止的狀態。
3. 病灶發展擴大。根據病變部位和發展情況，可以分為單純性骨結核、單純性滑膜結核和全關節結核。當病變僅侷限於骨組織或滑膜組織時，關節軟骨尚無損害，若能在此階段治癒，關節多能保存。

單純性（骨或滑膜）結核進一步發展時，均會破壞關節軟骨，同時波及關節三個部分（骨、滑膜、軟骨），即為全關節結核。

37-12 骨腫瘤

骨腫瘤是發生於骨骼系統的腫瘤，是指骨組織（骨膜、骨和軟骨）及骨附屬組織（骨的血管、神經、脂肪、纖維組織等）所發生的腫瘤。

（一）護理評估

1. 健康史：在病史中要注意個人史、以往史和家族史，骨腫瘤的發病年齡具有其特色，例如骨肉瘤大多見於青少年、骨巨細胞瘤大多見於青壯年、骨髓瘤大多見於老年人。
2. 身心狀況：(1) 疼痛是惡性骨腫瘤最常見與最主要的症狀。(2) 壓痛多見於表淺的骨腫瘤。(3) 腫塊與腫脹：良性腫瘤多以腫塊為第一個發生的症狀，且並無壓痛。(4) 畸形與活動受到限制。(5) 病理性骨折與脫位。(6) 轉移症狀。(7) 精神與情緒的改變。

（二）診斷檢查

1. **實驗室檢查**：要注意血液常規檢查、血沉、血鈣、血磷和鹼性磷酸酶等項目的變化。
2. **影像學檢查**：X 光檢查、電腦斷層掃描（CT）、磁振造影（MRI）檢查及核子醫學骨頭掃描。
3. **病理檢查**：是唯一能夠質化的方法，可以執行穿刺活體檢查或切開活體檢查。

（三）常見的骨腫瘤

1. **骨軟骨瘤**：(1) 骨軟骨瘤又稱為外生骨疣，是骨生長方向的異常與長骨幹骺區再塑型的錯誤。(2) 大多發生於青少年，大多見於長骨的幹骺端。(3) 骨軟骨瘤會長期並無症狀，之後因為壓迫周圍組織而產生疼痛。(4)X 光檢查可以見到長骨幹骺端有骨性突起。
2. **骨巨細胞瘤**：(1) 骨巨細胞瘤是起源於鬆質骨骼的溶骨性腫瘤。(2) 大多發生於 20-40 歲，比較容易發生的部位為股骨下端和脛骨上端。(3) 骨巨細胞瘤由間質細胞與多核巨細胞構成，生物學特性介於惡性和良性腫瘤之間，病理類型可以將之分為三級。(4) 主要表現為局部疼痛和腫脹，若侵及關節軟骨則會影響到關節的功能。(5)X 光檢查顯示：骨端病灶會呈現偏心性溶骨性破壞，病灶區骨密質膨脹變薄，骨呈現肥皂泡狀的改變。
3. **骨肉瘤的特色**：(1) 骨肉瘤是最為常見的原發性惡性骨腫瘤，惡性程度較高。(2) 以 10-20 歲發病者居多，大多見於長管骨幹骺端。(3) 主要的症狀是進行性加重的疼痛，病變局部腫脹，表面溫度增高，靜脈怒張。(4)X 光檢查顯示：病變部位骨質浸潤性破壞，會出現「Codman 三角」和「日光放射」現象的 X 光改變。
4. **依文氏肉瘤的特色**：(1) 依文氏肉瘤起源於骨髓內的原始細胞，生長相當迅速。(2) 大多見於兒童，容易發生的部位以長管骨最為多見。(3) 主要症狀為進行性疼痛，局部腫塊增大迅速，壓痛相當明顯，腫塊表面會見到靜脈怒張。(4)X 光檢查顯示：骨髓腔呈現溶骨性破壞，會出現「蔥皮狀」骨膜增生症。

骨腫瘤的護理診斷

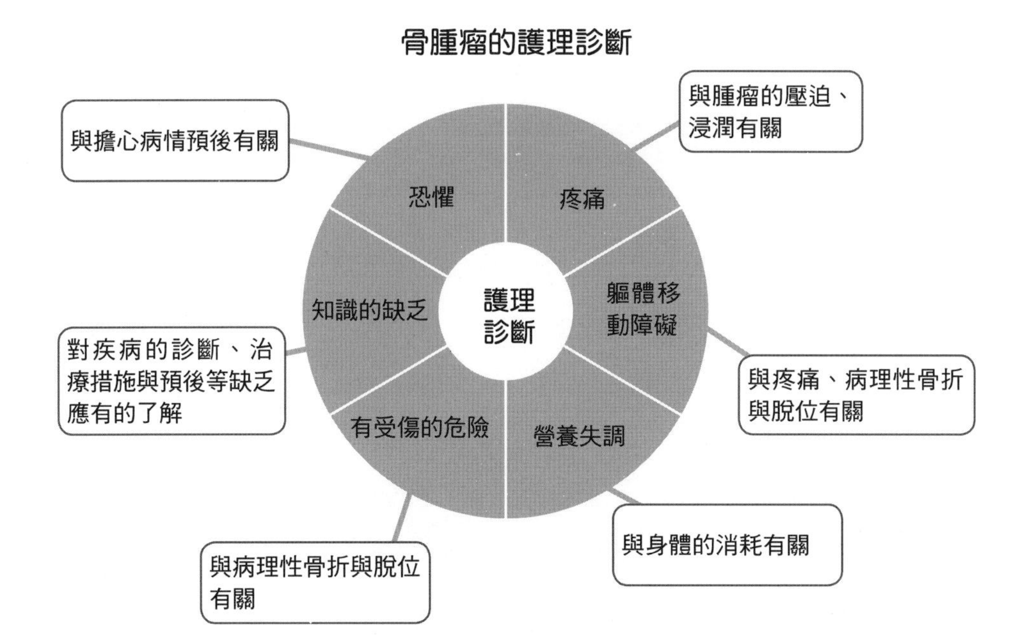

骨腫瘤的護理措施

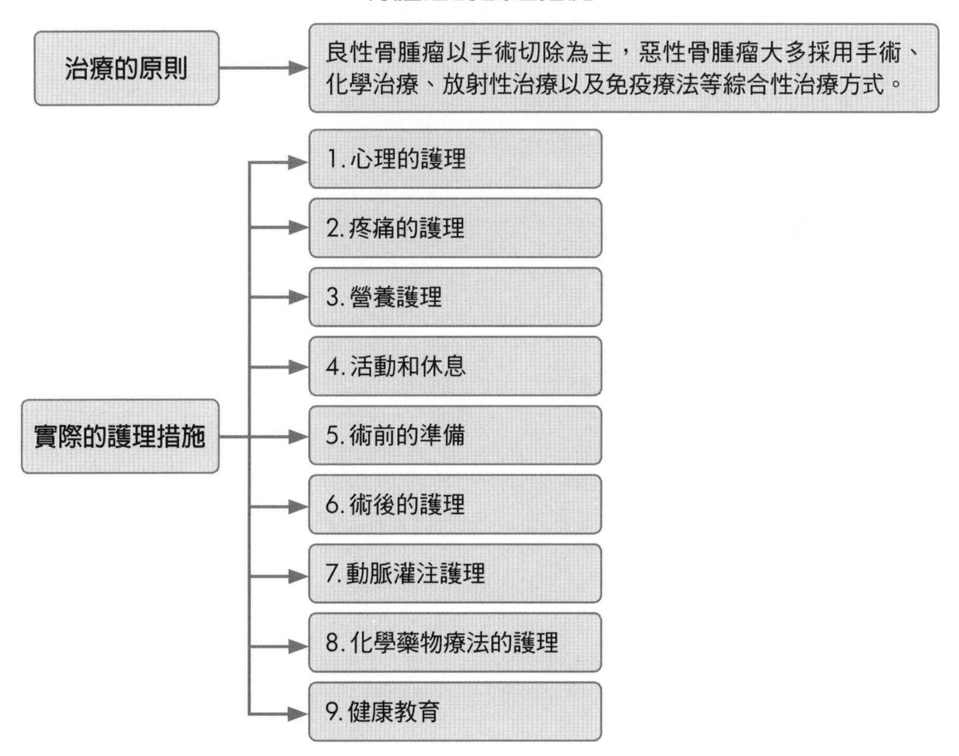

NOTE

國家圖書館出版品預行編目資料

圖解外科護理學 / 方宜珊, 黃國石著. -- 二版. -- 臺北市 : 五南, 2018.03
面 ; 公分

ISBN 978-957-11-9577-3(平裝)

1.內外科護理

419.82 107000658

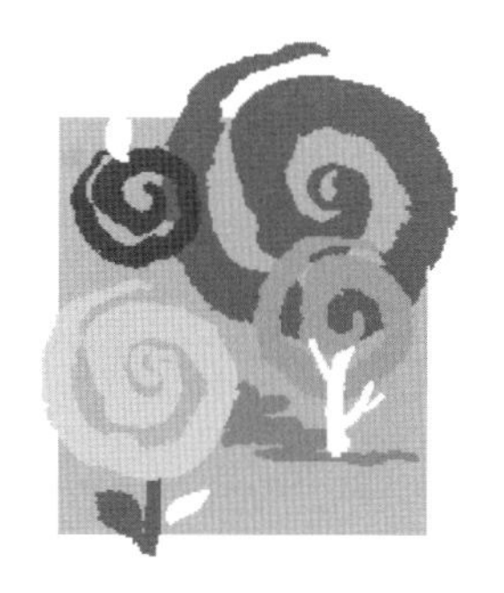

5KA1

圖解外科護理學

作　　者 — 方宜珊（4.5）、黃國石
發 行 人 — 楊榮川
總 經 理 — 楊士清
副總編輯 — 王俐文
責任編輯 — 金明芬、陳俐君
封面設計 — 姚孝慈
出 版 者 — 五南圖書出版股份有限公司
地　　址：106台北市大安區和平東路二段339號4樓
電　　話：(02)2705-5066　傳　　真：(02)2706-6100
網　　址：http://www.wunan.com.tw
電子郵件：wunan@wunan.com.tw
劃撥帳號：01068953
戶　　名：五南圖書出版股份有限公司
法律顧問　林勝安律師事務所　林勝安律師
出版日期　2016年8月初版一刷
　　　　　2018年3月二版一刷
定　　價　新臺幣550元